# 脾胃传新与经典思辨
## ——从脾胃到心脑

主编 金 华

全国百佳图书出版单位
中国中医药出版社
·北 京·

**图书在版编目（CIP）数据**

脾胃传新与经典思辨：从脾胃到心脑 / 金华主编 .—北京：中国
中医药出版社，2023.5
ISBN 978 – 7 – 5132 – 8047-1

Ⅰ .①脾…　Ⅱ .①金…　Ⅲ .①脾胃学说—研究　Ⅳ .① R256.3

中国国家版本馆 CIP 数据核字（2023）第 036325 号

**中国中医药出版社出版**

北京经济技术开发区科创十三街 31 号院二区 8 号楼
邮政编码　100176
传真　010-64405721
万卷书坊印刷（天津）有限公司印刷
各地新华书店经销

开本 787×1092　1/16　印张 20.75　字数 416 千字
2023 年 5 月第 1 版　2023 年 5 月第 1 次印刷
书号　ISBN 978 – 7 – 5132 – 8047 – 1

定价　85.00 元
网址　www.cptcm.com

**服 务 热 线　010-64405510**
**购 书 热 线　010-89535836**
**维 权 打 假　010-64405753**

**微信服务号　zgzyycbs**
**微商城网址　https://kdt.im/LIdUGr**
**官 方 微 博　http://e.weibo.com/cptcm**
**天猫旗舰店网址　https://zgzyycbs.tmall.com**

如有印装质量问题请与本社出版部联系（010-64405510）

《脾胃传新与经典思辨——从脾胃到心脑》

# 编委会

主　编　金　华

副主编　刘志军　张蕾蕾

编　委　（按姓氏笔画为序）

王　宇　叶路亮　司美龙　朱飞飞　刘双芳

祁尚文　苏莉莉　何彦虎　张俊鹏　金　钊

徐厚谦　凌必时　颜春鲁

# 前　言

脾胃学说是中医理论体系的重要组成部分，也是极具特色的学说，奠基于《黄帝内经》，发展于《伤寒杂病论》，成形于《脾胃论》。各个时代的医家结合自身实践探索，不断为脾胃学说注入新的学术观点和医疗经验，使其内涵愈加深厚而充满活力。

脾胃学说是随着整个中医学理论与实践的发展而丰富的，对中医生理、病理、诊断、治疗等各方面都有着重要的指导和启发作用。《素问·灵兰秘典论》指出："脾胃者，仓廪之官，五味出焉。"《素问·五脏别论》提出："胃者，水谷之海，六腑之大源也。"《素问·经脉别论》强调："食气入胃，散精于肝，淫气于筋。食气入胃，浊气归心，淫精于脉。脉气流经，经气归于肺，肺朝百脉，输精于皮毛。"揭示脾胃的主要生理功能是通过纳运水谷充养周身。张仲景提出"四季脾旺不受邪"，清代陈修园总结《伤寒论》的治则为"保胃气，存津液"。李东垣《脾胃论》强调"内伤脾胃，百病由生""人以胃气为本"，成为临床实践的重要指导。李中梓《医宗必读》概括出"先天之本在肾，后天之本在脾"的理论。黄元御《四圣心源》言："脾升则肾肝亦升，故水木不郁，胃降则心肺亦降，故火金不滞……以中气之善运也。"脾胃在疾病防控中的基础地位凸显。

人体是一个整体，在与外界生态环境相适应的同时，人体内部同样也存在一个围绕"脾胃"的生态系统影响自身。胃肠道是食物、药物、微生物进入机体的门户，胃肠源性因素与包括高血压在内的心脑血管病及其危险因素有着密切关系。心脑血管疾病不健康的生活方式或者各种代谢性危险因素多与"胃肠道"有关，胃肠道为机体代谢紊乱发生的始动器官。

本书围绕"脾胃学说"，力求全面地搜集、整理和归纳相关资料，总结其对心脑血管疾病防控的指导作用，守正创新，发挥特色，以期提高临床疗效。为方便读者理解，本书在编写时统一了一些古今用字之异，如栝楼改为瓜蒌等；并在历代名方考临床应用考证部分将一些文献加以简要的整理、增删、修改。

希望本书能对心脑血管疾病的临床、教学和科研提供有益启发。但由于编写者经验不足，书中尚存不足之处，敬请广大读者不吝斧正，以便再版时修订提高。

金　华

2022 年 10 月

# 目　录

## 上篇　总论

# 下篇　各论

# 上篇　总论

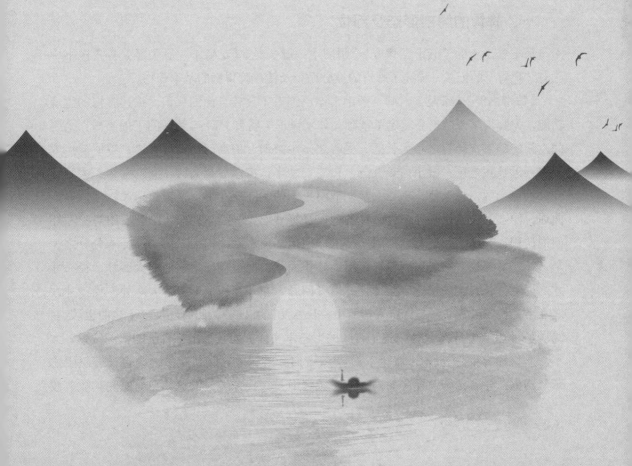

# 第一章 脾胃学说的源流

脾胃学说是中医学的主要理论之一，也是整个中医学术体系的重要组成部分。脾胃学说，上溯《黄帝内经》《难经》等著作，其虽未设专篇进行系统论述，但是初步阐述了脾胃的解剖结构、生理功能、病理特征、诊断治疗及预防调摄。可以说，脾胃学说奠基于先秦时期，发展于两汉至宋时期，成形于金元时期，充实于明清时期，应用及创新于近现代。历代医家在《黄帝内经》理论基础之上，结合临床实践，通过长期的探索、发展、创新，逐渐形成了完整的脾胃学说及理论体系。

## 第一节　脾胃学说奠基阶段——先秦时期

### 一、脾胃的解剖形态及部位

马王堆出土的《五十二病方》《阴阳十一脉灸经》《足臂十一脉灸经》等古医书中已有"脾胃"的记载，描述了脾胃的经脉循行及治疗脾胃病的基本药物。

《黄帝内经》《难经》对脾胃解剖形态已经有了比较全面的认识，描述脾胃的生理功能，为脾胃学说的确立奠定了基础。如《灵枢·肠胃》曰："黄帝问于伯高曰：余愿闻六腑传谷者，肠胃之小大长短，受谷之多少奈何？伯高曰：请尽言之，谷所从出入浅深远近长短之度：唇至齿长九分，口广二寸半；齿以后至会厌，深三寸半，大容五合；舌重十两，长七寸，广二寸半；咽门重十两，广一寸半。至胃长一尺六寸，胃纡曲屈，伸之，长二尺六寸，大一尺五寸，径五寸，大容三斗五升。小肠后附脊，左环回周迭积，其注于回肠者，外附于脐上。回运环反十六曲，大二寸半，径八分分之少半，长三丈二尺。回肠当脐右环，回周叶积而下，回运环反十六曲，大四寸，径一寸寸之少半，长二丈一尺。广肠傅脊，以受回肠，左环叶积上下辟，大八寸，径二寸寸之大半，长二尺八寸。肠胃所入至所出，长六丈四寸四分，回曲环反三十二曲也。"在《灵枢·肠胃》中不仅具体描述了胃肠的形态学实体，而且指出了胃肠的解剖位置、大小、形状和容量。《灵枢·胀论》曰："黄帝曰：脏腑之在胸胁腹里之内也，若匣匮之藏禁器也，各有次舍，异名而同处，一域之中，其气各异，未解其意，愿闻其故。岐伯曰：夫胸腹者，脏腑之郭也。膻中者，心主之宫城也。胃者，太仓也。咽喉小肠者，传送也。胃之五窍者，闾里门户也。廉泉玉英者，津液之道也。故五脏六腑者，各有畔界，其病各有形状。"《灵枢·平人绝谷》曰："胃大一尺五寸，径五寸，长二尺六寸，横屈受水谷三斗五升，其中之谷，常留二斗，水一斗五升而满。上焦泄气，出其精微，慓悍滑疾，下焦下溉诸肠。小肠大二寸半，径八分分之少半，长三丈二尺，受谷二斗四升，水六升三合合之大半。回肠大四寸，径一寸寸之少半，长二丈一尺，受谷一斗，水七升半。广肠大八寸，径二寸寸之大半，长二尺八寸，受谷九升三合八分合之一。肠胃之长，凡五丈八尺四寸，受水谷九斗二升一合合之大半，此肠胃所受水谷之数也。"《黄帝内经》对胃的形态学实体有基本的论述，但对脾的解剖形态学实体论述相对较少。

《难经》不仅补充了《黄帝内经》对脾的解剖形态学认识，而且还进一步描述了脾与胃的重量和容积。《难经·四十二难》曰："脾重二斤三两，扁广三寸，长五寸，有散膏半斤，主裹血，温五脏，主藏意。"又云："胃大一尺五寸，径五寸，横屈受水谷三斗五升，其中常留谷二斗，水一斗五升……胃重二斤一两，纡曲屈伸，长二尺六寸，大一尺五寸，径五寸，盛谷二斗，水一斗五升。"

《黄帝内经》和《难经》所描述的脾胃解剖与西医学描述相近，根据当时的历史条件，中医典籍有关脾胃解剖形态的描述是建立在朴素的解剖基础上，偏于宏观层面上的认识。中医学对脏腑的认识更多的是以阴阳、五行学说作为方法论，借助"司外揣内""取象比类"等思维方法，形成了关于脾胃生理功能、病理特点、病证表现、治疗法则等的一整套理论，为中医脾胃学说的进一步发展奠定了重要基础。

## 二、脾胃的生理功能

《黄帝内经》和《难经》对脾胃的生理功能论述，主要包括阴阳和调、纳运有常、燥湿相济、升降有序等方面。

### 1. 阴阳和调

《素问·金匮真言论》曰："言人身之脏腑中阴阳，则脏者为阴，腑者为阳。肝、心、脾、肺、肾五脏皆为阴，胆、胃、大肠、小肠、膀胱、三焦六腑皆为阳。"《素问·太阴阳明论》曰："黄帝问曰：太阴阳明为表里，脾胃脉也。生病而异者何也？岐伯对曰：阴阳异位，更虚更实，更逆更从，或从内，或从外，所从不同，故病异名也。"脾之与胃，太阴阳明，五行属土，一阴一阳，脾属阴土，胃属阳土，相互制约，相互影响，密不可分。

### 2. 纳运有常

脾胃运化水谷精微，化生气血津液。《素问·灵兰秘典论》曰："脾胃者，仓廪之官，五味出焉。"对脾胃生理功能作了很好的概括。《素问·经脉别论》曰："食气入胃，散精于肝，淫气于筋。食气入胃，浊气归心，淫精于脉。脉气流经，经气归于肺，肺朝百脉，输精于皮毛。毛脉合精，行气于府。府精神明，留于四脏。气归于权衡，权衡以平，气口成寸，以决死生。饮入于胃，游溢精气，上输于脾；脾气散精，上归于肺；通调水道，下输膀胱，水精四布，五经并行。合于四时，五脏阴阳，揆度以为常也。"饮食入胃，水谷精微，受纳化生，敷布脏腑，以溉四旁。《灵枢·五味》曰："胃者，五脏六腑之海也，水谷皆入于胃，五脏六腑皆禀气于胃。"《灵枢·玉版》曰："人之所受气者，谷也。谷之所注者，胃也。胃者，水谷气血之海也。海之所行云气者，天下也。胃之所出气血者，经隧也。经隧者，五脏六腑之大络也，迎而夺之而已矣。"脾与胃同居中焦，脾主升清，胃主降浊，受纳运化，气血津液，荣养周身、四肢百骸，故"脾胃为气血化生之源""脾胃为后天之本"。

**3. 燥湿相济**

《素问·平人气象论》曰："脏真濡于脾，脾藏肌肉之气也。"《素问·至真要大论》云："少阳太阴从本，少阴太阳从本从标，阳明厥阴不从标本从乎中也。故从本者化生于本，从标本者有标本之化，从中者以中气为化也。"《素问·六微旨大论》曰："阳明之上，燥气治之，中见太阴……太阴之上，湿气治之，中见阳明。"太阴脾土，喜燥而恶湿，方能助胃运行津液，敷布五脏六腑，荣养四肢百骸；阳明燥土，喜润而恶燥，润则受纳通降，故脾之与胃，互为体用。

**4. 升降有序**

脾胃斡旋阴阳，为气化之本。《素问·刺禁论》曰："肝生于左，肺藏于右，心部于表，肾治于里，脾为之使，胃为之市。"《素问·六微旨大论》曰："升已而降，降者谓天；降已而升，升者谓地。天气下降，气流于地；地气上升，气腾于天。故高下相召，升降相因，而变作矣。"又云："气之升降，天地之更用也……出入废则神机化灭，升降息则气立孤危。故非出入，则无以生长壮老已；非升降，则无以生长化收藏。是以升降出入，无器不有。故器者生化之宇，器散则分之，生化息矣。故无不出入，无不升降。"《素问·太阴阳明论》曰："脾者土也，治中央，常以四时长四脏……土者生万物而法天地，故上下至头足，不得主时也。"

## 三、脾胃病的病因病机

《黄帝内经》对于脾胃病的病因病机也有较多的论述，不外饮食不节、情志失调、六淫外袭等。《素问·太阴阳明论》曰："阳者，天气也，主外；阴者，地气也，主内。故阳道实，阴道虚。故犯贼风虚邪者，阳受之；食饮不节，起居不时者，阴受之。阳受之则入六腑，阴受之则入五脏。入六腑则身热不时卧，上为喘呼；入五脏则䐜满闭塞，下为飧泄，久为肠澼。故喉主天气，咽主地气。故阳受风气，阴受湿气。故阴气从足上行至头，而下行循臂至指端；阳气从手上行至头，而下行至足。故曰阳病者上行极而下，阴病者下行极而上。故伤于风者，上先受之；伤于湿者，下先受之。"其高度概括了脾胃的病因病机，胃腑多实证，脾脏多虚证。《素问·痹论》曰："饮食自倍，肠胃乃伤。"《灵枢·小针解》曰："浊气在中者，言水谷皆入于胃，其精气上注于肺，浊溜于肠胃，言寒温不适，饮食不节，而病生于肠胃，故命曰浊气在中也。"说明饮食不节对脾胃病的影响至关重要。

情志不遂，肝郁气滞，横逆犯脾。《灵枢·本神》曰："脾愁忧而不解则伤意，意伤则悗乱，四肢不举，毛悴色夭，死于春。"《素问·举痛论》曰："怒则气上，喜则气缓，悲则气消，恐则气下，寒则气收，炅则气泄，惊则气乱，劳则气耗，思则气结。"《素问·阴阳应象大论》曰："中央生湿，湿生土，土生甘，甘生脾，脾生肉，肉生肺，脾主口。其在天为湿，在地为土，在体为肉，在脏为脾，在色为黄，在音为宫，在声为歌，在变动为哕，在窍为口，在味为甘，在志为思。思伤脾，怒胜思；湿伤肉，风胜湿；甘伤肉，酸胜甘。"情志内伤，脏腑失和，五志失调，气机失序，脾胃病变。

脾为阴土，喜燥而恶湿，以升为健；胃为阳土，喜润而恶燥，以降为顺。《素问·至真要大论》曰："诸湿肿满，皆属于脾。"又云："太阴之胜，火气内郁，疮疡于中，流散于外，病在胠胁，甚则心痛热格，头痛喉痹项强，独胜则湿气内郁，寒迫下焦，痛留顶，互引眉间，胃满；雨数至，鳞见于陆，燥化乃见；少腹满，腰脽重强，内不便，善注泄，足下温，头重，足胫胕肿，饮发于中，胕肿于上……太阴之复，湿变乃举，体重中满，食饮不化，阴气上厥，胸中不便，饮发于中，咳喘有声。大雨时行，鳞见于陆；头项痛重，而掉瘈尤甚，呕而密默，唾吐清液，甚则入肾，窍泻无度。太溪绝，死不治……阳明之复，清气大举，森木苍干，毛虫乃厉。病生胠胁，气归于左，善太息，甚则心痛否满，腹胀而泄，呕苦咳哕，烦心，病在膈中，头痛，甚则入肝，惊骇筋挛。太冲绝，死不治。"太阴湿盛，阳明燥化，每多伤及脾胃。

《黄帝内经》对脾胃病在寒、热、虚、实等方面均有论述，《素问·刺热》曰："脾热病者，先头重颊痛，烦心颜青，欲呕身热。热争则腰痛，不可用俯仰，腹满泄，两颔痛。"《灵枢·师传》曰："夫中热消瘅则便寒；寒中之属则便热。胃中热则消谷，令人悬心善饥，脐以上皮热；肠中热则出黄如糜，脐以下皮寒。胃中寒则腹胀，肠中寒则肠鸣飧泄。胃中寒、肠中热则胀而且泄，胃中热、肠中寒则疾饥，小腹痛胀。"《素问·脏气法时论》曰："脾病者，身重，善肌肉痿，足不收，行善瘈，脚下痛；虚则腹满肠鸣，飧泄食不化。"

《黄帝内经》对脾胃的系统认识，在生长、发育、疾病及死亡整个过程中均有比较详细的论述，为后世脾胃学说奠定了重要基础。而《难经》在《黄帝内经》的基础上对经脉、脏腑理论等方面进一步充实、发挥，对后世的影响深远。《难经·十五难》曰："胃者，水谷之海，主禀。四时皆以胃气为本，是谓四时之变病，死生之要会也。脾者，中州也，其平和不可得见，衰乃见耳。来如雀之啄，如水之下漏，是脾之衰见也。"又《难经·十六难》曰："假令得脾脉，其外证面黄，善噫，善思，善味；其内证当脐有动气，按之牢若痛；其病腹胀满，食不消，体重节痛，怠惰嗜卧，四肢不收。有是者脾也，无是者非也。"

## 四、脾胃疾病的命名探源

### 1. 脾心痛

脾心痛，厥心痛之一，多由脾胃久虚，气血化生乏源，心血不足，累及心脉而发病。《灵枢·厥病》曰："厥心痛，与背相控，善瘛，如从后触其心，伛偻者，肾心痛也，先取京骨、昆仑，发针不已，取然谷。厥心痛，腹胀胸满，心尤痛甚，胃心痛也，取之大都、太白。厥心痛，痛如以锥针刺其心，心痛甚者，脾心痛也，取之然谷、太溪。厥心痛，色苍苍如死状，终日不得太息，肝心痛也，取之行间、太冲。厥心痛，卧若徒居，心痛间，动作痛益甚，色不变，肺心痛也，取之鱼际、太渊。"

### 2. 脾风

脾风之名首见《黄帝内经》，风者，百病之长；风寒之邪客于皮毛，失治误治，进而客舍于肺；失治，肺传而行之肝；失治，肝风内动，木克于土，肝传而行之脾，《素问·玉机真脏论》曰："肝传之脾，病名曰脾风，发瘅，腹中热，烦心出黄。"

### 3. 肉痿

肉痿又名脾痿，即肌肉痿弱麻痹之病证。《素问·宣明五气》曰："脾主肉。"《素问·痿论》曰："脾主身之肌肉……脾气热，则胃干而渴，肌肉不仁，发为肉痿。"

### 4. 脾痹

脾痹者，五脏痹之一，肌痹不已，脾胃虚弱，复感于邪，内舍于脾，发而为痹。《素问·痹论》曰："脾痹者，四肢懈堕，发咳呕汁，上为大塞。"

### 5. 脾瘅

《素问·奇病论》曰："帝曰：有病口甘者，病名为何？何以得之？岐伯曰：此五气之溢也，名曰脾瘅。夫五味入口，藏于胃，脾为之行其精气，津液在脾，故令人口甘也。此肥美之所发也，此人必数食甘美而多肥也，肥者令人内热，甘者令人中满，故其气上溢，转为消渴。治之以兰，除陈气也。"

### 6. 脾胃疟

《素问·刺疟》曰："脾疟者，令人寒，腹中痛，热则肠中鸣，鸣已汗出，刺足太阴……胃疟者，令人且病也，善饥而不能食，食而支满腹大，刺足阳明、太阴横脉出血。"

（刘志军，金　华）

## 第二节　脾胃学说发展阶段——两汉至宋

　　两汉至南宋，诸医家在先贤认识的基础上，结合个人临床实践，对"脾胃"的认识逐步深化，使中医的脾胃学说得到了长足的发展。归纳起来主要包括以下 3 个重要阶段。

### 一、仲景学术思想奠定了脾胃学说临床实践基础

　　张仲景学术上承《黄帝内经》《难经》，在辨证论治过程中充分体现其重视脾胃的思想。虽然《伤寒杂病论》没有设专篇提及脾胃学说，但是重视脾胃的思想却贯穿在其对伤寒与杂病的诊治当中，为脾胃学说的形成奠定了重要的临床实践基础。仲景的主要贡献在于将《黄帝内经》《难经》的理论运用到了临床的辨证论治之中，是对经旨的继承和发展，对脾胃的重视充分展现在六经分述中的太阴、阳明两篇。在六经病和杂病的辨治中始终强调扶正祛邪当健脾胃、峻攻之法忌伤脾胃、病后调理宜养脾胃。阳明主热主燥，太阴主寒主湿，阳明治疗主寒主降，太阴治疗主温主升。太阴病第 278 条："伤寒脉浮而缓，手足自温者，系在太阴。太阴当发身黄，若小便自利者，不能发黄；至七八日，虽暴烦下利日十余行，必自止，以脾家实，腐秽当去故也。"虽然说是"脾家实"，实是胃阳的济脾才得以出现，因为从临床的角度推理，腐秽去后必是观大便得以成形。《伤寒论》第 187 条："伤寒，脉浮而缓，手足自温者，是为系在太阴。太阴者，身当发黄；若小便自利者，不能发黄，至七八日，大便鞕者，为阳明病也。"这两条条文论述了太阴病和阳明病的相互转化。后世叶天士的"太阴阴土，得阳始运。阳明阳土，得阴自安"很好地诠释了太阴和阳明的关系和转化。

　　《金匮要略·脏腑经络先后病脉证》篇中突出地提出了"四季脾旺不受邪，即勿补之"的著名观点，为后世的脾胃学说发展作出了重大贡献，认为只有脾胃之气充足旺盛，才能提高机体抵御外邪的能力，反之则百病丛生。《伤寒杂病论》的六经辨证确立了脾胃分治思想，如阳明病的病机特点概括为"胃家实"，根据其病因不同，分为"太阳阳明""正阳阳明""少阳阳明"，设立了清法、下法等治法，投以白虎、承气诸方。太阴病的提纲证所反映的病机特点是中气虚寒，治以温中补虚的理中、四逆诸方。太阴阳明，一寒一热，一虚一实，一阴一阳，仲景开后世脾胃分治之先河。张仲景在辨证论治中重视脾胃之气的学术思想，为后世脾胃病的治疗及脾胃学说的发展提供了理论依据。

　　"胃气"一词最早可溯源至《黄帝内经》，《灵枢·口问》曰："谷入于胃，胃气上注于肺。"《素问·平人气象论》曰"平人之常气禀于胃，胃者平人之常气也，人无胃气曰逆，逆者死"，强调了胃气之盛衰与人体五脏功能及正气盛衰有着密切的联系，决定

着疾病发生与转归。关于胃气之说，有广义与狭义之分，广义胃气指人体素有的抵御疾病的正气；狭义胃气则指脾胃运化、吸收食物并传送水谷精微的功能。"保胃气"学术思想起源于《黄帝内经》，张仲景著《伤寒杂病论》将其升华到具体的理法方药中，对提高临床疗效大有裨益，对后世影响颇深。

## （一）立法处方，注重脾胃

### 1. 治法体现保胃气

《伤寒杂病论》诸多篇章中，多处可见"当和胃气""微和胃气""以调胃气"等字句，并主张"发汗必资化源""祛邪不伤胃气""辛开苦降培中气""辨病谨察中焦"等，充分体现了仲景在辨证论治中处处重视脾胃的学术思想。《伤寒杂病论》保胃气的治疗大法具体体现在以下几个方面：①顾护脾胃法：每在攻伐之剂中加入炙甘草、生姜、大枣等。②健脾养胃法：如小建中汤等。③温胃散寒法：如甘草干姜汤、理中丸等。④温胃化饮法：如苓桂术甘汤等。⑤和胃祛邪法：如半夏泻心汤等。⑥泄热存津法：如白虎汤、大承气汤等。⑦滋阴养胃法：如麦门冬汤、竹叶石膏汤等。⑧和胃降逆：如旋覆代赭汤等。

### 2. 遣方重视保胃气

仲景在《伤寒杂病论》六经病证的遣方用药中非常重视"顾护胃气"。在其300多首方中，常用保胃气且出现频次最多的药物有炙甘草、干姜、生姜、大枣、人参、黄芪、白术、半夏、粳米等，如小柴胡汤中配伍人参、甘草、大枣等甘补之品，即为"顾护胃气""防邪深入"，以达到枢转少阳、御邪外出；调胃承气汤中一味甘草，专为"甘缓和中"而设，以顾护胃气、调和阴阳。

### 3. 祛邪不忘保胃气

仲景在《伤寒杂病论》中运用汗、吐、下三法时，示人以"用之不当，诛伐无度，祸不旋踵"的告诫，强调既病防变，时刻谨记损伤胃气的诸多因素，胃气强则正气强盛，人才能抗病祛邪。如桂枝汤是仲景之首方，汗法之代表方，临证运用时当"微似有汗者益佳，不可令如水流漓"；吐法之瓜蒂散运用时当"得快吐乃止"，下法之承气汤运用时当"得下，余勿服"等告诫，以防汗、吐、下太过，损伤胃气，导致正气衰减，势必加重病情。

## （二）调养护理，顾护后天

《伤寒杂病论》方后的药后宜忌与注意事项，也体现了仲景顾护脾胃的学术思想，目的是充分发挥药效和促进胃气的恢复。如桂枝汤方后称"服已，须臾啜热稀粥一升余，以助药力"，理中汤服后称"如食顷，饮热粥一升许，微自温，勿发揭衣被"，三物小白散方后称"不利，进热粥一杯，利过不止，进冷粥一杯"，此三者皆进食热粥具有增强药力之能，祛邪而不伤正，体现张仲景顾护脾胃之思想。十枣汤方后注"糜粥自养"，一则防峻下猛药伤胃气，二则粥食有健脾养胃、调护中州之能，三则可使药物作用缓和，药效持续时间延长，进而使胸膈水饮之邪通过二便排出。而一些服药后的禁忌，如桂枝汤方后注"禁生冷、黏滑、肉面、五辛、酒酪、臭恶等物"；乌梅丸方后注"禁生冷、滑物、臭食等"。以上皆是从顾护胃气出发，充分体现了调护胃气的学术思想。

### （三）转归预后，重视胃气

仲景从观胃气有无，预测疾病转归。在疾病的治疗中，无论病情轻重，只要胃气来复，提示疾病预后较好；若胃气逐渐衰败提示预后不良。如厥利之证，当不能食，若反能食，恐为除中，以索饼试之，食后发热者为除中证，必死，食后不发热者，胃气尚在，可治。同时十分注意病后饮食调摄，如"病人脉已解，而日暮微烦，以病新差，人强与谷，脾胃气尚弱，不能消谷，故令微烦，损谷则愈"。总之，仲景在转归预后方面的"保胃气、重后天"的学术思想为后世医家创立并发展脾胃学说奠定了坚定的理论及实践基础。

仲景以脾胃为本的学术思想源于《黄帝内经》。通过六经病的理、法、方、药等方面探讨张仲景脾胃学说的内涵，认为六经病证的发生发展多取决于脾胃的盛衰。治疗时立法处方、用药、服法应处处顾护脾胃，诊察脾胃之气的盛衰可测知疾病的传变及转归。可以说《伤寒杂病论》以保胃气、存津液为主要特色，将《黄帝内经》确立的脾胃理论创造性地应用于临床实践，从理法方药到预防调护贯穿始终，时时顾护胃气，为脾胃学说的发展起到了承前启后的重要作用。

## 二、隋唐宋时期对脾胃学说的贡献

隋唐宋时代出现了多部综合性的医学著作，对之前中医学理论进行了系统的整理，脾胃病辨治理论在此期间也得以系统化，最有代表性的当属唐代孙思邈。孙思邈所著的《备急千金要方》与《千金翼方》并称《千金方》，该书总结了唐代以前的医学成就，被誉为我国历史上第一部临床百科全书。《千金方》开创了五脏五腑分治的辨证治疗模式，对脾脏、胃腑的形态、功能、病证表现、病机变化、病脉特点、预后转归、经脉走行及病变进行了较为系统、全面的论述。

### （一）发展脾胃理论

孙思邈生于隋代，行医于唐代，精研中医经典，虚心求学，最终在《黄帝内经》的理论基础上，结合实践经验和自身体悟，不仅系统论述脾胃的解剖生理，而且开创脏腑分类论病之先河，从而发展了脾胃学说。

《备急千金要方·脾脏脉论》和《备急千金要方·胃腑脉论》对脾胃的解剖形态进行了深入而详细的阐述："脾重二斤三两，扁广三寸，长五寸，有散膏半斤"，"胃者，水谷之腑也，号仓库守内啬吏，重二斤十四两，迂曲屈伸，长二尺六寸，大一尺五寸，径五寸，受水谷三斗五升，其中当留谷二斗，水一斗五升。"所述的脾胃形态学特征与现代解剖基本一致，其功能为受纳水谷。同时孙思邈指出脾胃不仅位置相近，而且气机相通，生理上二者相互配合，病理上相互影响。《备急千金要方·脾脏脉论》曰："凡脾脏象土，与胃合为腑，其经足太阴，与阳明为表里"，"脉起于足大趾……属脾络胃，上膈夹咽……足阳明之脉，起于鼻……属胃络脾。"表明脾胃同居中焦，五行属土，并通过经络相连、相络属。该篇还提到"胃阳明为脾之部而脏气通于内，外部亦随而应之"，阐释了脾胃之气内外相应，且胃从属脾，以脾为中心。因此，脾病常波及胃，胃腑产生相应症状，"脾之积，名曰痞气在胃脘"，从脉象上"趺阳脉微而涩，微即无胃气，涩则伤脾"，脾胃之气相通，病在脾，胃亦应之，故二者在病理上密切相关。

脾胃辨证以虚实寒热为纲是孙思邈在《备急千金要方》脏腑辨证中的一个极具特色之处。《备急千金要方》脏腑辨证分型是在《脉经》虚实辨证基础上增加了寒热二纲，体现了虚与寒、实与热之间的密切关系。脾脏证有脾实热和脾虚寒（冷）两个证型。"右手关上脉阴实者，足太阴经者，病苦足寒胫热，腹胀满，烦扰不得卧，名曰脾实热也。""右手关上脉阴虚者，足太阴经也。病苦泄注，腹满、气逆、霍乱呕吐，黄疸，心烦不得卧，肠鸣，名曰脾虚冷也。"脾实热证下有名方两首，一为泻热汤，一为射干煎。脾虚冷证下有名方三首，一为槟榔散，一为温脾丸，一为麻豆散。胃腑证下亦有两个证型，分别是胃实热和胃虚冷。"右手关上脉阳实者，足阳明经也。病苦头痛，汗不出如温疟，唇口干，善哕，乳痈，缺盆腋下肿痛，名曰胃实热也。""右手关上脉阳虚者，足阳明经也。病苦胫寒不得卧，恶风寒洒洒，目急，腹痛虚鸣，时寒时热，唇口干，面目浮肿，名曰胃虚冷也。"胃实热证下有泻胃热汤，胃虚冷证下有补胃汤和人参散。孙思邈以虚实寒热为纲的脾胃辨证思想既是对脾胃学说的极大丰富，也为后世脏腑辨证开了先河。

### （二）顾护脾胃的思想与整体养生观

《素问·阴阳应象大论》曰："水谷之寒热，感则害于六腑。"《灵枢·师传》则曰："食饮衣服，亦欲适寒温，寒无凄怆，暑无出汗。食饮者热无灼灼，寒无沧沧，寒温中适，故气将持，乃不致邪僻也。"《素问·咳论》曰："其寒饮食入胃，从肺脉上至于肺则肺寒，肺寒则外内合邪，因而客之，则为肺咳。"《素问·经脉别论》还指出："春秋冬夏，四时阴阳，生病起于过用，此为常也。"可见《黄帝内经》已经明确指出"过用"乃是疾病的重要病因，饮食居处，喜怒寒热适宜则使人正气充足，不易招致外邪而发病。若寒邪经由饮食进入体内，首先犯胃，损伤脾胃阳气，继则戕害他脏，损伤正气，使人易于感受外邪而致病。

孙思邈通过长期的临床实践，在《黄帝内经》"过用"思想基础上强调饮食过冷是疾病发生的首要病因，或表现为即时发病，或伏邪内存，迁延日久，使人年老后易患多种疾病。同时着重强调了饮食过冷多发生于春夏时节。《千金翼方·养性·养老食疗》曰："夫老人所以多疾者，皆由少时春夏取凉过多，饮食太冷，故其鱼脍、生菜、生肉、腥冷物多损于人，宜常断之。"春夏时节天气温暖甚或炎热，人体应自然变化之理阳气亦张弛于外，人们为了降温消暑，或睡卧露天，则虚邪贼风趁机戕害体表阳气，或嗜食生冷之物，取冷太过，则耗损脾胃阳气，内外相合，乃客其形。对此常人多着眼于即时或不久发病的病证，如风寒之邪袭表，发为伤寒，以及脾胃受损，升降运化失司以致腹痛腹泻等。而孙思邈的卓越之处在于将"春夏取冷太过"的病因观架构在人体生长衰老的整个生命周期里，《素问·生气通天论》曰："阳气者，若天与日，失其所，则折寿而不彰。"并且十分重视阳气在人体生命活动中的重要作用，指出这样取冷太过不仅会造成肺系及消化系统疾病等当下病态表现，也为日后其他诸多疾病的发生创造了有利条件。脾胃为后天之本，营卫气血生化之源，周身百骸均赖于此，"取冷太过"则阳气先伤，败脾损胃，气机升降失序，气血生化乏源，日久则累及其他脏腑，营卫不能固其外，故外邪易乘虚而入，内伤脏腑，至老就会罹患多种疾病。这也是孙思邈在春夏取凉诸多事宜中，尤为强调饮食过冷的原因。故孙思邈在其"春夏取冷太过"的病因观基础上，主张慎食生冷，着重强调"温食"在养生防病中的重要作用。如他在《千金翼方·养性·养老大例》中指出"老人于四时之中，常宜温食，不得轻之"。又云："如其下痢，宜与姜韭温热之菜。"认为"温食"不仅具有预防保健作用，对疾病治疗亦大有裨益。"夫在身所以多疾者，皆由春夏取冷太过"的病因观与"常宜温食"的养生观，充分体现了孙思邈顾护脾胃的学术思想。这一思想既是对《难经》"四时皆以胃气为本"和《金匮要略》"四季脾旺不受邪"脾胃学说的传承，也为后世李东垣"内伤脾胃，百病由生"脾胃论的提出奠定了基础，是我国中医学继承与发展链条上不能忽视的一环。

综上所述，孙思邈在总结前人经验基础上不仅系统阐述了脾胃的解剖生理，突出脾胃的核心地位，而且开创脏腑分类论病之先河，秉承了中医一贯的整体性思维，创造性提出"夫在身所以多疾者，皆由春夏取冷太过"的病因观与"常宜温食"的养生观，指出脾胃功能的调和与否贯穿了整个生命健康的始终，极大丰富了脾胃学说理论内涵，值得临床进一步探究。

（刘志军，金　华）

## 第三节　脾胃学说成形阶段——金元时期

李杲，字明之，晚号东垣老人，是金元四大家之一。师从张元素，在其师"养胃气"治疗思想的基础上，全面继承《黄帝内经》、张仲景等关于脾胃生理、病理、辨证治疗之学说，并加以创新，提出"内伤脾胃，百病由生""百病皆由脾胃衰而生也"等观点，创立了脾胃学说，成为补土学派的创始人。著作有《脾胃论》《兰室秘藏》《内外伤辨惑论》《医学发明》《活法机要》等；而《脾胃论》的问世，标志着中医脾胃学说的形成。

### 一、脾胃是元气之本

中医学对元气的认识最早可追溯至《黄帝内经》《难经》，前者谓"真气"，后者谓"元气"，共同点是重视"肾气"。一般认为，元气是人体生命活动的原动力，是维持人体生命活动的最基本物质。李东垣将脾胃与元气的关系密切联系，并强调了后天脾胃之气对先天元气的充养作用，《脾胃论·脾胃虚则九窍不通论》曰："真气又名元气，乃先身生之精气也，非胃气不能滋之。"《脾胃论·脾胃虚实传变论》曰："元气之充足，皆由脾胃之气无所伤，而后能滋养元气。"人的生命主要靠元气的维持，而脾胃为后天之本，元气的充沛畅达离不开脾胃的滋养。若脾胃内伤，则难以化生气血，气血不足，则内外俱虚，诸疾乃生。可见他认为脾胃是元气之本，元气又是人身之本，脾胃伤则元气衰，元气衰则疾病所由生。因此，必须重视脾胃，这是李东垣脾胃学说的基本论点。

### 二、脾胃为气机升降之枢

《素问·六微旨大论》曰："出入废则神机化灭，升降息则气立孤危，故非出入，则无以生长壮老已；非升降，则无以生长化收藏。是以升降出入，无器不有。"《素问·刺禁论》也说："肝生于左，肺藏于右，心部于表，肾治于里，脾为之使，胃为之市。"《黄帝内经》强调了气机的升降出入是生命活动的基本形式，脏腑通过气机升降而调理气血运行，升降有序，气血和畅，是正常生命活动的保证。李东垣更加重视脾胃在调控气机升降中的独特作用，《脾胃论·天地阴阳生杀之理在升降浮沉之间论》提出："升已而降，降已而升，如环无端，运化万物，其实一气也。设或阴阳错综、胜复之变，自此而起。万物之中，人一也。呼吸升降，效象大地，准绳阴阳。盖胃为水谷之海，饮食入胃，而精气先输脾归肺，上行春夏之令，以滋养周身，乃清气为天者也。升已而下输膀胱，行秋冬之令，为传化糟粕，转味而出，乃浊阴为地者也。"表明脾胃为气机升降之枢纽，清阳自脾而升，浊阴由胃而降，从而水谷精微上输心肺，下输肝肾膀胱，外达四末，升降相序，周身乃养。由此可见，人体气机之升降是以脾胃为轴心，斡旋上下，心、肝、肺、肾功能得以正常发挥与协调，进而保证了生命活动的正常运行。《脾胃论·脾胃胜衰论》强调"盖脾胃不足，不同余脏，无定体故也。其治肝、心、肺、肾，有余不足，或补或泻，惟益脾胃之药为切"，在治疗层面上进一步阐述了脾胃的核心地位，其余四脏的补泻可通过调脾胃实现。此外在脾胃关系上，李东垣特别强调脾气升发，元气才能充沛，阴火才能潜藏，若谷气不升，脾气下流，元气将会匮乏和消沉，此时阴火即可因之上冲而产生各种病证。

### 三、百病皆由脾胃衰而生

《脾胃论·脾胃虚实传变论》的"脾胃之气既伤，而元气亦不能充，而诸病之所由生也"表明了脾胃与疾病的密切联系。《灵枢·五味》指出"五脏六腑皆禀气于胃"，据此，李东垣提出了"内伤脾胃，百病由生"的崭新论点，创立了脾胃内伤论的体系。李东垣认为内伤疾病的病因主要有三：饮食不节、劳役过度和七情所伤。而这些病因所致的内伤疾病都是先伤脾胃后发内伤疾病或先发内伤疾病后伤脾胃。《脾胃论·脾胃胜衰论》曰："饮食不节则胃病，胃病则气短，精神少而生大热，有时而显火上行，独燎其面。"又曰："形体劳役则脾病，脾病则怠惰嗜卧，四肢不收，大便泄泻；脾既病，则其胃不能独行津液，故亦从而病焉。"《脾胃论·脾胃虚实传变论》再曰："此因喜怒忧恐，损耗元气，资助心火。火与元气不两立，火胜则乘其土位，此所以病也。"而无论外感或内伤发病，都是由于人体正气虚弱，而气之所以不足，是因为脾胃损伤所致。《内外伤辨惑论·辨阴证阳证》曰："夫元气、谷气、荣气、清气、卫气、生发诸阳上升之气，此六者，皆饮食入胃，谷气上升，胃气之异名，其实一也。"脾胃既伤，则营卫气血化生乏源，脏腑失养，肌表失卫，两虚相感，乃客其形，故有"百病皆由脾胃衰而生也"。

### 四、甘温除热以复中

《脾胃论·饮食劳倦所伤始为热中论》曰："既脾胃气衰，元气不足，而心火独盛。心火者，阴火也，起于下焦，其系于心。心不主令，相火代之。相火，下焦胞络之火，元气之贼也。火与元气不两立，一胜则一负。"李东垣认为体内存在与元气相互制约的阴火。正常情况下，元气充沛，阴火敛降。若脾胃虚弱，元气不足，不能制约阴火，阴火愈炽就会产生"阳气下陷，阴火上乘"的病理状态。亦如《脾胃论·脾胃虚实传变论》曰："故夫饮食失节，寒温不适，脾胃乃伤。此因喜怒忧恐，损耗元气，资助心火。火与元气不两立，火胜则乘其土位，此所以病也。"故在治则上提出补中益气以升阳泻火的观点，创立了"甘温除热"法，代表方为补中益气汤。方中重用黄芪以补肺气，而肺主皮毛，肺气足则益皮毛而腠理固，不令自汗损其元气；人参、炙甘草性温味甘，补益脾胃元气，白术燥湿健脾，助黄芪补中益气；当归补血活血，伍人参、黄芪以气血同调，寓补于通；佐以陈皮调理气机、醒脾和胃，使黄芪、人参补而不滞；用升麻、柴胡轻清升散，以升发脾阳之气。诸药配伍，可使脾气健运、升降有序、气机畅达，则诸症可除。"甘温除热"是《脾胃论》中的核心，数百年来一直指导着临床实践，并获得了很大发展。

李东垣在继承发展《黄帝内经》的思想基础上，提出了"人以胃气为本"的学说，注重补益脾胃，强调脾胃为元气之本、升降之枢纽，提出"内伤脾胃，百病由生"的病因观，治疗上创立了"甘温除热"的治疗方法，进一步丰富了脾胃学说理论内涵，对中医学术发展产生了深远的影响，其精华还有待我们进一步继承和发扬。

（刘志军，金　华）

## 第四节　脾胃学说充实阶段——明清时期

明清时期，诸医家一方面深研经典，一方面深入实践。中医脾胃学说获得进一步充实和完善。

### 一、张景岳对脾胃学说的发展

先秦《黄帝内经》对脾胃的解剖、生理病理和治则方药等论述，奠定了脾胃学说的理论基础；汉·张仲景《伤寒杂病论》确立了辨证论治的基本法则，奠定了脾胃学说的临床实践基础；金元大家李东垣《脾胃论》注重脾胃的系统论述，标志着脾胃学说的形成。明代著名医家张景岳受《黄帝内经》《伤寒杂病论》及《脾胃论》等著作的影响，全面分析了脾胃病的病因、病机，突出阐述了脾胃与诸脏腑之间相互依赖、相互影响的整体关系。

### （一）秉"脾胃为滋养元气之源"的生理观

《灵枢·玉版》曰："谷之所注者，胃也。胃者，水谷气血之海也。"李东垣参《黄帝内经》之言，进一步提出脾胃为滋养元气之源，如《脾胃论·脾胃虚则九窍不通论》曰："真气，又名元气，乃先身生之精气也，非胃气不能滋之。"《脾胃论·脾胃虚实传变论》又言："元气之充足，皆由脾胃之气无所伤，而后能滋养元气。"其认为元气虽源自父母的先天之精气，又必须依赖后天脾胃之气不断滋养，才能使其生生不息。张景岳则继承了李东垣脾胃为滋养元气之源的生理观，《景岳全书·脉神章·胃气解》曰"人有元气，出自先天……人有胃气，出乎后天……在先天，必赖后天为滋养""胃气即元气也"，认为元气虽源于先天，但又必赖后天脾胃的滋养，更是明确提出脾胃之气即是元气。

### （二）承"内伤脾胃，诸病由生"的发病观

《素问·刺法论》曰"正气存内，邪不可干"，《金匮要略·脏腑经络先后病脉证》中提出"四季脾旺不受邪"，可见经典对于人体正气尤为重视，认为正气充足，脾胃之气旺盛，虚邪贼风难以侵袭机体，疾病不易发生。李东垣秉承《黄帝内经》及《金匮要略》之学术思想，明确提出"内伤脾胃，百病由生"的观点，《脾胃论·脾胃胜衰论》曰："百病皆由脾胃衰而生也。"张景岳同样认为，脾胃之气不足会导致元气不充，进而会引起各种疾病的发生。如他在《景岳全书·杂证谟·脾胃》中，对李东垣"脾胃之气既伤，而元气亦不能充，此诸病之所由生也"的观点十分赞同，称其为东垣独得之见也。由此可见，张景岳继承和发展了李东垣"内伤脾胃，百病由生"的发病观。

### （三）五脏互藏，土为核心

《素问·玉机真脏论》曰："五脏者皆禀气于胃。"《素问玄机原病式·六气为病·火类》曰："五脏六腑、四肢百骸，受气皆在于脾胃。"李东垣在《脾胃论·脾胃虚实传变论》亦曰："五脏皆得胃气。"张景岳对上述医家学术思想深表赞同，脏腑形体、四肢百骸莫不得益于脾胃之气的濡养，《景岳全书·杂证谟·饮食门》曰："盖以脾胃属土，为水谷之海，凡五脏生成，惟此是赖者。"其在《景岳全书·脉神章·真脏脉（十七）》中又指出"凡五脏之气，必互相灌濡，故五脏之中，必各兼五气"，认为五脏之气是相互灌注、濡养，则每一脏中均含有其他四脏之气，首倡"五脏互藏"之学术理念。此外，张景岳在《类经图翼·五行统论》中提出"所谓五者之中有互藏者……土之互藏，木非土不长，火非土不荣，金非土不生，水非土不畜，万物生成，无不赖土，而五行之中，一无土之不可也"，强调了脾胃在脏腑体系中的核心地位，脾胃在五行中属土，土作为万物生成的根源，具有与其余四行互藏之属性，既可滋木生长、助火繁荣，又可促金生成、蓄水充盛，肝、心、肺、肾之气血赖脾土运化生而成，四脏中均包含有脾气，因此言土为"五行互藏"之核心。张景岳突出阐述了脾胃与五脏之间相互依赖、相互影响的整体关系，提出了"五脏互藏、土为核心"的观点，较前人对脾胃与五脏关系的论述更为详尽。

### （四）治五脏以调脾胃

张景岳提出"善治脾者，能调五脏"和"治五脏以调脾胃"。基于张氏"五脏互藏，土为核心"的学术思想，可以看出五脏中皆存脾气，一旦脾胃受损，其他四脏则会受到影响，因此凡能调五脏邪气之药皆可调和脾胃，《景岳全书·杂证谟·脾胃》曰："脾为土脏，灌溉四傍，是以五脏中皆有脾气，而脾胃中亦皆有五脏之气，此其互

为相使……故善治脾者,能调五脏,即所以治脾胃也。"脾胃病诊断、治疗、用药上,要注意调理脾胃与其他四脏的关系,因为治脾胃可以安养五脏,同样调五脏也可以治疗脾胃,二者各有侧重、互相补充,进一步丰富了脾胃学说。

### (五)养生当以脾胃为本

《灵枢·本脏》曰:"脾坚则脏安难伤。"《素问玄机原病式·六气为病·热类》言:"胃属土,土为万物之母,故胃为一身之本。"李东垣在《脾胃论》中提出"养生当实元气"。张景岳则明确提出"脾胃为养生之本",《景岳全书·杂证谟·脾胃》曰:"人以水谷为本,故脾胃为养生之本。"张景岳主张养生必当先固护脾胃,提出:"盖人以饮食为生,饮食以脾胃为主,今饥饱不时,则胃气伤矣。又脾主四肢,而劳倦过度,则脾气伤矣。夫人以脾胃为养生之本,根本既伤,焉有不病?""是以养生家必当以脾胃为先,而凡脾胃受伤之处,所不可不察也。""人赖脾胃为养生之本,则在乎健与不健耳,"进一步强调了脾胃之气的重要性,脾胃是化生精、气、血、津液等构成人体和维持人体生命活动的基本物质根源,若脾胃气盛,化生充足,长养机体;若脾胃之气不足,化生乏源,机体失养。

### (六)升阳不忘养阴

张景岳在《景岳全书·杂证谟·饮食门》中盛赞"补中益气汤,乃东垣独得之心法",并在李东垣益气升阳法的基础上,认为调治脾胃虚弱,亦需兼顾阴阳和谐,提出"升阳不忘养阴"的新治疗思想。《景岳全书·传忠录·治形论》曰:"欲固中气,非从精血不能蓄而强……脾为五脏之根本……不从精血何以使其灌溉?"认为欲使脾胃之气强健,应从补益精血入手,因为脾为五脏的根本,只有脾的精血充足,才能灌溉全身,因而创立了补阴益气之法,其新方"补阴益气煎"充分体现此法则。《景岳全书·新方八阵·补阵》曰:"补阴益气煎:此补中益气汤之变方也。治劳倦伤阴,精不化气……无不神效。人参(一二三钱),当归(二三钱),山药(酒炒,二三钱),熟地(三五钱或一二两),陈皮(一钱),炙甘草(一钱),升麻(三五分,火浮于上者,去此不必用),柴胡(一二钱,如无外邪者,不必用)。"即补阴益气煎由补中益气汤减去益气健脾的黄芪、白术,再配以大补元精的熟地黄、补气养阴的山药而成。其中,熟地黄、当归和山药用量较大,且熟地黄用量独重,足见补阴益气煎重用养阴精之品,以达精中生气、气阴同补之功,说明张景岳重视脾阴与脾阳的协调统一,滋脾阴不忘助脾运化,升脾阳不忘滋养脾阴,也体现其以"精中生气"调养脾胃的观点。

综上所述,张景岳是脾胃学说的实践者,他在继承前人脾胃理论的基础上,结合自身临床实践,进一步充实了中医脾胃学说理论。

## 二、叶天士对脾胃学说形成的贡献

叶天士，名桂，号香岩，晚号上津老人，江苏吴县人，清代医家，代表著作有《温热论》《临证指南医案》等，为温病学派的主要代表人物之一。他创立的温病卫气营血辨证论治纲领，为温病理论体系的形成奠定了坚实的基础。值得注意的是叶天士对于"胃病"的诊疗在前人基础上进行了更深入探究，将胃病由脾胃病分化，为脾胃病的研究留下了独特学术思想与临证经验，并在《临证指南医案》中充分展现。

### （一）脾胃分治论

叶天士在精研《黄帝内经》《伤寒论》的基础上，全面继承前人的学术观点，推崇李东垣《脾胃论》，提出"内伤必取法乎东垣""脾胃为病，最详东垣"，对东垣方如补中益气汤、清暑益气汤等慧心独悟，能根据患者实际情况灵活化裁，临床每获良效。叶天士不盲目信奉前人经验，而是在借鉴基础上不断创新，指出东垣的不足在于详治脾而略治胃，并结合自己的临床经验和感悟，认为"数年病伤不复，不饥不纳，九窍不和，都属胃病，阳土喜柔，偏恶刚燥，若四君、异功等，竟是治脾之药，腑宜通即是补"，从而提出了"脾胃当分析而论"的观点。《临证指南医案》曰："盖胃属戊土，脾属己土，戊阳己阴，阴阳之性有别也；脏宜藏，腑宜通……纳食主胃，运化主脾，脾宜升则健，胃宜降则和。"其认为脾和胃虽然同居中焦，但其功能各异，喜恶有别，故当不同而治，并指出"运化主脾，纳食主胃，脾宜升则健，胃宜降则和"，故针对脾、胃阴阳的不足，叶天士分别提出了"温运脾阳、敛养脾阴、运化为主"及"濡养胃阴、温理胃阳、养通结合"的不同治法。脾胃分治，确是叶氏临床卓识，对脾胃疾病的辨证施治具有重要意义。

### （二）创立胃阴学说

《素问·至真要大论》提出"燥者濡之"，即用滋润之药来治疗津液枯燥的病证，原文虽未提及胃阴，却也为胃阴病的治疗提供了相关治则。叶天士根据"胃喜润，以通为用，得降则和"的特点，明确指出："胃宜降则和。"然叶天士治胃之通降法，既不是用辛开苦降之药，也不是用苦寒下达之品，而是另辟蹊径，用甘平或甘凉濡润之品，以养胃阴，从而创立了胃阴学说。叶氏在临床实践中总结出导致胃阴不足的几种因素：素体阴虚，老年津亏，复加外邪，耗劫胃阴；烦劳郁怒，五志过极，肝火偏盛，化火伤津；五味偏胜，过食辛辣，戕害胃津；药物温燥，伤津劫液。临床症状常表现为胃脘部嘈杂不适，隐痛不止，饥不欲食，消瘦疲乏，大便秘结，舌质红，苔少，脉细数等。治疗上叶氏创立了以下养胃阴诸法：①甘凉濡润法：用于热伤肺胃津液，用麦冬、大沙参、玉竹、生扁豆、桑叶、甘草等，此方被吴鞠通命名为叶氏养胃汤。②甘缓益胃法：用于脾胃两亏，阴津不足，用扁豆、山药、薏苡仁、茯苓、石斛、莲子肉、粳米等。③酸甘敛阴法：主要用于肝火伤胃，阴津耗散，用乌梅、五味子、木瓜、白芍、甘草等。④芳化醒胃法：主要用于余热未清，胃阴已亏，用鲜佩兰、香豉、荷叶、生麦芽等。

### （三）通补阳明法

通补阳明法是叶天士对仲景脾胃学术思想的又一继承和发展，胃属戊土，戊阳己阴，阴阳有别，胃宜通而脾宜补，脏腑体用各殊。胃是阳土，阳虚则宜补，但六腑传化不藏，通降为用，故宜采取通过顺降胃气、寓补于通的治疗方法，使胃气得以下行，腑气得以通畅。胃为阳腑，司纳食之职，胃气亏虚，消熟无权，每见纳少、脘痞、呕涌清涎、食入则胀、形瘦神疲、脉缓弱等胃阳虚之症。叶氏认为胃阳受损，腑病应当以通为补，指出胃腑应以通降为顺，若为阳明热证及阳明腑实证，理当清之泻之，但若为虚证，则法不应当，更需补中有通，通补结合，以恢复胃之通降。用药方面，叶氏多以大半夏汤为化裁，以人参为主，半夏为辅，且去白蜜之缓润，加茯苓之淡渗。全方只一味之易，大寓深意，变辛润甘柔为甘淡辛通，使治"胃反呕吐"之方，成为通补阳明之剂。对于胃阳虚的治疗，叶天士指出切不可一见阳虚寒象就投以甘温之品，而应予以温通，可加姜汁、益智仁等，阳虚气滞者，可加香附、木香、高良姜、乌药等温胃理气；胃虚寒邪凝滞者，可加丁香、川椒、吴茱萸、桂枝等通阳散寒；胃阴不足者，可加麦冬、沙参、玉竹等益阴生津。由此看出，叶氏对胃虚证论治理法兼备、见解独特。

### （四）久病入络说和通胃络法

关于"络脉"的最早记载当见于《黄帝内经》，其在人体的分布纵横交错、遍布全身，主要功能是沟通表里、输布气血以营养全身。张仲景在《金匮要略》中阐述了关于络病的证治，提出久病入血入络之观点，可见于积聚、疟母、虚劳等疾病中。《临证指南医案》内卷四"积聚"有曰："王三七……三年来，右胸胁形高微突，初病胀痛无形，久则形坚似梗，是初为气结在经，久则血伤入络。"卷八内"胃脘痛"曰："汪五七，诊脉弦涩，胃痛绕背，谷食渐减，病经数载，已入胃络，姑与辛通法。"上述论点为叶天士长期实践所形成学术经验，久病入络为脾胃病治疗的重要特色。《临证指南医案》内记载通络方法有三种：活血通络法，可选用茺蔚子、桃仁、小茴香、苏木及当归等药物；于活血通络基础上强化通络功效，辛香通络法，以辛为治，或辛咸或辛温，可选取桂枝、丁香、细辛、檀香、乳香、沉香及木香等辛香走窜之药品，使患者气机调畅，血络瘀滞畅通，邪去而正安；虫蚁搜络法，可选取虫蚁之品以搜剔疏拨、攻积除坚，使机体血无凝着，气可宣通，虫类药物可选用地龙、五灵脂、鸡内金、九香虫、刺猬皮、蜣螂虫等。此外，叶天士认为治疗胃络病，不宜使用破血逐瘀药，因此类药物大多破气伤气，若攻坚过急，必将损伤胃气，故治疗时应取丸药缓治，以顾护正气。此外，叶氏临床非常重视肝胃关系，认为"肝病必犯土，是侮其所胜也……若一犯胃，则恶心干呕，脘痞不食……克脾则腹胀"，提出了平肝安胃、清肝安胃、柔肝安胃等多种肝胃同治之法，应用于临床也卓见成效。

综上所述，叶天士的脾胃分治论、顾护胃阴论、通补阳明法、胃络理论等创新观点更是为脾胃学说注入了新的元素，对当代中医临床具有重要指导意义。

## 三、黄元御对脾胃学说形成的贡献

黄元御是清代著名医家，主要代表作有《伤寒悬解》《长沙药解》《四圣心源》等，尤其是《四圣心源》，作为黄元御晚年代表作，十分重视脾胃及气机升降，开创了中气升降的理论先河，故释人之生理、病理及医理均以此为核心，强调百病皆因中气不运、升降反作而起，对后世产生了深远的影响。

### （一）脾升化阳、胃降化阴的阴阳观

《四圣心源·阴阳变化》曰："升则为阳，降则为阴，阴阳异位，两仪分焉。清浊之间，是谓中气，中气者，阴阳升降之枢轴，所谓土也。枢轴运动，清气左旋，升而化火，浊气右转，降而化水……方其半升，未成火也，名之曰木……方其半降，未成水也，名之曰金。"黄元御构建以脾胃升降为核心的中医学模型，其中脾气升则为阳，胃气降则为阴，将人体阴阳升降的枢纽归于脾胃的升降。又将人体气机划分成左升右降，形成了气机左升右降如环无端的太极圆运动，其中脾胃为太极圆运动的中心，脾左"升则为阳"，为太极圆运动的左仪；胃右"降则为阴"，为太极圆运动的右仪。

### （二）脾升胃降的脏腑恒动观

《素问·六微旨大论》曰："出入废则神机化灭，升降息则气立孤危。"气是构成人体的基本物质之一，其升降出入的运动形式推动和调控着人的生命活动状态。《素问·天元纪大论》曰"故在天为气，在地成形，形气相感而化生万物矣"，可以说气是宇宙和生命之源，故于人体而言气的运动变化会深刻影响人体脏腑功能运转和生命物质代谢，继而导致人体产生相应生理病理改变。因此，黄元御在《黄帝内经》气化理论基础上提出左路木火升发、右路金水敛降、中焦土气斡旋以成四象的"一气周流"理论，《四圣心源·脏腑生成》曰："中气左旋，则为己土；中气右转，则为戊土。戊土为胃，己土为脾。己土上行，阴升而化阳，阳升于左，则为肝，升于上，则为心；戊土下行，阳降而化阴，阴降于右，则为肺，降于下则为肾。肝属木而心属火，肺属金而肾属水"。所谓"一气"者意指中气，中气如轴出于中焦，源于脾胃所化之水谷精

微，而人之阴阳五行及脏腑生成皆为中气运转之外在征象。脾主升清，己土上行则中气左旋升发，升至半位化为气温之木象，在脏合肝，升而不已，积温成热乃为火，在脏为心；胃主降浊，戊土和降则中气右转下行，降至半位化生气凉之金，在脏合肺，全降至下则积凉成寒乃生水，在脏合肾。

**（三）脾升胃降为核心的生理观**

《四圣心源·气血原本》曰："肾水温升而化木者，缘己土之左旋也，是以脾为生血之本。心火清降而化金者，缘戊土之右转也，是以胃为化气之原。"黄元御立足于脏腑气机升降，阐述气血化生于五脏六腑，而脾胃中土运化为本，深化脾胃"后天之本"理论。黄元御以脾胃升降作为人体气机升降的核心，建立起一个以脾胃升降为中心化生人体气血、五味、五情、精华的人体生理体系：黄元御的气血观认为，"凡脏腑经络之气，皆肺气之所宣布也"，"凡脏腑经络之血，皆肝血之所流注也"，又因"脾土左旋……生乙木，胃土右转……化辛金"，故将肝主血功能的根源归结于脾，将肺主气功能的根源归结于胃，如此则"脾为生血之本……胃为化气之原"，人体气血的原本归于脾胃的升降；对于五脏与五味的关系，黄元御认为，"己土不升，则水木下陷，而作酸咸，戊土不降，则火金上逆，而作苦辛。缘土主五味，四象之酸苦辛咸，皆土气之中郁也"，五味皆源于甘味，皆受之于中焦脾胃的升降；黄氏的五情观认为，"己土东升，则木火生长，戊土西降，则金水收藏，生长则为喜怒，收藏则为悲恐。若轮枢莫运，升降失职，喜怒不生，悲恐弗作，则土气凝滞，而生忧思"，将五情的核心定位于脾胃的升降，脾胃升降正常则情志正常，脾胃升降失常则情志失常而生喜怒悲恐。

**（四）脾升胃降失常为核心的病理观**

脾胃升降失常又会导致人体的阴阳、精神、气血失常，故以脾升胃降失常为核心构建起人体的病理系统，《四圣心源·劳伤解·中气》曰："中气衰则升降窒，肾水下寒而精病，心火上炎而神病，肝木左郁而血病，肺金右滞而气病……"脾升清功能正常则清阳上升，神足于上，血旺于左；胃降功能正常则浊阴下降，精安于下，气顺于右。脾胃升降功能失常，对于阴阳来说，轻则"己土不升而清阳下陷，戊土不降而浊气上逆，此阴虚阳虚所由来也"，其中脾土不升，"木火失生长之政，一阳沦陷，肾气渐亡，则下寒而病阳虚"，胃土不降，"金水失收藏之政，君相二火泄露而升炎，心液消耗，则上热而病阴虚"，重则会导致"脾气不升，则精血驰走而阴脱"的阴脱证和"胃气不降，则神气飞腾而阳脱"的阳脱证。对于精神来说，脾胃升降功能正常，则"太阴阳明，所以降金水以吸阳神，升木火以嘘阴精"；一旦脾胃升降失常，则"阳明不降，则火金浮升而神飘于上，太阴不升，则水木沉陷而精遗于下"，在上则神志异常，在下则肾精走泄。对于气血而言，"胃阳右转而化气……脾阴左旋而生血"，脾胃升降失常，则导致"胃土逆升，浊气填塞"的气滞证和"脾土滞陷""陷则凝瘀"的血瘀证。如此，黄元御构建起以脾胃升降失常为核心的人体阴阳、精神、气血病理模型。

综上所述，黄元御以脾胃升降作为人体全身气机升降的核心，脾胃升降功能正常则人体阴阳、脏腑气血运行功能正常，脾胃升降功能失常则人体阴阳、精神、气血运动皆失常为病。黄元御从中焦脾胃的升降入手构建人体的生理、病理诊断系统，使得人体以脾胃升降为核心成为一个有机的整体，这对于研究与应用中医脾胃理论起到了执简驭繁的作用。

## 四、《医学衷中参西录》与脾胃学说的关系

张锡纯医著《医学衷中参西录》首篇引《易经》中的"至哉坤元，万物资生"以阐明脾胃是一身之坤为论治之本的学术思想。张锡纯将李东垣"扶脾阳"的脾阳学说和叶天士的胃阴学说有机结合起来，在治法和方药上发展了的脾胃学说。

### （一）脾胃学术思想

#### 1. 治脾胃倡淡养

张锡纯认为，"脾为太阴，乃三阴之长，故治阴虚者，当以滋脾阴为主，脾阴足，自能灌溉诸脏腑也"，提倡治脾胃用淡养之法。"淡养脾胃"不仅包括药物性味，而且包括煎煮方法。张锡纯认为白虎汤中用生山药代粳米效果更佳，易淡养脾胃，提出"白虎汤中用粳米，古方生用。今人亦生用，至谓薏米、芡实、山药之类，犹粳米也……盖生者汁浆稠黏，可以留恋肠胃……至于用以滋阴，用以淡渗则不宜炒熟，尤彰彰明矣"。张锡纯还指出："慎柔和尚治阴虚劳热，专用次煎。取次煎味淡，善能养脾阴也，夫淡气归胃，《内经》曾言之。淡能养脾阴之义，原自淡气归胃悟出，而其所以然之故，人仍多不解……土爱稼穑，稼穑作甘。盖土本无味，借稼穑之味以为味。夫无味即是淡，故人脾胃属土，凡味之淡者，皆能入脾胃也。""淡以养脾"的观点实际上为"甘淡滋脾"理论及"脾阴学说"奠定了一定的基础。

#### 2. 调脾胃治他脏

张锡纯认为："人之脾胃属土，即一身之坤也。故亦能资生一身，脾胃健壮，多能消化饮食，则全身自然健壮。"他重用补脾药，如山药、白术、黄芪等，并将调补脾胃之法广泛地应用于多种疾病的治疗中，尤其是劳瘵、经闭、膈食、久泄等慢性虚弱性疾病，其证候错综复杂，气血阴阳都有亏损，单纯补气、补血、补阴、补阳等补偏救弊方法很难奏效，唯有从调补脾胃、重建中气入手，方能缓缓见效。这种学术思想从"治喘息方"中可略见一斑。他在"治喘息方"内写道："痰郁肺窍则作喘，肾虚不纳气亦作喘。是以论喘者恒责之肺、肾二脏，未有责之于脾、胃者。不知胃气宜息息下行，有时不下行而转上逆，并迫肺气亦上逆即可作喘。脾体中空，能容纳诸回血管之

血，运化中焦之气，以为气血宽闲之地，有时失其中空之体，或变为紧缩，或变为胀大，以致壅激气血上逆迫肺，亦可作喘。且脾脉缓大，为太阴湿土之正象，虚劳喘嗽者，脉多弦数，与缓大之脉反对，乃脾土之病脉也。故重用山药以滋脾之阴，佐以白术以理脾之阳，脾脏之阴阳调和，自无或紧缩或胀大之虞。"另外，他用于治疗"虚劳喘逆，饮食减少，或兼咳嗽，并治一切阴虚羸弱诸证"的滋脾土以生肺金的"滋培汤"也是依据上述理论创制的。张锡纯通过调补脾胃以治他脏之病的思想继承和发展了脾胃学说理论，提高了其临床指导意义。

**3. 升脾降胃肝自平**

脾胃位居中焦，通上连下，为和济阴阳之机，燥湿相济，阴阳相合，则可将水谷精微吸收并转输至全身，以营养五脏六腑、四肢百骸及筋肉皮毛。《素问·六微旨大论》曰："出入废则神机化灭，升降息则气立孤危。"张锡纯引黄元御之言："'肝气宜升，胆火宜降，然非脾气之上行，则肝气不升，非胃气之下行，则胆火不降'……欲治肝者，原当升脾降胃，培养中宫。俾中宫气化敦厚，以听肝木之自理，即有时少用理肝之药，亦不过为调理脾胃剂中辅佐之品。"阐明其"升脾调胃肝自平"的学术观点。张锡纯据此理论创制了"升降汤"，以调其中气，使之和平。所谓调中气者，即升降脾胃之气也。方中用野党参、生黄芪、白术健中理脾，广陈皮、川厚朴、生鸡内金、生姜和中健胃，知母反佐川芎疏肝以助脾升，白芍敛阴以助胃降，桂枝具有"善和脾胃，能使脾气之陷者上升，胃气之逆者下降"的双向作用，此实为升降并用之良方，进一步完善了其肝病论治的辨证思想。

## （二）遣方用药特色

**1. 滋脾阴，重用山药**

张锡纯主张"治阴虚专责重于脾"，又曰："故阴虚之甚者，其周身血脉津液皆就枯涸。必用汁浆最多之药，滋脏腑之阴，即以溉周身之液。"生山药所含汁液最厚且"味甘归脾"，故张氏凡治阴液亏竭之证，喜重用山药以滋脾阴。在《医学衷中参西录》的160余首方剂中就有48方应用山药，其中有27方中山药为君药，如治虚劳喘嗽的一味薯蓣饮、珠玉二宝粥、醴泉饮、滋培汤，治阴虚劳热的资生汤及治疗泄泻的薯蓣粥、加味天水散等均以重用山药取效，山药少则一两，多则一斤，可谓匠心独运，其对诸病之恢复期也多用山药作为巩固手段。

**2. 降胃气，善用赭石**

张锡纯善用代赭石，认为"其重坠之力能引胃气下行……既能引胃气下行，更能引胃气直达肠中，以通大便……因其饶有重坠之力，兼能镇安冲气、使不上冲……"并且明确指出赭石有六大特长：一是其重坠之力能引胃气下行；二是既能引胃气下行，更能引胃气直达肠中以通大便；三是因其饶有重坠之力，兼能镇安冲气不使上冲；四是含有金气，能制肝木之横恣，使其气不上干；五是能引浮越之相火下行；六是性非寒凉开破，既能降胃通便，引火下行，又分毫不伤气分。阳明胃气以息息下行为顺，若胃气不下行而转上逆，即为胃失和降。因此，凡治胃气不降诸证，方中常以赭石为主药。如镇逆汤、参赭培气汤、寒降汤、温降汤、秘红丹、保元寒降汤、保元清降汤、赭遂攻结汤等均使用了大剂量赭石。

**3. 治脾胃，消补升降**

张锡纯治疗脾胃病十分重视配伍，多采用消补并用，升降相因。

消补并用：如白术配鸡内金，白术健脾阳、补脾气；鸡内金性平和，善化有形之积，兼有以脏补脏之妙。对脾胃虚弱，不能受纳运化饮食者，张锡纯喜用白术配鸡内金。因白术虽为补脾之主药，久服多服，亦有壅滞之弊，配善化有形瘀积的鸡内金，则补而不滞。如健脾化痰丸、益脾饼均取此意。

升降相因：如代赭石配党参。黄元御《长沙药解》曰："人之中气，左右回旋，脾主升清，胃主降浊。在下之气不可一刻而不升，在上之气不可一刻而不降。一刻不升，则清气下陷，一刻不降，则浊气上逆。"代赭石善镇逆气、开胸膈、降痰涎、止呕吐、通燥结，虚者常与人参同用。人参补元气、生津液，性兼微升。代赭石配人参可使人参补益之力下行，纳气归原，且可制约其升浮之性，使其补而不滞。张锡纯曰："参、赭并用，不但能纳气归原也，设于逆气上干，填塞胸臆，或兼呕吐，其证之上盛下虚者，皆可参、赭并用以治之。"其参赭镇气汤等很多方子即取升降相因之意。

综上所述，张锡纯尊崇经典，博采众长，治疗疾病尤重脾胃，并秉承东垣、叶天士脾胃思想之精髓，对中医脾胃学说有独特的理论见解和丰富的临床经验，丰富和发展了脾胃学说，对于后世医家有积极的指导意义，值得认真研讨。

（刘志军，金　华）

**【参考文献】**

[1] 郑齐，潘桂娟.脾胃学说的概念与源流述要——脾胃学说传承与应用专题系列（1）[J].中医杂志，2012，53（13）：1082-1085.

[2] 王桂彬，尹炳驿，刘兴兴.《伤寒杂病论》"重胃气"思想初探[J].中医学报，2021，36（3）：478-481.

[3] 吴茜，张声生，王瑞昕，等.《备急千金要方》以寒热为纲治痢的方药特点探析[J].中华中医药杂志，2020，35（11）：5427-5430.

[4] 谢扬.《千金要方》脾胃辨证研究[D].沈阳：辽宁中医药大学，2013.

[5] 张瑾.从《千金方》看孙思邈的脾胃思想[J].辽宁中医药大学学报，2011，13（5）：123-124.

[6] 毛其州，张翼宙.浅谈李东垣与朱丹溪之脾胃学术思想[J].陕西中医学院学报，

2015，38（2）：24-25.

［7］刘彦妍，任永朋，华琼，等.李东垣学术思想及其现代运用探讨［J］.中医研究，2020，33（11）：55-58.

［8］白建英，张秀芬，杨贵真，等.李东垣《脾胃论》"阴火"理论探讨［J］.中华中医药杂志，2018，33（10）：4586-4588.

［9］张宏勇.浅析《脾胃论》之"甘温除热"［J］.实用中医药杂志，2014，30（2）：159.

［10］李付平，张秀芬，杨贵真，等.探讨张介宾对脾胃学说的继承与发展［J］.中国中医基础医学杂志，2019，25（11）：1504-1507.

［11］马天驰，王彩霞."治脾以安五脏"学术思想探析［J］.中华中医药杂志，2018，33（1）：39-41.

［12］张景岳.景岳全书［M］.北京：人民卫生出版社，2007：36-407.

［13］张效科，丁纪茹，周强，等.叶天士治疗脾胃病学术思想浅析［J］.陕西中医药大学学报，2020，43（3）：42-45，68.

［14］刘子号.叶天士脾胃分治理论临床运用浅析［J］.中医药临床杂志，2015，27（8）：1103-1105.

［15］王邦才.论叶天士对脾胃学说的发挥与创新［J］.浙江中医杂志，2014，49（3）：157-158.

［16］康恺，徐艺.《临证指南医案》脾胃病学术渊源与学术经验分析［J］.四川中医，2019，37（7）：14-16.

［17］王栋，常虹，连建伟《四圣心源》脾升胃降学说探微［J］.浙江中医药大学学报，2015，39（1）：24-25.

［18］宋铮，郑晓红.气与中医自然观［J］.中医杂志，2018，59（6）：459-463.

［19］李泽龙，张盼，赵小星，等.基于"一气周流"理论以小柴胡汤辨治小儿咳嗽［J］.中国中医药信息杂志，2020，27（12）：114-116.

［20］谢守鹏，熊涛，陈建荣，等.浅谈张锡纯治疗喘证的特点［J］.湖北中医杂志，2000（12）：3-4.

［21］苏莉莉，金华，刘志军，等.镇肝熄风汤中脾胃学术思想探析及反思［J］.新中医，2016，48（10）：3-5.

［22］徐跃箭，孟萍.张锡纯脾胃学术思想探析［J］.中医文献杂志，2007（2）：5-6.

［23］赵云燕，郭信.浅谈张锡纯脾胃学术思想及遣方用药特色［J］.湖北中医杂志，2008（8）：29-30.

［24］寇子祥，陈宝贵，王建斌，等.张锡纯治疗脾胃病学术思想研究［J］.天津中医药大学学报，2011，30（3）：131-133.

# 第二章 脾胃学说的要义探讨

## 第一节 脾胃学说的基本特征

### 一、阴阳变化因果

阴阳之说，源于《易经》，阴阳互根，对立统一。阴阳未判，一气混沌，气合阴阳，有清有浊。清则浮升，浊则沉降，升而为阳，降而为阴，清浊之间，谓之中气，然中气者，阴阳之枢，升降之轴，谓之土也。土分阴阳，艮坤相系，枢轴之运，阴阳之间，是谓中气。易之艮坤，天五生土，气血之本，阴阳之基，太阴阳明，升清降浊，是为中气。

《国语·周语上》首次提到了阴阳二字，如"阳伏而不能出，阴迫而不能蒸，于是有地震"。《左传》以阴、阳、风、雨、晦、明之六气变化进一步说明了疾病的成因。《易经》中关于阴阳的论述比较具体，如"一阴一阳之谓道，继之者善也，成之者性也"。而《黄帝内经》兼收《易经》《左传》及诸子百家的思想，使之与医学实践相结合，因此奠定了中医理论体系之基，《素问·阴阳应象大论》云："阴阳者，天地之道也，万物之纲纪，变化之父母，生杀之本始，神明之府也。治病必求于本。"《素问·生气通天论》曰："夫自古通天者，生之本，本于阴阳。"在疾病诊断方面应首分阴阳，《素问·阴阳应象大论》曰："善诊者，察色按脉，先别阴阳，审清浊而知部分；视喘息，听音声，而知所苦；观权衡规矩，而知病所主；按尺寸，观浮沉滑涩，而知病所生。"《素问·至真要大论》曰："谨察阴阳所在而调之，以平为期。"

### 二、五行生克制化

五行之化，天地之道，有生有克，皆以气也。天行四时，以有四象，五行化气，一气周流，土为枢轴。张仲景云："夫天布五行，以运万类，人禀五常，以有五脏。"天地合气，以有五行，乃木火土金水。

五行如环，生克制化，肝心肺肾，通于四时，而居四方；脾为孤脏，不独主时，通于土气，而居中央，脏气流转，一气周流，土为枢轴，运转周天，《素问·阴阳应象大论》曰："天有四时五行，以生长收藏，以生寒暑燥湿风。人有五脏化五气，以生喜怒悲忧恐。"脾胃者，仓廪之官，五行属土，以滋脏腑，安养百骸。土分戊己，艮坤相系，至哉坤元，万物滋生。戊土为胃，己土为脾，五行之中，各有阴阳，阴生五脏，阳生六腑，五行之运，生克制化。善调脾胃者，当顾其气血，使升降不失其度。脾胃失和，百病萌生。水土饮食化生人之形质，饮食择之当慎耳。食蔬水果食之多寿，酒色肥甘则戕夭。亢则害，承乃制，偏颇为之害。五行生克制化、气血精液更迭常有道焉。天地常有道，先贤自有论，五谷为养，五果为助，五畜为益，五菜为充，五行生克，脏腑安也。

脾胃病系，诊法之要，注重整体，关注个体，详究病因，追溯条件，细审主次，司外揣内，色脉症合，标本兼顾，中土为首。遣方之要，阴阳合和，五行生克，明以四时；升降浮沉，性味归经，气运当识，自然之属，药之功用，取其性，顾护脾胃，医病之机。此之谓也！

## 三、脏腑病机异同

脾之与胃，一腑一脏，各有主气，阴阳互通，经脉相系，其性有别，各有主病，亦同亦异。

脾者，谏议之官，知周出焉。中央生湿，湿而生土，土而生甘，甘而生脾，脾称湿土，滋生万物。脾湿喜润，长养脏腑，胃土以燥，受纳水谷；脾土以湿，运气化血，环周不休。脾气不运，胃燥不食，食少不化，故病隔食；脾不化血，血虚火旺，发热盗汗，湿气太甚，水谷不化，痰饮水肿，泄泻肿胀；湿郁化热，发黄发痢，腹痛壮热，手足不仁，小便赤涩，脾积名痞，心下如盘，悸动不安。脾居中州，主司运化，以灌四旁，外合肌肉；湿邪外犯，病在肌肉，手足蒸热，汗出蒸蒸，湿蕴肌肉，麻木不仁。太阴湿土，得阳自安。命门火衰，无以煦土，土寒不化，食少虚羸；土虚不运，津不升达，液不化气，气血乏源，无以奉心化血，何以渗灌诸经。脾统乎血，血之营运，通彻上下，全赖乎脾。脾本湿土，阴阳之脏，何以运化，脾阳化气，脾阴成之；脾阴之用，滋生血脉，脾阴之虚，血虚津少，肺失润养，土不生金；土之生金，全在津液，滋之润之，脾土之义，理奥如是。

胃者，仓廪之官，五味出焉。主纳水谷，泻而不实，与大肠、小肠、三焦、膀胱同为传化之府，职司输泻，名曰太仓。胃有五窍，水谷化气，十一脏皆赖以此滋养；上窍纳水谷，下窍入小肠，土化者行糟粕；旁窍入三焦，土行水之糟粕；中通于脾为一窍，主化水谷行气血；上输于肺为一窍，主布精汁生宗气。阳明阳土，得阴自安。胃火不足，不思饮食，食入不化，食入则吐，水停胸膈，寒客胃中，呕吐不止；胃火炎上，饥不欲食，津液枯竭，则成隔食；胃实脾虚，食而不化，其气主燥，故病阳明，胃之大略，其病是也。

脾之与肺，肺主一身之气，主宣降而通水道，朝百脉而主治节，参与宗气的生成，贯心肺之脉，以助心行血。脾主升、肺主降，是五脏气机调节的关键，肺气主降，脾气升发，升降相应，水液正常，气机调畅，肺朝百脉，气血循环，周流不息。

脾之与肝，木土相系，生化之机。脾为生痰之源，脾胃虚弱，脾不升清，胃不降浊，因脾主湿，脾失健运，水湿停滞，聚而生痰，痰湿中阻，中轴不转，升降失司，气机紊乱；痰湿久积，郁而化热，痰热中阻，上闭清窍，脑络阻塞，血脉不利。土虚木摇，脾虚湿盛，湿滞遏木，肝木内郁，疏泄失职，郁而化火，阳亢风动，则眩晕耳鸣。脾胃功能受损，气血化生乏源，气不行血，血脉瘀阻，痰湿壅滞，瘀痰相合，互结为患；血虚则肝失所养，阴不制阳，升发太过，内干清窍。

脾之与肾，后天先天。肾为先天之本，主骨藏精生髓，脑为髓海，精髓化生，全赖于脾；若肾精亏虚，精不生髓，髓海不足，脑窍失养，脾肾治之。脾之于肾，经络相贯，精血互滋；脾不运化，精不生血，脾肾两虚，痰火互结，瘀血阻络。

（刘志军，金　华）

## 第二节　脾胃学说与六经辨证

天有六气，地有五行，天人相应，六气而生，化为六腑，六腑为阳；五行之气，化为五脏，然膻中者，心之宫城，是为心包，五脏为阴。十二之经，六气统之，两经一气，故曰六经。六经之旨，阴阳为首，三阴三阳，合则为二，一阴一阳。阳经之序，阳明在前，少阳在中，太阳在后；阴经之序，太阴在前，厥阴在中，少阴在后。阴阳会通，上下从时，气机升降，出入从枢。

### 一、六经之病，首重脾胃

张仲景法尊《黄帝内经》，辨证论治，重视脾胃。脾胃居中，以灌四旁，五脏方有所禀，胃气盛衰示生化之机。欲察病者，先察胃气，胃气盛衰，诊病之纲。凡治病者，顾护脾胃，祛除邪气，扶助正气，胃气为本。《伤寒论·辨少阳病脉证并治》曰："伤寒三日，三阳为尽，三阴当受邪，其人反能食而不呕，此为三阴不受邪也。"病在三阳，邪正俱盛，相互搏争；正气不足，邪陷三阴；六经病变，预防病瘥，全赖脾胃。

#### 1. 阳明经病

人体得天地阴阳之助，以生精华之气血，通于阳明之经隧，称多气多血之腑。阳明之经，二阳合明，主司聚合，内敛阳气，纳阴蓄血。阳明之经，主纳水谷，传化糟粕；阳明燥土，阴津濡润，和降下行，虚实更替，阳明为阖。热盛阳明，燥热伤津，胃失和降，浊阴不降，清阳不升，呃逆呕吐，燥实内结，眩晕耳鸣，皆阳明经病也。

**2. 少阳经病**

少阳之经隧，乃气机出入之枢，血气运行之门户。人体阴阳气血、脏腑功能受少阳气机之枢的调控。少阳主枢，半表半里，五行属木，中正之官。少阳之经，阴中之阳，阳气始生，生发之机；脾胃虚弱，气血乏源，血弱气尽，营卫不足，腠理疏开，邪气因入，邪正相搏，枢机不利，失其条达，邪气内郁，土虚木摇，肝阳化风，上逆脑窍，眩晕偏枯，皆少阳经病也。

**3. 太阳经病**

太阳之经，膀胱与小肠；太阳膀胱，寒水主令；太阳小肠，火气主令；水火异气，寒水统之。究其缘由，水位于下，而生于上。太阳之气，水火并统，故独以寒水也。太阳膀胱，气化上行，外达皮毛，卫外而固，太阳主开。脾胃者，营卫之根；营者，水谷精气；卫者，水谷悍气；脾者，营气之本；胃者，卫气之源。营卫虚损，责之脾胃；脾胃虚衰，营卫不和，藩篱失固，外邪侵袭，内虚邪中，内外相引，中风偏枯，皆太阳经病也。

**4. 太阴经病**

太阴土气，湿者从之，在天为湿，在地为土。太阴主升，己土上升，癸水乙木，皆以升焉；土之所升，赖脾阳之气；阳虚土湿，己土不升，水木陷矣。太阴经者，三阴之开，手太阴肺，主司布散，足太阴脾，主司运化，血脉周流，津液四达于旁，太阴司之。脾胃虚弱，中阳虚衰，阳虚寒盛，升运失职，阳虚寒盛，寒邪直中，首犯太阴；太阴主湿，脾虚湿盛，湿为阴邪，长夏所主，四时皆有，阻遏气机，闭阻经络，喝僻不遂，眩晕耳鸣；湿性重浊，困阻肢体，邪滞经络，肌肤不仁；湿性隐匿，缓而不骤，若隐若现，久积乃发；湿性黏滞，体无定形，反复易变，中风后期，偏瘫后遗，缠绵难愈，皆太阴经病也。

**5. 厥阴经病**

厥阴之经，三阴之阖，阳气始生，始出其表，入少阳经，一表一里，枢转运阳，调畅气机，运气行血。阴阳之气，顺时接应，脏腑安和，厥阴调控。厥阴之时，两阴交尽，一阳生兮，阴阳顺接，三阴欲解，生发之机，以升为用。厥阴之病，阴阳之气，不相顺接，实在中焦，脾胃不运；木生于土，土气虚损，中轴不运，风木无根，阳气不升，周流往复，难以循环，厥阴失养，内风暗动，阴不敛阳，风阳亢上，气血菀于上，阻滞脉络，蒙蔽清窍，而致中风，皆厥阴经病也。

**6. 少阴经病**

少阴之经，心肾之脏，君火是也。少阴心经，火气主令；少阴肾经，水气主令；水火异气，君火统之，究其缘由，火位于上，而生于下。少阴之气，水火并统，故独以君火也。少阴心经，内合包络，下生脾土，火生土也，经络相系，经之转枢；少阴肾经，上济肺金，下生肝木，先天之根，亦经之转枢也。少阴君火，土以镇之，心肾相交；脾胃虚损，火土俱负，寒水泛滥，心肾不交，失眠惊悸；心肾虚损，血脉失充，脉络空虚，无力上荣，痰浊循经，蒙蔽窍络，胸痹心痛，眩晕偏枯，皆少阴经病也。

## 二、六经传变，脾胃为枢

六经之病，三阴三阳，开阖枢也，病邪传变，全赖脾胃。脾胃气弱，邪气自盛，病邪侵袭，由表入里，由浅入深，病邪速进；脾胃健旺，营卫运行，环周不休，抗邪外出，由里出表，病邪自退。

三阳经病，传变之现；太阳经病，失治误治，损伤中阳，变证诸生；发汗太过，损伤脾阳，脘腹胀满；误用吐下，损伤脾胃，水饮上逆，寒热错杂，虚实互见，升降失调。太阳之病，易于传变，汗下太过，津液大伤；邪入阳明，约束脾阴，转输失职，是为脾约。少阳之病，失治误治，损伤胃津，邪入阳明。三阳邪盛，可传三阴；三阴受邪，脾胃虚弱，病邪直中，三阴病变，首犯太阴，太阴不解，邪传少阴，继传厥阴。脾升胃降，中焦气机，升降相应，阴平阳秘，病邪不传；脾胃虚弱，中气不运，胃气易逆，脾阳易陷，升降反作，阴阳失序，邪气乘虚，三阴三阳，病邪自传。

（刘志军，金　华）

# 第三节　脾胃学说与十二经气血运行

十二经气血流注，以经脉为其通道，始于中焦，上注于肺，自手太阴肺经开始，止于足厥阴肝经而返回至肺，从寅时到丑时一日十二时辰，气血之运，环周不休。

## 一、手太阴肺经

手太阴肺之脉，十二正经之首，主一身之气，通调水道，升降相应，《灵枢·经脉》曰："肺手太阴之脉，起于中焦，下络大肠，还循胃口，上膈属肺。"肺为华盖，通应天气，与自然界气运之变相应，影响人体气机的升降功能。寅时，经脉气血流注于肺经，循行一周，此时在自然界升发气运影响之下，经脉气血开始下一个循行，以寓"肺朝百脉"。可见，自然界气运之始，手太阴肺经所主，是十二经脉气血循行的关键。肺气不调，治节无权，则寅时气血循行受阻；肺朝百脉失司，通调水道无路，升降无门，机体在清晨与自然界气运不相时，发而为病。

## 二、阳明胃、大肠经

阳明之脉，胃与大肠，多气多血之经，引清阳之气通达于内外，使气机升降从其道。《素问·热论》曰："阳明者，十二经脉之长也。"卯辰之时，阳明所主，经脉相通，同气相求，以应天时，气血流注，多气多血，阳气最旺，气机转枢，升降相因，血脉运行，方能有序。《素问·通评虚实论》云："头痛耳鸣，九窍不利，肠胃之所生也。"卯辰之时，自然界天阳与阳明经脉气运不相时，生化之机受阻，气升而血不相随，血降而气不依附，气血升降紊乱，发而为病。

### 三、足少阴肾经

《难经·六十六难》曰："脐下肾间动气者，人之生命也，十二经之根本也。"肾为人体阴阳之根本，内寄元阴、元阳，以温煦、滋养脏腑功能。肾藏精，主骨生髓，以化为血，肾精充足，化血有源，脉络充盈。肾中精气为机体生化的原动力，乃元气之根。酉时，气血流注于足少阴肾经，乃多气少血之经，以气为根，机休的气血阴阳运行最旺盛，也是自然界与人体阳气内潜之时。《素问·五脏生成》曰："是以头痛巅疾，下虚上实，过在足少阴、巨阳，甚则入肾。"肾精不足，化血无源，封藏失固，脉络空虚，清晨阳气升发之时，气升而血不随，气失其所附，血载气功能失用，气机逆乱于上，发之为病。《灵枢·口问》曰："故上气不足，脑为之不满，耳为之苦鸣，头为之苦倾。"元气匮乏，推动无力，血行涩滞，脉络瘀阻，肾气无力推动肾中精血由足少阴肾经上升至头部，发为眩晕。

### 四、足少阳胆经

足少阳之脉，内应于胆，主决断、通降，乃多气少血之腑，以气为主；周学海在《读医随笔》曰："凡脏腑十二经之气化，皆必藉肝胆之气化以鼓舞之，始能调畅而不病。"子时，气血流注于足少阳胆经，胆主枢机，经气会通，升降出入，枢转运阳，通降为宜。万物不遂其性乃郁。肝失其疏泄，胆决断无策，风木之性易郁。肝气升发失司，胆气通降受阻，气机郁结不畅，清阳之气不升，浊阴之气内阻。子丑之时，足少阳胆、厥阴肝经气机郁结，肝胆之气内郁，肝失藏血，心血不足，气血涩滞，心脉痹阻，在清晨阳气升发之时，气郁脉内，血气相离，气血相搏，离血之气，充斥脉道，发之为病。

### 五、足厥阴肝经

足厥阴之脉，内应于肝，调畅气机，主疏泄、藏血，乃多血少气之经脉，以血为本。厥阴风木，其性主升、主动，喜条达，恶抑郁，以升为用，以气为本。《素问·五脏生成》曰："徇蒙招尤，目冥耳聋，下实上虚，过在足少阳、厥阴，甚则入肝。"人体阴阳偏盛或偏衰，气血功能失调，究其实质是厥阴肝经气血流注是否从其时。肝不藏血，肝阳必亢，虚风内动，上扰清窍，眩晕耳鸣。唐代王冰注释说："肝藏血，心行之，人动则血运于诸经，人静则血归于肝脏。"丑时，十二经气血流注于足厥阴肝经，疏泄正常，气机调畅，气血调和，血行有序，脉络通利。《丹溪心法·六郁》曰："气血冲和，万病不生，一有怫郁，诸病生焉。故人身诸病，多生于郁。"万物不遂其性必郁。丑时，气血流注厥阴肝经，阳气内郁，肝失疏泄，经气郁结，失其条达，血气不和，荣卫不同，脏腑失调，阴阳失序，久而生涎，结而为饮，伏留经脉，随气之运，循经上行，辰时天阳，与之不应，气运失宜，病乃发生。《素问·至真要大论》曰："谨候气宜，无失病机。"又曰："审察病机，无失气宜，此之谓也。"

（刘志军，金　华）

# 第三章 "脾胃学说"的研究现状

脾胃学说源自《黄帝内经》,经金元大家李东垣提倡,东垣上溯阴阳五行之学,以明寒热虚实之性;中寻仲景辨证论治之基,以探顾护胃气之要;下承元素从医之论,以承前人医学之成,创立中医"脾胃学说",经后世医家不断继承发扬,成为中医文化之精华及中医基础理论之特色,是整个中医学体系的精华之所在。脾胃学说理论的提出、形成与发展之路漫长而艰难,在此期间,"脾胃学说"结合临床,融合新论,逐步发展完善,成为指导中医临床的重要理论之一,同时显现中医整体观念与辨证论治的诊病特色,使自己的体系愈加成熟化。后世医家通过在临床上不断的实践与应用,也证明了其科学性。

仲景在《伤寒杂病论》中虽无脾胃学说之专述,但其内容无不贯穿于六经辨证论治和杂病辨证论治体系的全过程,仲景以脾胃为本的学术思想不仅将《黄帝内经》确立的脾胃理论创新性地应用于临床实践,而且开后世李东垣的"温阳升脾说"、叶天士的"滋阴降胃说"和李中梓的"脾为后天之本说"等先河,对中医脾胃学说的形成和完善具有上承古时先进之论,今为临床发展之用的重要意义,全面推动了中医脾胃学说的发展。张仲景在《伤寒杂病论》中不仅论述了通过太阴脾升发胃气以散精,从而达到充盈各经之精微,使胃气升发有源,以助正气祛邪外出;更是注重"见肝之病,知肝传脾,当先实脾",达到未病先防,既病防变的疾病预防目的,即所谓"四季脾旺不受邪"的学术思想。张仲景制定了具体的理、法、方、药,形成了一个完整的仲景脾胃学说的理论体系。在仲景脾胃学说形成过程中,《黄帝内经》《难经》等医学著作起到了重要作用,是仲景脾胃学说重要的理论渊源。

李东垣拜师于张元素,尽得其传而又独有发挥,通过长期的临床实践积累了丰富的经验,提出了"内伤脾胃,百病由生"的观点,形成了独具一格的脾胃内伤学说,成为补土学派的创始人,被誉为脾胃学说的宗师,是我国医学史上著名的金元四大家之一。他的学术思想及医疗实践的经验总结,对后世医学的发展有重要意义。

# 第一节　脾胃学说形成的关键脉络

## 一、寻根溯源,《黄帝内经》奠基

中医学渊源于《黄帝内经》,在这部宏大的医学著作中, 基本思想是以阴阳五行理论为指导,以藏象学说为内容。《素问·太阴阳明论》曰:"脾者土也,治中央, 常以四时长四脏,各十八日寄治。"《黄帝内经》中关于脾胃生理、病理及治疗等论述,奠定了脾胃学说的基础。《素问·灵兰秘典论》曰"脾胃者,仓廪之官,五味出焉",言简意赅地道出了脾胃的主要生理功能是腐熟运化水谷。《素问·经脉别论》指出:"食气入胃,散精于肝,淫气于筋。食气入胃,浊气归心,淫精于脉……饮入于胃,游溢精气,上输于脾;脾气散精,上归于肺;通调水道,下输膀胱。水精四布,五经并行,合于四时五脏阴阳,揆度以为常也。"其描述了进入胃腑的饮食物所化生的水谷精微在全身的输布过程,这一过程离不开脾胃相辅相成的作用,但也可以看出脾与胃生理功能上的不同:胃主受纳水谷;脾主升清,为胃行其津液。胃为腑,"实而不满",主受纳水谷,以通降为顺;脾为脏,"满而不实",主运化水谷精微,以升健为宜。脾胃者,一脏一腑,一升一降,互为表里。由于脾胃的生理特性不同,脾为阴,胃为阳,"阴阳异位,更虚更实,更逆更从,或从内,或从外",故"病异名也"。病因上"犯贼风虚邪者,阳受之;食饮不节,起居不时者,阴受之","阳受风气,阴受湿气"。病机为"阳道实,阴道虚",指的是阳明胃腑其病多实,太阴脾脏病变多虚。临床症状,阳受病,入六腑则"身热,不时卧,上为喘呼";阴受病,入五脏则"䐜满闭塞,下为飧泄,久为肠澼""脾病则四肢不用"。治疗上提到了"脾苦湿,急食苦以燥之","脾欲缓,急食甘以缓之,用苦泻之,甘补之"等原则,药物治疗方面有"治之以兰,除陈气也""半夏秫米汤主之"等。因此从病因、病机、临床表现及治疗用药上皆体现了脾与胃的不同,奠定了脾胃学说的理论基础。

## 二、承前启后,仲景分经

张仲景《伤寒杂病论》以《黄帝内经》为基,创六经分治之论,强调太阳为病,可以顾护胃气以祛其邪;阳明为病,可清下焦燥热以养胃阴;少阳为病,可顾太阴之气以防传及三阴;三阴为病,可温煦脾阳以防他变;六经病预后,可通过调理脾胃以固其本,以正其气,胃气得复,恙体得愈。在《伤寒论》中仲景强调外邪内犯不离脾胃,指出脾胃虚弱是外邪内犯之前提,而在《金匮要略》中言杂病以脾胃内伤为主,因此强调,胃气虚则"邪之所凑",继而病之所起,治疗当先顾护脾胃,使胃气得复。如仲景认为太阳病有中风和伤寒之别,《伤寒论·辨太阳病脉证并治》曰:"太阳病,发热，汗出，恶风，脉缓者，名为中风。太阳病，或已发热，或未发热，必恶寒，体痛，呕逆，脉阴阳俱紧者，名为伤寒。"有关阳明为病，《伤寒论·辨阳明病脉证并治》曰："阳明居中，主土也，万物所归，无所复传，始虽恶寒，二日自止，此为阳明病也。"其认为阳明多以燥热为盛，如胃气盛，诸经病邪，无论太阳、少阳病邪之顺逆，抑或是寒热之邪入阳明均可从热化燥，有热证、实证之象，故当防治燥热灼伤胃阴。而"太阴之为病，腹满而吐，食不下，自利益甚，时腹自痛"，盖因太阴脾脏喜燥恶湿而易被湿邪所困，常使中焦寒湿夹滞，治疗当以温阳健脾为要。

## 三、李东垣重脾，调燮升降

东垣承继《黄帝内经》之论，鉴前世医家之说，开脾胃学说之圭臬。他认为脾胃居中宫之邸，通彻上下，斡旋内外。脾胃所生之气血升养心肺之时可降滋肝肾。《脾胃论·天地阴阳生杀之理在升降浮沉之间论》曰："至于春气温和，夏气暑热，秋气清凉，冬气冷冽，此则正气之序也。故曰履端于始，序则不愆。升已而降，降已而升，如环无端，运化万物，其实一气也……盖胃为水谷之海，饮食入胃，而精气先输脾归肺，上行春夏之令，以滋养周身，乃清气为天者也。升已而下输膀胱，行秋冬之令，为传化糟粕，转味而出，乃浊阴为地者也。"若脾胃受损则"真气下溜，或下泄而久不能升，是有秋冬而无春夏，乃生长之用，陷于殒杀之气，而百病皆起；或久升而不降亦病焉"。如《素问·太阴阳明论》曰："今脾病不能为胃行其津液，四肢不得禀水谷气，气日以衰，脉道不利，筋骨肌肉皆无气以生，故不用焉。"又曰："脾脏者，常著胃土之精也。"李东垣认为天地万物，无不以升降出入为性，中令阴土以升当清，阳土以通降为和，升降不悖，则万物之性相和，故可维持《素问·阴阳应象大论》之"清阳出上窍，浊阴出下窍；清阳发腠理，浊阴走五脏；清阳实四肢，浊阴归六腑"的正常生理功能。若中土受戕，则脾胃易伤，中虚脏寒气不足，元气不充百病侵，法当以调燮气机升降为要，以固中州，此成为李东垣治疗脾胃病的重要特点。

## 四、叶天士养阴，脾胃分治

叶天士在《临证指南医案·脾胃》一书中说："纳食主胃，运化主脾，脾宜升则健，胃宜降则和。""太阴湿土，得阳始运；阳明阳土，得阴自安。以脾喜刚燥，胃喜柔润也。仲景急下存津，其治在胃。东垣大升阳气，其治在脾。"叶天士观前人之说，结合临床之证，立效验之法，创当世之论——"胃阴学说"，补东垣脾胃学说之不足，进一步丰富了脾胃学说的含义，并以前人之论为基，精明哲理为旨，经典之论为参，立法治病为用，药达病所为果，首次明确提出"脾胃分治"思想。叶天士认为，脾胃有己戊之分，戊阳己阴，共固中土。五脏六腑藏泻互用，功有不同，若脾阳不振，寒湿内生，皆宜温燥升运，当用东垣益胃升阳之法；若脾阳不虚而胃有燥火，当用益胃养阴之法，"以脾喜刚燥，胃喜柔润也"。同时，叶天士在《景岳全书发挥·论脾胃》中明确指出："土旺四季之末，寒热温凉，随时而用，故脾胃有心之脾胃、肺之脾胃、肝之脾胃、肾之脾胃，认清门路，寒热温凉以治之，未可但言惟火能生土而用热药。"其强调五脏所属之脾胃，治其各有寒热之性，用药当以区别待之。他还在《景岳全书发挥·命门余义》中强调："有生之后惟以脾胃为根本，资生之本，生化之源，故人绝水谷则死。精血亦饮食化生，《经》云人受气于谷，余独重脾胃。"叶天士上述之论，无不体现其重脾胃思想，尤重"胃阴"之说、倡"脾胃分治"之法。叶天士诊治胃病善用通降之法，非用辛开苦降之药，亦非用苦寒下夺之品，是因苦寒易伤脾胃之气，因而主张"腑宜通即是补，甘濡润，胃气下行，则有效验"，故运用甘寒益胃之品以补胃阴。

（刘志军，金　华）

## 第二节　脾胃学说的理论研究概貌

现代中医脾胃学说是运用现代科学技术对传统中医脾胃学说进一步的研究和补充，使传统中医脾胃学说内涵更加丰富。现代中医脾胃学说认为，生命质量在于脾胃所产生的气血质量；脾胃为后天之本，气血生化之源，气血平和，病无由生，气血浊化，百病由生；疾病的预防、疑难病的治疗等，均可从现代中医脾胃学说加以诠释。现代中医脾胃学说理论体系的建立，为中医药现代化、产业化、国际化奠定了良好的基础。

### 一、"脾胃"的中西医解剖之别

中医学"脾胃"与西医学解剖之脾胃相比，虽有功能之同，但有范围之异，中医的脾在解剖上与西医学的"胰腺"密切相关，但二者并不完全等同。《难经·四十二难》曰："脾重二斤三两，扁广三寸，长五寸，有散膏半斤，主裹血，温五脏，主藏意。"一般考虑"散膏"为胰腺，脾的范围比"胰腺"更大。中医学的脾还应包括现代解剖学的脾，而解剖上的脾和胰都属于中医藏象之脾范畴。目前普遍认为，中医学的脾是一个功能概念，是人体多器官、多系统功能活动的综合表现，具有运化统血、益气生血之功，在人体中占有重要地位，为"后天之本"。按现代生理学观点分析及近年来的研究表明，"脾"的概念应包括体内食物的消化与吸收、物质代谢与能量转化、营养物质在体内的运输与分布、代谢终产物的排泄、血液的生成与凝血、止血的过程、免疫功能及与上述功能有关的神经和体液调控活动等。

同理，中医学的胃也不单指解剖中的胃。《黄帝内经》有时将大肠、小肠的功能统称胃，如《灵枢·本输》曰："大肠、小肠皆属于胃。"《伤寒论》有时亦将大肠、小肠统称胃，如"胃中有燥屎"，此处的"胃"即是指肠而言。现代研究表明胃的生理功能主要为消化和排空两大方面。胃可分泌大量胃液，胃液具有消化食物、杀灭病菌、保护黏膜、补充血液再生时的"内在因素"，以及协助钙、铁物质的吸收等作用。此外，胃还有运动功能，即排空功能，是由胃壁紧张力、蠕动波强烈程度和幽门活动情况来决定的。因此，胃的运动功能有赖于这三种因素的共济运动才能完成。由此可见，中医学中的"脾胃"是指具有消化、吸收、营养功能的器官，涉及消化、代谢、免疫、神经、体液等多方面的综合功能。脾胃乃气血生化之源，中化水谷精微，内灌五脏六腑，外养皮肉筋骨，共同完成水谷精微的消化、吸收、输布以营养全身。

## 二、脾胃学说理论探讨——承古创新，古为今用

### （一）脾胃"气血论"

李东垣脾胃论的理论基础，来自《黄帝内经》。《素问·太阴阳明论》曰："脾脏者常著胃土之精也，土者生万物而法天地。"李东垣对此加以阐述，认为"人以胃气为本"，突出胃气强弱是决定疾病发展、转归及病情险恶的重要因素，是脾胃学说的立论基础。

有学者认为李东垣脾胃学说的形成是以脾胃的功能、脾胃的生理病理特点、脾胃虚实之间的变化为理论依据的。李东垣学术思想以脾胃与元气密切相关、升发脾阳为主，相火为元气之贼、内伤外感辨证为中心，形成了极具特色的脾胃学说。苏洪佳等通过心脾间生理与病理之间的联系，结合《脾胃论》中"心之脾胃病"的概念，提出独具特色的心脾相关理论，对于脾胃病发热、情志病、心脾同病等均有重要的临床指导意义，充实了中医学藏象理论。

脾胃为胃气之源，而元气之充得于胃气之护，元气又是人身之本，脾胃伤则元气衰，元气衰则疾病所由生。"脾全藉胃土平和，则有所受而生荣，周身四脏皆旺，十二神守职，皮毛固密……外邪不能侮也。""若胃气一虚，无所禀受，则四脏经络皆病。"元气全赖脾胃的充养，脾胃运化精气，输达全身，后天元气根于脾胃。脾胃功能正常，运化水谷，滋养人之元气，元气充足而外邪难侵，脾胃功能的重要性可见一斑。李东垣承《黄帝内经》之论，与实践相结合，提出了"内伤脾胃，百病由生"的论点，并形成了一种独创性的新论——脾胃内伤说，其论点有四：一为人赖天阳之气以生，而此阳气须并于脾胃；二为人赖地阴之气以长，而此阴气须化于脾胃；三为人赖阴精之气以寿，而此阴精必源于脾胃；四为人赖营气之充以养，而此营气必统于脾胃。李东垣认为脾胃为人的生、长、寿、养之本，脾胃一伤，人体所需的阴阳之气、阴精营血必伤，致胃气虚弱，元气不充，机体不健，他邪易侵，百病易生。白建英等总结《脾胃论》中对"脾胃观"的论述，有脾胃对元气之滋养和气机升降之枢纽的功能；脾胃

内伤为诸病发生的根本；以及补气升阳为内伤百病治疗的大法等，集中反映了李东垣脾胃内伤的学术思想。毕国伟等认为李东垣亦擅随证祛除中焦邪实，并立益气活血之法针对气虚血瘀诸病，可见脾胃元气虚损易致血瘀，立益气活血之法，全面展现其针对脾胃病证虚实各异、辨证论治的学术思想。李东垣的脾胃学说重视元阳之气的充养，由此而发展出多种治法，形成了脾胃学说的核心内容。

### （二）脾胃"升降论"

"升降论"以脾胃的生理功能正常为核心，以脾胃通降失常的病理表现为关键，根据其生理功能、病理特点，提出脾胃病认识上的三要素，即生理上以降为顺，病理上因滞为病，治疗上以通祛疾。三位一体，以胃为中心，由胃及脾，由脾胃联系其他脏腑及气血阴阳，纲目分明。

**1. 生理上升降相因**

脾为"仓廪之官"，胃为"水谷之海"，五脏者藏精气而不泄，六腑者传化物而不藏，以通为用，以降为顺，脾以升为健，胃以降为顺，升降是脾胃生理特性的重要体现。正如《灵枢·平人绝谷》曰："胃满则肠虚，肠满则胃虚，更虚更满，故气得上下，五脏安定，血脉和利，精神乃居……"肝气以升，肺气以宣，肾水之上滋是以脾升为基；心肺之降，肾以纳气须赖以胃降之性。于是斡旋上下，五脏功能得以正常发挥与协调；脏腑升无太过，降无逆行，水火既济，高下相召，则气血和调，故《四圣心源》曰："脾升则肾肝亦升，故水木不郁，胃降则心肺亦降，故金火不滞……以中气之善运也。"脾胃为后天之本，腐熟水谷，化生气血，滋养五脏六腑是其主要的生理功能。《灵枢·营卫生会》曰："人受气于谷，谷入于胃，以传与肺，五脏六腑，皆以受气。"《素问·玉机真脏论》曰："五脏者皆禀气于胃，胃者五脏之本也。"同时，脾胃同居中焦，在解剖上脾与胃以膜相连，运纳协调，升降相因，燥湿相济，共同调节着饮食物的消化吸收。《素问·六微旨大论》曰："出入废则神机化灭，升降息则气立孤危。故非出入，则无以生长壮老已；非升降，则无以生长化收藏。是以升降出入，无器不有。"《脾胃论·天地阴阳生杀之理在升降浮沉之间论》曰："万物之中，人一也。呼吸升降，效象天地，准绳阴阳。盖胃为水谷之海，饮食入胃，而精气先输脾归肺，上行春夏之令，以滋养周身，乃清气为天者也。升已而下输膀胱，行秋冬之令，为传化糟粕，转味而出，乃浊阴为地者也。"气是人体生命活动的基础，升降出入故而成人之生长壮老已，同时强调脾胃为气机升降之枢，上输精气以养心肺，下运糟粕以排膀胱、大肠之浊。使人体气机通畅，输布有度。李东垣在脾胃升降问题上，尤其强调"升"，认为元气充沛得益于脾气升发，元气充沛，生机才能活跃，阴火才能收藏。中医脾胃病理论的发展以脾胃升降理论为重要特征，脾胃升降理论对目前中医治疗脾胃病及其他脏腑病的研究思路有很好的指导意义。

**2. 病理上因"滞"为病**

胃肠为市，无物不受，易被邪气侵犯而盘踞其中。邪气犯胃，胃失和降，脾亦从而不运。一旦气机壅滞，则水反为湿，谷反为滞，形成气滞、血瘀、湿阻、食积、痰结、火郁等，相因为患，邪正交结，气道闭塞，郁于中焦，属于实滞。阳明多气多血，多气则气郁易于化热，多血则易伤及络脉，出现出血、瘀血。若脾胃虚弱，传化失司，升降失调，清浊相干，郁滞自从中生，属于虚而夹滞。《素问·调经论》曰："有所劳倦，形气衰少，谷气不盛，上焦不行，下脘不通。"即论述了虚而有滞的病机，即当升不升，当降不降，郁滞于中。在临床上，脾胃的通降功能失调表现为以下三个方面：①胃气不降：常表现为噎膈、脘腹胀满、便秘等症状。②胃气上逆：常表现为呕吐、嗳气、呃逆等症状。③脾失升清：常表现为眩晕、耳鸣、腹泻、疲乏、精神倦怠等症状。胃病多病程缠绵，虚实互见，寒热错杂，但无论虚实寒热，内有郁滞是共同的，所谓寒则凝而不通，热则壅而失降，伤阳者滞而不运，伤阴者涩而不行。

**3. 治疗上以"通"祛疾**

胃病以"通"为要，当用通降之法，使脾升胃降顺应生理之性，方可使气机通畅，各司其能。胃病虽有寒热虚实之别，立法用药亦有温清补泻之分，但总以开其郁滞、调其升降为目的。通，可以调畅气血，疏其壅塞，消其郁滞，并承胃腑下降之性推陈出新，导行食浊瘀滞下降，使上下畅通无阻、血络流畅，从而恢复正常的脾胃功能。胃腑实，宜消积导滞，专去其邪，不可误补；胃气虚，气机不运，虚中有滞，宜补虚行滞，又不可壅补。因此胃病的通降方法可概括为理气通降、化瘀通络、通腑泄热、降胃导滞、滋阴通降、辛甘通阳、升清降浊、辛开苦降、平肝降逆、散寒通阳。诚如清代高士宗《医学真传》曰："通之之法，各有不同。调气以和血，调血以和气，通也；下逆者使之上行，中结者使之旁达，亦通也；虚者助之使通，寒者温之使通，无非通之之法也。"

**（三）脾胃"阴火论"**

阴火论的基本论述来自《脾胃论》，由于书中对其概念和病机阐释并不明确，所以近年来各位医家对阴火论的观点各执一词，颇具争议。《脾胃论·脾胃胜衰论》曰："夫饮食不节则胃病，胃病则气短，精神少而生大热，有时而显火上行，独燎其面。"劳役过度，伤及脾胃，使阴火旺而致病。《脾胃论·脾胃虚实传变论》曰："病生阴者，得之饮食居处，阴阳喜怒……阴虚则内热，有所劳倦，形气衰少，谷气不盛，上焦不行，下脘不通，胃气热，热气熏胸中，故为内热。"借以明示阴火之缘由。由此可知，阴火是由饮食不节、劳役过度、情志失调等内伤因素导致的以脾胃气虚为本、以火热为标的一系列病证的概称。白建英等认为阴火是由内伤脾胃，脾胃气虚，清阳不升导致脾胃内伤虚损所产生的一种火热邪气。对于阴火的成因，更趋向于气虚而致。陈震萍等认为李东垣阴火的概念有四层含义：一是起于下焦，如"阴火也，起于下焦"，"是下元阴火蒸蒸发也"，"肾为阴火"；二是因内伤元气不足而形成；三是移位而乘犯他脏；四是会损伤元气。因此阴火旺盛要及时治疗，否则阴火愈盛则元气更虚，元气更虚则阴火愈盛，形成恶性循环，百病由生，损害人体健康。

### （四）脾胃"治疗论"

甘温除热法是用味甘性温的一类药物来治疗发热性疾病的一种方法，本法首见于《内外伤辨惑论》，后又在《脾胃论》中有所阐释。陈震萍等研究李东垣脾胃学说时认为由于各种因素导致脾胃之气损伤，中土空虚，致使内外诸邪乘虚而入。外感多由六淫之邪侵袭，内扰多由离位之相火所致。李东垣法《黄帝内经》中"劳者温之……损者温之""阴阳俱不足……可将以甘药"之论，宗张元素养胃气之说，创补中益气汤以补脾益气、升阳和中，以成甘温除热之法，健运脾气，使其升降有序，畅达气机，使阳气不得闷郁，为临床中诸多发热性疾病的治疗提供了思路。

新的时代特征和新时期疾病谱系的变化赋予了中医经典理论新的内涵，当代中医发展中的脾胃学说更具有鲜活的时代特质，在继承和完善经典脾胃学说的同时具有了新的特色，其中最重要的是脾胃学说的理论创新。如邓铁涛认为，对脾胃实质的认识需要将传统中医藏象与五行属性及伤寒六经传变与西医学相结合，并以此为基，不断丰富脾胃学说的现代含义。从脾胃生理与病理上的不同角度来看，中医的脾胃应包括整个消化系统的功能与有关的体液；若从脾胃病的治疗来看，范围应更大，可以说调理脾胃能治疗各个系统某些具有脾胃见证（甚或没有脾胃见证）的疾病。施今墨大量使用西医术语来解释中医医理，如《祝选施今墨医案·卷四·消化系·胃溃疡》中"酒炒生熟地可治胃溃疡为近世之新发现，其功用为止血止呕促患处结瘢"，"紫河车、蚕茧炭所含纤维素极多，功能使溃疡愈著，亦为新近所发现"。李聪甫从五脏间异常的生克制化出发，探讨脾胃失常致病的广泛性和调理脾胃对于治疗多系统疾病的重要性，遵循"五脏整体观"，以虚实辨证为纲，以脾胃为中心分析相关五脏的虚实证治，建立了以脾胃为核心的五脏虚证与实证辨治模式。李玉奇结合胃镜观察到的病理改变，以中医传统理论中的"痈"为立论点，从痈论治萎缩性胃炎，既发展了内痈辨治，又丰富了脾胃治法的内涵，在临证过程中重视舌脉的变化，擅长通过对舌脉的观察来判断胃痈的发展演变过程。关幼波把气血辨证融入传统八纲辨证之中，结合脏腑辨证，着重阐发了气血失常为痰瘀互变之机，痰瘀互变为气血失常之果，因果互异，却有所同，从而确定相应的辨治方法，强调气血辨证与痰瘀论治并行，擅长通过调理脾胃来治疗肝胆疾病。此外，随着疾病谱与药物谱的变化，抗生素在现代疾病的治疗当中被广泛应用，脾胃虚弱也是抗感染治疗后期出现的常见副作用，所以热病后期健脾养胃，也是对胃阴学说的发展；随着人们生活水平的提高，饮食不节、嗜食肥甘厚味而导致湿邪内生，痰瘀中阻，进一步导致脾胃运化能力下降，精微物质过剩，导致代谢性疾病增多，这也是现代疾病大环境下胃病"以通为补"理论的具体运用。

脾胃学说应进一步充实完善，形成一个全面而实用的理论学说，以取得最大的临床实际效果。这需要重视三个方面：第一，要将历代文献中有关脾胃学说的观点进行整理归纳，综合分析，去粗取精，以完善脾胃学说内容，提高脾胃学说高度，拓展脾胃学说纬度；第二，要使之和当前临床实际紧密结合，在充分实践的基础上，使脾胃学说的理论进一步系统化、严谨化；第三，要借鉴西医学有关胃肠内分泌系统理论、胃肠屏障学说、胃肠免疫学说等研究方法及成果，充分诠释脾胃学说的内涵，提高认知水平，集中医大家之所成，合现代疾病之所因，使脾胃学说的理论和实践相结合，走创新之路，使之具有新的临床价值。

【参考文献】

[1] 殷平善.关于脾胃学说的文化研究 [J].中国中医基础医学杂志，1997，3（5）：22.

[2] 黄贵华.张仲景脾胃学说研究概况 [J].广西中医学院学报，2006，9（4）：70-73.

[3] 王海旗.中医脾胃学说与西医学和生命质量 [C].第五次全国中西医结合中青年学术论文汇编，2004：176.

[4] 王海旗.现代中医脾胃学说与中医药国际化 [C].中国中西医结合学会第十七次全国消化系统疾病学术研讨会 2005 年全国中西医结合消化系统疾病进展学习班论文汇编，2005：372-373.

[5] 张爱娟，刘嘉辉，王万春，等.脾胃学说在中医临床中的应用及展望 [J].新中医，2020，52（7）：19-22.

[6] 马巍，王彩霞.初探李东垣脾胃学说理论 [J].辽宁中医药大学学报，2011，13（4）：48-50.

[7] 李聪辅，刘炳凡.金元四大医家学术思想之研究 [M].北京：人民卫生出版社，1983：159，166-168.

[8] 杨淑萍.李东垣学术思想研究 [J].河北中医，1993，15（6）：49-50.

[9] 苏洪佳，陈国忠.《脾胃论》"心脾相关"理论探析 [J].辽宁中医杂志，2018，45（10）：2066-2067.

[10] 白建英，康立英，张秀芬，等.探讨《脾胃论》中李东垣的"脾胃观" [J].中华中医药杂志，2018，33（4）：1480.

[11] 毕国伟，江泳，陈建杉，等.再论李东垣脾胃学说 [J].成都中医药大学学报，2010，33（4）：88-90.

[12] 李东垣.脾胃论 [M].北京：人民卫生出版社，2005：4-5.

［13］白建英，张秀芬，杨贵真，等.李东垣《脾胃论》"阴火"理论探讨［J］.中华中医药杂志，2018，33（10）：4586-4588.

［14］陈震萍，沈丹，牟重临.论李东垣脾胃学说的核心思想［J］.浙江中医药大学学报，2016，40（12）：910-913.

［15］邓铁涛.邓铁涛医集［M］.北京：人民卫生出版社，1995.

［16］刘瑞霞，王振国.当代中医内科脾胃学派的概念及创新特点［J］.中医杂志，2015，56（18）：1535-1537.

［17］李聪甫.李聪甫医论［M］.长沙：湖南科学技术出版社，1980.

［18］刘涛，张霞，魏玮.从"脾虚寒热瘀毒互结"辨治慢性萎缩性胃炎［J］.中国中医药信息杂志，2018，25（2）：124-126.

［19］朱世增.关幼波论肝病［M］.上海：上海中医药大学出版社，2009.

（刘志军，金 华）

# 第四章 脾胃学说防治心脑血管疾病基础分析

## 第一节 心脑血管疾病从脾胃论治的病机特点

脾胃学说是把阴阳、五行、气机等理论紧密结合起来，为心脑病变从脾胃论治奠定了理论基础。阴阳气血、五行运化、气机升降功能失常是心脑病变的关键，然其本质在于脾胃运化失常。薛立斋说："经云：胃乃脾之刚，脾乃胃之柔。伤胃则脾无所禀受，伤脾则不能为胃运化。是以脾胃为之表里，藉饮食以滋养百脉者也。"关于心脑血管疾病从脾胃论治的病机特点，现分述如下。

### 一、阴阳互变，五行亢害

脾之与胃，一脏一腑，一阴一阳，一升一降，一润一燥，一柔一刚，一运一纳，互为表里，五行属土，功能有别，互生互用，气机升降，通彻上下，斡旋阴阳，升清降浊。《灵枢·经脉》曰："脾足太阴之脉……其支者，复从胃别上膈，注心中。"心与脾胃，阴阳互变，火生之土，经络相贯，气血互济，相互协调。脾胃健旺，气血充盈，阴阳和调，五脏安和，气机调畅，脑清神聪，九窍通利；心主血脉，津血互化，血脉和畅，上供于脑，脑窍通利。脾胃虚损，津血不化，子盗母气，心气不足，心脉失养；清阳不升，脑髓不充，则见头痛耳鸣、中风偏枯。脾胃虚损，化生乏源，津血失充，中阳亏虚，心气不足，心血瘀阻，心脉失养，血脉不利，血瘀水停，津渗脉外，溢于肌腠，发为水肿。唐容川在《血证论》中提出："水病则累血，血病则累气……瘀血化水，亦发水肿，是血病而兼水也。"华佗《中藏经》曰："心有水气则痹，气滞身肿，不得卧，烦而躁，其阴肿也。"

头为诸阳之会，脑窍属阳，谓之髓海。中风之疾，五脏相关；五脏内伤积损，唯心脾为要。《素问·大奇论》曰："胃脉沉鼓涩，胃外鼓大，心脉小坚急，皆隔偏枯。"心脾两伤，血虚风动。心脾两脏，母子相系，阴阳相承，经络贯通，气血互济；心主血脉，脾主运化，心气充沛，脾气健旺，髓海充盈，脑聪神明；脾胃为气血之海，生化之源，然其气血之化，受心气化温运资生；久病烦劳，营液暗耗，心气失充，脾气失运，统摄无权，脉络空虚，筋脉失濡，血脉瘀滞，脑窍失养，虚风内生，遂为偏枯。

## 二、痰瘀从气，内关脾胃

气血同根，津血同源，津入脉道，气血温润，濡养脏腑，全赖之于脾胃。脾胃一虚，气血虚少，肺失宣降，脾失健运，肾失气化，肝失疏泄，心气不足，三焦不通，阻滞气机，脉道闭塞，水液停滞，聚湿成痰，血脉不畅。

巢元方《诸病源候论》曰："脾胃既弱，水谷之精润养不周，致血气偏虚，而为风邪所侵，故半身不随也。"血气亏虚，风邪外中，中风偏枯。刘河间提出："所以中风瘫痪者……心火暴甚，肾水虚衰，不能制之……皆为热甚故也。"李东垣则主张"正气自虚""脾胃内伤"。朱丹溪强调"东南之人，多是湿土生痰，痰生热，热生风也"。中风论治，审证求因，遵古达变，不执于一论，内外兼顾，补养气血、祛风活络，脉络通利，血方能濡养，气方能通行，皆以脾胃为本。中风之疾，反复发作，痰瘀相关，湿性黏滞、隐匿缠绵，湿邪久伏，损伤阳气，余湿不尽，一有外邪引动，宿疾必复，中风偏瘫，亦与脾胃相关。

## 三、气机反作，中虚为本

气机升降，运动出入，相互协调，相互配合，升降相因，出入有序，互为其用，脾主升发，胃主降浊，肺主肃降，心火下潜，肾水上奉。五脏气机，升降出入，当期平衡。脾气升发，谷气上行，胃气下降，浊阴下行，元气充足，心气充沛，血脉通利，脑聪神明。《素问·六微旨大论》曰："升已而降，降者谓天；降已而升，升者谓地。天气下降，气流于地；地气上升，气腾于天。故高下相召，升降相因，而变作矣。"又云："出入废则神机化灭；升降息则气立孤危。故非出入，则无以生长壮老已；非升降，则无以生长化收藏……故器者生化之宇，器散则分之，生化息矣。故无不出入，无不升降。"

脾气不升，谷气下行，胃气不降，浊阴上犯，气机反作，升降失序，痰瘀内生，心脉痹阻，脑窍失养。中气一虚，生化乏源，气血失和，血运瘀滞，升降失司；元气乏源，痰瘀之邪，内滞血行，发为胸痹偏枯。李东垣在《脾胃论·胃虚元气不足诸病所生论》曰："邪之大者莫若中风……必先中虚邪……"

## 四、心胃相通，气血荣卫

《素问·平人气象论》指出："胃之大络，名曰虚里，贯膈络肺，出于左乳下，其动应衣，脉宗气也。"脾胃为后天之本，气机升降之枢。血之运行，全赖于气，气血相依，循环不已，运血之气，唯赖于中气。脉内营气，脾胃化生，水谷精微，上归于心，营养之源；脉外卫气，中焦化生，行于脉外，固摄血脉，推动血行，为动力之机。《灵枢·营卫生会》曰："营在脉中，卫在脉外，营周不休，五十而复大会，阴阳相贯，如环无端。"

脉之营卫，合为心气。心气充沛，全赖于脾胃。《血证论·产血》载"人身之生总是以气统血"，《血证论·脏腑病机论》载"血之运行上下，全赖乎脾"。诸血皆统乎脾，运行全赖中气。中气一虚，气血失和，血运瘀滞，百病萌生。中气不足，一则心气失充，血行无力，血液停滞，脉道瘀滞；二则化生乏源，脉络失养，血脉空虚，心失血养，病乃自生，胸痹心悸；三则血脉空虚，脑窍失养，瘀阻脉络，脉道不通，脑脉瘀滞，中风偏枯。

（刘志军，金 华）

## 第二节　脾胃学说在心脑血管疾病防治中的应用

脾胃学说，在心脑血管疾病的防治中占有重要的地位。脾胃之升降，乃气机浮沉之舟楫；脾胃之纳运，为气血化生之源泉；故脾胃为五脏六腑之核心，《读医随笔》曰："脾具坤静之体，而有干健之运，故能使心肺之阳降，肝肾之阴升，而成地天交之泰矣。"饮食不慎、劳逸不节、七情内伤、六淫外侵等均可致脾胃功能失调。脾胃失调，百病由生，就其在心脑血管疾病中的应用分述如下。

### 一、欲存正气，责在脾胃

《素问·玉机真脏论》曰："五脏者皆禀气于胃，胃者五脏之本也。"《素问·平人气象论》曰："人以水谷为本，故人绝水谷则死，脉无胃气亦死。"可见重视胃气就是扶助正气的根本，是心脑血管疾病防治的内在根据。华佗《中藏经·论胃虚实寒热生死逆顺脉证之法》曰："胃者，人之根本，胃气壮，五脏六腑皆壮也。"李东垣《脾胃论·胃虚脏腑经络皆无所受气而俱病论》曰："若胃气一虚，脾无所禀受，则四脏经络皆病。况脾全藉胃土平和，则有所受而生荣，周身四脏皆旺……外邪不能侮也。"可见脾胃在脏腑之中居于本源之位，在人体生理病理上起着极其重要的作用，尤其与心脑血管疾病密切相关。心脑血管疾病的防治，应以脾胃为本，扶助正气，遏阻伏邪，防止感邪，阻断其"虚"的加重与转化，也是治病求本的体现。心脑血管疾病在发生发展的过程中，一方面脾失健运，酿湿生痰，血脉不畅；另一方面，脾胃虚弱，血脉瘀阻，心气不足，脑窍失养，致使病情进一步加重或多变，在防治中需重视胃气。

### 二、振奋阳气，调中为先

《素问·阴阳应象大论》曰："天之邪气，感则害人五脏；水谷之寒热，感则害于六腑；地之湿气，感则害皮肉筋脉。"天之邪气、水谷之寒热、地之湿气均可伤及五脏六腑、皮肉筋脉。天之邪气、地之湿气，今人尤可避之，但对水谷之寒热却趋之若鹜。相比之下，饮食之热灼伤食道及脾胃的情况较少，而寒伤脾胃者颇众。寒性水谷经胃腐熟，由脾运化的过程中，消耗大量脾胃阳气，运化功能减退进而影响脾胃功能。东汉末年张仲景在当时的历史背景下，认为外感寒邪随六经传变，用三阴三阳辨伤寒以成《伤寒杂病论》。而今与之不同的是，仲景所说之寒多为外寒，而今食饮寒性水谷直接入里，脾胃首当其冲，故内寒症状表现较多。饮食寒凉、房劳过度均会导致体内阳气不足，且后天脾胃之阳和先天肾阳相互影响。而脾胃的运转依靠阳气的推动，阳气足则脾胃运化顺畅，各脏腑得以充养则五脏安和。因此，临床中遇到内寒证不能仅纯补阳气，而应顾护、调理脾胃之阳，同时还应运转脾胃以复运化之源。任何脏腑疾病都要考虑脾胃阳气的状况，益脾胃之阳以助五脏功能恢复，脾胃之枢运转顺畅，则诸病皆愈。

阴阳失调、气血逆乱是心脑血管疾病的重要机制，气滞血瘀、气虚血瘀则是常见证型。然病机演变必有其根本，阳气不足实乃心脑血管疾病的特征，涉及心、脾、肾三脏，而以脾阳为主。《医林改错》曰："元气既虚，必不能达于血管，血管无气，必停留而瘀。"元气的生成与脾肾先后天的资生密切相关，中阳不足，心气虚衰，运血无力，脉道不畅，瘀阻经络，发而为病。中阳虚损是心脑血管疾病的重要机制，痰瘀互结是其发生发展的结果。然现代临床治疗此病多投以活血化瘀、燥湿化痰之品以祛除痰瘀之邪，殊不知，消散之品，化燥伤津，更损中阳。津血同源，津液耗伤，血亦耗伤，瘀血亦重，瘀水互患；中阳一虚，气血化生乏源，气血瘀滞更甚。故心脑血管疾病的治疗顾护中阳是基础，活血化痰利水是治标之法，益中气、温阳气是治病求本，中阳健旺才能化气行水、活血化瘀，以畅通血脉。因此，在治疗心脑血管疾病时应注意：活血化瘀当有度，调中益气乃为先。祛瘀不伤正，益气先调中，气旺血自行，化瘀先活血，用量宜斟酌，辅以养血药，气血乃调和，运行环无端。益气温阳、调护中气，应贯穿于心脑血管疾病治疗的始终，此为辨证施治的常法。

### 三、顾护脾胃，防病防变

中医学未病先防、既病防变的理论体现了疾病预防思想。纵观目前临床，在心脑血管疾病一级、二级预防中，中医药还有进一步发挥作用的空间。《素问·四气调神大论》曰："是故圣人不治已病治未病，不治已乱治未乱，此之谓也。"这体现了防重于治，已病防传，既病防变的"上工治未病"思想。

脾胃为后天之本、气血化生之源、脏腑生化之本。《金匮要略》提出"四季脾旺不受邪"之论，脾胃在人体防御外邪中起着极其重要的作用，关系着人体抵抗疾病的能力。病有各异，体质、环境不可忽视。引起脾胃系统疾病频发的重要原因是贪凉饮冷，寒凉之品入胃，伤及脾胃阳气，使今人体质偏于寒凉，胃病频发；缪希雍在《炮炙大法》中载"雷公炮炙十七法"，其中有"曝""露"之法，如曝晒生姜增其温性而成干姜，将某物置于一定的环境中，会影响甚至改变其性质，使其性质与所处环境趋于相同，如人们把蔬菜水果肉类存于冰箱保鲜，而冰箱的低温环境会增强所存食物的寒性，长期食用这类食物，更会伤及脾胃。

邓铁涛认为："内在元气充足，则疾病无从发生。元气充足与否，关键在于脾胃是否健旺。"心脑血管疾病的防治应以脾胃为主，时时顾护脾胃，邓铁涛又提出"心衰从脾论治""治脾胃可以安四脏，调四脏可以治一脏"。心脑血管疾病在发生发展进程中，多是气血阴阳亏虚伴随痰瘀互结为患，虚实夹杂，缠绵难愈；脾为心之子，母病及子，导致脾胃虚弱，气血化生乏源，进一步加重病情。因此，心脑血管疾病在防治中务须既病防变，顾护脾胃，防止并发症和后遗症，提高患者的生活质量。

（刘志军，金　华）

# 第五章 脾胃学说防治心脑血管疾病思路例说

## 第一节 从危重症胃肠保护看中医保胃气的意义

胃肠功能障碍（衰竭）是西医学危重症救治中的棘手问题之一，及早发现和防止胃肠功能障碍是防止病情发展的关键。胃气是中医判断疾病的轻重缓急及预后的重要观测指标，而"保胃气"是中医救治任何危重病证的基本出发点。本文试从危重症胃肠保护角度分析中医保胃气的意义。

### 一、胃肠功能障碍是危重症患者病情演变的转折点

危重症患者大多由于感染、创伤、出血、中毒等原因引起胃肠功能障碍。时氏等研究资料提示：本病在综合性重症监护病房内危重症患者的发生率为 60.3%。其临床表现严重程度，由轻到重表现为：①应激性胃肠黏膜病变。②应激性溃疡出血。③中毒性肠麻痹。在多器官功能障碍综合征（MODS）所涉及的诸多器官中，胃肠道较少提及。事实上，在发生 MODS 时，胃肠道更容易受到损伤。目前认为胃肠道是 MODS 病理生理变化的中心，是 MODS 的启动器官。

胃肠道黏膜是全身代谢最活跃的器官之一，而肠道是体内最大的储菌库和内毒素库。肠黏膜完整性和屏障保护功能破坏，肠道内的细菌或内毒素向肠外组织移位可引起肠道局部或全身性不可控制的炎症反应或促炎介质的过度释放。肠道又是重要的免疫器官，肠道壁内含大量的免疫细胞，肠系膜分布大量的淋巴结，尤以回肠最为丰富，是体内最重要的肠道细胞介导的免疫系统。

研究证明，缺血再灌注对肠道造成的损伤尤为严重。再灌注时产生毒性反应性氧代谢产物，超氧阴离子自由基、过氧化氢和氢氧自由基，对细胞膜脂质、核酸、酶和受体造成损害，导致细胞功能受损，最终细胞死亡；肠道产生和介导多种细胞因子和炎症介质也使胃肠道本身更易受损。胃黏膜经常处于胃酸、胃内容物的侵蚀之下，胃黏膜上皮更新频繁，并需要强有力的黏膜和黏液屏障来保护，能量需求大，故胃肠壁的血循环非常丰富，对缺血十分敏感，一旦血流灌注不足，即可影响自身的修复和自

我保护功能，降低胃黏膜的屏障功能，容易受到损害。胃肠道还是体内最大的内分泌器官，主要受肠神经系统支配和体液因素影响，胃肠激素是调节胃肠运动的重要因素，可经血液循环作用于胃肠道平滑肌细胞相应的受体或通过肽能神经释放神经递质进行调节；胃肠肽在中枢神经水平或通过自主神经系统影响胃肠运动，危重症患者胃肠激素分泌紊乱，导致肠蠕动减慢，进而出现肠功能障碍。危重症中胃肠功能障碍的机制研究，困难主要在于胃肠功能障碍（衰竭）的判定往往缺乏实验室检验数据或量化指标，诊断不明确，容易造成临床忽视，更多依据经验。

## 二、胃肠保护是危重症救治中的关键环节之一

胃肠功能障碍与衰竭既可引起其他脏器功能的相继障碍和衰竭，也可继发于其他脏器功能障碍／衰竭。在 ICU 中出现明显胃肠道功能衰竭时患者病死率将大幅升高。Gass 等报道，1500 多例呼吸衰竭患者中，单纯呼吸衰竭病死率仅为 14%，伴消化道出血时病死率为 62.5%，而急性呼吸窘迫综合征合并消化道出血时病死率达 85%。

实际上，胃肠功能障碍的治疗由于胃肠道解剖结构及功能的复杂性，目前尚无特效的药物治疗。有些药物尚处于动物实验阶段，有的药物只是在一定程度上改善胃肠功能、修复及保护胃肠黏膜、减少细菌移位的发生，一旦胃肠功能衰竭则治疗手段有限。因此，预防性保护胃肠功能在危重症领域起到重要作用。

胃肠功能障碍的治疗关键是维护肠黏膜屏障，重建肠道的连续性，调整内稳态、循环与氧供，同时积极治疗原发病。一旦出现肠衰竭则会加重全身感染、营养不良、自身免疫力下降，进一步导致或加重各器官功能障碍，增加死亡率。

## 三、中医胃气概念及其渊源

"胃气"一词，最早见于《黄帝内经》。《灵枢·五味》指出"五脏六腑皆禀气于胃"，《素问·五脏别论》进一步说"胃者，水谷之海，六腑之大源也。五味入口，藏于胃，以养五脏气"，《素问·平人气象论》中提出"平人之常气禀于胃，胃者平人之常气也，人无胃气曰逆，逆者死"。《中医大辞典》将胃气解释为一指胃的生理功能；二泛指人体的精气；三指脾胃的功能在脉象的反映，即和缓流利的脉象。

中医学中的气，是指构成和维持人体生命活动的一种精微物质。胃气的概念应统一在中医学"气"的范畴之中，胃气即是胃腑中促进和维持其生理活动的基本物质。胃气当如同心气、肺气、肾气一样，是脏腑发挥生理功能的物质基础。胃气的推动与温煦作用，是胃腑完成受纳、腐熟水谷等生理功能的根本所在，胃的功能则是胃气的具体体现。胃的受纳腐熟功能正常与否，是人体生命活动的决定性因素，

是历代医家重视胃气重要性的根本依据。《医宗必读·肾为先天本脾为后天本论》载:"安谷则昌,绝谷则亡。"《中藏经》亦说:"胃者,人之根本也,胃气壮,则五脏六腑皆壮。"

《伤寒论》十分重视脾胃在人体发病和辨证论治中的作用。《古今医统》认为汉张仲景著《伤寒论》,专以外伤为法,其顾盼脾胃元气之秘,世医鲜有知之者。《伤寒论》无论外感还是内伤、治未病还是治已病、遣方用药还是煎服调护、补益还是攻邪,处处体现顾护胃气思想;《金匮要略》首篇中仲景提出"四季脾旺不受邪",实际上提示了胃气在机体功能活动中的基础性地位。

李东垣继承发展了仲景脾胃学术思想,提出"人以胃气为本"。其在《脾胃论》中说:"胃气者,谷气也,营气也,运气也,生气也,清气也,卫气也,阳气也。"其还提出:"元气之充足,皆由脾胃之气无所伤,而后能滋养元气;若胃气之本弱,饮食自倍,则脾胃之气既伤,而元气亦不能充,此诸病之所由生也。"其提出了"内伤脾胃,百病由生"的内伤学说。

明代张景岳宗《黄帝内经》之意认为"胃气之关于人者,无所不至,即脏腑、声色、脉候、形体,无不皆有胃气",明确提出"欲察病之进退吉凶者,但当以胃气为主"。其在《类经·脏脉六变病刺不同》中将上述观点更鲜明地概括为一句话:"胃气强,则五脏俱盛;胃气弱,则五脏俱衰。"

张锡纯《医学衷中参西录》首篇引《易经》中的"至哉坤元,万物资生",以阐明脾胃是一身之坤,强调"人之脾胃属土,即一身之坤也,故亦能资生一身。脾胃健壮,多能消化饮食,则全身自然健壮"。

不难看出,虽然历代医家学有所长,术有专攻,但重视胃气则一。诊断上审察胃气,在治疗上顾盼胃气,在养生上调摄胃气,为各派、各家共同之所宗。

## 四、保胃气是从整体出发制定的急救措施

危重病证的治疗与救急关键在于如何保胃气。《景岳全书》言:"凡欲察病者,必须先察胃气;凡欲治病者,必须常顾胃气。胃气无损,诸可无虑。"胃气保存的标志体现在气机升降协调上。

### (一)胃气复,脾胃气机升降协调是疾病好转的前提

脾胃位居中央,通上彻下,斡旋阴阳,升清降浊,为气机升降之枢。"脾宜升则健,胃宜降则和。"脾主升,引导着肝的升发、肺的宣发、肾水的上滋;胃主降,引导着心火的下降、肺气的肃降、肾的纳气。只有脾升胃降,纳运正常,才能维持清阳出上窍,浊阴出下窍;才能斡旋上下,使心、肝、肺、肾功能得到正常发挥与协调。

喻嘉言于《寓意草·与黄我兼世兄书》中载:"脾气者,人身健运之阳气,如天之

有日也。阴凝四塞者，日失其所。痰迷不省者，脾失其权耳。理脾则如烈日当空，片云纤翳，能掩之乎？"恢复脾胃之气，亦有利于祛除病理产物。

《医学求是》曰："脾以阴土而升于阳，胃以阳土而降于阴。土位于中，而火上、水下、左木、右金。左主乎升，右主乎降，五行之升降，以气不以质也。而升降之权，又在中气……升则赖脾气之左旋，降则赖胃土之右转也。故中气旺，则脾升而胃降，四象得以轮旋；中气败，则脾郁而胃逆，四象失其运行矣。"

《顾松园医镜》中亦说："升降者，病机之最要也。"恢复和维持气机升降出入的有序状态，使脏腑功能紊乱、气化失司的无序状态得以纠正，是危重病证治疗的目标。脾升清方能补五脏之虚，胃降浊方使六腑传化有常。因此，急救的关键在于调理中焦，畅达气机，顺脾胃之性而时时顾护胃气。胃气存，气机升降有序才有可能，正气得复，病可向愈。

## （二）保胃气有助于恢复胃肠动力

胃肠消化运动可以用"胃纳脾运"概括。脾主运化功能失常，脾失健运，就会表现出一系列消化系统功能的异常，尤其是胃肠动力学方面的改变。气机升降有序，是胃肠协调运动的前提条件；气机升降失调是胃肠动力障碍的主要病机特点。无论在生理病理上，胃肠运动与气机升降尤其脾胃气机的升降都有着直接的相关性。

脾气上升需胃阳之助，胃气下陷需脾阴之濡。脾气升，为胃行其津液，胃则行其受纳腐熟之职。胃气降，则水谷下行而无聚湿之患。二者互相协调而完成升降之能。

张锡纯说："脾主升清，所以运津液上达；胃主降浊，所以运糟粕下行。"脾为湿土，以升为顺，胃为燥土，以降为和，脾湿胃燥，脾升胃降，燥湿相济，升降得调，则水谷得以受纳腐熟，精微转输运化。二者同为后天之本，仓廪之宫，在生理上相互配合，在病理上亦相互影响。只有迅速恢复脾胃气机，气血津液方得化生与输布，糟粕（包括病邪）才能排出体外。

## （三）保胃气有助于危重病患者的营养支持

营养是维持人体生命活动的物质基础，也是危重患者康复的必要条件。营养理念从起初的补充能量和营养物质，目前已发展到免疫调节及器官保护。

如前述，胃肠道是体内重要的免疫器官和内分泌器官，缺血再灌注损伤的主要受害者。中医学脾胃的功能包括了现代营养学中的摄入、吸收、转化、利用等多个环节。《证治心传》曰："胃者，五脏六腑之大源也……谷入于胃，流行于脏腑，化津化液，薰肤、充身、泽毛，莫不以胃气为本。"

《素问·灵兰秘典论》："脾胃者，仓廪之官，五味出焉。"谷藏为仓，廪为米仓。脾胃以其纳运之能供应和维持人体需要的各种营养物质。

　　传统中医没有经持续胃管内泵入、经皮内镜下胃造瘘术（PEG）等方法。但在长期的医疗摸索中，找到以当时条件下最佳的营养支持方法。采用米粥养胃，使用鸡蛋黄、阿胶等补充营养，采用少量进食、逐步增加的方法。"少少与之"，"分次频服"，"糜粥自养"等字句反复出现在传统的中医书籍中。

　　朱丹溪上承东垣脾胃论思想，他认为"胃为水谷之海，多血多气，清和则能受；脾为消化之气，清和则能运"，"胃气者，清纯冲和之气也，惟与谷肉菜果相宜"。只有脾胃运化、受纳的功能正常，才能化为生生之气，生化无穷，使人体五脏得养，气血充盛，从而富有活力。所以他在《格致余论》中指出"人之阴气，依胃为养"，"言胃弱者，阴弱也，虚之甚也"。

　　一些中药研究提示如大黄、丹参等具有保护肠道黏膜、减少细菌及毒素移位、防止危重患者肠道功能衰竭、减轻二次打击的作用，也为危重病的中西医结合研究提供了新思路。

　　临床上，危重患者多有不同程度的食欲下降，采用健脾开胃消食的中药，如健脾丸、参苓白术散等，有较好的增进食欲作用，"保胃气"可改善营养支持效果，增强免疫力、调节机体功能、减少或消除营养支持的不良反应。

### （四）保胃气有助于药效发挥

　　脾主运化，既运化营养物，也运化药物。这对药物直达病所也有重要意义。

　　不同的机体状态对药物的处置是不同的，可通过不同的药动学参数表现出不同的药（食）物在体内的吸收、分布、代谢与排泄过程。药物在胃肠道内的代谢及各类复方制剂（包括中药）的有效成分在胃肠道内的相互作用，是影响其生物利用度、疗效甚至是安全性的重要因素。胃肠道对方剂有效成分的影响，虽是机体对药物的初始作用，但必将影响到以后的全过程。因此，顾护胃气，是保证施救药物发挥作用的前提。李中梓认为"胃气一败，百药难施"。药物入口，须借脾胃运化之能行于诸经，以见药效。若脾虚运化无力，则药物难达诸脏腑，药效无以发挥。无论中医辨证如何准确，脱离了胃气的施治方案是不可能有良效的。

　　总之，危重症患者胃气之存亡，在很大程度上决定生命的存在与否。危重症胃肠功能的特殊变化，是中医保胃气的基础所在；脾胃在运化水谷精微的同时，也在运化"药物"，这是药物起效的关键，是救治的前提。保胃气是从患者整体和个体角度出发制定的基本治疗原则，是疾病好转的前提，有助于恢复胃肠动力、营养支持及药效发挥，临床中值得关注。

（金　华，张蕾蕾，金　钊）

## 第二节　基于《金匮要略·胸痹心痛短气病脉证治》篇 探讨心气以"降"为顺

　　《黄帝内经》首提"胸痹"名称，张仲景《金匮要略》以"胸痹心痛短气病脉证治"专篇论述并将其病机归纳为"阳微阴弦"。尽管后世医家对胸痹的认识不断发展，然其基本思路仍根源于仲景。仲景对胸痹的治疗，有人总结为"五法九方"。笔者对"九方"分析后认为，《金匮要略》"胸痹心痛短气病脉证治"篇所提出的治法与方药，隐含"心气以降为顺"的思想，是治疗的基本主线，兹探析如下。

### 一、胸痹"九方"体现"降为顺"思路

　　《灵枢·本脏》曰："肺小则安，少饮，不病喘喝；肺大则多饮，善病胸痹、喉痹、逆气。"说明胸痹与"肺"有一定关系。而《素问·标本病传论》有"心病先心痛"，《素问·脏气法时论》亦谓："心病者，胸中痛，胁支满，胁下痛，膺背肩胛间痛，两臂内痛；虚则胸腹大，胁下与腰相引而痛。"可见，《黄帝内经》之胸痹涉及胸，主脏为心肺，随病情发展涉及胁，联系肝。《金匮要略·胸痹心痛短气病脉证治》指出"夫脉当取太过不及，阳微阴弦，即胸痹而痛，所以然者，责其极虚也，今阳虚知在上焦，所以胸痹心痛者，以其阴弦故也。"这成为后世认识胸痹病机的依据和出发点，而该篇有关胸痹各种临床表现的详细描述及由此归纳的"证候"特征，使胸痹不但在《黄帝内经》基础上涉及范围有所扩展，而且在思辨方法上有所创新。在这里，张仲景将医经之理法与经方之方药融合为一，建立了"胸痹"辨证论治体系。仔细分析该篇涉及的"九方"，其组方思路体现了"降为顺"的特点。

　　"胸痹之病，喘息咳唾，胸背痛，短气，寸口脉沉而迟，关上小紧数，瓜蒌薤白白酒汤主之。"该条论述胸痹典型症状和主治方剂，诸症皆由"阳微阴弦"，阳虚邪闭而成。方中瓜蒌荡涤痰浊、薤白豁痰下气，均有"下行"之意。《金匮玉函经二注》："然阳遏则从而通之，瓜蒌实最足开结豁痰，得薤白、白酒佐之，既辛散而复下达，则所痹之阳自通矣。"

　　"胸痹不得卧，心痛彻背者，瓜蒌薤白半夏汤主之。"该条论述痰浊壅盛的胸痹证治，"不得卧"说明病情的发展，疼痛由"胸背痛"发展到"心痛彻背"，治疗上加"半夏"。《神农本草经》称半夏能"主伤寒寒热，心下坚，下气"，《金匮要略论注》谓其"去饮下逆"，《金匮要略心典》说："胸痹不得卧，是肺气上而不下也；心痛彻背，是心气塞而不和也。其痹为尤甚矣。所以然者，有痰饮以为之援也，故于胸痹药中加半夏以逐痰饮。"可见，半夏"降逆"之效在胸痹重症治疗中发挥了重要作用。

　　"胸痹心中痞，留气结在胸，胸满，胁下逆抢心，枳实薤白桂枝汤主之；人参汤亦

主之。"该条加"心中痞"之症,《医宗金鉴》认为"心中即心下也";病位涉及胸、胃(心下)、胁,病机核心是气滞,且出现气逆冲胸之势。方以枳实、厚朴消痞除满"降逆",桂枝通阳"降逆"。中气为阴阳升降之枢轴,人参汤,即理中汤,塞因塞用,振奋中州阳气,执中央以运四旁,枢机利,心肺之气遂顺降。

"胸痹,胸中气塞,短气,茯苓杏仁甘草汤主之,橘枳姜汤亦主之。"《伤寒明理论》曰:"短气者,呼吸虽数,而不能相续,似喘而不摇肩,似呻吟而无痛者,短气也。"本条属胸痹轻症,但仍有轻重之分。茯苓杏仁甘草汤利气宣肺,其中茯苓渗利而引湿下行,杏仁降气而肺气自通;橘枳姜汤理气散结,其中枳实下气除痰,"且使湿积滞去而机窍通"(《金匮玉函经二注》)。条中三药均有"降逆"之意。

"胸痹缓急者,薏苡附子散主之。"该条形容胸痹症状发作与休止,偏于"急"字。薏苡仁宣痹除湿,《金匮要略论注》认为薏苡仁"除痹下气",《金匮悬解》强调其"泄湿降浊"。可见薏苡附子散除针对胸痹病机外,仍体现"降为顺"。此外,薏苡仁淡渗利湿,《本草新编》说:"薏仁最善利水,又不损耗真阴之气。"联系叶天士所云"通阳不在温,而在利小便",其临床启发不言而喻。

"心中痞,诸逆,心悬痛,桂枝生姜枳实汤主之。""心中"仍作"心下",指胃;"诸逆",吴谦释"诸气上逆也"。方中桂枝平冲降逆,《长沙药解》谓桂枝"降浊阴冲逆,舒筋脉之急挛,利关节之壅阻……通经络而开痹涩,甚去湿寒"。枳实开结下气,《本草衍义补遗》称枳实"泻痰,能冲墙倒壁,滑窍泻气之药也";生姜和胃降逆。方中诸药体现"以降为顺"治疗方向,而"诸逆"是其应用依据。须注意到胃(土)居心下,为心(火)之子,胃络连心,子病及母,气逆于心是本条重要机制,心胃同治以通阳是其特点。

"心痛彻背,背痛彻心,乌头赤石脂丸主之。"本条描述心痛表现较为典型,病势较为危急,系阴寒痼结所致,《金匮要略论注》认为方中"乌、附、椒、姜温下其气"。蜀椒,《神农本草经》谓其主"寒湿痹痛,下气"。《医宗金鉴》指出乌头赤石脂丸"佐蜀椒下气,大开其郁"。下(降),是速复心阳、峻逐阴寒之法。

## 二、心气以降为顺之立论分析

### (一)心属"阳",其用当降

上升者为阳,下降者为阴,此阴阳之性,但阴阳之用相反,属阴者升,属阳者降,人体内的气机升降运动亦是属阴者当升,属阳者当降。《素问·六节藏象论》说:"心者,生之本……为阳中之太阳。"心为火脏,意指心有主持阳气之能。孙一奎《医旨绪余》说:"小肠为心之腑,心色赤,故小肠为赤肠,主引心火浊气下行,而不使上干于华盖,所谓容受之府也。"因此,心气降,心府通,"心火浊气"方能下行。朱丹溪

《局方发挥》强调："气为阳宜降，血为阴宜升。"张景岳说："阳动而散，故化气，阴静而凝，故成形。"由此，"阳微阴弦"，可释为阳气虚而不降，阴成异形（阴邪）而凝滞、遏阻于胸，遂为胸痹。是故，心属"阳"，其用当降。

### （二）脾胃为枢，心随胃降

脾胃为气机升降之枢，脾主升，引导着肝的升发、肺的宣发、肾水的上滋；胃主降，引导着心火的下降、肺的肃降、肾的纳气。《金匮要略心典》总结说："欲求阴阳之和者，必于中气。"黄元御《四圣心源》也说："脾升则肾肝亦升，故水木不郁；胃降，则心肺亦降，故金火不滞。"只有脾升胃降，纳运正常，斡旋上下，心、肝、肺、肾功能方可正常发挥与协调，章楠《医门棒喝》曰："升降之机者，在乎脾胃之健运。"《素问·平人气象论》还指出"脉以胃气为本"，而胃气以降为顺，这也说明心气须"降"。俞嘉言说："胸中阳气，如离照当空，旷然无外，设地气一上，则窒塞有加，故知胸痹者，阴气上逆之候也。"因此，从与气机升降之枢的关系而言，心气当降为顺。

### （三）心居上焦，君火宜降

心居上焦，上者宜降。《灵枢·邪客》曰："心者，五脏六腑之大主。"《素问·灵兰秘典论》言："心者，君主之官……主明则下安……主不明则十二官危，使道闭塞而不通，形乃大伤……"君火宜降，降则温下，肾水不寒，脏腑皆受其主。朱丹溪在《格致余论》中提出："心为火居上，肾为水居下，水能升而火能降，一升一降，无有穷已，故生意存焉。"周之干《慎斋遗书》说："心肾相交，全凭升降。而心气之降，由于肾气之升。肾气之升，又因心气之降。"心肾相交是正常生理要求，体现了上下、水火相济，达到脏腑间的协调平衡。《诸病源候论》明确指出："心为诸脏主而藏神，其正经不可伤，伤之而痛者，为真心痛，朝发夕死，夕发朝死。"其将君主之官受邪而为"胸痹"之特征描述得更加细致。

### （四）宗气积胸中，贯心脉下行

宗气是聚积于人体胸中之大气，由肺吸入的自然界清气与脾胃所化生的水谷精气相结合而成，《灵枢·邪客》谓："宗气积于胸中，出于喉咙，以贯心脉，而行呼吸焉。"宗气资助充养心气。《素问·平人气象论》称："胃之大络，名曰虚里，贯膈络肺，出于左乳下，其动应衣，脉宗气也……乳之下其动应衣，宗气泄也"。宗气具有推动心搏、调节心律（率）等功能。但《灵枢·刺节真邪》强调："宗气不下，脉中之血，凝而留止。"可见宗气以"下行"为期。喻嘉言《医门法律》曰："五脏六腑，大经小络，昼夜循环不息，必赖胸中大气斡旋其间，大气一衰，则出入废，升降息，神机化灭，气立孤危矣。"《医宗金鉴》云："阳微，寸口脉微也，阳得阴脉，为阳不及，上焦阳虚也；

阴弦，尺中脉弦也，阴得阳脉，为阴太过，下焦阴实也。"故阳微阴弦者，关前为阳，关后为阴。阳微是指寸脉微，是上焦阳气不振，即宗气不足之象；阴弦是指尺脉弦，是阴寒太盛，水饮内停之征。"阳微"与"阴弦"并见说明胸痹的病机是宗气虚衰，无力鼓动心肺，阴邪上乘，邪正相搏而成。

### 三、"降"是因势利导的散邪救危之法

既然"阴弦"与包括水饮在内的阴寒之邪有关，《金匮要略·痰饮咳嗽病脉证并治》说："病痰饮者，当以温药和之。"《金匮要略心典》进一步阐释："盖痰饮为结邪，温则易散，内属脾胃，温则能运耳。"寒本为阴邪，易袭人体阴位、下部，然上焦"阳微"之时，亦可折损阳气，所谓"最虚之处，即是容邪之处也"（《金匮要略论注》），并致气机收敛、气行凝滞，水液"澄澈清冷"。王焘《外台秘要》指出："若诸阳气虚，少阴之经气逆，谓之阳虚阴厥，亦令心痛，其痛引喉是也。"在谈到"脾心痛""胃心痛""肾心痛"时，王焘尤其强调了"逆气乘心"的病机特点。喻嘉言指出："胸痹有微甚不同，微者但通其上焦不足之阳，甚者必驱其下焦厥逆之阴。通胸中之阳，以薤白、白酒，或瓜蒌、半夏、桂枝、枳实、厚朴、干姜、白术、人参、甘草、茯苓、杏仁、橘皮，择用对病，三四味，即成一方。"中医注重通过从外解、向下解方式给邪出路以治疗疾病，因此，"降"是因势利导，因势而治之法。综观九方，瓜蒌、半夏、枳实、茯苓、杏仁、薏苡仁、桂枝等均有"降逆"之特点；这些药物还有一个共同之处就是与"阴邪（痰饮）"相关。联系胸痹"阳微阴弦"的认识，胸痹是正虚（阳微）基础上"阴邪"遏阻于"胸"的一种疾患。"通阳"是胸痹治疗常法，通可去滞，薤白、桂枝为其代表。

有研究者提出，胸痹实质是"阳虚于上，阴盛于下"，"损阳伤正"的里虚寒证。进一步分析其病机还体现出阳气虚、宗气弱，阴邪客居心胸，心阳被遏的特征，程度为"极虚也"。心气"虚而不降"，危机重重，《素问·至真要大论》指出"劳者温之""损者温之"，人参汤、薏苡附子散、乌头赤石脂丸可起重要作用。值得注意的是，唐容川在《血证论·瘀血》中提到："瘀血攻心，心痛头晕，神气昏迷……乃为危候，急降其血，而保其心。"血随气行，"降血"依赖降气。因此，"降气"也是救危之法。

### 四、后世医家传承

晋代葛洪《肘后备急方》曾描述胸痹之病"令人心中坚痞忽痛，肌中苦痹，绞急如刺，不得俯仰，其胸前皮皆痛，不得手犯，胸满短气，咳嗽引痛，烦闷自汗出，或彻引背膂，不即治之，数日害人"。所载治疗胸痹心痛之内服方剂中，桂心、吴茱萸为常用之品。唐代王焘《外台秘要》所载治疗心痛方中设茱萸丸（吴茱萸、干姜、桂心、

白术、人参、橘皮、附子、蜀椒、黄芩、当归、甘草）。宋代《太平圣惠方》中提到吴茱萸丸方（吴茱萸、干姜、桂心、干漆等），说"治卒心痛，气闷欲绝，面色青，四肢逆冷，吴茱萸丸方"。这些经验中均谈到"吴茱萸"，《本草衍义》说："吴茱萸下气最速。"《本草汇言》："吴茱萸，开郁化滞，逐冷降气之药也。"

孙思邈在《备急千金要方·卷十三·心脏方》拟"通气汤（半夏、生姜、橘皮、吴茱萸）"以治疗"胸满短气噎塞"；拟"前胡汤"（前胡、半夏、芍药、黄芩、当归、人参、桂心、生姜、大枣、竹叶、甘草）以治疗"胸中逆气，心痛彻背，少气不食"；拟"下气汤"（杏仁、槟榔）以治疗"胸腹背闭满，上气喘息"，仔细分析三方不难看出仍突出"降"的特征。

清代陈修园《医学实在易·卷三》指出："自心胸至胃脘为上部，宜宣其阳气。阳气虚宜黄芪，气实宜枳实，气结宜贝母、瓜蒌皮，气逆宜半夏、薤白，气滞宜檀香、砂仁之类。"所论中除黄芪、贝母、檀香外，枳实、瓜蒌（皮）、半夏、薤白、砂仁等，均能"下气"。

清代吴谦《医宗金鉴》曰："凡阴实之邪，皆得以上乘阳虚之胸，所以病胸痹心痛。"阴实之邪除痰浊、水饮外，还有瘀血。吴谦在选用活血化瘀方药时，亦重视其"降"性，如颠倒木金散用木香、郁金，《本草求真》谓木香"下气宽中"；《本草汇言》称郁金"能散郁滞，顺逆气，上达高巅，善行下焦……能降气"。陈念祖《时方歌括》丹参饮中的丹参，《重庆堂随笔》说"丹参，降而行血"。唐容川治疗"心痛"多用归芎失笑散、归芎汤等，特别是当归，《神农本草经》谓"主治咳逆上气"，说明有降逆之效。

《医原》中说"阴阳之理，升降而已"。心气以降为顺，是基于《金匮要略·胸痹心痛短气病脉证治》"九方"和"阳微阴弦"之病机提出的治疗思路，对进一步探析此篇内涵和张仲景组方思路，提高辨治水平可能会有重要启发；在心系疾病的治疗中，特别在危重症处理方面，具有一定的指导意义。

（金　华，金　钊，张蕾蕾）

## 第三节　从炎症发病机制探讨急性冠脉综合征的中医治法

急性冠脉综合征（acute coronary syndrome，ACS）是20世纪80年代以后提出的诊断新概念，目前公认的ACS临床类型包含不稳定型心绞痛（UA）、急性心肌梗死（有ST段抬高或非ST段抬高）及心源性猝死。ACS的病理基础是冠状动脉内不稳定斑块的存在，继而发生了破裂、糜烂、出血并在此基础上形成血栓，临床上很多患者会进展到心肌梗死，甚至心脏猝死。最近，越来越多的研究表明炎症反应在ACS不稳定斑块的发生、演变及破裂过程中起着至关重要的作用。

从中医而言，ACS 在病理因素主要表现为虚、痰、瘀、毒等方面，与西医学炎症机制有一定关联，探讨二者之间的内在联系，可以为中医治疗 ACS 提供启发。

## 一、局部炎症与急性冠脉综合征

动脉粥样硬化（AS）是一个损伤与抗损伤的慢性炎症过程，内皮损伤是促使炎症反应的始动因素。在物理化学、自由基、凝血酶原及炎症因子、感染等因素刺激下，各种激活因子与炎症细胞上特异性受体结合，使细胞活化。

研究证实，巨噬细胞和 T 淋巴细胞是斑块破裂部位的主要细胞类型。周围的平滑肌细胞（SMC）、巨噬细胞、T 淋巴细胞表达高水平的细胞 DR 抗原（HLA-DR），表明炎症反应的活跃。参与炎症反应并在粥样硬化形成过程起关键作用的许多基因可被转录因子核因子 κB（NF-κB）激活。NF-κB 调节多种参与炎症反应、免疫反应的细胞因子，调控黏附因子、炎症介质、蛋白酶的基因表达，从而控制其生物合成。这些基因活化的前提首先是 NF-κB 的激活。在人粥样斑块血管内膜和中膜发现有活化的 NF-κB，且 NF-κB 活化的程度与冠心病程度相关，而 UA 患者白细胞中 NF-κB 选择性的高度活化更进一步地支持了 NF-κB 在 ACS 中的作用。

斑块炎症的好发部位有大量激活的肥大细胞存在，肥大细胞通过释放类胰蛋白酶和糜蛋白酶引起基质降解从而使斑块不稳定，易于破裂。当肥大细胞激活时能释放组胺及其他内源性的血管收缩剂导致冠脉痉挛从而引起临床症状。

尽管斑块结构和细胞组成在复杂的病变部位是不均匀的，但活动的炎症反应始终存在并且很明显。

## 二、病原体感染与急性冠脉综合征

就人类而言，炎症的主要原因是感染。人体内某些微生物（如肺炎衣原体、巨细胞病毒及幽门螺杆菌等）反复慢性的感染可能是引起动脉粥样硬化损伤和 ACS 炎症反应的原因。血管外慢性感染（如齿龈炎、前列腺炎和支气管炎等）能增加血管外炎症因子的产生，炎症因子可使远处粥样硬化加剧。血管内感染炎症刺激物可直接加重动脉粥样硬化形成。

感染性抗原可以损伤内皮细胞的功能，激活单核细胞和巨噬细胞分泌炎症细胞因子，这些炎症细胞因子反过来可以刺激活性氧和蛋白溶解酶的产生，从而导致斑块不稳定，引起斑块的破裂。

上海市医学会动脉粥样硬化学组调查结果提示 ACS 患者的急性起病与发病前病原体感染可能存在关联，急性病原体感染可导致部分患者发生 ACS；并且，各种类型的感染激发或加重斑块内的炎症反应从而导致 ACS 形成的通路方面可能是一致的。

### 三、急性冠脉综合征治疗药物的抗炎作用

他汀类药物、阿司匹林、血管紧张素转换酶抑制剂在 ACS 的防治中占有重要地位。

他汀类药物有调脂作用，近年研究认为其还可作为一种抗炎药物，能在血脂水平相对低，而高敏 C- 反应蛋白水平增高的患者中有效预防冠脉事件发生。可能机制为他汀类药物可以抑制巨噬细胞内源性胆固醇合成，从而减少巨噬细胞活化和泡沫细胞形成，降低血清 C- 反应蛋白（CRP）浓度，降低单核细胞 CD11b 表达，从而减少单核细胞与血管内皮黏附；稳定内皮功能，上调内皮细胞 NO 合成酶活性，减少金属蛋白酶（MMPs）的表达。阿司匹林可降低 CRP 水平升高而具有抗炎作用。

此外，心脏预后预防评价（HOPE）试验结果表明：血管紧张素转换酶抑制剂雷米普利能显著减少高危冠心病患者的心血管不良事件发生率，但这种有益的效应不能完全用降血压来解释。多数学者认为雷米普利有抗炎、稳定斑块的作用。

另外，前瞻性研究显示，心肌梗死后肺炎衣原体抗体升高但不用阿奇霉素的患者与抗体阳性且阿奇霉素治疗 3 ～ 6 天或抗体阴性者相比，其反复发作心血管病事件的危险性升高。由于肺炎衣原体与巨细胞病毒的感染在 ACS 中起着一定的作用，因此大环内酯类抗生素受到关注，因其可降低炎症指标（CRP、IL-1、IL-6、TNF-$\alpha$）而在 ACS 治疗中已取得一定的疗效。这提示抗生素治疗有可能降低急性冠脉事件的发生率与危险性。

他汀类药物、阿司匹林、血管紧张素转换酶抑制剂的抗炎作用及大环内酯类抗生素的应用，对中医治法的选择有积极的提示作用。

### 四、脾虚毒损血脉与急性冠脉综合征炎症反应的关系

中医学将 ACS 纳入"胸痹"范畴，严重者为"真心痛"，一般认为其发病与心、肾、肝、脾诸脏的盛衰有关，往往在脏腑功能失调基础上，兼有痰浊、血瘀、气滞、寒凝等病变，总属本虚标实证。但是应该清楚，AS 是一个日积月累的慢性形成过程，系多种因素作用于不同环节所致。

#### （一）毒损血脉与急性冠脉综合征

ACS 的形成中，会伴随多种病邪因素。其中毒邪是一个非常重要内容，这里毒邪包括外感毒邪和内生毒邪。

外感毒邪指从外界感受，侵袭机体并造成损害的一类病邪。既包括六淫过甚转化为毒邪，如《素问·五常政大论》王冰注"夫毒者，皆五行标盛暴烈之气所为也"；也包括外邪内侵，蕴久成毒者，如湿蕴日久变成湿毒；还包括直接感受的外界毒邪，如

水毒、漆毒等。

"风为百病之始"，为阳邪，善行、数变、开泄。基于此，百病由风而生，依风而变。寒借风力内犯，风又借寒凝之性，使邪附病位，成为伤人之基；湿借风邪疏泄之力，寒邪收引之能，风寒又借湿邪黏着、胶固之性，使气血运行不畅。如此反复发生，血脉日渐受损。就平常所见，患者易在气候突变时（特别是遇寒冷），猝然发生胸痹、心痛。而风寒湿邪，留滞血脉，可郁久化热，致痰、瘀、热，壅而为患。《诸病源候论》提出"是邪迫于阳，气不得宣畅，壅瘀生热"。

外感风热之邪，邪热郁久或反复作祟，可蒸液为痰，血滞为瘀；痰、瘀、热互结为患，血脉日损。张仲景《金匮要略·肺痿肺痈咳嗽上气病脉证治》指出"风中于卫，呼气不入，热过于荣，吸而不出；风伤皮毛，热伤血脉……热之所过，血为之凝滞"，从另一个角度也提示了热邪对血脉的"毒性"影响。

内生毒邪，是由脏腑功能失调使机体内生理和病理代谢产物郁积造成机体损害的一类毒性物质。内生毒邪多是在疾病过程中产生的，既是病理产物，又是新的致病因素，既能加重原有病情，又能产生新的病证，影响血脉的完整与畅达。

各种炎症因子对机体而言实为"毒邪"。局部炎症与病原体感染在 ACS 开始和发展的各个阶段均扮演着重要的角色，是中医"内生毒邪"与"外感毒邪"的特殊表现形式，毒损血脉概括了局部炎症与病原体感染对动脉血管的损伤。毒有趋内之性，常入内毒害脏腑，导致疾病迅速恶化。ACS 的发生主要是斑块的不稳定，继而发生了破裂，临床上很多患者会进展到心肌梗死，甚至猝死，这实际上也是毒邪作祟的结果，所谓"脉痹不已，复感于邪，内舍于心"。

有学者从 4 个方面分析了热毒导致血瘀证的机制，很有见地：一是热灼阴液，血行涩滞；二是热毒炽盛，炼血为瘀；三是邪热伤络，血溢致瘀；四是热毒伤脏，统摄无权。这对分析毒损血脉而致 ACS 有借鉴意义。

### （二）脾虚与急性冠脉综合征

《素问·玉机真脏论》云："胃者五脏之本。"李东垣在《脾胃论》提出"内伤脾胃，百病由生"的论点。现代研究认为，中医学所说的"脾"不仅包括整个消化系统功能，还与人体免疫系统、造血系统、内分泌系统、神经系统及物质代谢、机体解毒功能有关。

从五行生克关系来看，脾土为心火之子，心火为脾土之母，母病及子、子病及母，二者关系密切。又脾胃为"后天之本"，脾主运化，输布营养精微，是气血生化之源；脾统血，心主血，气血的充足有赖于脾胃的供养。脉以胃气为本，胃为水谷之海，有胃气则生，无胃气则死，故脾胃功能紊乱可直接影响心脉。从经络上看，脾胃与心经相通。胃之大络曰虚里，而虚里"出于左乳下，其动应衣，脉宗气也"。《灵枢·经脉》

曰："脾足太阴之脉……其支者，复从胃别上膈，注心中。"《灵枢·经别》曰："足阳明之正……属胃，散之脾，上通于心。"所以，ACS 病位在心，与中医脾胃关系密切。

研究证实，脾虚证患者体液免疫 IgG、IgM 及补体 C3 含量均低于正常人，细胞免疫方面表现血淋巴细胞计数明显低于健康人，外周血 T 淋巴细胞百分比均低于正常人。而用健脾药治疗后则有显著提高。有人认为，机体免疫功能低下是脾虚本质内容之一；脾气虚证发生有其免疫相关基因组学基础，脾虚是诸多免疫相关基因异常表达的综合结果，导致细胞免疫、体液免疫及非特异性免疫功能等方面均发生了紊乱。鉴于炎症、免疫反应是 ACS 的重要病理生理机制，脾虚与 ACS 在炎症、免疫这一层面上的相关性不言自喻。

外感毒邪的入侵，一般需经皮毛或口鼻，此与肺相关。肺气虚，卫外不固，易感外邪，且常缠绵难愈、反复不已。脾为肺之母，脾气旺，则肺气足；脾气虚，则肺气弱，所谓"脾胃一虚，肺气先绝"。临床所用培土生金之法，就是通过健旺脾气来补益肺气，从而抵御外邪，使机体发挥抗病能力。

内生毒邪与脾亦相关。当脾虚健运失职，便可造成气血亏虚及产生痰、湿、瘀等病理产物，并在此基础上阻遏心阳，致胸阳失展，气机不畅，心脉闭阻，可见胸闷、胸痛、心悸、脉结代等胸痹表现。气血亏虚表现为机体正气虚弱，而痰、湿、瘀蕴积日久，又可形成毒，此"毒"既为果，又为因。

因此，脾胃之气即是正气，脾虚是"毒邪"产生的基础，是机体产生各种炎症因子的条件，是造成 ACS 的背景。

## 五、健脾解毒通络法是治疗急性冠脉综合征重要方法之一

人自幼年始，外邪侵扰、疾病损伤等都伴随着成长、衰老在不断地耗损正气，渐积毒邪，并可作为致病因素而影响脏腑功能，损伤血脉。与此同时，人们饮食结构的变化，生活节奏的加快，精神紧张的加剧，长期的伏案强思及体力劳动的减少，造成脾胃虚弱，运化失健的可能性增加。就 ACS 而言，如上所述，脾虚毒损是这一过程重要病机，健脾解毒通络成为抑制 ACS 炎症发生、发展的重要方法之一，进而也是 ACS 的重要中医治法。

### （一）清热解毒治疗急性冠脉综合征的依据

《素问·至真要大论》指出"热淫于内，治以咸寒，佐以甘苦"，这里的"寒"就是指清热解毒法。

实际上，清热法治疗胸痹由来已久。唐代王焘认为痰浊热毒闭塞心脉是胸痹发病的主要病机，在《外台秘要》中载"麝香散方"，用药始用清心化痰散结之品。宋代苏轼、沈括的《苏沈良方》用栀子二两、附子一两，寒热并用。明代秦景明在《症因脉

治》中更明言："若热因诸胸痹，则栀连二陈汤、小陷胸汤、黄连枳橘汤、加味二陈汤可以选用也。"诸方中所用山栀子、黄连、瓜蒌等皆属寒凉之品，可清热化痰。

一些清热解毒中药也有活血功效。如《本草纲目》称黄连能"去心窍恶血"；紫草能"治斑疹，痘毒，活血凉血"；牡丹皮能"和血，生血，凉血，治血中伏火"。《神农本草经》记载黄芩能"逐水，下血闭"；生地黄能"逐血痹"；赤芍能"除血痹，破坚积"；再如《医学衷中参西录》中说连翘"具升浮宣散之力，流通气血，治十二经血凝气聚"。《本草图经》认为红藤能"行血"等。从一个侧面提示了清热活血通络法的广泛应用。

在 UA 患者中，单核细胞暴露于免疫源或其他刺激物时，在其表面表达一种诱导促凝血因子即淋巴因子刺激血块的形成。现代药理学发现，清热解毒药物的主要作用是抗病原微生物（抗菌、抗病毒）、抗毒素、促进免疫功能、清除自由基，但还有其他药效学特点：如黄芩能抗凝血、抗血栓形成；黄连等能降低内毒素引起的毛细血管的通透性增强，有改善微循环的作用，能抑制血小板聚集，降血糖；山豆根亦有抑制血小板聚集作用；黄连解毒汤能改善脑缺血、防止动脉粥样硬化、降低血液黏度、改善血液流变性。

清热解毒法及其方药用于治疗血瘀证及在老年病治疗中研究，为进一步认识清热解毒方药的功效，提供了方向，也为其在 ACS 治疗中的应用提供了证据。

### （二）健脾治疗急性冠脉综合征的依据

李东垣说："善治斯疾者，惟在调和脾胃。"脾胃为气机升降之枢，正是由于脾胃升降正常，斡旋上下，脏腑功能才能协调。唐容川云："血之运行上下，全赖乎脾。"脾运健旺、正气存内，既利于五脏安养与协调，也有利于祛除外感毒邪和内生毒邪。

张仲景认为"四季脾旺不受邪"，只要脾胃之气旺盛，外邪就难以侵入机体，痰毒、瘀毒、湿毒、热毒、火毒亦难形成。《寓意草》曰："脾气者，人身健运之阳气，如天之有日也。阴凝四塞者，日失其所。痰迷不省者，脾失其权耳。理脾则如烈日当空，片云纤翳，能掩之乎？"

近年药理研究表明，健脾方药（如黄芪、党参、白术、陈皮，以及四君子汤等）对机体免疫功能有重要影响：①增强非特异性免疫功能：能刺激动物免疫器官如胸腺、脾脏，使其重量增加；增强巨噬细胞吞噬功能。②增强细胞免疫功能：促进脾脏淋巴细胞增殖；提高淋巴细胞转化率；增强红细胞免疫功能。③增强体液免疫功能：促进抗体生成；增加脾脏抗体形成细胞数量。此外，健脾方药还有不同程度的扩管、抗氧化、抗心肌缺血、抗炎、促进核酸代谢和蛋白质的合成、调脂、降糖等多方面的作用。

可见，从脾着手治疗 ACS，既有益于扶正，也有益于攻毒，是施治的核心。健脾药物还利于药物的吸收与输布，能防止清热解毒药苦寒伤胃之弊。

综上所述，ACS 发病中的炎症机制与中医病机中脾虚毒损血脉有密切关系，健脾解毒通络法是治疗 ACS 的重要方法之一。健脾与清热解毒既可各自为功，亦可相辅相成。健脾有助于增强正气、抵御毒邪、畅达气血；清热解毒有利于清除毒邪、疏通脉道、恢复正气。二者配合相得益彰。因此，在中医整体观念和辨证施治的指导下，开展健脾解毒通络法抗 ACS 的研究，可能为中医药防治 ACS 提供新的思路与途径。

（金　华，金　钊，张蕾蕾）

## 第四节　高血压从脾胃和湿论治机制探讨

### 一、高血压从脾胃论治机制探讨

高血压（hypertension）是一种以体循环动脉压升高为主要特点，由多基因遗传、环境及多种危险因素相互作用所致的全身性疾病。其中，原发性高血压（essential hypertension）占高血压 95% 以上。从转化医学的角度，揭开高血压作为多种心脑血管疾病基础的关键，探索多重干预的共同靶点，更深入地发现和证明高血压的病因与机制，进而优化临床治疗决策，是目前研究的主要目标之一。

#### （一）高血压研究中的关键问题

高血压是一个由许多病因引起的处于不断进展状态的心血管综合征，可导致心脏和血管的功能和结构改变。新定义把高血压从单纯的血压读数扩大到了包括总的心血管危险因素，并将血压读数与危险因素、疾病早期标记物和靶器官损伤结合在一起来表述高血压所引起的心血管系统和其他器官的病理损害。目前，高血压发病机制主要集中在交感神经系统活性亢进、血管内皮功能异常、肾性水钠潴留、肾素－血管紧张素－醛固酮系统激活、细胞膜离子转运异常、胰岛素抵抗等环节，而基因、环境因素起着重要作用；然而，基因与环境因素通过什么途径和环节升高血压，至今还没有一个完整统一的认识，临床血压控制的难度仍然很大。不同高血压个体之间病因和发病机制不尽相同，不同药物在改善群体及个体血压方面亦有很大的不同；高血压的不同阶段有始动、维持和加速等不同机制参与，血压的波动性和高血压定义的人为性及发病时间的模糊性也使始动机制很难确定。

高血压虽病因不明，但的确与机体诸多系统及因素有关，对任一因素加以干预，都可能对于血压产生影响。但是，一种药物仅作用在一个生理控制位点上，可能会被自然代偿机制减弱。欧洲高血压学会和欧洲心脏病学会（ESH/ESC）高血压指南强调对患者多重危险因素的评估和综合管理，以期给患者带来更大的心脑血管益处。无论从个体遗传差异、干预多种机制分析，还是从添加或补充药理作用、改善依从性、降低药物剂量、减少药物副作用等因素考虑，降压药物的联合应用都是提高血压达标率的重要手段。事实上，需要关注的应是整个动脉系统的血压，而不单是肱动脉血压，从空间角度考虑血压的变化及其复杂性非常必要。研究显示，不同的降压药物对肱动脉血压的作用相似，但对中心动脉收缩压的作用则可能有很大的差别；除中心动脉外，微小动脉等阻力血管内的血压也可能是造成降压药物预防并发症的作用有所不同的原因之一。

因此，高血压的治疗应重视患病个体的整体特征和治疗方案的个体化，抗高血压治疗的内涵需要在实践中不断丰富。

### （二）高血压与消化系统联系的基础分析

既往研究提示胃肠激素与胃酸调节和胃肠运动密切相关，研究证明，激素作用除了经典途径外，还具有通过神经途径（主要是迷走神经）起作用、可直接作用于中枢神经系统、参与调节机体能量平衡的新特点。由血液所携带的胃肠激素是胃肠道向脑内传递的重要化学信号，可通过脑干的最后区直接入脑。遗传与环境因素或许通过胃肠激素途径影响血压，胃肠激素变化可能为高血压发病机制之一。

消化器官与心脏之间存在交叉的神经反射；心脏、消化系统同由自主神经支配，痛觉主要经交感神经传导，两者的痛觉纤维和胸部躯体组织的痛觉纤维在中枢神经系统内有时彼此会发生重叠交叉，并汇聚于相同脊髓节段的同一神经源而分享共同的传导通路。另外，位于脑干正中缝两侧的细胞群——中缝核具有特殊的功能，研究发现中缝核对消化道的调节主要是对咀嚼和吞咽动作及胃运动调节，对心血管活动的调节作用主要是影响基础血压和应激性反应。这说明，血压与胃肠运动具有相关性，且有一定的解剖基础。

心房钠尿肽（ANP）主要由心房肌细胞分泌，研究发现消化道不同部位存在不同亚型、不同量的心房钠尿肽及其受体，心房分泌绝大部分的心房钠尿肽，胃肠道也存在多个分泌点。外周和中心循环血中的心房钠尿肽调节其他胃肠激素的分泌，而且影响胃动力的变化。那么这种胃肠激素和胃动力变化就可能成为影响血压的某种形式。

近年连续的研究发现血管紧张素Ⅱ受体拮抗剂有降低门静脉压力、抗肝纤维化，对门静脉高压性胃病有明显的治疗作用。这无疑提示高血压与消化系统的联系有必要进一步探索，高血压的发病机制可能比我们已有的认识要复杂。

### （三）高血压多重危险因素与"脾胃"相关

持续的生活方式干预是高血压治疗决策的永恒主题。细究其危险因素如肥胖、嗜盐、饮酒、吸烟等都与"脾胃"密切相关。

由于人们膳食结构的变化、体力活动的减少、生活节奏的加快、精神紧张的加剧及吸烟、饮酒等，造成脾胃"超载"，运化不及；肝失疏泄，木不疏土助运，膏脂沉积；食咸过多，血滞为瘀，所谓"多食咸，则脉凝泣而变色"。（《素问·五脏生成》）；烟性辛温燥烈，熏灼肺胃；酒浆湿热，灌入胃，聚于肝，气血为之逆乱，血压升高。此即"生病起于过用"（《素问·经脉别论》）。脾胃纳运失职，水谷精微不从正化，为湿、为痰、为瘀，为浊、为脂、为热，成为高血压及其并发症发生的重要因素。危险因素带来的后果主要是直接或间接损伤脏腑。还应看到脾主运化，既运化营养物，也运化药物，这对药物直达病所也有重要意义。所谓"凡欲治病，必先藉胃气以为行药之主"。

### （四）高血压发生机制与"脾胃"相关

如前述，高血压发病机制复杂，努力探索其机制中的共性就显得尤为必要。从中医角度而言，气机升降异常是最需关注的环节之一。

**1. 气机升降异常是高血压病机关键**

《黄帝内经》基于天人相应提出气机升降理论。研究表明，季节、气温、气压等气象要素与高血压发病有密切关系，可以说自然界气象因素的升降变化是造成人体气机升降异常进而血压升高的重要诱因。《素问·六微旨大论》云："升已而降，降者谓天；降已而升，升者谓地。天气下降，气流于地；地气上升，气腾于天。故高下相召，升降相因，而变作矣。"《素问·刺禁论》也说："肝生于左，肺藏于右，心部于表，肾治于里，脾为之使，胃为之市。"《黄帝内经》强调了气机升降的方式及其在病理生理中的重要性，脏腑通过气机升降而调理气血运行，升降有序，气血和畅，是正常生命活动的保证。《素问·方盛衰论》云："气上不下，头痛巅疾。"吴达《医学求是》更是明确指出"明乎脏腑阴阳升降之理，凡病皆得其要领"。高血压临床常见的眩晕、头痛症状，其实都是气机当升不升，当降不降所致。周学海《读医随笔》中特别指出："内伤之病，多病于升降。"高血压病机基础是脏腑功能失调，其关键是气机升降异常。

已有多项大规模的高血压证候流行病学调查研究发现高血压的常见证型为肝阳上亢、阴虚阳亢、肝肾阴虚、肝风上扰、痰浊中阻、瘀血阻络等，并认识到高血压的易患性病理体质主要是阴虚（阳亢）质和痰湿质；对本病证型演变的一般性规律的认识也逐渐趋于一致，即阳亢→阴虚阳亢→阴阳两虚→阳虚，痰湿、瘀血可见于疾病的不同发展阶段。细究各常见证型，无不与气机升降异常有关。实际上，气机升降失常也是高血压并发症出现的根本原因。

**2. 脾胃是调节高血压气机升降异常的契入点**

脾胃为气机升降之枢，这使其在高血压控制中凸显独特地位。脾主升，方有肝之升发，肺之宣发，肾水之上滋；胃主降，方有心火之降，肺之肃降，肾之纳气。于是，斡旋上下，心、肝、肺、肾功能得以正常发挥与协调；脏腑升无太过，降无逆行，水火既济，高下相召，气血和调，故《四圣心源》言："脾升则肾肝亦升，故水木不郁；胃降则心肺亦降，故金火不滞……以中气之善运也。"如升发太过，或下行受遏，或滞而不行，均可致气血上逆而血压骤升。

《素问·通评虚实论》云"头痛耳鸣，九窍不利，肠胃之所生也"，论述了气机升降异常可以造成头痛等疾患，但其病位却强调了"肠胃"，值得深思。叶天士《临证指南医案·中风》提出："内风乃身中阳气之变动……更有风木过动，中土受戕，不能御其所胜。"此将内风与"中土受戕"联系，实为临床卓识。

老年高血压往往有脉压大、血压波动性大、易发生直立性低血压、晨峰高血压现象显著、并发症多等特点，而老年人又有多脏受损、脏虚腑滞、多痰、多瘀、多风等特征，其治疗更需良好的脾胃功能。《医学求是》曰："脾以阴土而升于阳，胃以阳土而降于阴，土位于中，而火上、水下、左木、右金。左主乎升，右主乎降，五行之升降，以气不以质。而升降之权，又在中气……升则赖脾气之左旋，降则赖胃土之右转也。故中气旺，则脾升而胃降，四象得以轮旋；中气败，则脾郁而胃逆，四象失其运行矣。"因此，脾胃是保证气机升降有序的基础，是调节高血压气机升降异常的切入点。

原发性高血压约50%患者存在不同程度的胰岛素抵抗，但胰岛素抵抗如何导致血压升高，尚未获得肯定解释。研究认为，中医学所论及的"脾"作为解剖学单位包含西医学的"脾"和"胰"（《难经·四十二难》称"胰"为"散膏"）。胰腺的功能与中医学"脾主运化""游溢精气"等生理功能吻合。患者由于胰岛素难以发挥促进血糖进入细胞内的作用，血糖不能有效被利用，中医学认为其机制是"脾不散精"，水谷不能转化为精微而为湿，湿遏中焦，是胰岛素抵抗的重要原因之一。西医学还认为，肌细胞对胰岛素介导的葡萄糖摄取及利用降低是产生胰岛素抵抗的原因之一。肌细胞这种功能与"脾主肌肉"亦相联系，也就是说脾胃纳运失常、肌肉失濡是造成胰岛素抵抗的原因之一，脾胃健运是提高肌细胞摄取及利用葡萄糖的重要途径。胰岛素的抵抗，使得依靠胰岛素代谢的一系列物质，如血糖、甘油三酯等堆积在血液和组织中，无法正常消耗而成为酿湿生痰之源。喻嘉言云："脾气者，人身健运之阳气，如天之有日也。阴凝四塞者，日失其所。痰迷不省者，脾失其权耳。理脾则如烈日当空，片云纤翳，能掩之乎？"

### （五）高血压靶器官损害与"脾胃"相关

高血压对靶器官的损害主要集中在心、脑、肾。李东垣云："百病皆由脾胃衰而生也。"故从根本上说，高血压各类并发症的出现与"脾胃"相关。

高血压导致心脏重构可造成左室肥厚，也是心力衰竭的主要病因，常合并冠状动脉粥样硬化和微血管病变。从五行生克来看，脾土与心火是母子关系，临床可见母病及子、子盗母气；从经络来看，胃经与心经相通，胃之大络曰虚里，而虚里"出于左乳下，其动应衣，脉宗气也"（《素问·平人气象论》）；脉以胃气为本，胃为水谷之海，有胃气则生，无胃气则死，故脾胃直接影响心脉。脾运失健，聚湿生痰；生气无源，血行无力，于是痰瘀交阻，心脉凝滞，而见胸闷、心痛之症。痰瘀是动脉粥样硬化性疾病的病理基础，久延不除，正气受戕，二者互生互化，贯穿疾病始终。久病阳衰，水气凌心犯肺，可见咳喘、水肿、倚息难以平卧之心力衰竭。

高血压是中风最直接的独立危险因素。中风病理因素虚（阴虚、血虚）、火（肝火、心火）、风（肝风、外风）、痰（风痰、湿痰）、气（气逆、气滞）、血（血瘀）六端无不是气机升降失宜所致。吴崐在《医方考·中风门》强调："浊邪风涌而上，则清阳失位而倒置矣，故令人暴仆。"认为阴阳异位，升降失常是导致中风的原因。升降失常仍与"脾胃"相关，肝体阴而用阳，主动、主升，赖肾水以涵之，肺金清肃之令以平之，中宫之土气以培之，则刚劲之质，得为柔和之体，遂其条达畅茂之性。若是中虚阴血不生，滋养失职，则阳亢风生；或者土弱水亏，水不涵木，相制失约；又或肝阳素旺，横逆犯脾，内生痰浊，肝风夹痰，上蒙清窍，中风危象已现。

慢性肾功能衰竭是长期高血压的严重后果之一。高血压引起的肾脏并发症发生率约40%，且发生于高血压后5～10年。脾为后天之本，肾为先天之本，脾阳根于肾阳。脾胃损伤，健运失职，清阳不升，胃不降浊，肾精日耗，开阖失司；枢机不利，浊阴不降，独聚于下，湿毒弥漫。《灵枢·百病始生》云"清湿则伤下"，脾受湿困，不能制水输布，水湿独归于肾，肾阳衰败，肾失泄浊而留浊，浊毒内闭，而致肾衰。有研究表明，湿浊内蕴是慢性肾功能衰竭患者的共同特征，各种原发病均可出现湿浊内蕴证的临床表现，但从湿浊内蕴证在不同原发病中症状分布、出现概率和症状积分看，高血压肾损害组最为常见。"湿浊"的产生与治疗离不开"脾胃"。因此，高血压常见并发症发生的机制与"脾胃"密切相关。

## （六）方药与名医经验探究

《脾胃论》曾指出："治肝、心、肺、肾，有余不足，或补或泻，惟益脾胃之药为切。"在高血压治疗中，临床研究颇多的是镇肝熄风汤，此方是张锡纯注重气机升降、调理脾胃的代表性方药。张锡纯兼采李东垣、叶天士脾胃思想，《医学衷中参西录》还引《易经》中的"至哉坤元，万物资生"，来强调人之脾胃为一身之坤，能资生一身；他引黄元御之言"欲治肝者，原当升脾降胃，培养中宫。俾中宫气化敦厚，以听肝木之自理。即有时少用理肝之药，亦不过为调理脾胃剂中辅佐之品"，阐明肝胆气机疏调有赖于脾胃升降正常。

张锡纯诠释镇肝熄风汤时指出："方中重用牛膝以引血下行，此为治标之主药。而复深究病之本源，用龙骨、牡蛎、龟板、芍药以镇熄肝风。赭石以降胃、降冲。玄参、天冬以清肺气，肺中清肃之气下行，自能镇制肝木。"仔细分析其前提是"肝木失和，风自肝起。又加以肺气不降，肾气不摄，冲气、胃气又复上逆"。事实上，张锡纯善用"代赭石"，《医学衷中参西录》中含代赭石的方剂共20余首，其中载："赭石……其质重坠，又善镇逆气，降痰涎，止呕吐，通燥结，用之得当，能建奇效。"另载："人之廉于饮食者，宜补以健脾之药，而纯用健补脾脏之品，恒多碍于胃气之降，致生胀满，是以补脾者宜以降胃之药佐之，而降胃之品又恒与气分虚弱者不宜。惟赭石性善降胃，而分毫不伤气分，且补药性多温，易生浮热，赭石性原不凉而能引热下行（所以诸家本草多言其性凉）。"另载："然龙骨、牡蛎，虽能敛火熄风，而其性皆涩，欠下达之力，惟佐以赭石则下达之力速，上逆之气血即可随之而下。"

邓铁涛亦认为肝为风木之脏，从高血压病的证候表现来看，其受病之脏在肝；但忧思劳倦伤脾或劳心过度伤心，心脾受损，一方面可因痰浊上扰，土壅木郁，肝失条达而成高血压；一方面脾阴不足，血失濡养，肺失肃降，肝气横逆而致高血压。综上所述，虽古今医家有关高血压之论，多详于肝肾而略于脾胃，但从气机升降及高血压危险因素、发生机制、靶器官损害等方面分析，从脾胃论治无疑是值得关注的思路，而其相关物质基础及作用方式的探索应是今后研究的重要课题之一。

## 二、高血压从湿论治机制探析

高血压是最常见的慢性病，也是心脑血管病最主要的危险因素。一般认为，高血压是本虚标实证，辨证或以肝为主，或以肾为主，且高度重视瘀血、痰浊在发病过程中的作用。通过分析高血压危险因素、发病机制、病程、症状、靶器官的损害及并发症，认为高血压与湿密切相关。痰、饮、水、湿同出一源，同类而异名，都是水液代谢失常形成的病理产物，其稠浊者为痰，清稀者为饮，更清者为水，湿则成一种弥漫状态；其关系为湿聚为水，积水成饮，饮凝成痰。本文试从湿的角度对高血压的论治进行探析。

### （一）高血压危险因素与湿相关

目前认为，高血压是由多基因遗传、环境及多种危险因素相互作用所致的全身性疾病。其中超重与肥胖、膳食中高盐、中度以上饮酒是国际上已确定的与高血压发病密切相关的危险因素。

身体脂肪含量与血压水平呈正相关，超重和肥胖是导致血压升高的重要原因之一。随着我国社会经济发展和生活水平提高，在城市中年人群中，超重者的比例已达到25%～30%。超重与肥胖已成为我国高血压发病率迅速上升的主要危险因素。《中国成人血脂异常防治指南》还强调在中国人群中高血压对血脂异常患者心血管综合危险分层的重要性。因此，适当降低升高的体质量，减少体内脂肪含量，可有效降低血压。《素问·五常政大论》有"敦阜之纪……湿气乃用"，《素问·阴阳应象大论》云："中央生湿，湿生土，土生甘，甘生脾，脾生肉。"土之太过即为敦阜，其责在脾湿。《素问·奇病论》在论述脾瘅的病机时，认为"夫五味入口，藏于胃，脾为之行其精气，津液在脾，故令人口甘也。此肥美之所发也，此人必数食甘美而多肥也"。宋·杨士瀛《仁斋直指方论》指出："肥人气虚生寒，寒生湿，湿生痰……故肥人多寒湿。"《丹溪治法心要》提出了"肥白人多痰湿"的观点。张景岳也指出："肥人多湿多滞，故气道多有不利。"叶天士《临证指南医案·呕吐门》说："盖阳虚之体，为多湿多痰……所谓肥人之病，虑虚其阳。"可见，肥胖与痰湿关系密切。当然，痰湿的形成，与气虚、阳虚导致水湿内停有关，形成了中医学特有的"肥人多痰湿"理论，而湿为痰之本源。

钠盐（氯化钠）摄入量与血压水平和高血压患病率呈正相关，高钠低钾膳食是导致我国大多数高血压患者发病的主要危险因素之一。有资料显示，盐敏感者在我国血压正常人群中的检出率为 15% ～ 42%，在高血压人群中高达 28% ～ 74%，且血压的盐敏感性随年龄的增长而增高。《素问·五脏生成》所谓"多食咸，则脉凝泣而变色"；《本草纲目》指出："夫水周流于天地之间，润下之性无所不在，其味作咸，凝结为盐，亦无所不在。在人则血脉应之。盐之气味咸腥，人之血亦咸腥。咸走血，血病无多食咸，多食则脉凝泣而变色，从其类也。"血得咸则凝，故食盐过量可致津血凝聚，且往往湿瘀相兼为患。

过量饮酒也是高血压发病的危险因素，高血压患病率随饮酒量增加而升高。饮酒还会降低降压治疗的效果，且过量饮酒可诱发脑出血或心肌梗死。酒质寒性热，先灌于胃，后渗入肝，肝调血藏血，调畅气机，酒入肝胆，毒聚伤肝，横逆犯脾，湿浊内生。酒既能损伤脾胃，耗竭精气，又能蕴湿化热，毒伤血脉。《金匮要略·黄疸病脉证并治》首提"酒疸"，属黄疸范畴，并指出"黄家所得，从湿得之"。《万氏家传点点经》云："酒毒湿热非常，肆意痛饮，脏腑受害，病发不一。"可见，酒与湿的关系密切。

### （二）高血压发病机制与湿相关

高血压发病机制主要集中在交感神经系统活性亢进、血管内皮功能异常、肾性水钠潴留、肾素 - 血管紧张素 - 醛固酮系统激活、细胞膜离子转运异常、胰岛素抵抗等环节。然而，高血压并不是一种单纯性疾病，而可能是遗传与环境因素通过某种途径和环节升高血压，但至今还没有一个完整统一的认识。

目前认为，约 50% 原发性高血压患者存在不同程度的胰岛素抵抗（IR）。IR 是指各种原因使胰岛素作用的靶组织（主要为肝、脂肪、骨骼肌、血管内皮细胞等）对胰岛素促进其摄取利用的效率和作用降低，在肥胖、血甘油三酯升高、高血压与糖耐量减退并存的患者中尤为明显。IR 是 2 型糖尿病和高血压发生的共同病理生理基础，但IR 如何导致血压升高尚未获得肯定解释。

中医学"脾"的功能是主运化、升清、统血。现代研究认为，中医所论及的"脾"作为解剖学单位包含西医学的"脾"和"胰"，脾的功能包括了胰（《难经·四十二难》称之为"散膏"）的功能。胰腺的功能与中医学"脾主运化""游溢精气"等生理功能吻合，胰腺分泌胰岛素的功能也与"脾"的功能密切相关。患者由于胰岛素难以发挥促进血糖进入细胞内的作用，血糖不能有效被利用，中医学认为其机制是脾不散精。脾不散精，水谷不能化生精微而为湿，湿遏中焦是 IR 的重要原因之一。《医宗必读·痰饮》云："脾土虚湿，清者难升，浊者难降，留中滞膈，瘀而成痰。"清代赵晴初《存存斋医话》言："痰属湿，为津液所化。"西医学认为，肌细胞对胰岛素介导的葡萄糖摄取及利用降低是产生 IR 的原因之一。肌细胞这种功能仍与"脾主肌肉"相联系，即脾胃纳运失常、肌肉失濡是造成 IR 的原因之一，脾胃健运是提高肌细胞摄取及利用葡萄糖的重要途径。IR 使依赖胰岛素代谢的一系列物质，如血糖、甘油三酯等大量堆积在血液和组织中，无法正常消耗而成为酿湿生痰之源。

各种原因引起肾性水钠潴留，通过全身血流自身调节而使外周血管阻力和血压升高。中医学认为，津液代谢是多个脏腑共同参与的一个复杂生理过程。《素问·经脉别论》概括了津液的生成、输布和排泄过程，即"饮入于胃，游溢精气，上输于脾；脾气散精，上归于肺；通调水道，下输膀胱，水精四布，五经并行"。《素问·至真要大论》还指出："诸湿肿满，皆属于脾。"《素问·五常政大论》也说："土乃润，水丰衍，寒客至，沉阴化，湿气变物，水饮内稸。"说明津液代谢障碍致水钠潴留，进而助湿，并影响行血，成为高血压的原因之一。

高血压证候流行病学调查表明，其常见证型主要为肝阳上亢、阴虚阳亢、肝肾阴虚、肝风上扰、痰浊中阻、瘀血阻络等，对高血压证型演变的一般性规律认识也逐渐趋于一致，即阳亢→阴虚阳亢→阴阳两虚→阳虚，痰湿、瘀血可见于疾病的不同发展阶段。但实际上，脾失健运，湿浊内结，脾湿遏木，一可湿郁蕴热，二致肝失条达，进而气郁化火，火升风动，肝阳内扰，出现高血压。

### （三）高血压病程、症状与湿相关

《素问·五运行大论》论湿时说"其性静兼，其德为濡"，湿为阴邪，起病隐匿，潜伏于内，积久乃发。高血压的发生有深刻的遗传背景，不少患者症状并不典型，与"湿性隐匿"相似；而且，高血压尚无治愈之策，一旦发生，就需终生治疗，故最大限度降低长期心血管发病和死亡的总危险是目前治疗的主要目的。美国高血压学会（ASH）强调高血压特征是"一种进行性心血管系统综合征"，高血压早期始于血压持续升高之前的隐匿性心血管损害，以后逐渐发展累积心、脑、肾、血管及其他器官。高血压这种病程较长、缠绵难愈的表现具有湿的特征；而在此过程中，各种危险因素的出现与参与，使高血压治疗更为棘手，显示了湿的兼夹性。

有研究提示，在原发性高血压患者中，阳亢质和痰湿质是其两大基本类型。《素问·生气通天论》有"因于湿，首如裹"的记载，《丹溪心法·头眩》提出"头眩，痰挟气虚并火。治痰为主，挟气补药及降火药。无痰则不作眩，痰因火动。又有湿痰者，有火痰者"。痰源于湿，此由饮食不节，嗜酒肥甘，损伤脾胃，健运失职，水湿内停，积聚生痰，痰阻中焦，清阳不升，头窍失养而发眩晕。朱丹溪在分析高血压造成"卒中"的机制时指出："湿土生痰，痰生热，热生风也。"明代方隅《医林绳墨》对此进一步认为："首者，清阳之会，位高气清，为湿邪熏蒸而沉重，似有物以蒙之也。"虞抟《医学正传》还指出："气虚肥白之人，湿痰滞于上，阴火起于下，是以痰挟虚火，上冲头目，正气不能胜敌，故忽然眼黑生花，若坐舟车而旋运也，甚而至于卒倒无所知者有之，丹溪所谓无痰不能作眩者，正谓此也。"可见，高血压常见症状与湿相关。

### （四）高血压对靶器官的损害及并发症与湿相关

高血压对靶器官的损害主要集中在心、脑、肾。高血压导致的心脏重构造成左心室肥厚，发生率为25%～30%，高血压也是心力衰竭的主要病因，是冠心病一级和二级预防的主要内容，又是脑卒中最直接的独立危险因素；另外，高血压引起的肾脏并发症发生率约为40%，且发生于高血压后5～10年，也是终末期肾病的主要病因之一。

高血压的中医病机责之于肝，源自《素问·至真要大论》"诸风掉眩，皆属于肝"。实际上，木生于土，土虚木摇，则虚风内动；脾伤助湿化痰，清阳不升，浊阴不降也是其重要方面。细观高血压涉及靶器官损害，每多病程较长，且与脾失健运，水湿停聚相关。《素问·五常政大论》曰："大雨时行，湿气乃用……邪伤脾也。"湿为阴邪，易遏气机，损伤阳气。《灵枢·阴阳系日月》有"心为阳中之太阳"，故湿对心病有重要影响。《素问·至真要大论》曰："太阴在泉……民病饮积心痛。"认为心痛的主要病机为痰湿停滞、痹阻心阳。又《素问·平人气象论》曰："胃之大络，名曰虚里，贯膈络肺，出于左乳下，其动应衣，脉宗气也。"脾胃运化失职，痰湿内生，痹阻胸阳，气机失畅，发为胸痹。阳虚水湿停聚，上凌心肺，则见心力衰竭；肝风旋动，携痰湿横窜经脉，壅遏脑脉，发生卒然昏仆、半身不遂之中风。《临证指南医案》曰："肝为风木之脏，因有相火内寄，体阴用阳。其性刚，主动主升，全赖肾水以涵之，血液以濡之，肺金清肃下降之令以平之，中宫敦阜之土气以培之。则刚劲之质，得为柔和之体，遂其条达畅茂之性，何病之有？"

湿性趋下，高血压对靶器官影响的另一个重要目标是肾。《素问·气交变大论》曰："岁土太过，雨湿流行，肾水受邪。"《灵枢·百病始生》有"清湿则伤下"，又云："清湿袭虚，则病起于下。"《灵枢·邪气脏腑病形》云："身半以下者，湿中之也。"脾受湿困，不能制水输布，水湿独归于肾，肾阳衰败，气化不行，浊毒内闭，而致肾衰。有研究表明，湿浊内蕴是慢性肾功能衰竭患者的共同特征，各种原发病均可出现湿浊内蕴证的临床表现，但从湿浊内蕴证在不同原发病中症状分布、出现的概率和症状积分看，高血压肾损害组最为常见。

### （五）当代医家相关研究

利尿剂是目前西医治疗高血压的五大类药物之一，主要通过利钠排尿、降低高血容量负荷而发挥降压作用。周次清在治疗顽固性高血压时也常加利水渗湿之泽泻、车前子等，每获良效。虽然中西医理论体系不同，但针对特定的共同对象时，仍体现异曲同工之妙。

邓铁涛认为，肝为风木之脏，从高血压病的证候表现来看，其受病之脏主要属于肝的病变。但忧思劳倦伤脾或劳心过度伤心，心脾受损，一方面可因痰浊上扰，土壅木郁，肝失条达而成高血压；另一方面，脾阴不足，血失濡养，肺失肃降，肝气横逆而致高血压。何立人认为，湿浊内蕴，土湿侮木，脉道不畅是高血压病机要点，强调治疗要在"攻邪"为先的基础上，"化痰湿，除瘀浊"。何氏等将60例痰湿壅盛型轻中度高血压病患者随机分为2组，治疗组30例单用何立人化湿泄浊方（苦参9g，汉防己9g，玉米须30g，蒲黄10g，槐花15g，虎杖12g，泽泻9g，白果6g）加减治疗，对照组30例用盐酸贝那普利治疗，疗程均为8周，结果治疗组主要症状改善明显优于对照组（$P < 0.05$，$P < 0.01$）。高辉远将脾虚湿盛作为重要内容探讨眩晕治疗，注重健脾化痰，方用自拟蒺藜定眩汤，药用法半夏、白术、天麻、茯苓、陈皮、枳实、竹茹、蒺藜、菊花、荷叶、龙骨、牡蛎、炙甘草。体现了朱丹溪所谓"治痰法，实脾土，燥脾湿是治其本也"。

### （六）结语

综上所述，从高血压隐匿发生到各类致残性并发症的出现，从湿论治无疑是值得关注的思路，而其相关物质基础及作用方式的探索应是今后关注的重要内容之一。有研究者指出，湿热内蕴是与高血压密切相关的动脉粥样硬化的重要易患因素。这对重新认识"湿"在心血管疾病中的地位也有重要启发。

（金　华，金　钊，张蕾蕾，徐厚谦，颜春鲁）

## 第五节　从肝脾相关角度论治高血压病的立论基础

据《中国居民营养与慢性病状况报告（2015年）》，2012年中国18岁及以上居民高血压患病率为25.2%，且随年龄增加而显著升高。由于高血压以头晕、头痛等症状为常见临床表现，现多将其归于中医学"眩晕""头痛"等范畴；出现心、脑、肾等靶器官损害时，则可涉及"心悸""胸痹""喘证""中风"及"水肿"等病证。随着对中医发病学、证候学研究的不断深入及现代研究方法的广泛应用，对高血压的认识更加多元化，内涵更加丰富。

## 一、目前高血压病中医证候学研究特点

大多数医家认为，高血压与七情、饮食、内伤、体质等因素有关；病位在肝肾，涉及心脾；但高血压的中医证候分型缺乏统一标准。上海市高血压研究所较早地以阴阳为纲进行中医分型，分为"阴虚阳亢"和"阴阳二虚"2型，阴虚是其"本"，阳亢是其"标"；《中药新药临床研究指导原则》中分为肝火亢盛、阴虚阳亢、痰湿壅盛、阴阳两虚4型，是20年来临床研究的主要参考依据；2005年中华中医药学会内科分会编写的《中医内科常见病诊疗指南》中分为肝火上炎、痰湿内阻、瘀血内阻、阴虚阳亢、肾精不足、气血两虚、冲任失调7型；2008年中华中医药学会心病分会发布的《高血压病中医诊疗方案（初稿）》分为痰瘀互结、阴虚阳亢、肾阳亏虚、气血两虚4型。2011年中国中医科学院组织编写的《中医循证临床实践指南·中医内科》将高血压分为肝阳上亢证、阴虚阳亢证、肝肾阴虚证、阴阳两虚证、风痰上扰证、瘀血阻络证6型。这些"指南"与"方案"在一定程度上反映了当代医家关于高血压证型研究的认识和倾向性。

邹志东等分析了1996～2005年北京地区中医药治疗高血压病的文献资料，从病例频次（百分比）统计，前5位证候依次为肝阳上亢证、痰浊上扰证、瘀阻脑络证、肝郁气滞证、肝肾阴虚证等；证候频次统计，前5位证候依次为肝阳上亢证、痰浊上扰证、肝肾阴虚证、肝火炽盛证、阴阳两虚证等；常见证素为阴虚、阳亢、痰湿、血瘀、阳虚、火热。祁怡馨等分析1986～2013年文献发现，高血压频次较高的证候为肝阳上亢（25.32%）、肝火热盛（18.07%）、痰浊阻滞（8.23%）、肝肾阴虚（6.99%）、阴阳两虚（6.94%）、肾气亏虚（5.89%）等。王丽颖等采用文本挖掘技术发现，高血压病排在前5位的证候依次为肝阳上亢证、阴虚阳亢证、阴阳两虚证、肝肾阴虚证、肝火亢盛证；主要证素包括阳亢、阴虚、阳虚、气虚、内火、内风、痰、血瘀、气郁。胡元会等采用多元统计分析方法探讨盐敏感性高血压中医证候特点，131例患者病位脏腑所占结构比为脾21.37%、肾17.56%、肝脾18.32%、脾肾42.75%，证候要素以阳虚、气虚最为突出，而脾肾阳虚、水饮内停证是盐敏感性高血压最常见证型。以上高血压中医证候调查研究表明，病变脏腑首先涉及肝，病理因素与痰浊相关，而痰浊与脾密切联系。有研究者认为"肝脾同治"为《金匮要略》治疗杂病理论的核心。

## 二、肝与脾生理病理联系

### （一）木土相关

肝属木，为厥阴，藏血，喜条达而主疏泄；脾属土，为太阴，裹血，性主升而主运化。肝与脾生理上主要是疏泄与运化、生血与藏血的关系。《素问·玉机真脏论》谓脾"中央土以灌四旁"，其通上彻下，斡旋阴阳，升清降浊。肝脾之于血，协调为用；且脾之运化有赖于肝之疏泄条达，从而实现"木赖土以培""土得木而达"之中和。吴东旸《医学求是》说："肝木不升则克脾土，胆木不降则克胃土，何也？肝木赖脾土之升，胆木赖胃土之降也。"在五行学说中，肝木克脾土，木动必乘于脾胃。何梦瑶《医碥》指出"木疏土而脾滞以行"；叶天士《临证指南医案》指明："其性急而动……肝病必犯土，是侮其所胜也。"

### （二）经脉相连

《灵枢·经脉》有关肝脾间经络循行联通已很明晰："肝足厥阴之脉，起于大指丛毛之际，上循足跗上廉，去内踝一寸，上踝八寸，交出太阴之后……属肝，络胆，上贯膈，布胁肋。""脾足太阴之脉，起于大指之端，循指内侧白肉际，过核骨后，上内踝前廉，上踹内，循胫骨后，交出厥阴之前。"说明足厥阴肝经与足太阴脾经交会（三阴交）。"胃足阳明之脉，起于鼻，交頞中，旁纳太阳之脉……属胃，络脾……入气街中。""胆足少阳之脉，起于目锐眦……其支者，别锐眦……贯膈，络肝，属胆，循胁里，出气街。"肝胆相为表里，脾胃相为表里，胃胆会于气街，肝脾经脉相连。二者经脉相系，病理上则互相影响。

### （三）肝脾相关的可能基础——肠-肝轴及其特点

中医学肝、脾范围较之今天解剖意义上的肝、脾概念要广得多，其内在联系不容忽视。Marshall 于 1998 年提出了"肠-肝轴"的概念，其内容随后不断得到充实。首先，肝脏和脾脏分别是人体最大的消化腺和淋巴器官，都是高度血管化的组织结构，且肝脏和肠道有共同的胚胎起源——前肠，肠道淋巴细胞起源于发育中的肝脏。其次，在解剖上，肠道通过门静脉和肝脏联系，门静脉为肝脏提供约 80% 血供，但同时来自肠道的一系列细菌代谢产物、食物抗原、内毒素（包括 LPS）、肽聚糖及环境毒素等可进入门静脉；肝脏部分血供来源于胃左动脉，胃的部分血供来自肝总动脉或肝固有动脉；胃静脉汇入门静脉，肝脏通过胆胰十二指肠与胃腔道相通。脾静脉与肠系膜上静脉汇合形成门静脉进入肝脏，肝脾在造血、铁代谢调节等方面有着共同生理功能，脾脏还参与了肝病的发生发展。最后肝脏对源自肠道的淋巴细胞也有一定的调节作用。

肠道菌群以原籍菌作为优势菌群，保护肠道，协调完成消化、免疫等功能。肠道菌群失衡与引起肝损害的致病因素共同作用，导致肠道通透性增高、肠道菌群和毒素易位，被肝脏免疫细胞上的 Toll 样受体（TLRs）识别后，引发炎症级联反应和免疫反应。肠道黏膜是人体免疫屏障，若肠黏膜萎缩、损伤，就会导致细菌、内毒素移位形成肠源性内毒素血症。肝脏功能不全可引起肠道功能异常；反之肠功能不全也可影响肝脏组织的修复和功能恢复。肠道稳态和正常的肝脏功能对稳定内环境起重要作用。肠道遭受打击后，肠屏障功能受损，肠道内细菌、内毒素等进入门静脉系统，内毒素激活肝脏内的巨噬细胞（库普弗细胞）等，释放炎症因子，细胞因子和炎症介质相互作用，进一步造成肠道黏膜及远隔器官损伤；这种"肠–肝对话"提示要重视肠道菌群及其代谢产物对于肝脏相关疾病的影响，以及肠道免疫和肝脏免疫之间的联系。肠–肝轴理论的提出对基础和临床研究有重要影响，既为疾病病理机制的研究提供了新的方向，也为提出更加有效的干预措施提供了新的视角与策略。而且，作为胆汁主要成分的胆汁酸主要存在于肠肝循环系统而发挥功能，胆汁酸能通过促进其介导的细菌生长和抑制其他细菌的生长来调节肠道菌群的组成和稳态。胆汁酸作为一种信号分子通过激活肝、肠道和外周组织中的胆汁酸受体影响体内葡萄糖和脂质的代谢平衡，对于调节肥胖、2 型糖尿病和非酒精性脂肪肝等代谢性疾病具有非常重要的意义，这对高血压机制研究也有着重要启迪。

由此可见，从整体角度分析和评估肠–肝轴、胆汁酸、肠道菌群间形成的网络，对提高相关疾病机制分析，制定恰当的临床策略大有裨益。

## 三、肝脾失和是高血压病发生发展的关键

### （一）肝脾失和是气机升降失常之基础

如前所述，目前高血压中医病机及证候分析总体围绕"肝"展开，突出以"肝风"为特征。《素问·至真要大论》曰："诸风掉眩，皆属于肝。"肝体阴而用阳，肝郁化火，伤阴或肾水素亏，水不涵木，木少滋荣，阴不维阳，肝阳上亢，肝风内动而发本病。叶天士《临证指南医案·中风》提出："内风乃身中阳气之变动……更有风木过动，中土受戕，不能御其所胜。"此将肝风与脾胃结合。黄元御《四圣心源》则点明："脾升则肾肝亦升，故水木不郁；胃降则心肺亦降，故金火不滞……以中气之善运也。"实际上，顾靖远《顾松园医镜》中说："升降者，病机之最要也。"

张锡纯在《医学衷中参西录》指出"脾也者，原位厄中焦，为水饮上达下输之枢机"，且强调"五行之土原能包括金、木、水、火四行，人之脾胃属土，其气化之敷布，亦能包括金、木、水、火诸脏腑"。著名中医内科学家李仲守认为，高血压病机"变动在肝，根源在肾，关键在脾"。脾胃为气机升降之枢，这使其在高血压控制中凸

显独特地位。脾主升，引导肝的升发、肺的宣发、肾水的上滋；胃主降，引导心火的下降、肺的肃降、肾的纳气。

### （二）肝脾失和是气血病变之肇始

肝脾两脏是气血生成、储备的核心。脾统血，为气血生化之源；肝调畅气机而藏血。气主煦之，血主濡之；气为血帅，血为气之母。《素问·血气形志》还指出："厥阴常多血少气，太阴常多气少血。"因此，肝脾协调，方能维持气血的生成与运行；气血病变责在肝脾。尤在泾《金匮要略心典》指出："中者脾胃也，营卫生成于水谷，而水谷转输于脾胃。故中气立则营卫流行而不失其和。又中者，四运之轴而阴阳之机也。故中气立则阴阳相循，如环无端，而不极于偏。"秦景明《症因脉治》中说："饮食不节，水谷过多，胃强能纳，脾弱不能运化，停留中脘，有火者则煅炼成痰，无火者则凝结为饮。中州积聚，清明之气滞塞不伸，而为痰饮眩晕之症矣。"唐容川《血证论》指出："肝属木，木气冲和条达，不致遏郁，则血脉得畅。"可以说，肝脾失和是气血病变的肇始。而一旦气血生变，则继发高血压相关并发症。

### （三）见肝之病，知肝传脾

《素问·玉机真脏论》曰："五脏相通，移皆有次……五脏有病，则各传其所不胜。"《金匮要略》指出："见肝之病，知肝传脾。"肝脾同处于中焦，肝脾二脏既是气血生成、备份之本，也是营运、畅达之基。《血证论·脏腑病机论》曰："木之性主于疏泄，食气入胃，全赖肝木之气以疏泄之，而水谷乃化。设肝之清阳不升，则不能疏泄水谷，渗泄中满之证，在所不免。"明代李梴《医学入门》曰："心与胆相通，肝与大肠相通……此合一之妙也。"其中"肝与大肠相通"之论，李梴注释："肝病宜疏通大肠，大肠病宜平肝经为主。"叶天士也提出"肝为起病之源，胃为传病之所"，对临床有着非常重要的启发。

张锡纯引黄元御之言"欲治肝者，原当升脾降胃，培养中宫，俾中宫气化敦厚，以听肝木之自理，即有时少用理肝之药，亦不过为调理脾胃剂中辅佐之品"，阐明肝气条达有赖于脾胃升降正常，提出"升脾降胃""实脾，即所以理肝也"。他强调："此宜清其脏腑之热，滋其脏腑之阴，更降其脏腑之气，以引脑部所充之血下行。""宜急治以降胃、镇冲、平肝之剂，再以滋补真阴之药辅之，庶可转上升之气血下行不成薄厥也。"张锡纯在论述时还说："盖肝为木脏……木火炽盛，亦自有风，此因肝木失和，风自肝起。又加以肺气不降，肾气不摄，冲气、胃气又复上逆。于斯，脏腑之气化皆上升太过，而血之上注于脑者，亦因之太过，致充塞其血管而累及神经。"可见，张锡纯遣方用药重视分析肝脾相关及其传变，且从脾胃遏制肝阳、肝风之变。

## 四、高血压病应当肝脾同治

张锡纯认为："肝脾者，相助为理之脏也。"高血压的病机与气机升降异常相关，关键还在肝（胆）脾（胃）。一方面，内风取决于肝。肝之疏泄关系到人体气机调畅，肝之疏泄正常，气血条达，情志和畅，阴平阳秘。反之，则如林珮琴《类证治裁·眩晕》所言："或由身心过动，或由情志郁勃，或由地气上腾，或由冬藏不密，或由高年肾液已衰，水不涵木，或由病后精神未复，阴不吸阳，以致目昏耳鸣，震眩不定。"高血压临床常见的眩晕、头痛症状，实质是气机升降异常。周学海《读医随笔》中特别指出："内伤之病，多病于升降。"另一方面，高血压的危险因素如肥胖、嗜盐、饮酒、吸烟等都与"脾胃"密切相关。《素问·通评虚实论》还指出："头痛耳鸣，九窍不利，肠胃之所生也。"脾胃纳运健旺，气血生化有源，肝体得濡，疏泄正常，所谓"脾土营木"。肝藏血以濡养肝体、涵养肝气，制约肝的阳气升腾，勿使其过亢或不及，从而气机调畅，气血冲和；肝之藏血，前提是脾胃气血生化有源，统血有序。

《素问·五运行大论》指出："气有余，则制己所胜而侮所不胜，其不及，则己所不胜侮而乘之，己所胜轻而侮之。"就高血压而言，肝脾之间存在"土虚木乘""土虚木摇""土壅木郁""木不疏土""木旺乘土"之变。由于脾土衰弱，肝木虽处正常，肝木克土相对增强，肝木侵袭，脾土愈虚，此为"土虚木乘"。脾土虚弱，生化乏源，脏腑失荣，筋脉失润，风自内起；土虚肝旺，脾土受克，中宫被扰，土虚木摇，内风动越。为此《柳选四家医案·评选静香楼医案》指出："四肢禀气于脾胃，脾胃虚衰，无气以禀，则为振颤。土虚木必摇，故头运也。"脾失健运，亦可延及肝之疏泄；若土有余或木不足，则见土侮木之象，即脾土壅滞，反侮肝木，肝木郁滞，此为"土壅木郁"。肝木郁结，气机不畅，不能疏土，脾气不升，胃气不降而中土壅滞，谓之"木不疏土"。肝气升发太过，木行过亢，克伐脾土，脾土受病，土行虚弱，谓之"木旺乘土"。《素问·玉机真脏论》说："五脏受气于其所生，传之于其所胜……肝受气于心，传之于脾……"此外，肝火亢炽，迫灼胃阴，或肝血瘀阻，胃失滋荣等均可致肝胆与脾胃同病。

黄元御《四圣心源》中云："木生于水而长于土，土气冲和，则肝随脾升，胆随胃降，木荣而不郁。土弱而不能达木，则木气郁塞，肝病下陷而胆病上逆。"叶天士在临证中重视肝与脾胃的关系，言补脾必以疏肝，疏肝即以补脾也。周学海《读医随笔》中也说："凡脏腑十二经之气化，皆必藉肝胆之气化以鼓舞之，始能调畅而不病，凡病之气结、血凝、痰饮……血痹、虚损，皆肝气之不能舒畅所致也。或肝虚而力不能舒，或肝郁而力不得舒，日久遂气停血滞，水邪泛滥……"陈修园《医学从众录》："盖风非外来之风，指厥阴风木而言，与少阳相火同居，厥阴气逆，则风生而火发，故河间以火风立论也。风生必挟木势而克土，土病则聚液而成痰。"以上诸家，已经很明确地将肝脾同治作为与高血压相关证候的主要治疗措施。

## 五、高血压病肝脾同治临床应用举隅

叶天士指出"厥阴上干，久则阳明失降，土被木克，脾胃俱伤，先当镇肝阳。""厥阴风动，木横土衰，培中可效。"叶氏有医案："某，痰火风在上，舌干头眩。天麻、钩藤、菊花、橘红、半夏曲、茯苓、山栀、花粉。"此方平肝、和胃、化痰，体现肝、胆、脾、胃同治。

张锡纯指出"厥阴不治，求之阳明"，所创"镇肝熄风汤"更是体现这种观点。此方专为因肝肾阴亏、肝阳暴张、阳化风动、血随气逆上冲所致之"类中风"而设。"重用牛膝以引血下行，此为治标之主药"；生赭石苦寒，质重沉降，"压力最胜，能镇胃气、冲气上逆"，使气不逆则血不逆上；白芍归肝、脾经，柔肝而缓中，助生赭石平抑肝阳。《名医别录》称其："通顺血脉，缓中，散恶血，逐贼血，去水气，利膀胱、大小肠。"《医学启源》谓其："泻肝，补脾胃。"方中麦芽归脾胃二经，"虽为脾胃之药，而实善舒肝气"。张锡纯强调："人身之气化，原左升右降，若但知用赭石降胃，不知用麦芽升肝，久之肝气将有郁遏之弊。"使全方升降相宜，体现人身之气左右回旋，斡旋周身。可见，镇肝熄风汤组方配伍很好地反映肝脾同治思路。

此外，今常用方药"天麻钩藤饮"亦有平肝息风、清热活血、补益肝肾之效，其中夜交藤、茯神宁心安神。然《本草再新》指出："（夜交藤）补中气，行经络，通血脉，治劳伤。"茯神，归经心脾二经，《名医别录》指出："治风眩，风虚，五劳，七伤，口干。"《本草再新》说："（茯神）治心虚气短，健脾利湿。"均值得深思。名老中医何炎燊在高血压治疗经验中提出"培土可以荣木，暖土可以御风"的观点，值得借鉴。

立足中医"整体"观念，通过"肝脾同治"干预高血压，补充既往从孤立脏腑论治的不足，从中医的气机升降、脾胃纳运、肝阳内风等角度将高血压及其危险因素的病因病机、临床治疗进行有机统一，阐释其内在机制与关联，同时又把握中医"思辨"特征，应该说"肝脾同治"法进一步丰富了中医治疗高血压的理论和临床实践。

（金 华，金 钊，张蕾蕾）

## 【参考文献】

[1] 时兢，宋秀琴，陆荣国，等.危重症病人胃肠功能障碍与预后关系的临床研究[J].肠外与肠内营养，2006，13（1）：14-15.

[2] Colletti LM. Ischemia/reperfution and inflammatory cytokine cascades [J]. In Greenfield LJ. Ed. Surgery. Chap 5, 3rd ed.Philadelphia：Lippincott, 2001：130-

131.

［3］黄莛庭.多器官功能障碍、急性胃肠功能衰竭和应激性溃疡［J］.中华外科杂志，
2005，43（21）：1361-1363.

［4］刘海亮.肠功能障碍的发病机制认识［J］.中国急救医学，2007，27（10）：940-
942.

［5］Hassoun HT，Kone BC，Mercer DW，et a1.Post-injury multiple organ failure：the
role of the gut［J］.Shock，2001，15（1）：1-7.

［6］Gass GD，Olsen GN.Preoperative pulmonary function testing to predict postoperative
morbidity and mortality［J］.Chest，1989（1）：127-135.

［7］周秀红，张灵恩，陆铸今.危重患儿急性胃肠功能衰竭的病因、死亡危险因素分
析和干预措施［J］.中国小儿急救医学，2006，8（4）：339-342.

［8］韩红，王厚力，于学忠，等.胃肠功能障碍／衰竭与危重病［J］.中国医学科学院
学报，2008，30（2）：224-227.

［9］李经纬.中医大辞典［M］.北京：人民卫生出版社，2005.

［10］邢玉瑞.胃气概念及其理论的发生学研究［J］.中国中医基础医学杂志，2006，
12（6）：409-411.

［11］刘燕池，蒋云娜.脑与脾肾病机相关理论的探讨［J］.中国中医基础医学杂志，
1999，5（11）：5-11.

［12］任平，李月彩，黄熙.试论"脾主药动学"的科学依据与意义［J］.中国医药学
报，1999，14（5）：23-24.

［13］蔡东联.临床营养学［M］.4版.上海：第二军医大学出版社，2000.

［14］陈德昌，景炳文，杨兴易，等.大黄对危重症患者胃肠道的保护作用［J］.中国
危重病急救医学，2000，12（2）：87.

［15］段美丽，张淑文，王宝恩.中药复方促动胶囊治疗急性胰腺炎患者胃肠运动功能
障碍的临床观察［J］.中国中西医结合急救杂志，2004，11（1）：36.

［16］郭力恒，张敏州，唐光华.胃气理论与营养支持［J］.江苏中医药，2009,41（1）：
15-17.

［17］杨奎，蒲旭峰.论"中药胃肠药动学研究"的意义及对策［J］.中国实验方剂学
杂志，1998，4（1）：36-39.

［18］郭荫楠.对《金匮要略》胸痹心痛治法的分析［J］.新中医，1983（4）：66-67.

［19］郭霞珍.中医基础理论专论［M］.北京：人民卫生出版社，2009.

［20］张永文.宗气论析［J］.安徽中医学院学报，2001，20（4）：6-7.

［21］王侠，陈秋雄，吴焕林.《金匮要略》助阳扶正法与冠心病诊治［J］.山东中医杂
志，2005，24（10）：635.

［22］王吉耀.内科学［M］.北京：人民卫生出版社，2002.

［23］孙艳凌，张丛辉，蔡久英.炎症与急性冠脉综合征［J］.中国误诊学杂志，2003，
3（6）：837-839.

［24］杨胜利，何作云.炎症在急性冠脉综合征中的作用［J］.中国急救医学，2004，
24（2）：130-132.

［25］李小丽，曾智.急性冠脉综合征与炎症［J］.国外医学·生理、病理科学与临床
分册，2002，22（1）：90-92.

［26］刘瑞霞，张诏.感染与动脉粥样硬化性疾病［J］.中华老年心脑血管病杂志，
2003，5（3）：206-207.

［27］王金良.微生物感染、炎症与动脉粥样硬化［J］.中国实验诊断学，2003，7（1）：
3-7.

［28］上海市医学会动脉粥样硬化学组.急性冠脉综合征患者发病前感染发生情况调查
［J］.上海医学，2004，27（4）：213-215.

［29］黄体钢，丛洪亮，张承宗.心脏病学高级教程［M］.沈阳：辽宁科学技术出版
社，2003.

［30］贾锋鹏，雷寒.炎症、免疫反应与急性冠脉综合征［J］.国外医学心血管疾病分
册，2004，31（1）：13-15.

［31］贾如意，殷洁.抗生素与冠心病的治疗［J］.国外医学心血管疾病分册，2002，
29（3）：158-160.

［32］李运伦.毒邪的源流及其分类诠释［J］.中医药学刊，2001，18（1）：44-45.

［33］朱平.论清热解毒是治疗热毒血瘀证的重要治法［J］.中国医药学报，2002，17
（3）：171-173.

［34］官纯寿，罗树星，李国成.论脾胃学说与免疫学的关系［J］.中国中西医结合脾
胃杂志，1996，4（4）：247-249.

［35］姚希贤.加强脾肾本质与免疫关系的研究［J］.中国中西医结合脾胃杂志，1996，
4（4）：193-195.

［36］罗云坚，修宗昌，黄惠平，等.脾气虚证免疫相关基因组学机制初探［J］.中国
中西医结合杂志，2005，25（4）：311-314.

［37］胡东裴.胸痹证治文献研究［J］.山东中医药大学学报，2005，29（1）：37-40.

［38］侯家玉.中药药理学［M］.北京：中国中医药出版社，2002.

［39］方青，詹小萍，莫剑翎，等.黄连解毒汤对 AD 大鼠的治疗作用及对细胞因子含
量的影响［J］.中国中药杂志，2004，29（6）：575-578.

［40］金华，金钊，张蕾蕾.保和汤加味治疗冠心病心绞痛 52 例［J］.中国中医药信息
杂志，2005，12（3）：16-18.

[41] 胡大一, 马长生. 心血管病学实践 2007——新进展与临床案例 [M]. 北京: 人民卫生出版社, 2007: 329-352.

[42] 陆再英, 钟南山. 内科学 [M]. 北京: 人民卫生出版社, 2008: 252.

[43] Leonard S.Lilly. Pathophysiology of Heart Disease [M]. 李天德, 智光, 译. 北京: 人民军医出版社, 2006: 223-239.

[44] Lijian W, Lv Z, Rui T.Role of the area postrema of medulla oblongata in the regulation of canine interdigestive migrating motor complex [J]. Chin Med J, 2002, 115 (3): 384-388.

[45] 金华, 金钊, 张蕾蕾. 基于胃肠激素观点的高血压发病机制思考 [J]. 医学与哲学 (临床决策论坛版), 2011, 32 (6): 33-34.

[46] 程望林, 黄发育, 熊学丽, 等. 消化系统疾病对心脏的影响机制 [J]. 医学综述, 2006, 12 (21): 1318-1320.

[47] 王丽娟, 李华荣. 老年消化系统疾病所致胸痛 72 例临床分析 [J]. 中国老年学杂志, 2005, 25 (8): 975-956.

[48] 孔晓霞, 谢玉丰. 中缝核功能研究进展 [J]. 医学综述, 2002, 8 (8): 487-488.

[49] 张喜娟, 严祥. 心房钠尿肽在消化系统的研究进展 [J]. 国际消化病杂志, 2010, 30 (1): 33-35.

[50] Castano G, Viudez P, Frider B, et a1.Discussion on randomized comparison of long-term losartan versus propranolol in lowering portal pressure in cirrhosis [J]. Gastroenterology, 2002, 122 (5): 1544-1545.

[51] 霍丽娟, 黄会芳, 杨保元. 缬沙坦对肝硬化门静脉高压大鼠胃黏膜微循环及超微结构的影响 [J]. 山西医科大学学报, 2007, 38 (2): 121-123.

[52] 王玲, 白原, 刘小云, 等. 高血压与气象因素的关系 [J]. 医学综述, 2007, 13 (3): 239-240.

[53] 徐浩, 陈可冀. 中西医结合防治高血压病的进展、难点与对策 [J]. 世界中医药, 2007, 2 (1): 3-5.

[54] 中国老年高血压治疗共识专家委员会. 中国老年高血压治疗专家共识 [J]. 中华老年心脑血管病杂志, 2008, 10 (9): 641-649.

[55] 江南, 刘铜华. 胰岛素抵抗的中医病机探讨 [J]. 中国中医基础医学杂志, 2006, 12 (9): 690-692.

[56] 郭兆安. 高血压性肾损害 (肾衰竭期) 湿浊内蕴证的临床研究 [J]. 中国中西医结合肾病杂志, 2007, 8 (11): 664-666.

[57] 刘小斌. 邓铁涛教授对五脏相关理论的临床应用 [J]. 中国中医基础医学杂志, 2001, 7 (11): 73-74.

［58］中国高血压防治指南修订委员会.中国高血压防治指南（2010）［J］.中华心血管病杂志，2011，39（7）：579-616.

［59］中国成人血脂异常防治指南制订联合委员会.中国成人血脂异常防治指南［J］.中华心血管病杂志，2007，35（5）：390-419.

［60］赵水平，胡大一.心血管病诊疗指南解读［M］.2版.北京：人民卫生出版社，2007：184.

［61］陆再英，钟南山.内科学［M］.7版.北京：人民卫生出版社，2008：253.

［62］徐浩，陈可冀.中西医结合防治高血压病的进展、难点与对策［J］.世界中医药，2007，2（1）：3-5.

［63］钱岳晟，张伟忠，周怀发，等.原发性高血压患者表型与中医体质分类关系的研究［J］.中国中医基础医学杂志，2002，8（2）：49-51.

［64］郭兆安.高血压性肾损害（肾衰竭期）湿浊内蕴证的临床研究［J］.中国中西医结合肾病杂志，2007，8（11）：664-666.

［65］李七一，方祝元.心脑血管疾病中医诊治［M］.北京：人民卫生出版社，2001：114-115.

［66］张炎，何立人.从湿浊内蕴、土湿侮木辨治高血压病［J］.上海中医药杂志，2006，40（6）：17-18.

［67］何欣，何立人.化湿泄浊方治疗高血压病临床观察［J］.上海中医药杂志，2009，43（11）：36-38.

［68］薛长连.高辉远教授治疗眩晕经验撷要［J］.辽宁中医杂志，1995，22（9）：388-389.

［69］林培政，杨开清.动脉粥样硬化中医湿热病机再认识［J］.中药新药与临床药理，2006，17（2）：147-149.

［70］国家卫生计生委疾病预防控制局.中国居民营养与慢性病状况报告（2015年）［M］.北京：人民卫生出版社，2015：48.

［71］上海市高血压研究所《高血压病》编写组.高血压病［M］.上海：上海科学技术出版社，1978：138-139.

［72］郑筱萸.中药新药临床研究指导原则［M］.北京：中国医药科技出版社，2002：73-77.

［73］中华中医药学会.中医内科常见病诊疗指南·西医疾病部分［M］.北京：中国中医药出版社，2008：63-66.

［74］韩学杰.高血压病中医诊疗方案（初稿）［J］.中华中医药杂志，2008，23（7）：611-613.

［75］中国中医科学院.中医循证临床实践指南——中医内科［M］.北京：中国中医药

出版社，2011：227-249.

［76］邹志东，范晔，周小棠，等.1996～2005年北京地区高血压病中医证候分析［J］.中医杂志，2007，48（5）：437-439.

［77］祁怡馨，谢雁鸣，黎元元.基于文献分析的高血压中医证候及证候要素的研究［J］.北京中医药大学学报，2014，37（11）：732-735.

［78］王丽颖，郑光，赵学尧，等.基于文本挖掘的高血压病中医辨证用药情况分析［J］.世界中西医结合杂志，2018，13（4）：462-465，470.

［79］胡元会，魏艺，薄荣强，等.基于多元统计分析的盐敏感性高血压临床分布及中医证候分类研［J］.北京中医药，2018，37（5）：430-433.

［80］陈广坤，钱会南，张金超，等."肝脾同治"为《金匮要略》治疗杂病理论的核心［J］.中医学报，2015，（2）：196-198.

［81］Marshall JC.The gut as a potential trigger of exercise-induced inflammatory responses［J］.Can J Physiol Pharmacol，1998，76（5）：479-484.

［82］廉晓晓，郭晓霞.肠-肝轴学说的研究进展［J］.中西医结合肝病杂志，2017，27（4）：251-254.

［83］郭丽萍，周璐，王邦茂.肠-肝对话在肝病发生、发展中的作用及其应用前景［J］.胃肠病学，2015，20（12）：746-749.

［84］Vanni E，Bugianesi E. The gut-liver axis in nonalcoholic fatty liver disease：Another pathway to insulin resistance？［J］.Hepatology，2009，49（6）：1790-1792.

［85］张凌云.肠-肝轴及其在肝损伤发病机制中的作用［J］.实用肝脏病杂志，2012，15（4）：364-365.

［86］Marchesi JR，Adams DH，Fava F，et al. The gut microbiota and host health：a new clinical frontier［J］.Gut，2016，65（2）：330-339.

［87］许玲夏，郭蓁萤，周志佳，等.基于肠肝轴研究栀子苷对非酒精性脂肪性肝炎大鼠的影响［J］.中国中西医结合杂志，2019，39（4）：1-5.

［88］王蔚虹.肝胃疾病整合诊治思考［J］.中华消化杂志，2018，38（2）：80-83.

［89］时永全，郭冠亚.肝脏与脾脏的生理联系及其在肝病中的相互作用［J］.中华消化杂志，2018，38（2）：83-86.

［90］刘玉兰.肠肝对话：新篇章［J］.中华消化杂志，2018，38（2）：78-80.

［91］陆伦根，胡江峰.肠道菌群与胆汁酸的研究进展［J］.内科理论与实践，2018，13（6）：329-333.

［92］张娟，邓泽元，吴信.胆汁酸对代谢性疾病的调控［J］.中国生物化学与分子生物报，2019，35（4）：399-403.

［93］单书健，陈子华.古今名医临证金鉴·头痛眩晕卷［M］.北京：中国中医药出版

社，2011：238，266.

[94] 金华，金钊，张蕾蕾，等.高血压从脾胃论治机理探讨 [J].中国中医基础医学杂志，2014，20（3）：290-292，318.

[95] 苏莉莉，金华，刘志军，等.镇肝熄风汤中脾胃学术思想探析及反思 [J].新中医，2016，48（10）：3-5.

# 第六章 脾胃方论——历代名方考

## 第一节 炙甘草汤考(《伤寒论》)

### 一、方药组成及方义

炙甘草汤,由炙甘草(四两)、桂枝(三两)、生姜(三两)、大枣(三十枚)、人参(二两)、阿胶(二两)、生地黄(一斤)、麦冬(半升)、麻仁(半升)九味药组成,以酒为引。又名复脉汤(《伤寒论》)、甘草汤(《普济方》卷二十七)。功擅滋阴养血、益气温阳、复脉定悸。

方中重用生地黄为君药,滋阴养血。臣以炙甘草益气养心;麦冬滋养心阴;桂枝温通心阳,与生地黄相伍,可收气血阴阳并补之效。佐以人参补中益气;阿胶滋阴养血;火麻仁滋阴润燥;大枣益气养血;生姜辛温,具宣通之性,合桂枝以温阳通气,配大枣益脾胃以滋化源、调阴阳、和气血。诸药相伍,使阴血足而血脉充,阳气旺而心脉通,气血充足,阴阳调和,则悸定脉复,故本方又名"复脉汤"。此方不仅为滋阴润燥之良方,且为调中益气、资化营卫之源、滋肾、润肺的基础方剂。其应用要领,必须着眼于"心悸动、脉结代"。

### 二、临床应用考证

1. 伤寒,脉结代,心动悸,炙甘草汤主之。(《伤寒论·辨太阳病脉证并治下》)

2. 治虚劳诸不足,汗出而闷,脉结心悸,行动如常,不出百日,危急者,十一日死。(《千金翼方》)

3. 治肺痿涎唾多,心中温温液液者。(《外台秘要方》)

4. 治呃逆。(《卫生宝鉴》)

5. 治伤寒脉结代,心动悸及肺痿,咳唾多,心中温温液液者。(《医方集解》)

### 三、炙甘草汤的加减演化

1. 炙甘草汤，去人参、桂枝、生姜、大枣，加白芍，名加减复脉汤（《温病条辨》），主治温邪久羁，阳明身热面赤，口干舌燥，脉虚大，手足心热。

2. 炙甘草汤，去人参、桂枝、生姜、大枣、火麻仁，加牡蛎，名一甲复脉汤（《温病条辨》），主治温病伤阴而大便溏泻者。

3. 炙甘草汤，去人参、桂枝、生姜、大枣、火麻仁，加牡蛎、鳖甲，名二甲复脉汤（《温病条辨》），主治温病伤阴，脉沉数，舌干齿黑，手指抽动，有痉厥之势者。

4. 炙甘草汤，去人参、桂枝、生姜、大枣、火麻仁，加牡蛎、鳖甲、龟甲，名三甲复脉汤（《温病条辨》），主治温病伤阴，热深厥深，脉细促，心动悸，甚则心痛者。

（凌必时，刘志军，金 华）

## 第二节 旋覆代赭汤考（《伤寒论》）

### 一、方药组成及方义

旋覆代赭汤，由旋覆花（三两）、代赭石（一两）、生姜（五两）、大枣（十二枚）、人参（二两）、炙甘草（三两）、半夏（半升）七味药组成。又名旋覆代赭石汤（《普济方》卷127）、代赭旋覆汤（《医方集解·理气之剂》）、旋覆花代赭石汤（《类聚方》）。具有降逆化痰、益气和胃之功用。

方中旋覆花，苦辛咸而微温，归肺、胃、大肠经，其性主降，功擅下气，药味兼咸，能化胶结顽固之痰，为治痰阻气逆之证所常用，为君药；代赭石，重坠降逆，长于镇摄肺胃之逆气，意与旋覆花相协而加强降逆下气、止呕化痰之功；半夏祛痰散结、降逆和胃；生姜温胃化痰、散寒止呕；人参、大枣、炙甘草甘温益气、健脾养胃，以复中虚气弱之本。诸药合用，共奏降逆化痰、益气和胃之功。

### 二、临床应用考证

1. 伤寒发汗，若吐，若下，解后，心下痞鞕，噫气不除者，旋覆代赭汤主之。（《伤寒论·辨太阳病脉证并治下》）。

2. 胃气弱而未和，虚气上逆。（《注解伤寒论》）

3. 汗吐下后，大邪虽解，胃气已弱而未和，虚气上逆，故心下痞硬，而噫气不除者。（《金镜内台方议》）

4. 心下痞硬，噫气不除者，正气未复，胃气尚弱，而伏饮为逆也。（《伤寒论条辨》）

5.外证虽解而汗下伤中，土败胃逆，碍胆经降路，胃口痞塞，肺气郁蒸，而化痰饮，胃土壅遏而生哕噫。（《伤寒悬解》）

6.伤寒发汗，或吐或下，邪气则解。而心下痞硬，噫气不除者，胃气弱而未和，痰气动而上逆也。（《伤寒贯珠集》）

7.夫伤寒既云解后，则无邪可知，但既经发汗、吐、下，则正虚亦可知。正虚无邪而心下痞硬者，其必因素有之痰涎虚而不化，遏郁气道而不通，故时欲噫气以伸之。（《成方便读》）

### 三、旋覆代赭汤的加减演化

1.旋覆代赭汤，去大枣，加枳实，名旋覆代赭汤（《伤寒全生集》），主治心下痞，噫气不除。

2.旋覆代赭汤，去生姜、大枣、人参、炙甘草、半夏，名旋覆代赭汤（《证治汇补》），主治呕吐不已，真气逆而不降，用此镇坠。

3.旋覆代赭汤，去生姜、大枣、人参、炙甘草、半夏，加桑白皮、川贝母、紫丹参、薏苡仁、制首乌、白茯苓，名旋覆代赭汤（《医略六书》），主治痰气上壅，气喘咳嗽，脉弦者。

（凌必时，刘志军，金　华）

## 第三节　茯苓甘草汤考（《伤寒论》）

### 一、方药组成及方义

茯苓甘草汤，由茯苓（二两）、炙甘草（一两）、桂枝（二两）、生姜（三两）四味药组成。又名茯苓桂甘汤（《医学入门》卷4）、茯苓汤（《嵩崖尊生书》卷七）。具有温中化饮、通阳利水之功用。

方中重用生姜，温胃散饮；茯苓淡能渗水，甘能宁心助阳，配桂枝通阳行水；炙甘草和中健脾、益土制水，合为温胃行水之剂。由于胃脘停水不易速去，故可连续多服，或与健脾的方药交替服用，以提高和巩固疗效。

### 二、临床应用考证

1.伤寒汗出而渴者，五苓散主之。不渴者，茯苓甘草汤主之。（《伤寒论·辨太阳病脉证并治中》）

2.伤寒厥而心下悸，宜先治水，当服茯苓甘草汤，却治其厥。不尔，水渍入胃，必作利也。（《伤寒论·辨厥阴病脉证并治》）

3. 伤寒发汗后，腹下气满，小便不利。(《圣济总录》)

4. 心下停水，忪悸。(《普济方》引《仁斋直指方论》)

5. 疝作奔豚。(《疝癥积聚编》)

### 三、茯苓甘草汤的加减演化

1. 茯苓甘草汤，去生姜，加白术，名茯苓桂枝白术甘草汤(《伤寒论》)，主治伤寒，若吐若下后，心下逆满，气上冲胸，起则头眩，脉沉紧，发汗则动经，身为振振摇者。

2. 茯苓甘草汤，去生姜，加大枣，名茯苓桂枝甘草大枣汤(《伤寒论》)，主治发汗后，其人脐下悸者，欲作奔豚。

3. 茯苓甘草汤，去茯苓、生姜，名桂枝甘草汤(《伤寒论》)，主治发汗过多，其人叉手自冒心，心下悸，欲得按者。

(凌必时，刘志军，金 华)

# 第四节 二陈汤考(《太平惠民和剂局方》)

## 一、方药组成及方义

二陈汤，是由半夏、橘红、白茯苓、炙甘草、生姜、乌梅六味药组成。具有燥湿化痰、理气和中之功用。

方以半夏辛温而性燥，燥湿化痰、降逆和胃、消痞除满；橘红辛苦温燥，理气行滞、燥湿化痰；半夏、橘红相配，增强燥湿化痰之功，体现治痰先理气，气顺则痰消之意；且半夏、橘红均以陈久者良，消过燥之弊，故方名"二陈"。茯苓甘淡，健脾渗湿；茯苓与半夏相伍，燥湿化痰与利水渗湿相合；生姜既助半夏、橘红以降逆化痰，又制半夏之毒；乌梅收敛肺气，与半夏相伍，散中有收，祛痰不伤正；炙甘草调和诸药。

## 二、临床应用考证

1. 治痰通用二陈。(《医方集解》)

2. 妊娠恶阻，产后饮食不进。(《女问百科》)

3. 气郁痰多眩运，及酒食所伤眩运；食虐，诸虐。(《仁斋直指方论》)

4. 咳嗽呕痰；痰壅吐食。(《世医得效方》)

5. 关格有痰，以本方吐之，吐中便有降。(《金匮钩玄》)

6. 臀痈，流注。(《外科发挥》)

7. 中风风盛痰壅。(《医方考》)

8. 上中下一身之痰。(《医方便览》)

9. 疡痈,中脘停痰。(《景岳全书》)

10. 痰多小便不通,用此探吐。(《济阳纲目》)

11. 痰嘈,痰多气滞,似饥非饥,不喜食者,或兼恶心,脉象必滑;呃有痰声而脉滑者。(《证治宝鉴》)

12. 肥盛之人,湿痰为患,喘嗽、胀满。(《古今名医方论》)

13. 心痛,腹痛;膏粱太过,脾胃湿热遗精;脾胃湿痰下注而淋。(《证治汇补》)

14. 妇人月水准信,因痰闭子宫而不受胎者。(《郑氏家传女科万金方》)

15. 子眩。(《医方简义》)

## 三、二陈汤的加减演化

1. 二陈汤去乌梅、炙甘草,加天南星、枳实,名导痰汤(《传信适用方》引皇甫坦方),主治痰厥证,症见头目眩晕,或痰饮壅盛,胸膈痞塞,胁肋胀满,头痛呕逆,喘急痰嗽,涕唾黏稠,舌苔厚腻,脉滑。

2. 二陈汤去乌梅,加天南星、石菖蒲、枳实、竹茹、人参,名涤痰汤(《奇效良方》),主治中风痰迷心窍证,症见舌强不能言,喉中痰鸣,辘辘有声,舌苔白腻,脉沉滑或沉缓。

3. 二陈汤去乌梅,加天麻、白术、大枣,名半夏白术天麻汤(《医学心悟》),主治风痰上扰证,症见眩晕,头痛,胸膈痞闷,恶心呕吐,舌苔白腻,脉弦滑。

4. 二陈汤去乌梅,加竹茹、枳实、大枣,名温胆汤(《三因极一病证方论》)。主治胆胃不和,痰热内扰证,症见胆怯易惊,头眩心悸,虚烦不宁,失眠多梦;或呕恶呃逆,眩晕,癫痫,苔腻微黄,脉弦滑。

5. 二陈汤去乌梅,加黄连、竹茹、枳实、大枣,名黄连温胆汤(《六因条辨》),主治伤暑证,症见伤暑汗出,身不大热,烦闷欲呕,舌黄腻。

6. 二陈汤去乌梅,加杏仁、白芥子,名六安煎(《景岳全书》)。主治风寒咳嗽,痰滞气逆证,症见咳痰量多,清稀色白,或喜唾涎沫,胸满不舒,舌苔白滑,脉弦滑。

7. 二陈汤去乌梅,加紫苏叶、前胡、杏仁、桔梗、枳壳、大枣,名杏苏散(《温病条辨》),主治外感凉燥证,症见恶寒无汗,头微痛,咳嗽痰稀,鼻塞咽干,舌淡苔白,脉弦。

8. 二陈汤去乌梅、炙甘草,加胆南星、瓜蒌仁、黄芩、杏仁、枳实,名清气化痰丸(《医方考》),主治痰热咳嗽,症见咳嗽气喘,咳痰黄稠,胸膈痞闷,甚则气急呕恶,烦躁不宁,舌红,苔黄腻,脉滑数。

9. 二陈汤去乌梅,加当归、熟地黄,名金水六君煎(《景岳全书》),主治肺肾阴虚，湿痰内盛证，症见咳嗽呕恶，喘逆多痰，痰带咸味，或咽干口燥，自觉口咸，舌红少苔，脉细数，或舌淡苔白滑，脉沉细。

10.二陈汤去陈皮、乌梅、生姜，加人参、白术、干姜，名理中化痰丸（《明医杂著》），主治脾胃虚寒，痰湿内停证，症见呕吐少食，或大便不实，饮食难化，咳唾痰涎，喜暖怕冷，舌淡苔白，脉沉细。

（刘双芳，刘志军，金　华）

# 第五节　补中益气汤考（《脾胃论》）

## 一、方药组成及方义

补中益气汤，是由黄芪、炙甘草、人参、当归、橘皮、升麻、柴胡、白术八味药组成，具有补中益气、升阳举陷之功用。

方以黄芪甘温，入脾肺经，补中益气、固表、升阳举陷；人参大补元气；白术补气健脾、助脾运化，以资气血生化之源；当归补养营血，与黄芪、人参相配补气养血；陈皮理气和胃，使诸药补而不滞；升麻、柴胡升阳举陷，与黄芪、人参相伍升提下陷之中气；炙甘草补脾和中、调和诸药。

## 二、临床应用考证

1.苟饮食失节，寒温不适，则脾胃乃伤；喜怒忧恐，劳役过度，而损耗元气。既脾胃虚衰，元气不足，而心火独盛。心火者，阴火也，起于下焦，其系系于心，心不主令，相火代之。相火，下焦胞络之火，元气之贼也。火与元气不能两立，一胜则一负，脾胃气虚，则下流于肾肝，阴火得以乘其土位。故脾胃之证，始得之则气高而喘，身热而烦，其脉洪大而头痛，或渴不止，皮肤不任风寒而生寒热。（《内外伤辨惑论》）

2.中气不足，困睡发热，元气虚弱，感冒风寒诸症。（《小儿痘疹》）

3.头痛大作，四肢疰闷，气高而喘，身热而烦，上气鼻息不调，四肢困倦不收，无气以动，无气以言，或烦躁闷乱，心烦不安，或渴不止，病久者，邪气在血脉中有湿，故不渴……或表虚不任风寒，目不欲开，恶食，口不知味，右手气口脉大，大于左手人迎三倍，其气口脉急大而数……惟内显脾脉如此。（《卫生宝鉴》）

4.妇人室女，经候不调，脉微，食少，体倦或热。（《玉机微义》）

5.五劳七伤，喘气不接，涩痰稠黏，骨蒸潮热。（《袖珍方》）

6.中气不足，或误服克伐，四肢倦怠，口干发热，饮食无味，或饮食失节，劳倦身热，脉洪大而无力，或头痛恶寒自汗，或气高而喘，身热而烦，脉微细软弱……或中气虚弱而不能摄血，或饮食劳倦而患疟、痢等症，因脾胃虚而不能愈者，或元气虚弱，感冒风寒不胜发表，宜用此代之。(《明医杂著》用补中益气汤治之。)

7.中气伤损，唇口生疮，或齿牙作痛，恶寒发热，肢体倦怠，食少自汗，或头痛身热，烦躁作渴，气喘脉大而虚，或微细软弱。(《口齿类要》)

8.治跌扑等症，损伤元气，或过服克伐，恶寒发热，肢体倦怠，血气虚弱不能生肌收敛。(《正体类要》)

9.疮疡元气不足，四肢倦怠，口干发热，饮食无味，或饮食失节，或劳倦身热，脉洪大而无力，或头痛而恶寒，或声高而喘，身热而烦。(《外科大成》)

10.妇人脾虚，湿热下注，两臁生疮，漫肿作痛，或不肿不痛。(《校注妇人良方》)

11.疟疾经年不愈。(《医方考》)

12.狐疝者，昼则气出而肾囊肿大，令人不堪，夜则气入而肿胀皆消，少无疾苦。(《医方考》)

13.虚人脾气下陷，大便下血。(《寿世保元》)

14.脾胃受伤，阳气下陷，白带久不止。(《济阴纲目》)

15.劳淋，尿留茎内，数起不出，引小腹痛，小便不利，劳倦即发也。(《医灯续焰》)

16.胃肠气虚，便秘。(《医宗金鉴》)

17.子宫下脱。(《沈氏经验方》)

18.中气不足，营卫衰弱，易感风寒，头痛身热及烦劳内伤，清阳下陷等。(《成方便读》)

## 三、补中益气汤的加减演化

1.补中益气汤，去人参、白术、炙甘草、当归、陈皮，加知母、桔梗，名升陷汤(《医学衷中参西录》)，主治大气下陷证，症见气短不足以息，或努力呼吸，有似乎喘，或气息将停，危在顷刻，脉沉迟微弱。

2.补中益气汤，去柴胡，加苍术、泽泻、炒神曲、麦冬、青皮、黄柏、葛根、五味子，名清暑益气汤(《脾胃论》)，主治湿热困脾证，症见平素气虚，感受暑湿，身热头痛，口渴自汗，四肢困倦，不思饮食，胸闷身重，大便溏泻，小便黄赤，舌淡苔腻，脉虚弱。

3.补中益气汤，加白芍、细辛、蔓荆子、川芎，名顺气和中汤(《卫生宝鉴》)。主治气虚头痛，症见头痛，痛不可忍，彻夜不得眠，恶风怕冷，不喜饮食，气短懒言，脉弦细。

4.补中益气汤，去白术、当归，加苍术、木香，名调中益气汤(《脾胃论》)。主治脾虚湿盛证，症见肠胃平素虚弱，脘腹胀满，不思饮食，身体倦怠，大便泄泻，肢节烦疼者，舌淡，脉濡细。

（刘双芳，刘志军，金　华）

# 第六节　半夏白术天麻汤考（《医学心悟》）

## 一、方药组成及方义

半夏白术天麻汤，是由半夏、白术、天麻、茯苓、橘红、甘草、生姜、大枣八味药组成，具有燥湿化痰、平肝息风之功用。

方以半夏辛温而燥，燥湿化痰，降逆止呕；天麻甘平而润，平息肝风而止眩晕为君，李东垣在《脾胃论》中指出："足太阴痰厥头痛，非半夏不能疗；眼黑头旋，风虚内作，非天麻不能除。"白术健脾燥湿，茯苓健脾渗湿，以治生痰之本，共为臣；橘红理气化痰，使气顺痰消；甘草调药和中，加生姜、大枣以调和脾胃。诸药相伍，共奏燥湿化痰、平肝息风之功。

## 二、临床应用考证

1. 头旋眼黑，恶心烦闷，气短促，上喘，无力言语，心神颠倒，目不敢开，如在风云中，头若裂，身重如山，四肢厥冷，不得安睡。（《寿世保元》）

2. 痰厥眩晕。（《张氏医通》）

3. 痰厥头痛。（《医述》）

4. 痰厥头痛，因误服疏风，脾胃虚损，头旋吐痰，身重肢冷，头苦痛如裂者。（《古今医彻》）

5. 若泄泻多而眩晕，时时自冒者，难治也。头旋眼黑，如在风云中者，乃胃气虚停痰而致也。（《万病回春》）

6. 脾虚风痰为患。（《女科证治准绳》）

7. 痰厥头痛，痰唾稠黏，头旋眼黑，头苦痛如裂者。（《明医指掌》）

8. 脾胃虚弱，不能运化食积，痰厥头眩，呕吐等证。（《古今医统大全》）

9. 头旋眼黑，恶心烦闷，气促上喘，心神颠倒，目不敢开，头痛如裂，身重如山，四肢厥冷，不能安睡。（《古今医鉴》）

10. 痰厥，头旋眼黑，言乱恶心，眼闭肢冷。（《医学入门》）

11. 风痰闭壅眩晕，必胸膈痞塞，项急，肩背拘倦，神昏多睡，或心忪烦闷而发。（《杂病源流犀烛》）

### 三、半夏白术天麻汤的加减演化

1.半夏白术天麻汤,去茯苓、橘红、甘草、生姜、大枣,名半夏白术天麻汤(《古今医鉴》卷七),主治脾胃气虚,痰涎内停,虚风上扰,以致头眩眼黑,恶心烦闷,气促上喘,心神不安,目不敢开,头痛如裂,身重如山,四肢厥冷,不能安睡。心气不足。

2.半夏白术天麻汤,去橘红、甘草、生姜、大枣,加黄柏、干姜、苍术、黄芪、泽泻、人参、神曲、橘皮、大麦、蘖面,名半夏白术天麻汤(《脾胃论》卷下),主治脾胃虚弱,痰湿内阻,虚风上扰,致成痰厥头痛,症见头痛如裂,目眩头晕,胸脘烦闷,恶心呕吐,痰唾稠黏,气短懒言,四肢厥冷,不得安卧者。

(刘双芳,刘志军,金 华)

## 第七节 苓桂术甘汤考(《伤寒论》)

### 一、方药组成及方义

苓桂术甘汤,是由茯苓、桂枝、白术、炙甘草四味药组成,具有温阳化饮、健脾利湿之功用。

张仲景《金匮要略》云:"病痰饮者,当以温药和之。"方中茯苓健脾而淡渗利水,可消痰饮,又平饮邪之逆;桂枝温阳化气、平冲降逆;白术、炙甘草相伍补脾和中以制水;炙甘草合桂枝,辛甘化阳,温补中阳。全方温而不燥,利而不峻,为痰饮之和剂,可令饮去脾健。

### 二、临床应用考证

1.伤寒,若吐若下后,心下逆满,气上冲胸,起则头眩,脉沉紧,发汗则动经,身为振振摇者,茯苓桂枝白术甘草汤主之。(《伤寒论·辨太阳病脉证并治中》)

2.心下有痰饮,胸胁支满,目眩,苓桂术甘汤主之。(《金匮要略·痰饮咳嗽病脉证并治》)

3.夫短气有微饮,当从小便去之,苓桂术甘汤主之;肾气丸亦主之。(《金匮要略·痰饮咳嗽病脉证并治》)

### 三、苓桂术甘汤的加减演化

1.苓桂术甘汤,桂枝易桂心,名甘草汤(《千金要方》),主治心下痰饮,胸胁支满,目眩等。

2. 苓桂术甘汤,去桂枝加半夏、人参,名化痰丸(《济生方》),主治脾胃虚寒,痰涎内停,呕吐食少。

3. 苓桂术甘汤,加干姜、白芍、橘红、厚朴,名理饮汤(《医学衷中参西录》)。"治因心肺阳虚,致脾湿不升,胃郁不降,饮食不能运化精微,亦为饮邪,停于胃口为满闷,溢于膈上为短气,渍满肺窍为喘促,滞腻咽喉为咳吐黏涎。甚或阴霾布满上焦,心肺之阳不能畅舒,转郁而作热。或阴气逼阳外出为身热,迫阳气上浮为耳聋。然必诊其脉,确乎弦迟细弱者,方能投以此汤。"

4. 苓桂术甘汤,去白术,加人参、干姜、厚朴,名茯苓参甘厚朴汤(《四圣悬枢》),主治伤寒太阴腹满证。

5. 苓桂术甘汤,加人参、干姜、半夏、陈皮、枳壳为末,炼蜜为丸,名茯苓丸(《景岳全书》),主治妊娠烦闷,头晕,闻食吐逆或胸腹痞闷。

(司美龙,刘志军,金 华)

# 第八节 真武汤考(《伤寒论》)

## 一、方药组成及方义

真武汤,是由炮附子、茯苓、白术、芍药、生姜五味药组成,具有温阳利水之功效。

方中炮附子辛热,温肾助阳、化气行水、兼暖脾土、温运水湿;茯苓、白术健脾利水,使水邪从小便而去;生姜温散水气,助附子以温阳散寒,合苓、术以宣散水湿;芍药防附子之燥热伤阴,行水气而利小便、柔肝缓急、敛阴舒筋。

## 二、临床应用考证

1. 太阳病,发汗,汗出不解,其人仍发热,心下悸,头眩,身𥆧动,振振欲擗地者,真武汤主之。(《伤寒论·辨太阳病脉证并治中》)

2. 少阴病,二三日不已,至四五日,腹痛,小便不利,四肢沉重疼痛,自下利者,此为有水气,其人或咳,或小便利,或下利,或呕者,真武汤主之。(《伤寒论·辨少阴病脉证并治》)

3. 此药不惟阴证伤寒可服,若虚劳人憎寒壮热,咳嗽下利,皆宜服之,因易名固阳汤,增损一如前法。(《王氏易简方》)

4. 凡伤寒四五日,腹痛,小便自利,四肢沉重,疼痛下利者,此有水也,真武汤治之。(《伤寒全生集》)

5. 不得眠有数证,皆为阳盛,切禁温剂,惟汗吐下后,虚烦脉浮弱者,因津液内

竭，则当从权用真武汤温之。(《伤寒绪论》)

6. 此方治心中燥（一作心下悸），身瞤动，振振擗地，小便不利，或呕，或下利，若拘痛者。(《方机》)

7. 真武汤，治痿躄病，腹拘挛，脚冷不仁，小便不利，或不禁者。又：腰疼腹痛恶寒，下利日数行，夜间尤甚者，称为疝痢，宜此方。又久痢见浮肿，或咳或呕者亦良。又：产后下利，肠鸣腹痛，小便不利，肢体酸软，或麻痹，有水气，恶寒发热，咳嗽不止，渐为劳状者，尤为难治，宜此。(《类聚方广义》)

8. 此方以内有水气为目的，与其他附子剂异，水饮之变，为心下悸身瞤动，振振欲倒地，或觉麻痹不仁，手足引痛，或水肿，小便不利，其肿虚濡无力或腹以下肿，臂肩胸背羸瘦，其脉微细，或浮虚而大，心下痞闷，饮食不美者，或四肢沉重疼痛，下利者，用之有效。方名当从千金及翼，作玄武。(《方函口诀》)

9. 治少阴水饮与里寒合而作嗽，腹痛下利，于本方加干姜、细辛、五味子，凡年高气弱久嗽通用。(《仁斋直指方论》)

10. 陈，痛久气乱阳微，水谷不运，蕴酿聚湿，胃中之阳日薄，痰饮水湿，必倾囊上涌，而新进水谷之气，与宿邪再聚复出，致永无痊期。仲景云：饮邪当以温药和之。又云：不渴者，此为饮邪未去故也。则知理阳通阳，诚有合于圣训。断断然矣。真武汤。(《临证指南医案》)

### 三、真武汤的加减变化

1. 真武汤，易汤剂为丸剂，并增减部分药物用量，名真武丸（《饲鹤亭集方》），其证治与真武汤基本一致，因病势缓慢，不能取速效，故以丸剂缓图。

2. 真武汤，加当归身、肉桂、酸枣仁、炙甘草，亦名真武汤（《胎产秘书》），除用以治疗脾肾阳虚、水气内停之证外，还以治疗妇女产后类中风痉证。

（司美龙，刘志军，金　华）

# 第九节　小柴胡汤考（《伤寒论》）

## 一、方药组成及方义

小柴胡汤，是由柴胡、黄芩、半夏、生姜、人参、大枣、炙甘草七味药组成，具有和解少阳的功效。方中柴胡味辛苦而性微寒，为少阳经表药，黄芩苦寒，除六经实火实热，二者合用，一散一清，清透并用，外解半表之邪、内清半里之热，故而和解少阳；半夏、生姜降逆止呕、调理胃气；人参、炙甘草、大枣甘温助脾、益气和胃，既扶正以助祛邪，又实里以防邪入；柴胡配半夏，升清降浊而畅气机；生姜配大枣，以资化源又调营卫。本方诸药相伍，寒温并用，升降协调，扶正祛邪，有疏利三焦、调达上下、和畅气机的作用。

## 二、临床应用考证

1. 少阳之为病，口苦、咽干、目眩也。（《伤寒论·辨少阳病脉证并治》）

2. 伤寒五六日，中风，往来寒热，胸胁苦满，嘿嘿不欲饮食，心烦喜呕，或胸中烦而不呕，或渴，或腹中痛，或胁下痞硬，或心下悸、小便不利，或不渴、身有微热，或咳者，小柴胡汤主之。（《伤寒论·辨太阳病脉证并治中》）

3. 血弱气尽，腠理开，邪气因入，与正气相搏，结于胁下，正邪分争，往来寒热，休作有时，嘿嘿不欲饮食，脏腑相连，其痛必下，邪高痛下，故使呕也，小柴胡汤主之。服柴胡汤已，渴者属阳明，以法治之。（《伤寒论·辨太阳病脉证并治中》）

4. 得病六七日，脉迟浮弱，恶风寒，手足温，医二三下之，不能食而胁下满痛，面目及身黄，颈项强，小便难者，与柴胡汤，后必下重；本渴饮水而呕者，柴胡汤不中与也，食谷者哕。（《伤寒论·辨太阳病脉证并治中》）

5. 伤寒四五日，身热，恶风，颈项强，胁下满，手足温而渴者，小柴胡汤主之。（《伤寒论·辨太阳病脉证并治中》）

6. 伤寒，阳脉涩，阴脉弦，法当腹中急痛，先与小建中汤；不瘥者，小柴胡汤主之。（《伤寒论·辨太阳病脉证并治中》）

7. 伤寒中风，有柴胡证，但见一证便是，不必悉具。（《伤寒论·辨太阳病脉证并治中》）

8. 凡柴胡汤病证而下之，若柴胡证不罢者，复与柴胡汤，必蒸蒸而振，却复发热汗出而解。（《伤寒论·辨太阳病脉证并治中》）

9. 本太阳病不解，转入少阳者，胁下硬满，干呕不能食，往来寒热，尚未吐下，脉沉紧者，与小柴胡汤。（《伤寒论·辨少阳病脉证并治》）

10. 太阳病，十日以去，脉浮细而嗜卧者，外已解也。设胸满胁痛者，与小柴胡汤；脉但浮者，与麻黄汤。（《伤寒论·辨太阳病脉证并治中》）

11. 太阳病，过经十余日，反二三下之，后四五日，柴胡证仍在者，先与小柴胡汤；呕不止，心下急，郁郁微烦者，为未解也，与大柴胡汤下之则愈。（《伤寒论·辨太阳病脉证并治中》）

12. 妇人中风，七八日续得寒热，发作有时，经水适断者，此为热入血室。其血必结，故使如疟状，发作有时，小柴胡汤主之。（《伤寒论·辨太阳病脉证并治下》）

13. 伤寒五六日，头汗出，微恶寒，手足冷，心下满，口不欲食，大便硬，脉细者，此为阳微结，必有表，复有里也，脉沉，亦在里也。汗出为阳微，假令纯阴结，不得复有外证，悉入在里，此为半在里半在外也。脉虽沉紧，不得为少阴病。所以然

者，阴不得有汗，今头汗出，故知非少阴也，可与小柴胡汤。设不了了者，得屎而解。（《伤寒论·辨太阳病脉证并治下》）

14. 伤寒五六日，呕而发热者，柴胡汤证具，而以他药下之，柴胡证仍在者，复与柴胡汤。此虽已下之，不为逆，必蒸蒸而振，却发热汗出而解。（《伤寒论·辨太阳病脉证并治下》）

15. 阳明病，发潮热，大便溏，小便自可，胸胁满不去者，与小柴胡汤。（《伤寒论·辨阳明病脉证并治》）

16. 阳明病，胁下硬满，不大便而呕，舌上白苔者，可与小柴胡汤。上焦得通，津液得下，胃气因和，身濈然汗出而解。（《伤寒论·辨阳明病脉证并治》）

17. 阳明中风，脉弦浮大而短气，腹都满，胁下及心痛，久按之气不通，鼻干，不得汗，嗜卧，一身及目悉黄，小便难，有潮热，时时哕，耳前后肿，刺之小差，外不解。病过十日，脉续浮者，与小柴胡汤。（《伤寒论·辨阳明病脉证并治》）

18. 伤寒差以后，更发热，小柴胡汤主之。脉浮者，以汗解之；脉沉实者，以下解之。（《伤寒论·辨阴阳易差后劳复病脉证并治》）

19. 呕而发热者，小柴胡汤主之。（《伤寒论·辨厥阴病脉证并治》）

20. 产妇郁冒，其脉微弱，呕不能食，大便反坚，但头汗出。所以然者，血虚而厥，厥而必冒。冒家欲解，必大汗出。以血虚下厥，孤阳上出，故头汗出。所以产妇喜汗出者，亡阴血虚，阳气独盛，故当汗出，阴阳乃复。大便坚，呕不能食，小柴胡汤主之。（《金匮要略·妇人产后病脉证治》）

21. 治妇人在蓐得风，盖四肢苦烦热，皆自发露所为。若头痛，与小柴胡汤。（《备急千金要方》）

22. 此药，《伤寒论》虽主数十证，大要其间有五证最得当，服之必愈。一者身热，心中逆或呕吐者可服，伤寒此证最多，正当服小柴胡汤。若因渴饮水而呕者不可服，身体不温热者不可服，仍当识此；二者寒者，寒热往来者可服；三者发潮热可服；四者心烦胁下满，或渴或不渴，皆可服；五者伤寒已瘥后，更发热者可服。此五证。但有一证，更勿疑便可服，服之必瘥。若有三两证以上，更的当也。（《苏沈良方》）

23. 小柴胡汤，治男女诸热出血，血热蕴隆，于本方加乌梅。（《仁斋直指方论》）

24. 小柴胡非特为表里和解设，其于解血热、消恶血诚有功焉。盖伤寒发热一二日间，解撤不去，其热必至于伤血，不问男女皆然。小柴胡汤内有黄芩、柴胡，最行血热，所以屡获奇功。（《伤寒类书活人总括》）

25. 治夹岚嶂溪源蒸毒之气，自岭以南，地毒苦炎，燥湿不常，人多患此。其状血乘上焦，病欲来时，令人迷困，甚则发躁狂妄，亦有哑不能言者，皆由败血瘀心，毒涎聚于脾所致，于此药中加大黄枳壳各五钱。（《世医得效方》）

26. 疟发时，耳聋胁痛，寒热往来，口苦喜呕，脉弦者，名曰风疟，此方主之。（《医方考》）

27. 本方为脾家虚热、四时疟疾之圣药。（《伤寒来苏集》）

28. 胸胁苦满，心下痞硬，时时呕逆，口苦目眩，脉弦细，舌苔薄白，向边渐淡者，小柴胡之的证也。具此证者，无论有热无热，寒热往来与否，亦无论何种病，服小柴胡汤，无不效者。（《伤寒论今释》）

## 三、小柴胡汤的加减变化

1. 小柴胡汤，去人参、炙甘草，加枳实、大黄、芍药，名大柴胡汤（《伤寒论》），主治少阳阳明合病者。

2. 小柴胡汤，加桂枝、白芍，名柴胡桂枝汤（《伤寒论》），主治伤寒发热微恶寒，肢节烦疼，微呕，心下支结，外证未解者。

3. 小柴胡汤，去人参、半夏、生姜、大枣，加桂枝、干姜、天花粉、牡蛎，名柴胡桂枝干姜汤（《伤寒论》），主治伤寒胸胁满，微结，小便不利，渴而不呕，但头汗出，往来寒热，心烦者。

4. 小柴胡汤，去炙甘草，加龙骨、牡蛎、铅丹、桂枝、茯苓、大黄，名柴胡加龙骨牡蛎汤（《伤寒论》），主治伤寒胸满烦惊，小便不利，谵语，一身尽重，不可转侧者。

5. 小柴胡汤，去黄芩加黄连，亦名小柴胡汤（《口齿类要》），用于肝胆经风热侮脾土，唇口肿痛，或往来寒热，或日晡发热，或潮热身热，或怒而发热胁痛，甚至转侧不便，两胁痞满，或泻利咳嗽，或吐酸苦水。

6. 小柴胡汤，加栀子、牡丹皮，增强清热泻火、凉血散瘀之功，名加味小柴胡汤（《保婴撮要》），主治肝胆风热，发为疮疡，耳前后肿，或结核焮痛，发热恶寒，或寒热往来，或潮热晡热，口苦耳聋，或胸胁作痛，或月经不调。

7. 小柴胡汤，去人参、生姜、大枣合四物汤补血活血，名柴胡四物汤（《重订通俗伤寒论》），主治妊妇邪陷于足厥阴之肝络，寒热如疟，胸胁窜痛，至夜尤甚者。

8. 小柴胡汤，去半夏，加知母、当归、白芍以养血润燥、健脾益气，名柴胡知母汤（《万氏女科》），专治孕妇病疟。

9. 小柴胡汤，加栀子、茵陈蒿以清热利湿退黄，名柴胡加山栀子汤（《伤寒广要》），适用于发黄、口苦胸闷，心烦发热，或往来寒热，日晡小有潮热，或耳鸣胁痛。

10. 小柴胡汤，加桔梗，名柴胡桔梗汤（《成方切用》），专治春嗽。

（司美龙，刘志军，金　华）

# 第十节　吴茱萸汤考(《伤寒论》)

## 一、方药组成及方义

吴茱萸汤,是由吴茱萸、人参、生姜、大枣四味药组成。具有温胃暖肝、降逆止呕之功用,主要治疗胃气虚寒或肝寒犯胃之证。方以吴茱萸温胃暖肝祛寒、和胃降逆止呕为君药,生姜温胃散寒、和中止呕,重用为臣。君臣相配,散寒降浊之功益著。人参益气健脾养胃、扶中气之虚;大枣益气滋脾、甘缓和中,兼顾气津,既助人参补脾养胃,又制吴茱萸辛热燥烈,且与生姜相配,调和养胃,为佐药。四药相合,共奏温中补虚、暖肝和胃、降逆止呕之功。

## 二、临床应用考证

1.食谷欲呕,属阳明也。吴茱萸汤主之。得汤反剧者,属上焦也。(《伤寒论·辨阳明病脉证并治》)

2.少阴病吐利,手足逆冷,烦躁欲死者,吴茱萸汤主之。(《伤寒论·辨少阴病脉证并治》)

3.干呕,吐涎沫,头痛者,吴茱萸汤主之。(《伤寒论·辨厥阴病脉证并治》)

4.呕而胸满者,茱萸汤主之。(《金匮要略·呕吐哕下利病脉证治》)

## 三、吴茱萸汤的加减演变

1.吴茱萸汤,去大枣,加前胡、枳实、鳖甲、桔梗、焦槟榔,名延年半夏汤(《备急千金要方》),主治寒痰饮咳,若将方中前胡换为柴胡,则又治"肝寒犯胃"之胃脘痛,呕吐酸冷水。

2.吴茱萸汤,加附子,名吴茱萸加附子汤(《医方集解》),主治寒疝腰痛,牵引睾丸,尺脉沉迟。

3.《圣济总录》将本方又名人参汤,治心痛。

(何彦虎,刘志军,金　华)

# 第十一节　归脾汤考(《正体类要》)

## 一、方药组成及方义

归脾汤,是由黄芪、白术、当归、茯神、龙眼肉、远志、酸枣仁、木香、人参、甘草十味药组成。具有益气补血、健脾养心之功用,主治心脾气血两虚兼脾不统血之证。

方以人参"补五脏,安精神,定魂魄"(《神农本草经》),补气生血、养心益脾;龙眼肉补益心脾、养血安神,共为君药。黄芪、白术助人参益气健脾,当归助龙眼肉养血补心,共为臣药。茯苓、远志、酸枣仁宁心安神;木香理气醒脾,与补气养血药配伍,防滋腻碍胃,使补而不滞,俱为佐药。炙甘草益气补中、调和诸药,为佐使药,煎药之时可加以生姜、大枣调和脾胃,以滋化生。

## 二、临床应用考证

1.用心过度,阴血必受损耗,怔忡健忘,皆心血不足之故,生血者心,统血者脾,当握要以图之。归脾汤。(《南雅堂医案》)

2.脉细小,右寸涩,心下悸,痛甚喜按,得食少愈,大小便俱见清利,系虚痛之候,用归脾汤加石菖蒲治之。(《南雅堂医案》)

## 三、归脾汤的加减演变

1.归脾汤,加牡丹皮、山栀子,名加味归脾汤(《保婴撮要》),主治小儿因乳母忧思郁怒,胸胁作痛;或寒热惊悸无寐,或便血盗汗,疮口不敛。

2.归脾汤,加熟地黄,名黑归脾汤(《银海指南》),主治阴虚血少。

3.归脾汤,去茯神、龙眼肉,加茯苓、柴胡、山栀子,名加味归脾汤(《景岳全书》),主治脾经血虚发热之证。

(何彦虎,刘志军,金 华)

# 第十二节 小续命汤考(《备急千金要方》)

## 一、方药组成及方义

小续命汤,是由麻黄、防己、人参、黄芩、肉桂、甘草、芍药、川芎、杏仁、附子、防风、生姜十二味药组成。具有祛风散寒、益气温阳之功用,主治阳气不足、风中经络之证。

汪昂《医方集解·祛风之剂》首列此方,称其为"六经中风之通剂"。麻黄、杏仁,麻黄汤也,治太阳伤寒;桂枝、芍药,桂枝汤也,治太阳中风;此中风寒,有表证者所必用也。人参、甘草补气;川芎、芍药补血;此中风寒,气血虚者所必用也。风淫故主以防风,湿淫佐以防己,寒淫佐以附子,热淫佐以黄芩。病来杂扰,故药亦兼该也。全方依稀可见经典方剂麻黄汤、桂枝汤和四逆汤的影子。麻黄和桂枝祛风解表，发越在表之邪。生麻黄入肺经，宣阳而非发汗。煎煮药物时"先煎麻黄三沸去沫"只为祛除发汗之功，留取宣阳之效。"头为诸阳之会"，宣阳主要为宣通头部阳气。桂枝入心经，主要起到温通经络之功。中风病病位发展为由外及内，单独祛除表邪还不全面，需配合附子，直入少阴，搜逐在里之邪，不使内外交攻，正气立续，故名续命汤。

## 二、临床应用考证

1. 卒中风欲死，身体缓急，口目不正，舌强不能语，奄奄忽忽，神情闷乱，诸风服之皆验，不虚方令人。麻黄、防己、人参、黄芩、桂心、甘草、芍药、川芎、杏仁各一两，附子一枚，防风一两半，生姜五两。取汗，随人风轻重虚实也。有人脚弱，服此方至六七剂得瘥；有风疹家，天阴节变，辄合服之，可以防喑。一本云：恍惚者，加茯神、远志。如骨节烦疼，本有热者，去附子，倍芍药。（《备急千金要方》）

2. 中风冒昧，不知痛处，拘急不得转侧，四肢缓急，遗矢便利，此与大续命汤同，偏宜产后失血并老小人。（《备急千金要方》）

3. 风历年岁，或歌或哭或大笑，言语无所不及。（《备急千金要方》）

4. 吾尝中风，言语謇涩，四肢痿曳，处此方，日服四服，十日十夜，服之不绝，得愈。（《备急千金要方》）

## 三、小续命汤的加减演变

1. 小续命汤，倍麻黄、杏仁、防风，名麻黄续命汤（《素问病机气宜保命集》），治太阳中风，无汗恶寒。

2. 小续命汤，倍桂枝、芍药、杏仁，名桂枝续命汤（《素问病机气宜保命集》），治太阳中风，有汗恶风。

3. 小续命汤，加石膏、知母，倍甘草，名白虎续命汤（《素问病机气宜保命集》），治阳明中风，无汗身热，不恶寒。

4. 小续命汤，加葛根，倍桂枝、黄芩，名葛根续命汤（《素问病机气宜保命集》），治阳明中风，身热有汗，不恶风。

5. 小续命汤，倍附子，加干姜、甘草，名附子续命汤（《素问病机气宜保命集》），治太阴中风，无汗身凉。

6. 小续命汤，倍桂枝、附子、甘草，名桂枝续命汤（《素问病机气宜保命集》），治少阴中风，有汗无热。

7. 小续命汤，加羌活、连翘，名羌活连翘续命汤（《素问病机气宜保命集》），治中风六经混淆，系之于少阳厥阴，或肢节挛急，或麻木不仁。

8.小续命汤，去防风、防己、黄芩、附子、芍药、生姜，加当归、石膏、干姜，名古今录验续命汤（《金匮要略》），治中风痱，身不自收，口不能言，冒昧不知痛处，或拘急不能转侧。

9.小续命汤，去人参、防己、芍药、附子、防风、生姜、甘草，加石膏、当归、干姜、荆沥，名千金大续命汤（《备急千金要方》），通治五脏偏枯贼风。

（何彦虎，刘志军，金　华）

# 第十三节　半夏秫米汤考（《黄帝内经》）

## 一、方药组成及方义

半夏秫米汤，是由秫米、半夏二味药组成，助以甘澜水。具有祛痰和胃、化浊宁神之功用。

方中半夏交通阴阳、燥湿化痰、益脾和中；秫米甘温入脾，顾护中气、和胃安神、益阴气而利大肠。两药相合，同奏调中焦、和阴阳之功。

## 二、临床应用考证

1.今厥气客于五脏六腑，则卫气独卫其外，行于阳，不得入于阴，行于阳则阳气盛，阳气盛则阳跷满；不得入于阴，阴虚故目不瞑。

黄帝曰：善。治之奈何？伯高曰：补其不足，泻其有余，调其虚实，以通其道而去其邪，饮以半夏汤一剂，阴阳已通，其卧立至。（《灵枢·邪客》）

2.秫者，肺之谷也，肺病宜食之。故能去寒热，利大肠。大肠者肺之合，而肺病多作皮寒热也。千金治肺疟方用之，取此义也。灵枢经岐伯治阳盛阴虚，夜不得瞑，半夏汤中用之，取其益阴气而利大肠也，大肠利则阳不盛矣。（《本草纲目》）

## 三、半夏秫米汤的加减演化

1.半夏秫米汤，加茯苓，名半夏茯苓汤（《肘后备急方》），主治瘥复虚烦不得眠。眼中疼，懊憹。

2.半夏秫米汤，加生姜、黄芩、生地黄、远志、酸枣仁、茯苓，名半夏千里流水汤（《备急千金要方》），增强了泄热安神的作用，主治胆腑实热，精神不守。

3.半夏秫米汤，加人参、桂心、甘草、麦冬、茯苓、酸枣仁、黄芩、远志、生姜、草薢，名千里流水汤（《备急千金要方》），具有增强补虚安神的作用，主治胆虚寒之虚烦不得眠。

4.半夏秫米汤，加黄芩、生地黄、远志、酸枣仁、赤茯苓，名半夏汤方（《圣济总录》），主治胆热精神不守，昏困多睡。

5. 半夏秫米汤，加赤茯苓、酸枣仁、黄芩、远志、生姜，人参、桂枝、炙甘草、麦冬，名半夏茯苓汤（《圣济总录》），主治胆瘅，即胆虚气病，症见谋虑不决，胆气上溢，虚热口苦，神思不爽。

6. 半夏秫米汤，以糯米易秫米，加人参、桂心、炙甘草、麦冬、萆薢、茯苓、酸枣仁、远志、黄芩，名温胆汤（《三因极一病证方论》），主治胆虚寒证，症见眩厥足痿，指不能摇，躄不能起，僵仆，目黄失精，虚劳烦扰，因惊胆慑，奔气在胸，喘满浮肿，不睡。

7. 半夏秫米汤，加白芍、桂枝、炙甘草、生姜、大枣，名半夏桂枝汤（《温病条辨》），主治饮退则寐，舌滑，食不进者。

（叶路亮，刘志军，金　华）

# 第十四节　胸痹九方考（《金匮要略》）

## 一、方药组成及方义

1. 瓜蒌薤白白酒汤，由瓜蒌实、薤白、白酒组成，具有通阳散结、行气祛痰之功用。方以瓜蒌实为君，理气宽胸、涤痰散结，该药擅长利气散结以宽胸，并可稀释软化稠痰以通胸膈痹塞。薤白为臣，通阳散结、行气止痛。因本品辛散苦降、温通滑利，善散阴寒之凝滞、行胸阳之壅结，故为治胸痹之要药。瓜蒌实配伍薤白，既祛痰结，又通阳气，相辅相成，为治疗胸痹的常用对药。佐以白酒，辛散温通、行气活血，既轻扬上行而助药势，又可加强薤白行气通阳之力。

2. 瓜蒌薤白半夏汤，由瓜蒌实、薤白、半夏、白酒组成，具有行气解郁、通阳散结、祛痰宽胸之功用。方以瓜蒌实清热化痰、宽胸散结；半夏辛散消痞、化痰散结，瓜蒌实配半夏，化痰消痞；二药相配，相辅相成，化痰消痞、宽胸散结之功显著；薤白辛温通阳、豁痰下气、理气宽胸，白酒通阳，可助药势。

3. 枳实薤白桂枝汤，由枳实、薤白、桂枝、川厚朴、瓜蒌组成，具有通阳散结、祛痰下气之功用。方以瓜蒌味甘性寒入肺，涤痰散结、开胸通痹；薤白辛温，通阳散结、化痰散寒，能散胸中凝滞之阴寒、化上焦结聚之痰浊、宣胸中阳气以宽胸，乃治疗胸痹之要药，共为君药。枳实下气破结、消痞除满；厚朴燥湿化痰、下气除满，二者同用，共助君药宽胸散结、下气除满、通阳化痰之效，均为臣药。佐以桂枝通阳散寒、降逆平冲。诸药配伍，使胸阳振、痰浊降、阴寒消、气机畅，则胸痹而气逆上冲诸症可除。

4. 人参汤，由人参、甘草、干姜、白术组成。具有温中祛寒、健脾益气之功用。

方以甘草干姜汤加人参、白术而成，故治心下痞硬、吐涎沫、呕逆、小便不利者。

5.茯苓杏仁甘草汤，由茯苓、杏仁、甘草组成。具有治疗胸痹、胸中气塞、短气之功用。方以茯苓作用于中焦，可健脾化痰逐中焦之水，平上冲之气；杏仁作用于上焦，逐胸中之水，降肺之逆气，又可开胸散结；甘草缓中健脾，使水饮去而肺气利。诸药合用，共奏健脾化痰之功。

6.橘枳姜汤，由橘皮、枳实、生姜组成，具有行气化饮、和胃降逆之功用。方以重用橘皮宣通气机、理气和胃；枳实消痰下气；生姜温阳散饮、和胃降逆。三药合用，能使气行饮消。

7.薏苡附子散，由薏苡仁、大附子（炮）组成。具有温经散寒、除湿止痛之功用，方以附子温经止痛，薏苡仁除湿宣痹，可以缓解筋脉拘挛之效，与附子合用，共奏缓解疼痛之功。

8.桂枝生姜枳实汤，由桂枝、生姜、枳实组成。具有温阳化饮、下气降逆之功用。方以桂枝温化通阳为主，痞塞，以行气破滞通药和之，枳实清痞下气为辅，而生姜既能和胃止呕，又能温散水气，三药合用共奏通阳化饮，降逆理气之功。

9.乌头赤石脂丸，由蜀椒、乌头（炮）、附子（炮）、干姜、赤石脂组成，具有逐寒止痛之功用。方以乌头、干姜、附子、蜀椒温中散寒而止痛，赤石脂敛气血而养心，故本方治心痛剧甚而陷于阴寒虚证者。

## 二、临床应用考证

1.胸痹之病，喘息咳唾，胸背痛，短气，寸口脉沉而迟，关上小紧数，瓜蒌薤白白酒汤主之。（《金匮要略·胸痹心痛短气病脉证治》）

2.胸痹不得卧，心痛彻背者，瓜蒌薤白半夏汤主之。（《金匮要略·胸痹心痛短气病脉证治》）

3.胸痹心中痞，留气结在胸，胸满，胁下逆抢心，枳实薤白桂枝汤主之；人参汤亦主之。（《金匮要略·胸痹心痛短气病脉证治》）

4.胸痹，胸中气塞，短气，茯苓杏仁甘草汤主之，橘枳姜汤亦主之。（《金匮要略·胸痹心痛短气病脉证治》）

5.胸痹缓急者，薏苡附子散主之。（《金匮要略·胸痹心痛短气病脉证治》）

6.心中痞，诸逆心悬痛，桂枝生姜枳实汤主之。（《金匮要略·胸痹心痛短气病脉证治》）

7.心痛彻背，背痛彻心，乌头赤石脂丸主之。（《金匮要略·胸痹心痛短气病脉证治》）

## 三、胸痹九方的加减演化

### （一）瓜蒌薤白白酒汤的加减演化

1. 瓜蒌薤白白酒汤，去薤白、白酒，加竹茹，名瓜蒌汤（《伤寒总病论》），主治病未痊愈复后劳动，致热气攻胸，手足拘急，搐搦如中风状等症。

2. 瓜蒌薤白白酒汤，去薤白、白酒，加粉甘草、红花。名瓜蒌散（《医学心悟》），主治肝气躁急而胁痛，或发水疱。

3. 瓜蒌薤白白酒汤，去薤白、白酒，加枳实、桔梗、茯苓、贝母、陈皮、黄芩、栀子、当归、砂仁、木香、甘草、生姜，名瓜蒌枳实汤（《万病回春》），主治痰结咳吐不出，胸膈作痛，不能转侧；或痰结胸膈满闷，痰迷心窍不能言语者。

4. 瓜蒌薤白白酒汤，去白酒、薤白，加枳壳、半夏、桔梗，名瓜蒌实丸（《重订严氏济生方》），主治胸痞，症见胸痛彻背、喘急憋闷等。

### （二）瓜蒌薤白半夏汤的加减演化

1. 虚象明显者，加黄芪、当归、党参。
2. 腹胀满，肠有积气者，加厚朴、香附、大腹皮、半夏等。
3. 痰饮阻塞气机，引起气滞血瘀者，加香附、丹参、赤芍、红花、桃仁、降香等，以增强行气活血之功。

### （三）枳实薤白桂枝汤的加减演化

1. 枳实薤白桂枝汤，枳实易枳壳，名瓜蒌汤（《妇人大全良方》），主治胸痹疼痛，痰迷，心膈不利。

2. 枳实薤白桂枝汤，去薤白、瓜蒌、桂枝，加大黄、甘草、桂心，名枳实汤（《重订严氏济生方》），主治腹胀发热，大便秘结。

### （四）人参汤的加减演化

1. 人参汤加陈皮、茯苓，名补中汤（《易简方》），主治泄泻。

2. 人参汤，加桂枝，名桂枝人参汤（《伤寒论》），主治太阳病外证未除，而大便利下不止，心下痞硬，表里不解之协热利。

3. 人参汤，加附子，名附子理中汤（《奇效良方》），主治犯寒湿之气，人事不省，腹痛自利者，或用于手足厥冷。

4. 人参汤，去白术、人参，加附子，名四逆汤（《伤寒论》），主治太阴病，伤寒自利，不渴；或霍乱吐下，心腹痛，手足厥冷。

5. 人参汤，加青皮、陈皮，名治中汤（《三因极一病证方论》），主治太阴伤寒，手足温，自利不渴，腹满时痛，咽干，其脉尺寸俱沉细。

### （五）茯苓杏仁甘草汤的加减演化

1. 茯苓杏仁甘草汤，加人参、厚朴、干姜、黄芪、桂心、当归、川芎、干地黄，名茯苓丸（《外台秘要方》卷六引《删繁方》），主治下焦虚寒损，腹中瘀血，令人喜忘，不欲闻人声，胸中气塞而短气。

2. 茯苓杏仁甘草汤，去杏仁，加人参、干姜、桂心、远志，名茯苓安心汤（《外台秘要方》卷六引《删繁方》），主治上焦虚寒，精神不守，泄下便利，语声不出。

### （六）橘枳姜汤的加减演化

1. 橘枳姜汤，去生姜，加白术，名橘皮枳术丸（《内外伤辨惑论》），主治老幼元气虚弱，饮食不消，或脏腑不调，心下痞闷。

2. 橘枳姜汤，去生姜，加半夏、白术，名橘半枳术丸（《医学入门》），主治饮食伤脾，停积痰饮，心胸痞闷。

### （七）薏苡附子散的加减演化

1. 薏苡附子散，去薏苡仁，加大黄、细辛，名大黄附子汤（《金匮要略》），主治寒积里实之证，多用于腹痛便秘、胁下偏痛、发热、手足厥冷等。

2. 薏苡附子散，加败酱草，名薏苡附子败酱散（别名附子汤，《圣济总录》），主治腹无积聚，身无热。用于肠痈，如急慢性阑尾炎、右下腹疼痛等。

### （八）桂枝生姜枳实汤的加减演化

桂枝生姜枳实汤，去枳实，桂心易桂枝，加胶饴，名桂心三物汤（《备急千金要方》），主治心下痞，诸逆悬痛。

### （九）乌头赤石脂丸的加减演化

1. 乌头赤石脂丸，去赤石脂，加细辛、芍药、甘草、秦艽、桂心、茯苓、防风、当归、独活、大枣，名乌头汤（《备急千金要方》），主治风冷脚痹疼痛，挛弱不可屈伸者。

2. 乌头赤石脂丸，去乌头、附子、赤石脂，加人参，名大建中汤（《金匮要略》），主治中阳衰弱，阴寒内盛之脘腹剧痛证。

（叶路亮，刘志军，金　华）

## 第十五节　柴胡疏肝散考（《医学统旨》）

### 一、方药组成及方义

柴胡疏肝散，是由柴胡、陈皮、川芎、香附、枳壳、芍药、甘草七味药组成，具有疏肝行气、活血止痛之功用。

本方是四逆散加陈皮、川芎、香附而成。方以柴胡疏肝解郁为君，香附疏肝解郁、理气止痛，川芎行气活血为臣，陈皮理气行滞和胃，枳壳理气宽中消胀，芍药、甘草养血柔肝、缓急止痛。

### 二、临床应用考证

1. 胁痛。（《证治准绳·类方》）

2. 胁肋疼痛，寒热往来。（《景岳全书》）

3. 肝实胁痛，不得转侧，喜太息。（《医钞类编》）

4. 胁痛，因怒气郁者，痛而胀闷，不得俯仰，脉弦。（《内科概要》）

5. 肝气左胁痛。（《医医偶录》）

### 三、柴胡疏肝散的加减演化

1. 柴胡疏肝散，加山栀子、煨姜，名柴胡疏肝散（《张氏医通》）。主治怒火伤肝，胁痛，血菀于上，呕血，脉弦数者。

2. 柴胡疏肝散，去川芎，加黄芩、半夏、白茯苓、延胡索，名柴胡疏肝散（《医学传灯》）。主治痞块，痛无形质，不时而发者，非痃即癖。

（祁尚文，刘志军，金　华）

## 第十六节　镇肝熄风汤考（《医学衷中参西录》）

### 一、方药组成及方义

镇肝熄风汤，是由怀牛膝、代赭石、生龙骨、生牡蛎、生龟板、芍药、玄参、天冬、川楝子、生麦芽、茵陈、甘草十二味药组成，具有镇肝息风、滋阴潜阳之功用。

方以怀牛膝引血下行、补益肝肾；代赭石质重沉降，镇肝降逆；龙骨、牡蛎、龟甲益阴潜阳、镇肝息风；茵陈、川楝子、麦芽清泄肝热、疏肝理气；生麦芽能和胃安中，以防介类、金石之品碍胃之弊；玄参、天冬滋水以涵木而清热，芍药养阴柔肝，甘草调和诸药。

## 二、临床应用考证

治内中风证（亦名类中风，即西人所谓脑充血证），其脉弦长有力（即西医所谓血压过高），或上盛下虚，头目时常眩晕，或脑中时常作疼发热，或目胀耳鸣，或心中烦热，或时常噫气，或肢体渐觉不利，或口眼渐形歪斜，或面色如醉，甚或眩晕，至于颠仆，昏不知人，移时始醒，或醒后不能复原，精神短少，或肢体痿废，或成偏枯。（《医学衷中参西录》）

## 三、镇肝熄风汤的加减演化

1.镇肝熄风汤，去牛膝、龟甲、麦芽、茵陈、甘草，加宣木瓜、钩藤，名镇肝熄风汤（《中医妇科治疗学》），主治肝风内动，产后时有发热，头目晕眩而筋惕，忽然四肢抽动，牙关紧闭，口眼歪斜，不省人事，面色时红时白，舌淡红，苔黄，脉数。

2.镇肝熄风汤，去龟甲、玄参、天冬、川楝子、麦芽、茵陈、甘草，加怀山药、生怀地黄、柏子仁，名建瓴汤（《医学衷中参西录》）。主治肝肾阴虚，肝阳上亢证。症见头目眩晕，耳鸣目胀，健忘，烦躁不宁，失眠多梦，脉弦而长。

（祁尚文，刘志军，金　华）

# 下篇　各论

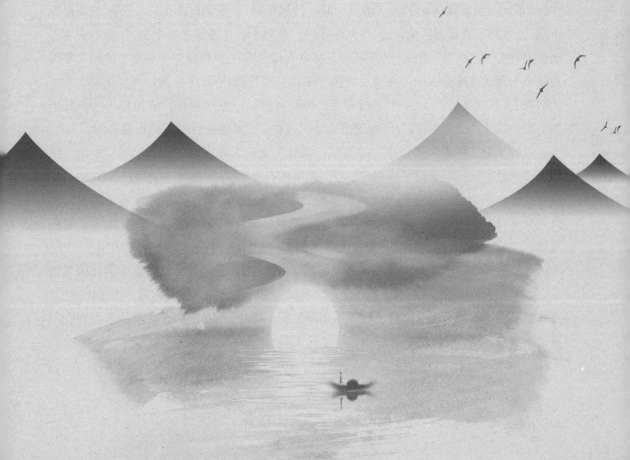

# 第七章 高血压

高血压是一个由许多病因引起的处于不断进展状态的心血管综合征，是遗传易感性和环境因素相互作用的结果，其中，原发性高血压（essential hypertension）占高血压 95% 以上。现阶段研究认为其发病机制与交感神经系统活性亢进、肾素 – 血管紧张素 – 醛固酮系统（RAAS）激活、肾性水钠潴留、胰岛素抵抗等有关。

## 一、经典回顾

中医学无"高血压"之名，根据其临床证候及特点，可归属于中医学"眩晕""头痛"等范畴；有学者也提出"脉胀"作为中医病名。《中医临床诊疗术语》将高血压定名为"风眩"。

《素问·至真要大论》云"诸风掉眩，皆属于肝"，强调肝阳上亢，肝风内动而发本病。《素问·通评虚实论》云："头痛耳鸣，九窍不利，肠胃之所生也。"提出头痛等疾患的发生与"肠胃"相关。《素问·五常政大论》云："木曰发生……发生之纪，是谓启陈……其动掉眩巅疾……其经足厥阴少阳，其脏肝脾。"肝脾失调是高血压发生常见的病机。《灵枢·五乱》云："五行有序，四时有分……卫气逆行，清浊相干……乱于头，则为厥逆，头重眩仆。"气血逆乱，清窍被扰，这是高血压发生的重要机制。

张仲景对"眩晕"的认识，主要从"痰饮"立论，并提出太阳、阳明、少阳、厥阴均有头痛之征。李东垣则认为"眩晕"偏重虚与痰，《兰室秘藏·头痛门》中云："增以吐逆、食不能停、痰唾稠黏，涌出不止，眼黑头旋，恶心烦闷……则重虚其胃，而痰厥头痛作矣"。朱丹溪倡"无痰不作眩"之说，辨证尤其强调以"痰"为主，兼顾气虚、夹火、夹湿等。叶天士《临证指南医案·中风》提出："内风乃身中阳气之变动……更有风木过动，中土受戕，不能御其所胜。"此将肝风与脾胃联系。黄元御《四圣心源》中云："木生于水而长于土，土气冲和，则肝随脾升，胆随胃降，木荣而不郁。土弱而不能达木，则木气郁塞，肝病下陷而胆病上逆。"并进一步指明："脾升则胃肝亦升，故水木不郁；胃降则心肺亦降，故金火不滞……以中气之善运也。"

## 二、病因病机

本病主要由于饮食失节、情志内伤、劳倦虚损等因素导致脏腑阴阳失调，气血逆乱，痰瘀交阻而发。

### （一）病因

#### 1. 饮食失节

过食肥甘，饥饱失常，酒饮失度，损伤脾胃，脾失健运，酿生痰浊，上蒙清窍，导致本病发生。此外，《素问·生气通天论》还指出："味过于咸，大骨气劳，短肌，心气抑。"《素问·五脏生成》也强调："多食咸，则脉凝泣而变色。"

#### 2. 情志内伤

唐容川《血证论》指出"肝属木，木气冲和条达，不致遏郁，则血脉得畅"。厥阴肝木，体阴用阳，具刚柔曲直之性，能斡旋敷布一身之阴阳气血。若情志失调，过度忧思、恐惧紧张，以及情绪波动皆可伤肝，致使机体阴阳失衡，脾胃气血化生功能失调，就会导致本病的发生。

#### 3. 劳倦虚损

张景岳《景岳全书·杂证谟·眩运》指出："眩运一证，虚者居其八九，而兼火兼痰者，不过十中一二耳。"久病和过劳可伤及后天之本之脾胃，阴阳平衡失调，脏腑功能紊乱，发生本病。周之干《慎斋遗书》卷九总结："头晕有肾虚而阳无所附者，有血虚火升者，有脾虚生痰者，有寒凉伤其中气，不能升发，故上焦元气虚而晕者，有肺虚肝木无制而晕者。"

### （二）病机

病位涉及肝、肾、脾，与心脑关系密切。高血压病病性虽有虚实之分，但多虚中夹实，本虚标实。

气机升降异常是高血压病机关键。《黄帝内经》基于天人相应提出气机升降理论。自然界气象因素是造成人体气机升降异常进而血压升高的重要诱因，气象因素与高血压发病有密切关系。《素问·六微旨大论》云："升已而降，降者谓天；降已而升，升者谓地。天气下降，气流于地；地气上升，气腾于天。故高下相召，升降相因，而变作矣。"《素问·刺禁论》也说："肝生于左，肺藏于右，心部于表，肾治于里，脾为之使，胃为之市。"《黄帝内经》强调了气机升降的方式及其在病理生理中的重要性，脏腑通过气机升降而调理气血运行，升降有序，气血和畅，是正常生命活动的保证。《素问·方盛衰论》云"气上不下，头痛巅疾。"吴达《医学求是》更是明确指出"明乎脏腑阴阳升降之理，凡病皆得其要领"。高血压临床常见的眩晕、头痛症状，其实都是气机当升不升，当降不降所致。周学海《读医随笔》中特别指出："内伤之病，多病于升降。"高血压病机基础是脏腑功能失调，其关键是气机升降异常。

已有多项大规模的高血压证候流行病学调查研究发现，高血压的常见证型为肝阳上亢、阴虚阳亢、肝肾阴虚、肝风上扰、痰浊中阻、瘀血阻络等，并认识到高血压的易患性病理体质主要是阴虚（阳亢）质和痰湿质；对本病证型演变的一般性规律的认识也逐渐趋于一致，即阳亢→阴虚阳亢→阴阳两虚→阳虚，痰湿、瘀血可见于疾病的不同发展阶段。细究各常见证型，无不与气机升降异常有关。实际上，气机升降失常也是高血压并发症出现的根本原因。

## 三、名医经验

### （一）路志正——重视脾胃，燮理升降

国医大师路志正行医七十余载，对"眩晕"的论治以脾胃为中心，结合气机升降理论，辨证论治，主次突出，反映了其"持中央、运四旁、怡情志、调升降、顾润燥、纳化常"的重要学术思想。

路志正认为高血压的病机关键在于"升降失常"。盖此类患者多为老年，虚为病之本，然阴虚则阳亢化风、生火夹痰、上扰清空，则升之太过、降之不及；若阳气虚衰、鼓动无力，则五脏精华之血、六腑清阳之气不能上荣，故升之不及、降之太过。临证常权衡升降何者太过、何者不及，太过者抑之、不及者扶之，燮理升降，以归于衡。脾胃为气机升降之枢轴，是升降动力之源，故其在高血压的辨治方面，提出欲调升降，首重脾胃，只有中气健旺，气机方能运转如枢、升降自如。

### （二）邓铁涛——五脏相关，从脾论治

国医大师邓铁涛认为高血压病位不独在肝，提出"五脏相关"理论。高血压中期其认为应"从脾论治"，主要表现为脾胃气虚、痰浊上扰。脾胃气虚是指中气虚弱，导致气的推动、温煦等功能衰退，津液的生成、输布失常而痰浊泛生；痰饮的形成与多个脏腑相关，而主要是脾失健运，水湿内生，遂上扰清窍。此类患者临床多见头晕、头痛、胸闷、气短、纳差，或恶心、呕吐痰涎，舌胖边有齿痕、苔白腻、脉弦细滑等表现，多属本虚标实之证。其认为除痰必先理脾，健脾必用补气，临床常用半夏白术天麻汤或赭决七味汤；半夏白术天麻汤出自《医学心悟》，方中半夏、白术、茯苓燥湿化痰、健脾益气，姜枣调和脾胃；而赭决七味汤乃其用六君子汤合黄芪、代赭石、决明子之组方，以健脾益气、补气除痰、降逆平肝；上述均体现了重视脾胃之学术思想。

#### （三）蒲辅周——温阳镇水，健脾化痰

蒲辅周在辨治高血压病时认为阳虚水逆、水湿痰饮是其主要病机之一。《金匮要略·痰饮咳嗽病脉证并治》曰："心下有支饮，其人苦冒眩。"可见痰饮是眩晕发病的主要病因之一；《丹溪心法·头眩》曰"无痰则不作眩"，进一步阐述了痰饮是眩晕的重要致病因素。蒲辅周认为肥甘厚味、饮食不节，脾胃损伤，中气虚损，脾为湿困，聚湿成痰，蒙蔽清窍，发为眩晕。临床辨证论治宜温阳镇水、健脾化痰，方以真武汤加味：茯苓、生白术、白芍、附片、生姜、法半夏、龙骨、牡蛎。待眩晕等症状改善，后以原方加五味子、龟甲、橘红、白芥子养阴化痰之品，以巩固善后，方中半夏燥湿化痰，虽与附片（辛温通阳，擅长祛阴寒痰饮）相反，依据病情需要，却能引起相反相成之功用，这体现其临床善用药对；方中茯苓、白术、生姜健脾化痰。纵观组方用药，平中见奇、正邪兼顾，充分体现了其注重脾胃之辨证论治思想。

### 四、常用方药脾胃思想探析

镇肝熄风汤系张锡纯专为因肝肾阴亏、肝阳暴张、阳化风动、血随气逆上冲所致之"类中风"而设，然《医学衷中参西录》首篇即引《易经》中的"至哉坤元，万物资生"，以阐明脾胃是一身之坤；他又引黄元御之言"欲治肝者，原当升脾降胃，培养中宫，俾中宫气化敦厚，以听肝木之自理，即有时少用理肝之药，亦不过为调理脾胃剂中辅佐之品"，阐明肝胆气机疏调有赖于脾胃升降正常，在治疗上提出升脾降胃而肝气自和平、实脾即所以理肝也之观点，而《素问·通评虚实论》指出的"头痛耳鸣，九窍不利，肠胃之所生也"，也为具有"头痛耳鸣"症状的高血压病从脾胃论治提供了依据。

该方重用归肝肾经之牛膝，辛行苦降而活血祛瘀、引血下行，质润而滋肝肾。生赭石苦寒，质重沉降，主入肝经，能重镇肝气，使气不逆则血不逆上；生龙骨、生牡蛎、生龟甲为水中之物，得阴气最厚而咸寒入心肝肾经，滋阴潜阳、平肝安神，助君药滋潜制亢阳；玄参、天冬、白芍为阴柔性寒之品，玄参、天冬甘苦微咸归肾经，助君药滋肾以制阳，白芍苦酸入肝，助生赭石平抑肝阳。肝阳上亢则肝气有余化火，佐茵陈、川楝子、麦芽清泄肝阳有余、条达肝气郁结，甘草调和诸药，合麦芽益胃和中，防重坠之品伤胃。

**1. 升降相宜，引气血下行**

镇肝熄风汤中重用牛膝（一两）引上逆之血下行并以之为君，《本草正义》中载"牛膝，疏利泄降，所主皆气血壅滞之病"，张氏认为"牛膝，原为补益之品，而善引气血下注，是以用药欲其下行者，恒以之为引经"。故既能引血下行，又能补肝肾，行而有补，其性下行则能引血下行，为治标之主药。重用代赭石（一两）镇冲降逆，平

抑上冲气火，且张氏善用代赭石，认为"其重坠之力能引胃气下行，一也，既能引胃气下行，更能引胃气直达肠中以通大便，二也，因其饶有重坠之力，兼能镇安冲气使不上冲"，并认为："惟用药镇敛肝火，宁熄内风，将其上冲之气血引还，其证犹可挽回"，用药则"惟佐以赭石，则下达之力速，上逆之气血即可随之而下"，体现了六腑以降为顺之意，是治疗脑卒中之佳品，二者合用镇冲降胃、引血下行，使肝宁风息。

**2. 欲降先升，调中焦气机**

张锡纯指出："身之气化原左升右降，若但知用赭石降胃，不知用麦芽升肝，久之肝气将有郁遏之弊。"麦芽虽为脾胃之药，但实善疏肝气，故方中用麦芽（二钱）升发肝气，使全方升降相宜，体现出人身之气左右回旋，斡旋全身。其方中多为一些重镇降逆之品，而肝为将军之官，中寄相火，且为刚脏，喜条达恶抑郁，若用药强制，则会激动其反动力也，故方中用小剂量的茵陈（二钱），清肝胆脾胃之热，顺肝木之性，与川楝子合用，折其反动之力，防肝火上蹿横逆之弊，体现张氏"有时少用理肝之药，亦不过为调理脾胃剂中辅佐之品"的思想。

**3. 佐金平木，以镇制肝气**

张锡纯认为，中风"实由肝木之气过升，肺金之气又失于肃降，则金不制木，肝木之横姿遂上干心脏"。张元素认为："玄参，乃枢机之剂，管领诸气上下，肃清而不浊，风药中多用之。"《本经疏证》曰："盖麦门冬之功，在提曳胃家阴精，润泽心肺，以通脉道，以下逆气，以除烦热……"方中用玄参（五钱）联合麦冬以清肺气并使之下行，则自能镇制肝木。此外，二者合用还能滋阴清热、壮水涵木、运转中轴。

**4. 补益肝肾，治病求于本**

镇肝熄风汤证体现了一派上盛下虚之象，而上盛下虚之"枢轴"在中宫，其发病之本在于肝肾阴虚，方中以牛膝补肾培本、引血下行，生龙骨收摄浮越上亢阳气，生牡蛎其性自下而上，因此，具有潜降之力，三者与代赭石合用，能使上浮之阳下降，下济肾阴，且牡蛎、龟甲为水中之物，阴气最厚，具有滋阴潜阳平肝之功，故能助君药滋潜制亢阳。芍药收敛上焦浮越之热，使其下行自小便出，诸药合用，使阴阳归于平衡。诸药合用标本兼治，重镇降逆、升降结合、治本缓图，善理法而统理万机，可谓应非常之变而千变，一张方解，句句不离脾胃，其顾护脾胃之心悄然跃于纸上。

## 五、难点与对策

西药治疗虽可有效地控制血压升高，但不能理想地改善症状、逆转靶器官损害。中医药治疗本病不在于单纯降血压，重点在于调整机体阴阳的平衡，以期从根本上解除高血压发生发展的内在原因。因此，在辨证论治的基础上，如何开展和利用有效复方、古方及单味降压药，为临床辨证论治组方用药提供依据，提高治疗效果，预防和逆转靶器官损害，已成为当前需要解决的主要问题。

## （一）如何通过"脾胃"理论提高中医药降压疗效

高血压临床治疗，西药的长期、终身用药是目前主要现状，结合中医辨证论治，对慢性病的长期治疗需"时时顾护脾胃"，高血压亦如此。如何应用"脾胃理论"，发挥中药宏观调理、维持整体健康、减少不良反应，是目前研究的热点，也是临床研究中一个亟待解决的问题。目前针对单味中药降压研究较多，经药理学证明具有降压作用，且体现"顾护脾胃"思想的中药中，具有利尿作用的中药有泽泻、茯苓、猪苓等，功可健脾利水，也可消减应用钙拮抗剂患者的水肿；具有钙拮抗剂作用的中药有白芷、薏苡仁、葶苈子、川芎等；具有影响 ACEI 样作用的中药有黄芪、山楂、法半夏、青木香、降香等；而对于降压药物引起的胃肠道不良反应的患者，可以辨证应用香砂六君子汤等方药消除或减轻其胃肠道等不良反应。因此，围绕"脾胃"理论，结合中医辨证论治，开展方剂、药物的实验研究，为筛选、发掘有效降压药物提供一定的依据。

## （二）如何应用"脾胃理论"发挥中医药在保护靶器官方面的作用

高血压临床治疗，血压达标是目的，心脑肾获益是根本。如何防治高血压病靶器官的损害成为当前研究的难点、热点之一。

中医药虽然在降压疗效方面不如西药理想，但在改善临床症状和保护靶器官方面具有一定的优势，经过对古方及经典理论的研究，应用"脾胃理论"发挥中医药在保护靶器官方面的研究具有广泛的前景和机遇。李东垣云："百病皆由脾胃衰而生。"故从根本上说，高血压各类并发症的出现与"脾胃"相关。高血压导致心脏重构可造成左室肥厚，也是心力衰竭的主要病因，常合并冠状动脉粥样硬化和微血管病变。从五行生克来看，脾土与心火是母子关系，临床可见母病及子、子盗母气；从经络来看，胃经与心经相通，胃之大络曰虚里，而虚里"出于左乳下，其动应衣，脉宗气也"；脉以胃气为本，胃为水谷之海，有胃气则生，无胃气则死，故脾胃直接影响心脉。脾运失健，聚湿生痰；生气无源，血行无力，于是痰瘀交阻、心脉凝滞，而见胸闷、心痛之症。痰瘀是动脉粥样硬化性疾病的病理基础，久延不除，正气受戕，二者互生互化，贯穿疾病始终。久病阳衰，水气凌心犯肺，可见咳喘、水肿、倚息难以平卧之心力衰竭。高血压是中风最直接的独立危险因素。中风病理因素虚（阴虚、血虚）、火（肝火、心火）、风（肝风、外风）、痰（风痰、湿痰）、气（气逆、气滞）、血（血瘀）六端无不是气机升降失宜所致。吴崑在《医方考·中风门》强调"浊邪风涌而上，则清阳失位而倒置矣，故令人暴仆"，认为阴阳异位、升降失常是导致中风的原因。升降失常仍与"脾胃"相关，肝体阴而用阳，主动、主升，赖肾水以涵之，肺金清肃之令以平之，中宫之土气以培之，则刚劲之质，得为柔和之体，遂其条达畅茂之性。若是中虚阴血不生，滋养失职，则阳亢风生；或者土弱水亏，水不涵木，相制失约；又或肝阳素旺，横逆犯脾，内生痰浊，肝风夹痰，上蒙清窍，中风危象已示。

慢性肾功能衰竭是长期高血压的严重后果之一。高血压引起的肾脏并发症发生率约40%，且发生于高血压后5～10年。脾为后天之本，肾为先天之本，脾阳根于肾阳。脾胃损伤，健运失职，清阳不升，胃不降浊，肾精日耗，开阖失司，枢机不利，浊阴不降，独聚于下，湿毒弥漫。《灵枢·百病始生》云"清湿则伤下"，脾受湿困，不能制水输布，水湿独归于肾，肾阳衰败，肾失泄浊而留浊，浊毒内闭，而致肾衰。有研究表明，湿浊内蕴是慢性肾功能衰竭患者的共同特征，各种原发病均可出现湿浊内蕴证的临床表现，但从湿浊内蕴证在不同原发病中症状分布、出现概率和症状积分看，高血压肾损害组最为常见。"湿浊"的产生与治疗离不开"脾胃"。因此，高血压常见并发症发生的机制与"脾胃"密切相关。

## 六、本病从脾胃论治基础分析

从转化医学的角度，揭开高血压作为多种心脑血管疾病基础的关键，探索多重干预的共同靶点，更深入地发现和证明高血压的病因与机制，进而优化临床治疗决策，是目前研究的主要目标之一。

既往研究提示，胃肠激素与胃酸调节和胃肠运动密切相关。新近的研究证明，激素作用除经典途径外，还具有通过神经途径（主要是迷走神经）起作用，可直接作用于中枢神经系统、参与调节机体能量平衡的新特点。由血液所携带的胃肠激素是胃肠道向脑内传递的重要化学信号，可通过脑干的最后区直接入脑。遗传与环境因素或许通过胃肠激素途径影响血压，胃肠激素变化可能为高血压发病机制之一。消化器官与心脏之间存在交叉的神经反射；心脏、消化系统同由自主神经支配，痛觉主要经交感神经传导，两者的痛觉纤维和胸部躯体组织的痛觉纤维在中枢神经系统内有时彼此会发生重叠交叉，并汇聚于相同脊髓节段的同一神经源而分享共同的传导通路。另外，位于脑干正中缝两侧的细胞群——中缝核，其具有特殊的功能，研究发现，中缝核对消化道的调节主要是对咀嚼和吞咽动作及胃运动调节，对心血管活动的调节作用主要是影响基础血压和应激性反应。这说明，血压与胃肠运动具有相关性，且有一定的解剖基础。心房钠尿肽（ANP）主要由心房肌细胞分泌，研究发现消化道不同部位存在不同亚型不同量的心房钠尿肽及其受体，心房分泌绝大部分的心房钠尿肽，胃肠道也存在多个分泌点。外周和中心循环血中的心房钠尿肽调节其他胃肠激素的分泌，而且影响胃动力的变化。那么这种胃肠激素和胃动力变化就可能成为影响血压的某种形式。近年连续的研究发现，血管紧张素Ⅱ受体拮抗剂有降低门静脉压力、抗肝纤维化，对门静脉高压性胃病有明显的治疗作用。这无疑提示高血压与消化系统的联系有必要进一步探索，高血压的发病机制可能比我们已有的认识要复杂。

肠道菌群与心血管疾病存在密切关系，调节肠道菌群结构及其代谢可能成为心血管疾病预防的重要策略。肠道菌群以原籍菌作为优势菌群，保护肠道，协调完成消化、免疫等功能，充分参与宿主生理、生化、病理和药理的整个过程及能量的提取与储存；病理状态下，肠道正常菌群构成或分布破坏，表现为条件致病菌或病原菌为主的过路菌过度繁殖，导致肠道生理功能紊乱；而肠道稳态破坏，过量的肠道抗原进入肝脏，肝脏的免疫耐受被打破，造成肝脏的病变和损伤。现有的研究提示肠道菌群可能通过短链脂肪酸（SCFA）、氧化三甲胺（TMAO）、脂多糖、炎症 - 氧化应激、硫化氢等方式调节血压。

## 七、临床验案举隅

### （一）李仲守医案

王某，男，64 岁，1982 年 4 月 5 日初诊。患高血压病 10 年余，曾用复方降压素、利血平等多种降压药治疗，然血压一直未能控制正常。常觉头痛、面红、短气心悸，近两个月来，胃脘胀痛加重，胸闷，食纳一般，大便溏，夜尿 2 ～ 3 次，舌苔黄微腻，脉弦细。检查：血压 180/110mmHg，胆固醇 11mmol/L。证属眩晕（阴虚阳亢，肝郁脾虚），治以育阴潜阳为主，佐以健脾消导。处方：桑寄生 20g，党参 20g，何首乌 20g，珍珠母 30g，鸡血藤 30g，甘菊 12g，白蒺藜 12g，桑白皮 15g，山楂 15g，茯苓 15g，枳实 10g。二诊：4 月 12 日。服药 7 剂头晕痛明显减轻，胃脘微胀痛，大便稍烂，舌苔转薄黄，脉弦细。血压 140/90mmHg。药切病机，上方去桑白皮，加川厚朴 10g，续服 7 剂。三诊：4 月 19 日。头晕、胃脘胀痛消失，大便成形，夜尿 1 ～ 2 次，舌脉同前。血压降至 140/80mmHg。守上方去甘菊、川厚朴，加干葛 30g，杜仲 15g，再进 7 剂。此后以本方为基础加减，嘱患者间服以巩固疗效。

按：李仲守概括高血压之病机为"变动在肝，根源在肾，关键在脾"。李仲守治疗高血压病，常在平肝息风、育阴潜阳的基础上，适当加消导药，如川厚朴、枳实、枳壳、山楂、神曲、谷芽、鸡内金之类，以调理脾胃，并嘱患者少食或不食辛辣烤炙食物，以免脾胃发生积滞燥热；其还强调高血压病除了药物治疗外，饮食的配合实属必要，肉类以鱼肉、兔肉、瘦猪肉、鸭肉等较为适宜，燥热动肝之品如公鸡、虾、蟹、鱿鱼、墨鱼等不宜吃。蔬菜中苦瓜和芹菜都有降血压作用，苦瓜适宜于胃热的高血压患者，芹菜适宜于胃寒高血压患者。茶叶也有降血压的作用，但注意绿茶苦寒削伐，不宜长期使用。

### （二）陈克忠医案

赵某，女，60 岁，农民，1993 年 3 月 9 日初诊。有高血压史 4 年，近 10 天来头晕头重，胸闷多寐，纳呆食少，体困乏力，口苦咽干，体丰，舌淡、苔白腻，脉滑。

血压 165/98mmHg。证属脾气亏虚，痰浊上扰。治宜健脾化湿，佐以息风止眩。处方：党参 12g，黄芪 15g，白术 15g，陈皮 10g，半夏 12g，茯苓 15g，胆南星 10g，天麻 12g，决明子 30g，黄芩 12g。服 6 剂后，头晕好转，仍纳差食少，上方加白豆蔻 12g，生山楂 20g，麦、谷芽各 15g。连服 24 剂，诸症悉平，舌淡红、苔薄白，脉缓，血压 143/94mmHg。

按：陈克忠辨证应用健脾化湿法治疗高血压疗效显著。此法适用于脾虚痰浊的患者。症见眩晕，头重如蒙，胸闷恶心，食少多寐，倦怠乏力，苔白腻，脉弦滑。治当健脾化湿。六君子汤合半夏白术天麻汤加减：党参 12g，白术 15g，陈皮 10g，半夏 12g，茯苓 15g，天麻 12g，胆南星 10g，决明子 30g。方中以党参、白术、陈皮、半夏、茯苓、胆南星健脾益气、化痰渗湿；天麻、决明子息风止眩以治其标。若气虚甚者，可加黄芪；恶心甚者，加竹茹、代赭石；纳呆食少者，加白豆蔻、砂仁；痰郁化火，心烦口苦者，加黄连、黄芩；尿少肢重者，加车前子、泽泻。

【参考文献】

［1］王清海，陶军，徐玉莲.基于专家问卷调查的高血压中医病名与"脉胀"合理性研究［J］.中西医结合心脑血管病杂志，2018，16（2）：190-192.

［2］金华，金钊，张蕾蕾，等.高血压从脾胃论治机理探讨［J］.中国中医基础医学杂志，2014，20（3）：290-292.

［3］徐浩，陈可冀.中西医结合防治高血压病的进展、难点与对策［J］.世界中医药，2007，2（1）：3-5.

［4］张维骏，刘喜明，刘润兰，等.路志正"调升降"学术思想探源［J］.中医杂志，2012，53（22）：1905-1908.

［5］杨利，路洁，路喜善，等.路志正教授治疗眩晕经验撷英［J］.世界中西医结合杂志，2012，7（12）：1018-1021.

［6］陈秒旬，周波，陈瑞芳.邓铁涛从五脏相关论治高血压病经验［J］.湖南中医杂志，2018，34（7）：27-29.

［7］蒲志兰.中医临床家——蒲辅周［M］.北京：中国中医药出版社，2014：12-16.

［8］苏莉莉，金华，刘志军，等.镇肝熄风汤中脾胃学术思想探析及反思［J］.新中医，2016，48（10）：3-5.

［9］黄春林，主编.心血管科专病中医临床诊治（第二版）［M］.北京：人民卫生出版社，2004，11：150-192.

［10］郭兆安.高血压性肾损害（肾衰竭期）湿浊内蕴证的临床研究［J］.中国中西医结合肾病杂志，2007，8（11）：664-666.

［11］Lijian W，Lv Z，Rui T，Role of the area postrema of medulla oblongata in the regulation of canine interdigestive migrating motor complex［J］.Chin Med J，2002，115（3）：384-388.

［12］金华，金钊，张蕾蕾.基于胃肠激素观点的高血压发病机制思考［J］.医学与哲学（临床决策论坛版），2011，32（6）：33-34.

［13］程望林，黄发育，熊学丽，等.消化系统疾病对心脏的影响机制［J］.医学综述，2006，12（21）：1318-1320.

［14］王丽娟，李华荣.老年消化系统疾病所致胸痛72例临床分析［J］.中国老年学杂志，2005，25（8）：975-956.

［15］孔晓霞，谢玉丰.中缝核功能研究进展［J］.医学综述，2002，8（8）：487-488.

［16］张喜娟，严祥.心房钠尿肽在消化系统的研究进展［J］.国际消化病杂志，2010，30（1）：33-35.

［17］Castano G，Viudez P，Frider B，et al.Discussion on randomized comparison of longter losartan versus propranolol in lowering portal pressure in cirrhosis［J］.Gastroenterology，2002，122（5）：1544-1545.

［18］霍丽娟，黄会芳，杨保元.缬沙坦对肝硬化门静脉高压大鼠胃黏膜微循环及超微结构的影响［J］.山西医科大学学报，2007，38（2）：121-123.

［19］Zeng C，Tan H.Gut microbiota and heart，vascular Injury［J］.Adv Exp Med Biol.2020，1238：107-141.

［20］单书健.重订古今名医临证金鉴·头痛卷［M］.北京：中国医药科技出版社，2017.

［21］史大卓，李立志.心脑血管病［M］.北京：人民卫生出版社，2002：206-209.

（金　华，张蕾蕾，刘志军，苏莉莉）

# 第八章　冠心病

冠心病（coronary heart disease，CHD）是冠状动脉粥样硬化性心脏病的简称，指因冠状动脉（冠脉）发生粥样硬化而引起管腔狭窄或闭塞，导致心肌缺血缺氧或坏死而引起的心脏病。根据《中国卫生健康统计年鉴（2018）》，2017年城市居民冠心病死亡率为115.32/10万，农村居民冠心病死亡率为122.04/10万，农村地区高于城市地区。男性高于女性。2017年冠心病死亡率继续2012年以来的上升趋势。当前我国心血管病患病人数约为3.30亿，其中冠心病1390万人，其死亡率较高，仅次于脑卒中。

## 一、经典回顾

冠心病多以胸闷、心痛、心悸、短气等为其主要临床症状表现，属中医学"胸痹""心痛"等范畴。文献中关于"心痛"的记载最早见于马王堆汉墓出土的《五十二病方》一书，"胸痹"的临床表现最早见于成书于先秦至两汉时期的《黄帝内经》。《灵枢·本脏》曰"肺小则安，少饮，不病喘喝；肺大则多饮，善病胸痹、喉痹、逆气"，提出了胸痹病名，并指出其与肺脏及饮邪相关。《灵枢·五邪》曰"邪在心，则病心痛，喜悲，时眩仆"，明确指出心痛病位在心。《黄帝内经》中关于胸痹心痛相关的病名还包括"厥心痛""真心痛""卒心痛"等。如《灵枢·厥病》曰"厥心痛，色苍苍如死状，终日不得太息"，《灵枢·厥病》曰"真心痛，手足清至节，心痛甚，旦发夕死，夕发旦死"，《素问·缪刺论》曰"邪客于足少阴之络，令人卒心痛暴胀，胸胁支满"。可见，《黄帝内经》中"胸痹"为病名，"心痛"为常见症状，心痛严重并且迅速造成死亡者，称为"真心痛""厥心痛"。

东汉·张仲景《金匮要略·胸痹心痛短气病脉证治》有云："夫脉当取太过不及，阳微阴弦，即胸痹而痛，所以然者，责其极虚也。今阳虚知在上焦，所以胸痹、心痛者，以其阴弦故也。"首次将胸痹心痛病名合称，同时创立了瓜蒌薤白白酒汤、瓜蒌薤白半夏汤、枳实薤白桂枝汤等治疗本病的经典方药，其治疗多从中焦脾胃入手，善用化痰理气、祛湿逐饮之品，重视痰湿乃本病发生的关键。

东晋·葛洪《肘后备急方·治卒患胸痹痛方》云："胸痹之病，令人心中坚痞忽痛，肌中苦痹，绞急如刺，不得俯仰，其胸前皮皆痛，不得手犯，胸满短气，咳嗽引痛，烦闷自汗出，或彻引背膂，不即治之，数日害人。"其对于胸痹的描述，不仅指出其病因为胸中气滞，痞塞不通而痛，而且还指出胸满短气、咳嗽引痛、胸前皮皆痛等症亦可为胸痹的诱因或症状。

隋·巢元方的《诸病源候论》中载"心痛者，风冷邪气乘于心也……不伤于正经者，亦令心痛"，"若诸阳气虚，少阴之经气逆，谓之阳虚阴厥，亦令心痛"。其认为风寒邪气侵袭心络，寒凝心脉，久则伤阳，心阳不展，则发心痛，可见"外邪"是胸痹的重要诱因。

唐·孙思邈《备急千金要方·心脏·心劳》云："心劳病者，补脾气以益之，脾旺则感于心矣。"其强调心脾相关，从脾治心，其创制"前胡汤"药用前胡、半夏、芍药、生姜、人参、桂心等祛痰化湿行气之品，健脾化浊、除湿行气，以治疗"胸中逆气，心痛彻背，少气不食"之症。

南宋·齐仲甫《女科百问·第七十问·何谓胸痹》曰："胸下幅幅如满，噎塞习习痹痛，饮食不下，谓之胸痹也。脾胃渐弱，乃至毙人。"胸痹心痛，饮食减少，脾胃纳运失健，则病不愈，可见，胸痹的预后与脾胃相关，脾胃强健，痰湿不生，生化有源，心脉得充。其治疗应用"枳实理中汤丸"以理气健脾、温中化滞。

清·黄元御《金匮悬解》载："胸痹、心痛之病，浊阴逆犯清阳，责在肝肾之阴盛，心肺之阳虚，而其原，总由于中气之败。"中气即脾胃也。其认为胸痹一证总由脾胃中气之衰败，枢轴转运不利，致使四象失调，浊阴逆犯，君心失守，而发胸痹。

总之，从中医文献记载中可得出，历代医家对胸痹的认识以《黄帝内经》为基础，不断深入，并将其理论不断创新补充，从各家论述中可发现本病的发生、发展与脾胃关系密切。《国家应用标准·中医内科疾病诊疗常规》指出胸痹心痛是由邪阻心络、气血不畅而致的心脉疾病，相当于西医学的冠状动脉硬化性心脏病，即冠心病。

## 二、病因病机

本病多由饮食失节、情志失调、劳倦积损、寒邪内侵等因素致使心脉痹阻，气机失调，痰瘀互结所致。

### （一）病因

#### 1. 饮食失节

过食肥甘，久嗜烟酒，壅滞脾胃，脾失运化，聚湿生痰，上犯心脉，阻碍血行，心神失养，发为胸痹；或气血亏虚，心血不足，心脉失养，则见心痛；或食饮偏嗜，过食咸盐，血得咸则凝，血凝为瘀，充斥于脉，脉道不畅，阻塞血行，则见胸闷、短气等症。《素问·五脏生成》指出"多食咸，则脉凝泣而变色"；另外，甘味属脾，过食甘味，脾运失健，壅滞于胃，中焦不运，则生湿浊，胸阳不展，则胸痹发生。

**2. 情志失调**

思为脾志，与心相关，《灵枢·口问》载："忧思则心系急，心系急则气道约，约则不利，故太息以伸出之。"过度忧思，气机失调，扰动心神，则见胸闷、短气等症。《诸病源候论·心痹候》："思虑烦多则损心，心虚故邪乘之。邪积而不去，则时害饮食，心里愊愊如满，蕴蕴而痛，是谓之心痹。"明·张景岳《类经·十五卷·疾病类·情志九气》说："思动于心则脾应。"思虑过度，暗耗心血，心神失荣，发为胸痹。情志失调影响气机运行；思虑太过，则气机郁结。如《素问·举痛论》云："思则心有所存，神有所归，正气留而不行，故气结矣。"若气结于中焦，气机不畅，脾运不健，湿聚成痰，痰浊上犯，瘀阻心脉，阻碍血行，不通则痛，发为心痛。

**3. 劳倦积损**

《素问·举痛论》云："劳则喘息汗出，外内皆越，故气耗矣。"劳倦过度，损伤正气，耗伤心血，血行不畅，故胸痹而痛。脾为后天之本，若劳倦伤脾，脾胃虚弱，生化乏源，营亏血少，脉道不充，子病及母，心脉失养，发为胸痹。肾为先天之本，若肾阳虚弱，命门火衰，则心失温煦，胸阳不振，心气不足，运血无权，精亏血少，而致胸痹；或肾阴亏虚，则不能濡养五脏之阴，肾水不能上济于君心，导致水火既济失调，心火旺盛，灼津成痰，瘀阻心脉，发为本病。明·张景岳《景岳全书·杂证谟·心腹痛》云："气血虚寒，不能营养心脾者，最多心腹痛证，然必以积劳积损及忧思不遂者，乃有此病，或心脾肝肾气血本虚……亦有此证。"

**4. 寒邪内侵**

寒性收引，阻遏心阳，气滞不通，血脉瘀滞，不通则痛，而为胸痹。如《素问·举痛论》曰："寒气入经而稽迟，泣而不行，客于脉外则血少，客于脉中则气不通，故卒然而痛。"寒为阴邪，易伤阳气，若寒侵中焦，脾阳受损，寒性凝滞，阳气被郁，血脉痹阻，胸阳失展，则发胸痹心脉而痛。如《素问·至真要大论》云"太阳之胜……寒厥入胃，则内生心痛"，《诸病源候论·心痛病诸候·心痛不能饮食候》亦云："心痛而不能饮食者，积冷在内，客于脾而乘心络故也。"若素体胸阳不振，复感寒邪，寒凝心脉，血运不畅，则发胸痹心痛。《诸病源候论》云："寒气客于五脏六腑，因虚而发，上冲胸间，则胸痹。"《圣济总录·胸痹门·胸痹心下坚痞急》云："体虚之人，寒气客之，气结在胸，郁而不散，故为胸痹。"可见，寒邪为胸痹发病的重要因素。

**（二）病机**

胸痹病位在心，与脾、肺、肾、肝等脏相关，特别与脾胃关系密切，本病多本虚标实，虚实夹杂，且多痰饮、湿邪、血瘀相兼。

**1. 脏腑相关**

心在五行中属火，为脾土之母，脾在五行中属土，为心火之子，心火生脾土。心主血脉，调节血行，并能温润脾土，促进脾胃各项生理功能正常运行。若心火虚衰，火不暖土，脾阳失煦，运化无力，母病及子。脾主运化，乃气血化生之源，心脉气血的正常运行依赖于脾胃运化的水谷精微的生成。若脾气虚弱，脾失健运，生化乏源，无以上荣心脉，子病及母，发为本病。如清·唐容川《血证论·脏腑病机论》云："土虚而不运，不能升达津液，以奉心化血，渗灌诸经。"

**2. 经络循行**

脾胃与心一膜相隔，两者在经络循行上相互联通、相互影响。如《灵枢·经脉》载"脾足太阴之脉……上膈，挟咽，连舌本，散舌下；其支者，复从胃别上膈，注心中"，"胃足阳明之脉……是动则病……惕然而惊，心欲动"。《灵枢·经脉》亦载："心手少阴之脉……其支者，从心系上夹咽"，清·郑梅涧《重楼玉钥》对"咽"的解释为："咽者，嚥也，主通利水谷，为胃之系，乃胃气之通道也。"脾胃与心脉在经脉循行及病理上相关联。且《素问·平人气象论》云："胃之大络，名曰虚里，贯膈络肺，出于左乳下，其动应衣，脉宗气也。"胃为水谷之海，人以水谷为本，胃充脾健，运化有节，气血充足，则五脏安，若脾胃虚弱，生化乏源，营亏血少，脉道不充，子病及母，心脉失养，发为胸痹。如南宋·杨士瀛《仁斋直指方论》云："心之包络与胃口相应，往往脾痛连心。"

**3. 痰瘀互阻**

《素问·痹论》曰："心痹者，脉不通。"东汉·许慎《说文解字》对痹的解释为"痹，湿病也"，《素问·至真要大论》曰："岁太阴在泉……民病饮积心痛。"指出胸痹与痰饮相关。《素问·至真要大论》又云："诸湿肿满，皆属于脾。"脾失健运，精微不化，生湿化痰，蒙蔽心阳，发为胸痹。张仲景在《金匮要略·胸痹心痛短气病脉证治》中治疗胸痹的方药多用祛痰逐饮、理气化湿之品，纵观全篇，无活血化瘀之药。元·朱丹溪在《丹溪心法》中提出"痰夹瘀血，遂成窠囊"，脾胃运化失健，则生痰湿，痰饮阻络，血流不畅，痰凝为瘀，痰瘀交阻，凝滞心脉，发为胸痹。明·罗周彦《医宗粹言》曰："如先因伤血，血逆则气滞，气滞则生痰，与血相聚，名曰瘀血夹痰……若素有郁痰，后因血滞，与痰相聚，名曰痰夹瘀血。"由此可见，痰饮、湿邪、瘀血是导致胸痹心痛的重要病理产物。饮食失节，脾阳受损，运化失职，则痰湿内生，痰浊痹阻于心脉，而为胸痹心痛。明·张景岳《景岳全书》中说："盖痰涎之化，本由水谷，使脾强胃健。如少壮者流，则随食随化，皆成血气，焉得留而为痰？"现代社会，人们的饮食结构发生很大变化，复因过逸少动，脾胃呆滞，运化无力，膏脂沉积，则生血无源，脾虚生湿，聚湿生痰。清·程文囿《医述》中载："以脾土虚，则清者难升，浊者难降，留中滞膈，瘀而成痰。"加之嗜食烟酒，饮冷食凉，烟性燥烈，壅滞胃肠，酒性湿热，灼伤胃阴，久则损伤中焦阳气。脾为生痰之源，若脾胃运化功能受损，则脾虚无力运化水谷而生湿，聚湿成痰，痰随气升，久则为瘀，痰瘀互结，上蒙心阳，阻滞血行，则见胸闷、短气、心痛等症。

## 三、名医经验

从历代医家对胸痹的阐述可看出，自《黄帝内经》始，多认为痰饮水湿为胸痹的重要致病因素，因痰致瘀，痰瘀互结，痹阻心脉，而为胸痹。后世医家在治疗上多运用活血化瘀之品，以冀血脉得通，胸痹得除，但过于重视瘀血理论，而忽视了痰湿乃胸痹发病的源头。善除害者察其本，善理疾者绝其源，胸痹之病，本于《黄帝内经》，本于痰湿，本于脾胃。现代医家对胸痹的认识及治疗中，不乏治瘀不忘痰、痰瘀同治、重视脾胃者。

### （一）邓铁涛——心脾相关，痰瘀相关

邓铁涛立足于整体，着眼于五脏相关，认为冠心病与脾胃密切相关，并提出冠心三论经典学术思想，即论"正虚为本，邪实为标"，论"五脏相通，心脾相关"，论"痰瘀相关，以痰为主"。

邓铁涛指出"心脾相关"是冠心病发生发展的关键环节。心血的运行依赖于宗气的旺盛，宗气的充沛依赖于脾胃功能的正常。若脾胃失调，运化无权，则宗气不足，无力推动血行，血运不畅则见心脉痹痛。或脾胃运化失常，生化乏源，血不养心，则见胸闷、心悸等症。其认为痰瘀为冠心病的继发因素，痰是瘀的初级阶段，瘀是痰的进一步发展。津停为痰，血凝为瘀。痰浊的产生与脾胃关系密切，日久成瘀，引发本病。

临证时邓铁涛强调补益心气重在健脾，脾健则痰不生，心阳通。调理脾胃治疗胸痹可分为五法：①健运中气法，以香砂六君子汤、桂枝汤、丹参饮合方化裁；②醒脾化湿法，以三仁汤、藿朴夏苓汤、茯苓杏仁甘草汤加减；③调脾养血法，以归脾汤为主；④温阳理中法，以附子理中汤加味；⑤健脾涤痰法，以黄连温胆汤、小陷胸汤加减。

### （二）路志正——调理脾胃，升降为要

路志正重视脾胃学说，其调理脾胃学术核心思想可凝练为"持中央，运四旁；怡情志，调升降；顾润燥，纳化常"十八字诀，其指出胸痹病在心，而不止于心，脾胃功能失调是导致胸痹的重要原因。

路志正认为，冠心病心绞痛的发生，是心脉挛缩、闭阻不通所致。在五脏之中，脾胃功能失调是导致胸痹心痛的重要原因之一。临证时既善用经方，亦用时方。如五

味异功散、补中益气汤、黄芪建中汤等用于心脾两虚、心血失充之证；三仁汤、藿朴夏苓汤用于清阳不升，浊阴上逆者；对因痰浊闭阻所致者，偏于热证的用黄连温胆汤、小陷胸汤或甘露消毒丹，偏于寒证者用瓜蒌薤白半夏汤、枳实薤白桂枝汤；对于脾阳虚，寒邪上逆者，用理中汤或附子理中汤等。具体运用很少单纯使用原方，而是灵活变通，据证化裁，充分体现出其以不变（调理脾胃的原则不变）应万变（证变、病机变，则具体治法、处方变）的辨治思想。其在辨治冠心病过程中，十分注重升降药物的运用。在升脾阳方面，如系湿浊为患，阻碍气机者选用藿香、葛根、荷叶、荷梗等；若为脾虚气陷者，选用柴胡、升麻、白术等。在和胃降浊方面，多用枳实、厚朴、竹茹、旋覆花。又因肺主宣散肃降，故兼用杏仁、枇杷叶、桔梗配藿梗，麦芽配谷芽，山药配白术，菖蒲配郁金，桂枝配丹参，木香配丹参，枳壳配旋覆花，黄芪配当归等，以利气机的升降开阖、气血之顺畅条达，对治疗与脾胃失调有关的胸痹，常收事半功倍之效。

### （三）查玉明——五脏一体，痰瘀相关

查玉明认为，冠心病在五脏中其病位在心，并与其余四脏联系密切，通过五脏间的内在功能联系结合辨证论治，提出五脏一体论治冠心病的观念。其将该病机提炼为：根源在肾（阴阳失调）；代谢在脾（浊脂内积）；变动在肝（气机阻滞）；气本在肺（气血关系）；归宿在心（病位在心，病变在血脉）。

查玉明认为冠心病与脾胃运化关系密切。嗜食肥甘，饮食失节，脾胃受损，所谓"饮食自倍，肠胃乃伤"（《素问·痹论》）。脾阳失运，胃失和降，则清浊不辨，精微不化，则生浊痰浊脂，积于脉中，日久成瘀，瘀血形成，痰瘀互结，上犯心阳，进而胸闷、心痛等症出现。其指出冠心病的重要危险因素高脂血症的形成多与脾胃的运化相关，其病理因素相当于中医学的痰浊、瘀血理论。沉积于体内的脂质，积留于脉中可致痰浊、血瘀形成，痹阻于心脉，浊气归心，则为胸痹、心痛。在冠心病的治疗上，其从脾胃入手，临床辨证论治痰浊痹阻心阳方以瓜蒌薤白半夏汤加减：瓜蒌、薤白、半夏、桂枝、石菖蒲、陈皮、香附、葛根等使脾胃和、痰气消、湿浊化、脉络通、心阳振。针对脾胃运化失节而诱发的痰浊、瘀血（高脂血症）病理产物，查玉明根据其在临床上的症状表现在治疗上将其归为三类：①脾虚湿盛证（以胆固醇、甘油三酯增高为主）多用导痰汤加减以化浊脂；②瘀血阻络证（以血液黏度增高为主）方以丹参、桃仁、四物汤加减以活血化瘀；③痰瘀互结证用二陈汤合桃红四物汤加味以祛痰化瘀。上述均体现了查玉明对冠心病的认识及治疗中重视脾胃的学术思想。

## 四、常用方药脾胃思想探析

瓜蒌薤白半夏汤(《济阴纲目》始称"瓜蒌薤白半夏汤")出自张仲景《金匮要略·胸痹心痛短气病脉证治》篇:"胸痹不得卧,心痛彻背者,瓜蒌薤白半夏汤主之。"其中"不得卧"乃痰浊壅滞中焦,气机升降失司所致。《素问·逆调论》指出:"胃不和则卧不安。"中宫气机不畅,痰浊阻滞经络,痹阻心脉,胸阳不振,则胸痹症状加剧,故见"心痛彻背"。黄树曾《金匮要略释义》释曰:"心痛彻背,谓心痛牵及后背亦痛也。此心痛非真心痛,乃胸中之阳气不宣……此证不得卧,由于水饮上冲气逆甚,卧则气更逆而难受也。故于胸痹证主方瓜蒌薤白白酒汤,加半夏涤饮降逆和胃而通阴阳。"全方由瓜蒌、薤白、半夏及白酒四味组成,药简力宏,具备通阳宣痹、豁痰行气之功,是治疗胸痹之胸阳不振、痰浊痹阻为甚的经典名方,临床应用广泛,疗效显著。该方之精髓乃调畅脾胃气机、豁痰通阳以疗胸痹。

### 1. 瓜蒌——荡涤痰浊、通阳宣痹

瓜蒌味甘,微苦,性寒;归肺、胃、大肠经;功能清热涤痰、宽胸散结、润燥滑肠。药用瓜蒌以荡涤痰浊、通阳宣痹。梁·陶弘景《名医别录》载其能"主治胸痹,悦泽人面",清·周岩《本草思辨录》曰:"瓜蒌实之长,在导痰浊下行,故结胸胸痹,非此不治。"清·张璐《本经逢原》称其"甘寒不犯胃气,能降上焦之火,使痰气下降也"。上述医家皆认为瓜蒌能涤痰降气、宽胸散结,为治疗胸痹之要药。现代药理研究认为,瓜蒌含有黄酮类、三萜类、植物甾醇类、脂肪酸类、蛋白质类及氨基酸、多糖等多种化学成分,具有扩张冠脉、增加冠脉流量、保护血管、抗炎、抗氧化、抗血栓、降低血糖及改善糖耐量的作用。

### 2. 薤白——通调气机、豁痰通阳

《灵枢·五味》载:"心病者,宜食麦、羊肉、杏、薤。"薤白是治疗心系疾病的重要药味。清·黄宫绣《本草求真》谓:"缘薤味辛则散,散则能使在上寒滞立消;味苦则降,降则能使在下寒滞立下;气温则散,散则能使在中寒滞立除。"强调薤白豁痰下气之功尤著。而清·张志聪《本草崇原》则提出:"薤用在下之根,气味辛温,其性从下而上,主助生阳之气上升者。《金匮》胸痹证,有瓜蒌薤白白酒汤,瓜蒌薤白半夏汤,枳实薤白桂枝汤,皆取自下而上从阴出阳之义。"说明薤白可上可下,通调气机、豁痰通阳,以疗胸痹,为治疗胸痹的核心药物。既往药理学研究发现,薤白中含有皂苷、挥发油、酸性物质、含氮化合物等丰富药效成分,具有抑制血小板聚集、抗血栓、降压、保护血管内皮细胞等功能,此外还有抗肿瘤、抗炎、抗氧化、抗菌等作用。瓜蒌与薤白相伍,涤痰祛浊、散寒开结、宽胸温阳,使痼寒痰滞得解、胸阳得振而平。二者为治疗胸痹的常用药对。研究表明,两者合用在降脂、抗急、慢性心肌缺血,心肌缺血再灌注损伤的保护等方面疗效突出,协同增效表现显著,比两者单味药使用效

果更佳。

### 3. 半夏——燥湿祛痰、降逆散结

《神农本草经》认为半夏能"主伤寒寒热，心下坚，下气"，具有下气之功。明·张景岳《景岳全书》谓其："可升可降，阳中阴也。"认为半夏具有调节气机之效。张锡纯《医学衷中参西录》亦认为："（半夏）味辛，性温，有毒。凡味辛之至者，皆禀秋金收降之性，故力能下达为降胃安冲之主药。"认为半夏具有下达之性，具备"降胃安冲"之能。魏念庭《金匮要略方论本义》对本条释曰："其不得卧而痛掣背者，用半夏之苦，以开郁行气固矣。痛甚则结甚，故减薤白之湿，用半夏之燥，更能使胶腻之物，随汤而荡涤也。"其认为半夏燥湿化痰之功是胸痹治疗的关键。尤怡《金匮要略心典·卷中》也分析道："胸痹不得卧，是肺气上而不下也。心痛彻背，是心气塞而不和也，其痹为尤甚矣。所以然者，有痰饮以为之援也，故于胸痹药中，加半夏以逐痰饮。"可见，半夏燥湿祛痰、降逆下气之效在胸痹重症治疗中发挥重要作用。研究表明，半夏及其炮制品有增加冠脉流量、保护心脏缺血再灌注损伤和血管内皮细胞损伤、抗心律失常、抑制血小板聚集、降脂等作用。方中半夏与瓜蒌、薤白配伍，增强通阳宣痹、祛痰宽胸之力。用白酒煎药，意在使药势直趋上焦，更助诸药温通阳气。诸药伍用，功取通阳宣痹、豁痰行气之效。

## 五、难点与对策

### （一）问题与不足

近年来西医学对冠心病的生理病理及发病机制等方面进行了深入的研究，并在治疗上取得了长足的进步。但其也暴露出了一些弊端，如他汀类药物的治疗有可能引起肌肉毒性、糖尿病高发风险、肝酶异常及出血性脑卒中等不良反应。

冠状动脉支架的不恰当使用、过度使用甚至滥用，一是适应证过乱过泛；二是本该接受冠状动脉旁路移植术的左主干与多支病变的患者却被安装支架；三是药物支架使用率近乎100%，术后又无系统的康复与二级预防。再如阿司匹林抵抗、冠心病介入治疗后再狭窄、血运重建后的无复流、易损斑块、治疗性血管新生的矛盾、干细胞移植时移植细胞的存活率低及分化能力低等新难点新问题仍未得到解决。冠心病的治疗中，西药治疗多以抗血小板聚集、抗凝、降脂、降压、扩冠等方法治疗。长期服用会增加不良反应，进而降低疗效。且服用西药时，药物种类繁多，作用机制复杂，对脾胃的损伤较大。所以，如何选用合理有效的治疗方法以提高冠心病的疗效，是当前我们亟待深入探究的重要问题。

痰湿和血瘀既是冠心病的重要致病因素，也是病理产物。治疗上应重视活血化瘀、豁痰宣痹。但当前在冠心病的治疗中，活血化瘀药物的应用在临床中占有相当大的比

重,而忽视了对"化痰药"的应用。一些研究提示,单用活血化瘀之品虽可有效缓解临床症状,预防斑块形成,但对已形成的斑块无明显软化及消退作用,痰瘀同治则可使斑块消退、血管软化。

### (二)从脾胃论治冠心病的意义

在冠心病的治疗中,要重视培育和保护脾胃正气。《素问·太阴阳明论》曰:"脾者土也,治中央,常以四时长四脏。"《素问·平人气象论》云:"平人之常气禀于胃,胃者平人之常气也。人无胃气曰逆,逆者死。"脾胃居中央,乃中宫之土,滋养万物,脾胃为后天之本,脾胃功能正常,正气充足,运化气血,濡养脏腑,则体强身健,百病不生。脾胃乃气血生化之源,内伤脾胃,百病由生,李东垣《脾胃论·脾胃胜衰论》曰:"百病皆由脾胃衰而生也。"可见,在疾病的发展过程中,脾胃功能的盛衰对五脏六腑、经络四肢等有着重要影响,如《景岳全书·论脾胃》言:"土气为万物之源,胃气为养生之主。胃强则强,胃弱则衰,有胃则生,无胃则死,是以养生家必当以脾胃为先。"若五脏有疾,气血不足,可调理脾胃,化生气血,以安五脏,所谓"治五脏以调脾胃"。

中医药应用于冠心病的治疗中,在对症治疗的同时,时时不忘"保胃气,存津液"的治病思想,充分发挥整体把控、有效调节、增效减毒的作用。调理脾胃以治疗冠心病的药物如黄芪、人参、党参等。黄芪味甘、性微温,具有补气健脾、益卫固表、利水消肿等功效。现代药理学研究证实黄芪主要通过调节凝血过程、调节脂代谢、抗氧化损伤等途径保护心肌进而治疗冠心病。既往药理学研究发现,人参的主要有效成分人参皂苷在抗动脉粥样硬化、保护血管内皮、抗心律失常、抗心肌缺血、保护心肌及抑制心室重构等方面疗效确切。

党参为桔梗科植物,归肺、脾经,味甘性平,具有补脾益肺、益气补血、生津止渴之功。现代研究证实,党参具有抑制心肌细胞氧化、改善心肌能量代谢、改善心功能、保护心肌细胞、抑制血小板聚集、改善微循环、调脂等多种作用。故在冠心病的治疗中,党参不但能够补益心气,使心脉搏动有力,亦能补气健脾、顾护脾胃,从而使脾胃健运、气血生化有源。痰湿是导致冠心病的重要病理产物之一,脾乃生痰之源,脾虚失运,聚湿成水生痰,痰阻心脉,则见胸痹。故在治疗上应从中焦脾胃入手,运用祛湿化痰之品,以豁痰宣痹。中药药理研究证实,化痰之品如瓜蒌、陈皮、前胡、半夏、浙贝母等有明显的扩张冠脉作用;陈皮、枳壳、枳实、茯苓有较强的强心作用;天南星、石菖蒲能抗心律失常。瓜蒌是沿用已久的治胸痹药物,认为其开胸散结,能涤荡胸中垢腻之气,实验研究也证明瓜蒌可明显缓解心绞痛、增加冠脉流量、减少主动脉粥样硬化之脂质斑块面积和厚度、保护缺血心肌、缩小梗死面积、降低过氧化脂质、抑制血小板聚集。

冠心病的潜在危险因素与家族遗传史、年龄、高血压、糖尿病史、血脂异常、肥胖、吸烟史等密切相关。从中医学角度认识，其中冠心病的危险因素及预后与脾胃的关系最为密切。现代社会人们的生活方式及饮食结构变化较大，肥甘厚味、辛辣刺激之品越来越充斥着餐桌，加之工作压力增大、生活节奏加快、缺乏运动及久嗜烟酒等因素，导致脾失健运，胃失和降，且烟性燥烈，壅滞胃肠，酒性湿热，灼伤胃阴或聚湿生痰，久则代谢迟缓，痰浊壅塞，膏脂沉积，体重增加，可使血压、血脂升高，痰浊膏脂瘀滞脉道，进而导致脉失流利柔和，心脉瘀阻，血行不利，发为冠心病。正如《素问·太阴阳明论》曰："今脾病不能为胃行其津液，四肢不得禀水谷气，气日以衰，脉道不利。"有研究表明烟草中含有尼古丁等成分可损伤动脉内皮功能、使脂代谢异常、导致氧化应激反应、升高血压、加重炎症反应、影响心脏自主神经功能恢复及人体凝血和纤溶系统的平衡等。脾胃运化失常是冠心病发病危险因素的根源，重视脾胃理论，在脾胃理论的指导下及早地进行干预措施，有效地降低冠心病的发病率，这也符合中医治未病的思想。如岳美中所言："若医者治慢性病懂得培土一法，思过半矣。"脾胃为气机升降之枢，脾主升，引导着肝的升发、肺的宣发和肾水的上滋；胃主降，引导着心火的下降、肺的肃降和肾的纳气。《金匮要略心典》总结说："是故求阴阳之和者，必于中气，求中气之立者，必以建中也。"黄元御的《四圣心源》也说："脾升则肾肝亦升，故水木不郁；胃降，则心肺亦降，故金火不滞。"只有脾升胃降，纳运正常，斡旋上下，心、肝、肺、肾功能方可正常发挥与协调。因此，脾胃运化有度，气机升降宣畅，才能使气血运行通畅，痰瘀病邪不生，心血得充，心脉得养。正如《脾胃论·安养心神调治脾胃论》曰："善治斯疾者，惟在调和脾胃，使心无凝滞，或生欢忻，或逢喜事，或天气暄和，居温和之处，或食滋味，或眼前见欲爱事，则慧然如无病矣，盖胃中元气得舒伸故也。"

## 六、本病从脾胃论治基础分析

研究证明，迷走神经、交感神经、副交感神经都有分支联络到胃到心，从而支配心胃的功能，故胃部疼痛刺激常引发心脏疾患，而心病发作常表现为咽、齿、胃等部位疼痛。胃壁存在神经感受器，通过化学性或机械性的刺激可使内源性儿茶酚胺类物质分泌增加，进而诱发心肌小血管痉挛、血小板聚集，造成微循环障碍、心肌损伤甚至心肌梗死。近来研究表明肠道微生物与冠心病密切相关，肠道菌群紊乱是冠心病的潜在致病环节，肠道菌群部位在肠，功能属脾胃，其分解产生的血浆氧化三甲胺（TMAO）可直接或间接影响脂质代谢及炎症反应，同时 TMAO 水平升高是动脉粥样硬化发生及发展的新型危险因子，其机制可能为：① TMAO 可上调粥样硬化相关的巨噬细胞受体，参与泡沫细胞形成。② TMAO 可降低肝脏部分胆汁酸转运基因的表达（Cyp7al 和 Cyp27al），减少胆固醇清除，干扰粥样斑块内的胆固醇逆向转运，进而促进动脉粥样硬化发生。肠道菌群既影响冠心病的发生、发展，亦参与其预后。研究发现，由肠道微生物菌群所释放的 TMAO 水平影响着血小板的活化及血栓的形成，TMAO 水平升高将大大增加心血管事件发生的风险。同时，肠道菌群紊乱与冠心病相关危险因素息息相关。如在高血压病患者中，肠道微生物多样性及整体基因丰度下降，通过分析肠道菌群种群和代谢产物能够准确识别出高血压病前期患者和高血压病患者。研究表明，肠道菌群的代谢物 TMAO 可通过结合蛋白激酶 RNA 样内质网激酶，导致肝脏中叉头框蛋白 O1 水平上升，从而进一步加重高糖血症等代谢综合征。另外，肠道微生物参与了甘油三酯和高密度脂蛋白的代谢，黄素单加氧酶 3 可以减少胆固醇的逆向运输，改变胆固醇和甾醇的代谢过程，从而影响胆固醇水平。

研究发现，中药在调节肠道菌群方面卓有成效。尤其是补气健脾类中药在调节肠道菌群方面疗效突出。其中黄芪、白术可扶助肠道正常微生物生长、调节肠菌紊乱、修复受损肠黏膜。此外，黄芪等补益类中药亦可扶助两歧双歧杆菌、嗜酸乳杆菌的生长。所以，从肠道菌群入手治疗冠心病，为从脾胃论治冠心病提供了新思路，具有更为深刻的科学内涵与广阔应用前景。

## 七、临床验案举隅

### （一）路志正医案

黄某，女，65 岁，汉族，已婚，2005 年 11 月 20 日初诊。主诉阵发性心前区压榨性疼痛 1 年，加重 3 个月。患者 1 年来每因劳累而发作心前区压榨性疼痛，伴心悸、气短，常服消心痛等扩冠药，病情尚稳定。近 3 个月来，心前区疼痛发作频繁，爬楼、干活均可引发，每天 2～4 次，休息或含服硝酸甘油后缓解。症见：素有腹胀、嗳气，恶心欲吐，乏力，肢倦，大便黏滞不爽，心悸，气短，入睡难，多梦易醒，舌质淡、胖大边有齿痕、舌苔白腻，脉细滑。既往高血压病史。辨证属脾虚失运，宗气不足，湿浊内生，痹阻心脉。治以益气健脾、和胃降逆法。处方：炙黄芪 20g，太子参 12g，炒白术 12g，茯苓 20g，半夏 10g，陈皮 6g，砂仁 10g（后下），炒枳实 15g，旋覆花 12g（包煎），娑罗子 12g，藿梗 12g（后下），荷梗 12g（后下），厚朴花 12g，远志 10g，首乌藤 20g，炙甘草 8g。7 剂，水煎服。药后心痛次数减少，睡眠改善，腹胀、恶心等症状明显减轻，既见效机，上方予进退，去首乌藤、砂仁，加郁金 12g，醋元胡 15g，生谷芽、生麦芽各 30g。14 剂，水煎服。

药后心前区疼痛 1 周发作 1 次，纳谷见增，乏力有所改善，继如前法调理 1 个月，诸症消失。

按：路志正常以调理脾胃法治疗胸痹心痛。胸痹病虽有虚实寒热之分、在气在血之异，然胸中阳气虚衰、邪气乘虚入侵阳位、痹阻气机则是共同的发病机制。本病形

净

成首先因于脾胃损伤，气血生化不足；其次是湿浊上泛，痹阻心脉。纯虚者病势轻，湿浊蒙蔽者次之，痰浊痹阻者为重，痰瘀交阻者最危。治疗当谨守病机，治病求本，本之脾胃，防微杜渐，化湿通痹。药用炙黄芪、太子参、炙甘草、炒白术、茯苓健脾益气；厚朴花、半夏、旋覆花、砂仁和胃降逆；藿梗、荷梗芳化湿浊；炒枳实、娑罗子祛湿理气通腑；远志、夜交藤安神宁心。该方中既寓香砂六君子汤健脾益气、和胃消胀，又寓藿香正气散芳香化湿祛浊、枳术丸通腑泄浊之意。全方重在恢复脾胃升降功能，以补宗气之不足，降浊祛痰。二诊又加化痰疏肝止痛、消食化浊之剂，取治脾胃必调肝之意。

### （二）李振华医案

孙某，男，47岁，2005年7月9日初诊。间断性胸闷、气短1年余，劳累、情绪变化而加重。1年前，间断性出现胸部憋闷、气短等症状，因心前区憋闷疼痛难忍，于郑州大学一附院住院诊治，当时诊断为冠心病。因疼痛时间及程度等呈加重势态，行心脏支架手术（PCI），同年，因心绞痛复发，住院行第二次PCI手术，术后心绞痛等症状好转，血压可控制在120/80mmHg左右。近半年来，又出现胸闷、气短，且有加重趋势。现症：胸闷，气短，活动后或因情绪变化而加重，口干不欲多饮，饮食、二便正常。面色萎黄；形体肥胖；舌体稍胖大，边有齿痕，舌质淡，苔薄白；脉弦滑。诊为：痰湿阻滞胸痹（心绞痛）。治法：健脾化湿，通阳宣痹。方拟瓜蒌薤白桂枝汤加减。处方：瓜蒌18g，薤白10g，檀香10g，丹参18g，白豆蔻10g，荷叶20g，泽泻18g，白术10g，茯苓12g，陈皮10g，半夏10g，香附10g，砂仁10g，厚朴10g，西茴香10g，乌药10g，桂枝5g，白芍10g，枳壳10g，木香6g，郁金10g，节菖蒲10g，甘草3g。21剂，水煎服。二诊：服药后，气短明显改善，但仍有乏力，咳痰，色白量多。查：舌胖大，苔白腻。效不更方，继服上药，同时加川芎以助丹参活血之功，予草决明润肠。30剂，水煎服。三诊：服上药后，胸部不适消失，大便可。现湿邪渐去，气机较前通畅，去荷叶、薤白、草决明，加佛手、丝瓜络、白干参以增强补气、活血、通络之功。巩固疗效，循方继进。

按：冠心病属中医学胸痹病之范畴。其病位以心为主，多与肝、脾、肾三脏功能失调有关，病理变化复杂多变，主要为本虚标实，虚实夹杂。西医学的心脏支架手术可改善心肌缺血，但若术后忽忽整体，病将继发。根据患者年龄、体质、病史，本案属痰湿阻滞型胸痹。药用瓜蒌、薤白、檀香、桂枝以通阳散结、行气止痛；白术、茯苓、泽泻、甘草奏健脾利湿之功，加陈皮、半夏、香附、砂仁，可在健脾的基础上，达兼化痰湿、理气止痛之功。白蔻仁、荷叶、节菖蒲配伍可收化湿醒脾之功。郁金配白芍可疏肝、柔肝、行气缓急止痛。西茴香、乌药、木香、川朴、枳壳可行气止痛。病久多有瘀血之象，配伍丹参以活血止痛。全方配伍共收健脾化痰祛湿、活血行气止痛之功，达到标本兼治之目的。

【参考文献】

[1] 中国心血管健康与疾病报告编写组.中国心血管健康与疾病报告 2019 概要 [J].
中国循环杂志，2020，35（9）：833-854.

[2] 中国心血管健康与疾病报告编写组.中国心血管健康与疾病报告 2020 概要 [J].
中国循环杂志，2021，36（6）：521-545.

[3] 杨利.邓铁涛教授"冠心三论"[J].湖南中医药导报，2004（6）：8-10.

[4] 张敏州.邓铁涛论治冠心病 [M].北京：科学出版社，2012：10.

[5] 王士超，吴伟，刘芳，等.国医大师邓铁涛教授治疗心血管病学术思想和冠心病
治疗经验初探 [J].中西医结合心脑血管病杂志，2016，14（10）：1167-1170.

[6] 路志正编著.路志正医论集 [M].北京：人民卫生出版社，2017.

[7] 单书健编著.重订古今名医临证金鉴.胸痹心痛卷 [M].北京：中国医药科技出版
社，2017：256-258.

[8] 尹远平.查玉明临证经验集 [M].北京：人民卫生出版社，2017：18-29.

[9] 和焕香，郭庆梅.瓜蒌化学成分和药理作用研究进展及质量标志物预测分析 [J].
中草药，2019，50（19）：4808-4820.

[10] 乔凤仙，蔡皓，裴科，等.中药薤白的研究进展 [J].世界中医药，2016，11（6）：
1137-1140.

[11] 刘锷，韩林涛，薛大权.瓜蒌薤白药对的研究进展 [J].湖北中医药大学学报，
2014，16（6）：111-114.

[12] 张明发，沈雅琴.半夏及其炮制品对神经和循环系统的药理作用研究进展 [J].
抗感染药学，2017，14（9）：1643-1648.

[13] 陆来安，文小平.《伤寒杂病论》经方特殊溶媒考述 [J].中医杂志，2015，56
（19）：1625-1629.

[14] 刘晓嘉.他汀类药物所致不良反应及其相关影响因素的研究进展 [J].北方药学，
2019，16（2）：157，196.

[15] 胡大一.从支架过度使用看趋利的医疗评价付费机制 [J].医学与哲学，2021，
42（3）：2-5.

[16] 徐浩，陈可冀.中西医结合防治冠心病研究的难点与对策 [J].中国中西医结合
杂志，2007（7）：647-649.

[17] 鹿小燕，曹洪欣.冠心病从"痰瘀相关"论治探讨 [J].中医杂志，2010，51（2）：
101-103.

[18] 彭瑜，王永祥，秦红岩，等.基于网络药理学的黄芪治疗冠心病机制研究 [J].

中国中西医结合杂志, 2020, 40（8）: 935-940.

[19] 孙莹莹, 刘玥, 陈可冀. 人参皂苷的心血管药理效应: 进展与思考 [J]. 中国科学: 生命科学, 2016, 46（6）: 771-778.

[20] 李浅予, 汤岐梅, 侯雅竹, 等. 中药党参的心血管药理研究进展 [J]. 中西医结合心脑血管病杂志, 2019, 17（17）: 2604-2606.

[21] 高建, 孟晓萍. 吸烟在冠心病发生发展中的作用机制和研究进展 [J]. 中西医结合心血管病电子杂志, 2019, 7（23）: 21, 23.

[22] 江幼李. 岳美中学术思想及医疗经验简介 [J]. 北京中医, 1987（2）: 8-10.

[23] 刘燕池, 蒋云娜. 脑与脾肾病机相关理论的探讨 [J]. 中国中医基础医学杂志, 1999（11）: 6-12.

[24] 金华, 金钊, 张蕾蕾. 基于《金匮要略·胸痹心痛短气病脉证治》探讨心气以"降"为顺 [J]. 中国中医基础医学杂志, 2015, 21（1）: 35-37.

[25] 鲁燕侠, 蔺兴遥, 崔佳, 等. 心胃同病与心胃同治探究 [J]. 中医药学报, 2003（1）: 8-10.

[26] 谢兆华. 从脾胃论治胸痹心痛 [J]. 中国中医急症, 2011, 20（4）: 557-558, 617.

[27] 易文慧, 白瑞娜, 白洋, 等. 冠心病诊疗中的一个重要关注点——中医中焦脾胃调理与西医肠道菌群失调 [J]. 中西医结合心脑血管病杂志, 2018, 16（6）: 806-808.

[28] V Senthong, Z Wang, XS Li, et al.Intestinal microbiotagenerated metabolite trimethylamine-N-oxide and 5-year mortality risk in stable coronary artery disease: The contributory role of intestinal mierobiota in a COURAGE—like patient cohort [J]. JAHA, 2016, 5（6）: e002816.

[29] Li J, Zhao F, Wang Y, et al.Gut microbiota dysbiosis contributes to the development of hypertension [J].Microbiome, 2017, 5（1）: 14.

[30] Chen S, Henderson A, Petriello M, et al.Trimethylamine N-oxide binds and activates PERK to promote metabolic dysfunction [J].Cell Metab, 2019, 30（6）: 1141-1151.

[31] Hussein A R, Giulia P, Carlos K J.The role of microbiota in cardiovascular risk: Focus on trimethylamine oxide [J].Curr Probl Cardiol, 2019, 44（6）: 182-196.

[32] 安婉丽, 李雪丽, 孔冉, 等. 中医药治疗肠道菌群失调症的方剂用药规律分析 [J]. 中国实验方剂学杂志, 2018, 24（12）: 210-215.

[33] 罗艳春, 韩晶莉, 罗艳秋, 等. 黄芪、白术、枳壳对大鼠肠道微生态失调的调整作用 [J]. 中国老年学杂志, 2009, 29（12）: 1485-1487.

［34］李平兰，时向东，吕燕妮，等．常见中草药对两种肠道有益菌体外生长的影响［J］．中国农业大学学报，2003，8（5）：33-36.

［35］路志正．路志正医论集［M］．北京：人民卫生出版社，2017.

［36］贺兴东，翁维良，姚乃礼．当代名老中医典型医案集·内科分册（上册）［M］．北京：人民卫生出版社，2009.

（张俊鹏，金　华，刘志军）

# 第九章　扩张型心肌病

扩张型心肌病（dilated cardiomyopathy，DCM）是一种异质性心肌病，以单侧心室或双侧心室进行性扩大，伴心肌收缩功能减退为主要特征。基于分子遗传学理论，DCM 可分为原发性和继发性，其中原发性又包括：家族性、获得性和特发性。目前研究认为其发病机制常与遗传、病毒持续感染、心肌的自身免疫反应、中毒等因素有关。

## 一、经典回顾

中医学无"扩张型心肌病"病名，根据其临床表现，将其归属于中医学之"痰饮""水肿""喘证""心悸""胸痹""虚劳"等范畴。在中医典籍中，此病的最初记载，见于《灵枢·胀论》："夫心胀者，烦心短气，卧不安。"并首次提出"心胀"病名。并且在《灵枢·胀论》中对"胀"进行了解释："黄帝曰：夫气之令人胀也，在于血脉之中耶？脏腑之内乎？岐伯曰：三者皆存焉，然非胀之舍也。黄帝曰：愿闻胀之舍。岐伯曰：夫胀者，皆在于脏腑之外，排脏腑而郭胸胁，胀皮肤，故命曰胀。"《黄帝内经》中提出外邪侵袭可以导致心脏疾患。《灵枢·本脏》云："心小则安，邪弗能伤，易伤以忧；心大则忧不能伤，易伤于邪。"《素问·水热穴论》云："水病下为胕肿大腹，上为喘呼不得卧者，标本俱病。"《素问·痹论》云："心痹者，脉不通，烦则心下鼓，暴上气而喘，嗌干善噫，厥气上则恐。"东汉·张仲景《金匮要略·水气病脉证并治》云："心水者，其身重而少气，不得卧，烦而躁，其人阴肿。"这些描述均与 DCM 患者出现心力衰竭的临床症状相似。随着认识的不断加深，逐渐出现了对于心胀的专论，并初步探索了治疗方法。东汉·华佗《中藏经·论心脏虚实寒热生死逆顺脉证之法》云："心胀则心烦短气，夜卧不宁，心腹痛，懊侬，肿，气来往上下行，痛有时休作。"晋·皇甫谧《针灸甲乙经·五脏六腑胀》云："心胀者，心俞主之，亦取列缺……五脏六腑之胀，皆取三里。三里者，胀之要穴也。"元·窦汉卿《针经指南·标幽赋》云："心胀咽痛，针太冲而必除。"又有医家对病因病机做出了深入探索。元·朱丹溪《脉因证治·肿胀》云："胀满皆脾土转输失职，胃虽受谷，不能运化精微，聚而不散，隧道壅塞，清浊相混，湿郁于热，热又生湿，遂成胀满……烦心短气，卧不安，为心胀。"朱丹溪首从脾胃解释心胀的形成原因。清·陈士铎《石室秘录·水湿门》云："产妇感水肿，以致面浮手足浮，心胀者，不治之症也。然而此浮非水气也，乃虚气作浮耳。若作水湿治之，必死矣。吾今不治水湿，单去健脾，反有生意。"陈士铎提出心胀由气虚而得，结合后文应是脾气亏虚所致，并在治法中推崇健脾的重要性。清·李用粹《证治汇补·胀满》云："心胀烦心……实者，下之消之，直清阳明；虚者，温之升之，调补脾肾。"李用粹提出心胀治疗无论虚实皆可从脾胃入手。

综上所述，中医对 DCM 的认识理论源于《黄帝内经》，经历代医家的研究，对其病因病机做了初步探索，并提出了行之有效的治疗方法，从而使"心胀"的理法方药日臻完善。

## 二、病因病机

本病主要由于外感病邪，或情志内伤，或饮食劳损等导致脏腑气血阴阳失调、痰饮内阻而发病。

### （一）病因

#### 1. 外感病邪

六淫外邪，侵袭人体，由皮入脉，循脉走里，心主血脉，故外邪入内舍于心。耗伤心之气血，日久则心胀大，发为本病。正如清·费伯雄《医醇賸义·胀》云："心本纯阳，寒邪来犯，阴阳相战，故烦满短气而卧不安也。"

#### 2. 饮食劳损

饮食失常，劳损过度，损伤脾胃，导致气血生化乏源，暗耗心血，无以滋养，是心胀发病的重要因素。清·王肯堂《证治准绳·杂病》云："因饮食劳倦，损伤脾胃，始受热中，末传寒中，皆由脾胃之气虚弱，不能运化精微而制水谷，聚而不散而成胀满。"

#### 3. 情志内伤

心藏神而主情志，七情失调，或因过喜而散心气，或过忧而郁气机，或过恐而气下陷等原因，导致阴阳失衡，气血失调，导致发病。

#### 4. 内伤劳损

过度劳力，损伤内脏精气。脾为生气之源，劳力太过，尤易伤脾。《素问·举痛论》云："劳则气耗。"劳损内伤，脾虚转输失常，气血生化乏源，无以濡养心脉，而发本病。

### （二）病机

本病的主要病位在心，与肺、脾、肾密切相关。病发前期为实，迁延后期为虚，常虚实夹杂。

### 1. 心肺气虚，宗气乏力

心肺同居上焦，若禀赋不足，或久病体虚，肺气耗损，致使心气不足，推动无力，因而发病。气虚日久，则进而发展至阳虚，使心阳失用。心主血脉而肺朝百脉，心气亏虚亦可导致肺气亏虚而不能主气，失于治节。《灵枢·邪客》云："宗气积于胸中，出于喉咙，以贯心脉，而行呼吸焉。"宗气不足则血不生不行，血少血瘀则心失所养，进而发病。

### 2. 脾不健运，生化乏源

脾胃先天不足，或饮食失节，或情志内伤，使脾胃运化失职，聚生痰湿，气血乏源，子病及母，导致心胀。而心脏疾患，久而不治，气血运行无力，则母病及子，易导致脾胃功能失调。所以治心不忘健脾。《金匮要略·水气病脉证并治》云："心下坚，大如盘，边如旋杯，水饮所作。"从中可见，水饮痰湿是本病的重要病理因素。《素问·至真要大论》云："诸湿肿满，皆属于脾。"痰饮内生的主要原因在于脾胃。脾胃主司运化，脾气不健，脾阳衰微，则聚湿成痰，水饮凝滞。这些都为心胀从脾胃论治提供了理论支持。清代著名医家陈士铎首推健脾治疗心胀。在《石室秘录·水湿门》阐述道："产妇感水肿，以致面浮手足浮，心胀者，不治之症也……吾今不治水湿，单去健脾，反有生意。方用助气分水汤：白术二两，人参三两，茯苓五钱，薏仁一两，陈皮五分，萝卜子三分，水煎服。此方参、苓、薏、术皆健脾之圣药，陈皮、萝卜子些微以消其胀，脾气健而水湿自行，水湿行而胀自去，胀去而浮亦渐消矣。但此方须多食见效，不可一剂而即责其近功也。"在此确立健脾为基本治法，给予健脾补气的"助气分水汤"治疗，其中人参、白术、茯苓当合四君子汤之意，健脾益气，则水肿自去。

### 3. 命门火衰，心阳不振

心阳根于命门之火。清·黄元御《四圣心源·六气解》云："坎中之阳，火之根也，坎阳升则上交离位而化火，火升于水，是以癸水化气于丁火。"命门火衰，无以补充心阳，使心阳虚衰，水饮内生，阴寒之邪阻滞心脉，发为心胀。清·郑钦安《医理真传·阳虚症门问答》云："心胀，是论其内因也……阻者宜开，调气行血，随机斡运为要；散者宜收，回阳纳气温补为先。"

## 三、名医经验

### （一）李七一——培本建中，理气化湿

李七一认为，本病患者多因先天不足，或后天失养，或饮食劳倦，或外感风热邪毒。导致脾不健运，心肾阳虚，肺失治节。本病总以正虚为本，痰水、瘀血、邪毒为标，本虚标实，虚实夹杂。李七一在扩张型心肌病的治疗中，非常重视后天之本脾

胃。在自拟方中同时使用大剂量生黄芪、炙黄芪。其认为使用生炙黄芪补肺健脾、益气固表。肺气旺盛则能助心行血，并行宣发肃降、通调水道之职；脾气旺盛则运化不息，气血生化有源，水液通行畅达，不致停聚而成痰为水浊。此外，在治疗中使用党参、苍术、白术、茯苓、薏苡仁、炙甘草等益气补中健脾之品贯穿始终，以健运中州，使后天之本强健。其认为，后天强健，气血精微生化有源，才能御邪于外，祛邪外出，使心脉通畅，心体得养，心神安宁。

在具体临证中，李七一善于灵活运用多种顾护中土之法，如使用芳香化湿、醒脾和胃之法，常用藿香、佩兰、砂仁、白豆蔻等药；使用温中散寒之法，常用干姜、高良姜、花椒、附子等药；使用疏理气机、除胀消痞之法，常用枳壳、青皮、陈皮、紫苏梗、乌药、娑罗子等药。此外，或佐以参苓白术散健脾止泻；或加用焦三仙消食运脾。总之，务使脾胃功能恢复强健，以运水谷、运水湿、运药物，以利病情之康复。

## （二）翁维良——补脾益气，养心安神

翁维良认为，心胀的发病源于内外因共同作用的结果。心气不足是内因，而外邪侵袭是外因。先天不足，心气亏虚，气为血帅，无力推动血液运行，导致心失所养，心脏胀大；心体受损，则易感外邪，感邪入内，内舍于心，导致胸阳不振，心脉瘀阻，产生胸闷、乏力、气短等症状。翁维良以益气养心、活血化瘀为总治则治疗本病。益气之药主要选择生晒参、黄芪。活血化瘀药主要选择丹参、川芎、红花、赤芍。其基本处方：生晒参 10～15g，麦冬 10～15g，五味子 10～15g，玉竹 10～12g，黄芪 10～15g，北沙参 10～15g，丹参 10～20g，赤芍 10～12g，红花 10～15g，川芎 10～12g，郁金 10～12g。临证根据患者气血阴阳虚损的程度不同而加减化裁。

翁维良在心胀论治中尤为重视补脾益气的治法。脾胃位于中焦，为气血生化之源。脾胃运化水谷精微为营气，营气入脉化血，滋养心脏。心脾为母子之脏，心阳之温煦可助脾运化。心气不足，气虚日久耗伤心阳，心阳不振，必致脾阳虚损，水液停聚生湿成痰。痰湿困脾，阻碍运化则气血生化乏源，心体失养，加重病情，形成恶性循环。故翁维良非常重视后天脾胃的调养，其本意在于通过补脾益气，重启升降之枢，恢复气血之源，同时助心行血。临证遣方以四君子汤加减，常用山药、法半夏、佛手、陈皮、薏苡仁等药。中气不足则心气亏虚，心阳不振，故翁维良常常选用远志、酸枣仁、柏子仁、首乌藤等养心安神之药，全方位治疗心胀。

## （三）李德新——温通心阳，补益脾气

李德新认为，心胀的主要病机：心阳不足，母病及子，心脾两虚。心位于胸中，五行属火，为阳中之太阳。心主血脉，并推动血液通过脉管周流灌注全身，发挥营养和滋润的作用。若心气不足，久而损阳，失于温煦，血液运行不畅，血不养心，可致

心胀诸症。脾为后天之本，主运化。血液的充盈是维持正常血液循环的基础，而血液产生则需要脾胃正常运化水谷精微。若脾胃虚弱，气血生化乏源，血不盈脉管，以致血不养心，血脉不畅。

李德新临证，根据患者多以心悸、怔忡、胸闷为主要临床表现，以温补心阳、补益脾气为治则，选用芪附汤与桂枝甘草汤合方为基础加减变化治疗。若患者胸阳不振、血脉瘀滞则以温补心阳为主，基础方加丹参、桃仁、红花、瓜蒌、薤白等药。若患者脾气亏虚、饮食欠佳、体虚乏力则以补益脾气为主，常用四君子汤。心脾一体，治心不忘健脾，充分体现了李德新的学术思想。

## 四、常用方药脾胃思想探析

春泽汤最早出自元代医学家危亦林所著的《世医得效方》，书中记载全方由人参、白术、茯苓、泽泻、猪苓组成。原方主治伤暑烦渴。及至明清，此方被诸多医家引用，并添加一味桂枝。明代王肯堂撰写《证治准绳·杂病》，其伤暑篇中写道"伤暑有二……泻定仍渴，春泽汤或缩脾饮"；消瘅篇中也提到："生料五苓散加人参一钱，名春泽汤。以五苓散加四君子汤，亦名春泽汤，尤是要药。"清代名医汪昂的《医方集解》中所述："四苓散……本方加人参，名春泽汤，再加甘草（合四君子），亦名春泽汤，治无病而渴，与病瘥后渴者。"春泽汤为五苓散衍化方，在五苓散之化气利水功效的基础上另增益气生津的作用，从而扩大了本方的治疗范畴。

### 1. 健脾利水，堆土筑坝

脾胃为后天之本，气血生化之源，运化水液之枢纽。《素问·经脉别论》："饮入于胃，游溢精气，上输于脾。脾气散精，上归于肺，通调水道，下输膀胱。水精四布，五经并行，合于四时五脏阴阳，揆度以为常也。"水液的转输离不开脾胃功能的正常。本方用茯苓配白术，以健脾为先，同时并行利水祛湿之功效。白术为"脾脏补气健脾第一要药"，《本草通玄》云："补脾胃之药，更无出其右者。"茯苓有利水渗湿、健脾宁心之效。《世补斋医书》："茯苓一味，为治痰主药，痰之本，水也，茯苓可以行水。痰之动，湿也，茯苓又可行湿。"五行来看，土能克水，脾胃强健则水湿自去。若中焦土厚，则堆土筑坝，以防下焦水气泛滥，所谓水来土掩之功效。所以本方使用白术、茯苓两味药通过强健脾胃，共行治疗和预防的作用。《素问·阴阳应象大论》云"治病必求于本"，此方健脾正是治本之道。

泽泻配猪苓利水渗湿以治标。脾虚不运，则水液不行，水饮停聚成湿成痰。痰湿瘀滞则又影响脾胃运化功能。泽泻和猪苓皆入肾、膀胱经，加强利水渗湿的功效，使水湿从下焦而出，祛湿以救脾。水湿已除，中焦得以运转，升降自然通畅，脾胃功能逐渐恢复。

**2. 厚土培火，养心宁神**

吴崑《医方考》云："脾胃者，土也。土为万物之母，诸脏腑百骸受气于脾胃而后能强。若脾胃一亏，则众体皆无以受气，日见羸弱矣，故治杂证者，宜以脾胃为主。"心脾为母子之脏，脾气健运，中气充足，方可充气血于心脉、滋养心体。故方中重用健脾之茯苓、白术、人参，意在于健脾益气，从而养心体、行气血，促进心脏疾病的康复。此外，水湿上泛则可见心悸不宁、惊恐不安等症状，故方中使用茯苓、桂枝。二者皆可入心经，开利凌心射肺之水湿，平冲定悸。在脾气健运祛痰浊水饮之邪的同时，使心阳舒展、心脉通畅，以养心脏。

**3. 温阳化气，通利水湿**

《素问·灵兰秘典论》云："膀胱者，州都之官，津液藏焉，气化则能出矣。"膀胱经的气化功能是水液正常代谢的过程。若外感或内伤，导致膀胱气化功能失常，则可见水肿、小便不利、口渴等症状。典籍记载中春泽汤被多次使用治疗口渴。这有两方面原因：一为疾病后期津液耗伤而口渴；二为水湿停聚，气化不利，津液不能上乘于口舌而渴。所以除使用人参益气生津外，重在使用桂枝入膀胱经温阳化气，助膀胱气化，布散水气。待气化畅通，水湿一去，津液布散均匀，而口渴自除。桂枝味辛、甘，性温，辛甘发散为阳；色赤，五行属火，而火曰炎上，有宣通的作用。故桂枝入心经，以助心阳、通血脉、平冲定悸。桂枝辛温，可以运转诸药通达全身，为全方药效发挥之动力。人参是补气药第一药，可补肺脾心肾之气。具有大补元气、补肺益脾、生津、安神益智的功效，《本草汇言》："补气生血，助精养神之药也。"方中人参配以茯苓、白术，恰合四君子之意，三药联用使健脾之力更强。而心胀为病，则以气虚为根本，使用人参大补元气，强正气以祛邪，有截断扭转之功效。

## 五、难点与对策

### （一）本病病因不明，有效治疗方法有限，死亡率较高

目前，除家族遗传性扩张型心肌病外，特发性扩张型心肌病及获得性扩张型心肌病病因均不明确。本病发病隐匿，患者就诊时已经出现严重的临床症状，且病期较晚，故药物治疗效果不理想。而心脏再同步化治疗和外科治疗技术要求较高，费用不菲，难以普及。所以扩张型心肌病在我国有较高的患病率及病死率。中国心力衰竭注册登记研究（China-HF）选入 2012～2015 年 132 家医院的 13687 例出院心力衰竭患者，统计发现 16% 的患者为扩张型心肌病。2014 年我国一项研究报道显示，767 例 DCM 随访 52 个月病死率为 42.24%。寻找全新的治疗思路及方法，迫在眉睫。

### （二）中医药通过"调理脾胃"治疗本病

研究表明，以产生抗心肌抗体（anti-heartantibodies，AHA）为代表的免疫调节失衡，在 DCM 的病变过程中发挥着重要作用。因此在 DCM 早期的病因治疗中，免疫学治疗有举足轻重的作用。目前，尚无有效的免疫调节药物，探索中医药的免疫调节作用，有助于 DCM 的治疗。基于循证医学证据，中药芪苈强心胶囊推荐用于 DCM 早期的免疫调节治疗（Ⅱa 类推荐，B 级证据）。相关实验发现，DCM 患者服用黄芪颗粒后血清抗心肌抗体：抗 $\beta_1$ 肾上腺素能受体自身抗体（anti-$\beta_1$ adrenergic receptor autoantibody，ant-$\beta_1$），抗肌球蛋白重链自身抗体（anti-myosin heavy chain antibody，antMHC），抗毒蕈碱 -2 受体自身抗体（anti-muscarinic receptor-2 autoantibody，ant-M2）水平均降低。

从免疫学角度证实，脾虚水湿不化模型大鼠血清 IFN-$\gamma$、IL-2 水平降低，IL-4 水平上升，故模型存在"Th1/Th2 失衡"现象。使用参苓白术散干预后可升高模型大鼠 IL-2、IFN-$\gamma$ 水平，降低 IL-4 水平，恢复机体的细胞免疫功能。此外，许多研究证实其单药人参、白术、薏苡仁、白扁豆、桔梗等均可调节免疫系统。由此可见中药基于脾胃理论治疗 DCM，其免疫调节能力是作用机制之一。

心肌的自身免疫反应引起心肌损伤、凋亡、重构等一系列病变，最终导致心室扩张。中药芪苈强心胶囊不仅有免疫调节的作用，还可以调节可溶性 ST2（soluble ST2，sST2），半乳糖凝集素 -3（galectin-3），基质金属蛋白酶（matrix metalloproteinases，MMPs）和血管紧张素Ⅱ（angiotensin-Ⅱ，Ang-Ⅱ）等因子表达，抑制心肌纤维化，减轻心室重构。相关单药研究证实，人参皂苷 Rb1 长期给药可以改善 cTnT 转基因小鼠的心功能和进行性扩张的心脏构型，减轻心肌细胞排列紊乱及超微结构的破坏。此外，人参皂苷 Rb1 还可以调节心脏黏附蛋白 Cx40 的表达，钙黏合素 E-cad 的表达，整合素 itga8 和 itgb1bp3 的表达。

黄芪及其皂苷类成分具有显著干预扩张型心肌病的作用。血清前胶原肽（procollagen peptide）是提示心肌重构、心肌纤维化的重要指标。研究发现，利用黄芪甲苷治疗柯萨奇病毒 B3（CVB3）诱导的 DCM 小鼠模型。小鼠血清中Ⅰ型前胶原 C 端肽（PⅠCP）浓度明显降低，Ⅰ型前胶原 N 端肽（PⅠNP）和Ⅲ型前胶原 N 端肽（PⅢNP）无明显变化，PⅠCP / PⅠNP 比率降低；心肌组织内心肌胶原容积积分（collagen volume fraction，CVF）及Ⅰ型前胶原肽增高的趋势受到黄芪甲苷不同程度的抑制。相关性分析显示心肌组织 CVF 与血清 PⅠCP / PⅠNP 相关性较高。推测黄芪甲苷的药理学作用主要在于抑制Ⅰ型胶原的合成。研究同时发现，DCM 小鼠心肌组织内磷酸化 p38 MAPK 明显升高，黄芪甲苷可以显著降低其活性。心力衰竭是 DCM 的主要临床表现形式。Cx43 是心室肌主要缝隙连接通道蛋白，主要功能是实现细胞间电化学交换，保证心室肌同步收缩。心力衰竭时心肌水平明显下降，且分布紊乱。相关研究使用黄芪干预阿霉素诱导的 DCM 大鼠模型，结果发现：黄芪干预后 DCM 心肌 Cx43 的分布紊乱改善，心室肌 Cx43 mRNA、Cx43 灰度值及大鼠心脏 LVEF 明显升高。

丹参酮 ⅡA 磺酸钠（sodium tanshinone ⅡA sulfonate，STS）是丹参活性成分丹参酮 ⅡA 的提取物。使用 STS 干预呋喃唑酮诱导的 DCM 大鼠模型，结果发现：STS 可以通过激活 PI3K/Akt 信号通路，抑制 caspase-3 通路，减轻 DCM 大鼠心肌损伤，减少心肌细胞凋亡。

综上，中药可多靶点、多通路干预治疗 DCM，为 DCM 的进一步研究提供了相关基础。

### （三）中医药改善生活质量，延长生存期

相关研究表明，口服中药联合常规的西药治疗 DCM 比单用常规西药治疗更有效。深入研究发现，口服中药治疗 DCM 在不同性别、不同年龄、不同病变程度均可以改善心脏功能，调节房室大小，并改善患者的运动能力。从远期治疗效果来看，中药联合西药治疗相较单用西药治疗，可明显降低病死率。更有意义的是，坚持治疗 1 年以上者，1 年后的病死率明显低于治疗时间较短者。芪苈强心胶囊联合常规西药治疗可以显著改善心功能，减轻患者症状，达到良好疗效。

因此，多项研究证实，中医药介入 DCM 治疗全流程，在提高心功能、改善患者症状、调节免疫反应、抑制心肌重构等方面疗效显著。基于目前缺少治疗 DCM 特效药的情况，深入发掘中医药潜力不失为全新的治疗手段。

## 六、本病从脾胃论治基础分析

进食后，通过刺激肠道细胞分泌肠源性激素，并间接促进胰岛 β 细胞分泌胰岛素的过程称为肠促胰素效应。相关肠源性激素主要为抑胃肽（glucose-dependent insulinotropic polypeptide，GIP）和胰高血糖素样肽 -1（glucagon-like peptide-1，GLP-1）。因为 GIP 对胰岛 β 细胞的促胰岛素分泌作用弱。故目前临床上肠促胰岛素类药物均基于 GLP-1 的作用。GLP-1 主要通过与胰高血糖素样肽 1 受体（glucagon-like peptide-1 receptor，GLP-1R）结合而发挥生物学作用。GLP-1R 广泛分布于胰腺、肺、心脏、肾脏、血管平滑肌、脂肪细胞、胃肠道及中枢神经系统。GLP-1 半衰期短，为 1 ～ 2 分钟，释放到血液循环中后被二肽基肽酶 4（dipeptidyl peptidase 4，DPP-4）快速分解而失活。为了延长半衰期，最大限度保留生物学效应，并使其不易被 DPP-4 快速降解。研究发现美洲毒蜥唾液中的多肽 Exendin-4 不但可以激动 GLP-1 受体，还对 DPP-4 的降解有抵抗作用。Exendin-4 被开发为降糖药物，这类药物因此被统称为 GLP-1 受体激动剂（glucagon-like peptide-1 receptor agonist，GLP-1RA）。GLP-1RA

在国内外指南中的地位不断提高。诸多研究表明，GLP-1RA 可以通过控制血压、改善内皮功能、抗动脉粥样硬化，以减轻缺血再灌注损伤和提高心脏功能，在心血管系统中发挥多重保护作用。

目前，相关研究对 GLP-1 与扩张型心肌病之间的潜在关系进行了探索。

对患有扩张型心肌病的狗进行相关研究后发现，晚期、重度的 DCM 与全身及心肌的胰岛素抵抗有关，其主要表现为基础葡萄糖摄取和胰岛素刺激的葡萄糖摄取减少。后续实验发现，对晚期扩张型心肌病的狗静脉持续输注重组 GLP-1，与对照组相比，可改善左心室和全身血流动力学。研究认为，这主要归因于重组 GLP-1 增加了心肌胰岛素敏感性和心肌葡萄糖的摄取。其可能是与 GLP-1 增加了左室心肌细胞膜中葡萄糖转运蛋白 -1（glucose transporter-1，GLUT-1）的表达有关。并且与增加 p38 MAPK 激酶活性、提高 $NOS_2$ 的表达和加强心肌对 NO 摄取有关。在老年狗中，GLP-1 仍有较好的治疗作用，持续输注 GLP-1 可以改善心肌胰岛素敏感性，降低心肌线粒体氧化应激，保留与氧化平衡和线粒体呼吸相关的关键线粒体蛋白的表达。在不同的实验对象中，GLP-1RA 表现出了良好的效果，实验表明，艾塞那肽（exenatide）可以使晚期扩张型心肌病小鼠的全身胰岛素敏感性和心肌葡萄糖摄取正常化，尽管未达到完全康复，但心脏收缩功能和存活得到改善。

除此之外，有关研究进行长期随访观察后发现，DCM 的持续时间和严重程度伴随着胃饥饿素（ghrelin）和生长激素促分泌素受体（growth hormone secretagogue-receptor，GHSR）系统的改变。DCM 确诊后 ghrelin 和 GHSR 水平下降。并且新近诊断的患者相比较老患者而言，其血清 ghrelin 水平较高。因此，ghrelin 可能成为 DCM 的潜在干预靶点。

从目前研究结果来看，胃肠激素参与了扩张型心肌病的发病过程。予以中医药干预，调节胃肠激素水平，可以在缓解扩张型心肌病患者症状的同时提高生活质量、降低病死率。

## 七、临床验案举隅

### （一）邓铁涛医案

患者，男，53 岁，2016 年 4 月 7 日初诊。主诉：反复气促半月余，加重 2 天。心脏彩超示：左心室舒张末期内径 75mm，左心室收缩末期内径 65mm，左心室射血分数 28%；冠状动脉 CT 示：左冠状动脉心肌桥形成；左冠状动脉前降支、左旋支及右冠状动脉轻度硬化。既往无高血压病、糖尿病、冠心病史。刻诊：活动后气促，头晕，疲乏，困倦，腹胀，纳眠差，大便溏，双下肢轻度浮肿，舌暗红、舌胖大边有齿印、苔黄厚，脉沉细。心率 85 次 / 分钟，血压 90/50mmHg。西医诊断：扩张型心肌病，心功能Ⅲ级；中医诊断：胸痹，证属气阴两虚、痰瘀水停。西药给予培哚普利片 4mg，每日 1 次；琥珀酸美托洛尔缓释片 47.5mg，每日 1 次；螺内酯片 20mg，每日 1 次；地高辛片 0.125mg，每日 1 次；呋塞米片 20mg，每日 1 次；阿司匹林 100mg，每日 1 次；硫酸氢氯吡格雷片 75mg，每日 1 次；阿托伐他汀钙片 20mg，每晚 1 次。中药处方：党参 30g，五指毛桃 30g，毛冬青 30g，茯苓 30g，薏苡仁 30g，山药 20g，丹参 20g，柏子仁 15g，麦冬 15g，五味子 15g，鸡血藤 15g，泽泻 15g，车前子 10g，橘红 10g，法半夏 10g，升麻 10g，炙甘草 10g。60 剂，每剂初煎液 250mL 与复煎液 150mL 混合，均分成 2 份，每次 200mL，早、晚饭后温服。

2016 年 6 月 15 日二诊：患者运动耐量较前明显提高，上三楼稍觉气促，偶感疲乏、困倦、头晕等不适，纳眠一般，大便溏，无双下肢浮肿，舌暗红、舌体胖大边有齿印、苔厚微黄，脉沉细。心率 80 次 / 分钟，血压 98/54mmHg。复查心脏彩超：左心室舒张末期内径 70mm，左心室收缩末期内径 60mm，左心室射血分数 31%。患者在治疗期间西医治疗上予培哚普利片逐渐增量至每天 6mg；琥珀酸美托洛尔缓释片逐渐增量至每天 142.5mg。由于患者心功能较前明显好转，无双下肢水肿，故地高辛片改为 0.125mg，隔日 1 次；呋塞米片减量至每天 10mg；硫酸氢氯吡格雷片逐步减量为每天 25mg。中药处方加大五指毛桃的用量至 45g，共 60 剂，煎服方法同前。

2016 年 8 月 25 日三诊：诉日常活动已无明显气促，疲乏较前好转，偶有头晕，舌暗红，舌体胖大边有齿印，苔厚微黄，脉沉细。心率 65 次 / 分钟，血压 96/50mmHg。复查心脏彩超：左心室舒张末期内径 70mm，左心室收缩末期内径 54mm，左心室射血分数 45%。此期间西医治疗上予培哚普利片逐步增量至目标剂量每天 8mg；琥珀酸美托洛尔缓释片逐步增量至目标剂量每天 190mg。由于患者心功能基本恢复正常，故已暂停地高辛片的使用。中医辨为气阴两虚、痰瘀水停证。前方五指毛桃加至 60g，升麻加至 15g，共 60 剂，煎服方法同前。

2016 年 12 月 29 日复查心脏彩超：左心室舒张末期内径 60mm，左心室收缩末期内径 44mm，左心室射血分数 51%。患者治疗期间一直坚持中西医结合治疗，上方不间断服用。随访至 2017 年 8 月，患者病情稳定，日常活动基本恢复正常，无明显气促，无疲乏、头晕等不适。心率 58 ～ 65 次 / 分钟，血压维持在 98 ～ 105/55 ～ 60mmHg。

按语：根据邓铁涛"辨病为先，病证结合"的思想，四诊合参，本案当辨为气阴两虚、痰瘀水停证，治宜益气养阴、活血化瘀、健脾化痰、利水消肿。初诊时患者由于病久耗气伤阴，气虚无力推动血行，以致瘀血内生；脾气虚，则气促、头晕、疲乏、困倦、腹胀等症丛生；心阳虚衰，脾失健运，水湿内停而见肢体浮肿。方中重用党参、五指毛桃益气培元，为君药；以麦冬、五味子、柏子仁滋心阴，为臣药；以山药、茯苓益气健脾，薏苡仁、泽泻、车前子利水消肿，橘红、法半夏通阳化痰，毛冬青、鸡血藤、丹参养血活血，上数味合用为佐药。升麻协诸益气之品以升提，再以甘草调和诸药，共奏奇功。二诊时患者心脾气虚的症状虽然较前明显好转，但在逐渐增加血管紧张素转化酶抑制剂（ACEI）类培哚普利片和 β 受体阻滞剂琥珀酸美托洛尔缓释片时，患者偶感疲乏、困倦、头晕等不适，故加大五指毛桃的用量至 45g，其用意一方面是进一步巩固疗效，另一方面是可以有效减少西药在增量过程中患者出现不耐受的情况。三诊时患者已无明显气促，疲乏较前好转。此时患者 ACEI 和 β 受体阻滞剂用量已平稳达目标剂量，诉偶有头晕，故前方五指毛桃相应加至 60g，升麻加至 15g，益气健脾升清。治疗前后仅仅数月，患者诸症皆消，心室重构明显逆转，生活恢复正常。

### （二）李德新医案

张某，男，33 岁，2013 年 10 月 15 日初诊。主诉：心悸、胸闷气短 1 年余。现症：心悸胸闷气短，肢倦乏力，劳则益甚，时少寐，舌淡边有齿痕，苔薄白，脉沉缓。心脏彩超示：左心房大，左心室增厚，左心功能减低，轻度二尖瓣反流。西医诊断：扩张型心肌病。中医诊断：心悸。证型：心阳不足兼心脾两虚证。治疗原则：益气养心，温阳健脾。处方：炙黄芪 30g，炒白术 15g，丹参 20g，制附子 10g，人参 20g，桔梗 10g，郁金 15g，酸枣仁 15g，柏子仁 15g，桂枝 15g，柴胡 10g，甘草 10g。上诸药服 7 剂，每日 1 剂，水煮分 3 次口服。

二诊：偶有心悸、乏力、劳则益甚，易汗出，口干渴，舌淡边有齿痕，苔薄白，脉弦。处方：人参 20g，麦冬 15g，五味子 15g，酸枣仁 15g，远志 15g，桂枝 10g，炒白术 20g，炙黄芪 30g，山茱萸 15g，山药 15g，桔梗 10g，甘草 100g。上诸药服 7 剂，每日 1 剂，水煮分 3 次口服。

三诊：上述心悸气短显著减轻，肢倦神疲，偶有胸闷，饮食二便如常，舌淡苔薄白，脉沉弦。处方：瓜蒌 30g，薤白 20g，桂枝 15g，柴胡 10g，郁金 15g，丹参 20g，鸡内金 15g，党参 20g，茯苓 15g，炒白术 15g，砂仁 10g，甘草 10g。上诸药服 7 剂，每日 1 剂，水煮分 3 次口服。

服上三方后诸症状均减轻，继以汤剂巩固治疗 1 年，患者症状好转，生活质量显著提高。

按：本患者素体阳虚，失于温煦。心阳不足，无力推动血行，致心失所养，心血瘀阻，故见心悸阵作，胸闷气短。脾为心之子，母病及子，脾虚气血生化乏源，无力温养四肢肌肉，则见肢倦乏力，劳则益甚，舌苔薄白，边有齿痕等脾虚之候。故方选芪附汤合桂枝甘草汤加减以益气血、温心阳。方中附子味辛、甘，性大热，其性走而不守，上能助心阳以通脉，下可补肾阳以益火，有回阳救逆、温肾助阳、祛寒止痛之功。黄芪补气固表、升阳利水、止汗消肿。黄芪、附子配伍应用，寓在温阳益气、回阳救逆、固表止汗。人参性平、味甘苦温，大补元气，补后天之气，复脉固脱，附子补先天之气。人参附子并用，大温大补，复气回阳而固脱。二药相须，用之得当，顷刻生阳于命门之内。桂枝辛、甘，性温，既能助心阳通血脉，又能止悸动，又佐以甘草补益心气、益气复脉。白术与人参相配，健脾生血，配桂枝，则利水渗湿。该患者时有少寐，予酸枣仁、柏子仁以养心安神；胁肋胀痛，予柴胡、郁金以行气解郁、祛瘀止痛，兼清心除烦、养血安神。"气行则血行"，气机通畅有利于瘀血的祛除，与桔梗配伍，开胸行气，加强了方中活血化瘀药的作用。

二诊时胸闷减轻，仍见气短乏力，劳则益甚，易汗出，证属气阴两虚证，予生脉散和桂枝甘草汤加味以益心气、养阴复脉。方中三药合用，一补气充脉复，一润气腹津生，一敛汗止阴存。患者汗出较多，过汗必然损伤心阳，心阳受损，心脏失去阳气庇护，则心中悸动不宁，故予桂枝甘草汤以补心气、温心阳。桂枝味甘，性温，可助阳化气、温通经脉。甘草甘、平，补脾益气、和中缓急止痛。二药相合，辛甘化合为阳，阳生阴化而奉心，心阳得复，则心悸自愈，可谓"补心之峻剂"。因患者汗出，此为脾虚，肺卫不固之证，故佐入黄芪、炒白术以健脾益气、固表止汗。心阳虚，肾无心火则水寒，故予山药、山茱萸以补益肝肾。加远志、酸枣仁共奏养心安神之效。

三诊患者心悸气短显著减轻，肢倦神疲，偶有胸闷，饮食二便如常，舌淡苔薄白，脉沉弦。该患者仍有少许心悸、胸闷、脉沉弦，为心阳不足的表现。加之其形体肥胖，此为痰湿壅盛之候。病程日久，久病生瘀，瘀血内结，为心阳痹阻。又因患者肢体倦怠，此为气虚之证。综观其临床表现，可归结为心阳痹阻，痰瘀互结，心脾两虚。故予四君子汤合瓜蒌薤白桂枝汤加味以温通心阳、化痰祛瘀、健脾宁心。党参甘、平补脾肺之气；白术甘、苦，性温，健脾燥湿，加强健脾助运之力。脾主湿，若脾胃虚弱，运化无力，则会出现湿浊易于停滞，故佐入健脾渗湿之茯苓。甘草，甘温益气，一方面助参、术补中益气之力，另一方面更兼调和诸药之职。四药配伍，健补脾胃之气，兼司运化之职，且渗湿利浊，共奏益气健脾之功。佐入砂仁、鸡内金以助行气健脾。方中瓜蒌，味甘、微苦，性温，开胸中痰结、利气宽胸。《本草思辨录》云："瓜蒌实之长，在导痰浊下行，故结胸胸痹非此不治。"薤白，辛、苦、温，通阳散结、豁痰下气。治胸痹要药瓜蒌、薤白，二者相配化上焦痰浊、散胸中阴寒、宣胸中气机。桂枝辛温治疗心脉瘀阻之胸痹心痛，佐入丹参、郁金、柴胡行气活血化瘀、通利血脉而消痞止痹痛。

【参考文献】

[1] 高红勤.李七 心衰1号方治疗扩张型心肌病验案3则[J].辽宁中医杂志，2010，37（11）：2238-2239.

[2] 高红勤，李七一.李七一治疗扩张型心肌病经验[J].中医杂志，2011，52（23）：1998-1999.

[3] 刘燊亿，于大君.翁维良治疗扩张型心肌病经验［J］.世界中医药，2018，13（2）：400-402，406.

[4] 于睿，赵昕，于游，等.李德新诊疗扩张型心肌病经验总结［J］.辽宁中医杂志，2011，38（10）：1958-1959.

[5]《中国心血管健康与疾病报告 2019》编写组.《中国心血管健康与疾病报告 2019》要点 解读［J］.中国心血管杂志，2020，25（5）：401-410.

[6] Liu X，Yu H，Pei J，et al. Clinical characteristics and long-term prognosis in patients with chronic heart failure and reduced ejection fraction in China［J］. Heart Lung Circ，2014，23（9）：818-26.

[7] 廖玉华.中国扩张型心肌病诊断和治疗指南：创新与转化［J］.临床心血管病杂志，2018，34（5）：435-436.

[8] 中华医学会心血管病学分会，中国心肌炎心肌病协作组.中国扩张型心肌病诊断和治疗指南［J］.临床心血管病杂志，2018，34（5）：421-434.

[9] 沈丽娟，梅晓鹏，陆曙，等.黄芪对心气阳虚证扩张型心肌病患者的干预作用及对抗心肌抗体的影响［J］.中国实验方剂学杂志，2017，23（18）：157-162.

[10] 王彦芳，韩晓春，王媛，等.参苓白术散对脾虚水湿不化模型大鼠健脾功效的研究［J］.中华中医药学刊，2019，37（1）：60-63.

[11] 王超楠，赵大庆，王隶书，等.人参及复方人参制剂免疫双向调节机制及应用研究进展［J］.时珍国医国药，2021，32（1）：177-180.

[12] 徐伟，方思佳，关然，等.白术多糖对小鼠淋巴细胞的免疫调节作用［J］.中国免疫学杂志，2020，36（13）：1573-1577.

[13] 王彦芳，季旭明，赵海军，等.薏苡仁多糖不同组分对脾虚水湿不化大鼠模型免疫功能的影响［J］.中华中医药杂志，2017，32（3）：1303-1306.

[14] 蔡帆，张彦，臧林泉.白扁豆多糖对免疫抑制小鼠的免疫调节作用［J］.免疫学杂志，2018，34（5）：407-411.

[15] 李敬双，冯慧慧，王萌，等.桔梗皂苷 D 对小鼠淋巴细胞和巨噬细胞免疫功能的影响［J］.西北农林科技大学学报（自然科学版），2019，47（1）：39-44.

[16] 杨阳，金明磊，宋灵燕，等.芪苈强心胶囊治疗扩张型心肌病的抗心室重构作用［J］.中国实验方剂学杂志，2019，25（13）：99-104.

[17] 赵海苹，冯娟，吕丹，等.人参皂苷 Rb1 改善转基因扩张型心肌病模型小鼠的心功能和心脏重构［J］.中国比较医学杂志，2009，19（5）：6-10+79-81.

[18] 申锷，陈瑞珍，杨英珍，等.黄芪甲苷改善扩张型心肌病小鼠左室重构与磷酸化 p38MAPK 相关性的实验研究［J］.中国病理生理杂志，2008（1）：64-67.

[19] 袁勇华，何学华，方亦兵，等.黄芪对扩张型心肌病大鼠心肌缝隙连接蛋白43

表达的影响 [J].临床儿科杂志，2014，32（11）：1080-1083.

[20] 柴松波，王振涛，张淑娟，等.丹参酮ⅡA对扩张型心肌病大鼠心肌细胞凋亡及 PI3K/Akt 通路的影响 [J].中国比较医学杂志，2019，29（6）：57-64.

[21] Zhu Y S, Li Y L, Ju J Q, et al.Oral Chinese Herbal Medicine for Treatment of Dilated Cardiomyopathy: A Systematic Review and Meta-Analysis [J]. Evid Based Complement Alternat Med, 2016, 2016: 1819794.

[22] 杨英珍，陈瑞珍，张寄南，等.中西医结合治疗扩张型心肌病的临床观察 [J].中国中西医结合杂志，2001（4）：254-256.

[23] 杨阳，金明磊，宋灵燕，等.芪苈强心胶囊治疗扩张型心肌病的抗心室重构作用 [J].中国实验方剂学杂志，2019，25（13）：99-104.

[24] 洪天配，田勖，杨进.肠促胰素效应的发现及其临床应用展望 [J].中华内分泌代谢杂志，2018，34（8）：629-633.

[25] 杨文嘉，刘思颖，纪立农.不同胰升血糖素样肽1受体激动剂类药物心血管结局研究差异及其在临床治疗中的指导意义 [J].中国糖尿病杂志，2021，29（3）：233-240.

[26] 纪立伟，郭立新.胰高血糖素样肽-1类药物的心血管保护作用 [J].中华糖尿病杂志，2020，12（8）：654-660.

[27] Nikolaidis L A, Sturzu A, Stolarski C, et al.The development of myocardial insulin resistance in conscious dogs with advanced dilated cardiomyopathy [J].Cardiovasc Res, 2004, 61（2）：297-306.

[28] Nikolaidis L A, Elahi D, Hentosz T, et al.Recombinant glucagon-like peptide-1 increases myocardial glucose uptake and improves left ventricular performance in conscious dogs with pacing-induced dilated cardiomyopathy [J]. Circulation, 2004, 110（8）：955-61.

[29] Bhashyam S, Fields A V, Patterson B, et al.Glucagon-like peptide-1 increases myocardial glucose uptake via p38alpha MAP kinase-mediated, nitric oxide-dependent mechanisms in conscious dogs with dilated cardiomyopathy [J].Circ Heart Fail, 2010, 3（4）：512-521.

[30] Chen M, Angeli F S, Shen Y T, et al.GLP-1（7-36）amide restores myocardial insulin C sensitivity and prevents the progression of heart failure in senescent beagles [J].Cardiovasc Diabetol, 2014, 13：115.

[31] Vyas A K, Yang K C, Woo D, et al. Exenatide improves glucose homeostasis and prolongs survival in a murine model of dilated cardiomyopathy [J]. PLoS One, 2011, 6（2）：e17178.

［32］Aleksova A，Beltrami A P，Bevilacqua E，et al.Ghrelin Derangements in Idiopathic ilated Cardiomyopathy：Impact of Myocardial Disease Duration and Left Ventricula Ejection Fraction ［J］.J Clin Med，2019，8（8）：1152.

［33］罗川晋，李先隆，吴伟.邓铁涛调脾护心法治疗扩张型心肌病心力衰竭经验［J］.中医杂志，2018，59（4）：285-288.

［34］段盈竹，于睿，李德新.李德新教授治疗扩张型心肌病经验撷菁［J］.中华中医药学刊，2016，34（9）：2165-2167.

（祁尚文，金 华）

# 第十章　心力衰竭

心力衰竭（heart failure，HF）简称心衰，是各种原因造成的心脏收缩和／或舒张功能障碍，是一种复杂的全身临床综合征，是各种心血管疾病的最终归属。心力衰竭在发达国家人群中有很高的发病率和致死率，严重威胁着中老年人的生命健康。据我国 50 家医院住院病例调查，心力衰竭住院率只占同期心血管疾病的 20%，但病死率却占 40%，提示预后不良。心衰在临床呈现出患病率高、致残率高、病死率高的特点，临床诊治难度高、差异性大，其中水肿是主要并发症。

心衰水肿是由多种病理因素相互作用的结果，是一个进行性发生发展的临床心血管综合征，心衰水肿没有单一的原因，其机制的研究目前主要集中在交感神经系统、RAAS 系统、内源性激素、炎症细胞因子等导致的心脏重构。单一途径的干预，可能对心衰水肿产生影响，但是很难实现全面控制。引起心力衰竭的因素很多，高血压是其中最主要的危险因素，高血压导致心脏重构可造成左室肥厚，也是心衰的主要病因，常合并冠状动脉粥样硬化和微血管病变。在 ACC/AHA 最新指南中，心衰常共患疾病的管理问题并没有得到系统的解决，尤其心衰水肿患者和综合管理需高度关注。

## 一、经典回顾

心力衰竭，根据临床证候及发病特点，属于中医学"喘证""痰饮""水肿""心胀""心痹""心水"等范畴。心衰的相关症状、病名最早见于《黄帝内经》，其中有很多论述与心衰的临床表现相似，《灵枢·胀论》云："夫心胀者，烦心短气，卧不安。"《素问·痹论》云："脉痹不已，复感于邪，内舍于心。""心痹者，脉不通，烦则心下鼓，暴上气而喘。"《素问·至真要大论》云："太阳之胜……寒厥入胃，则内生心痛。"《素问·水热穴论》云："故水病下为胕肿大腹，上为喘呼不得卧者，标本俱病。"《黄帝内经》虽未提及心衰病名，但"心胀""心痹"表现当归属于心衰病范畴。华佗《中藏经·论心脏虚实寒热生死逆顺脉证之法》："心有水气则痹，气滞身肿，不得卧，烦而躁，其阴肿也。"张仲景在此基础上进一步提出"心水""支饮"病名，《金匮要略·水气病脉证并治》指出："心水者，其身重而少气，不得卧，烦而躁，其人阴肿。"《金匮要略·痰饮咳嗽病脉证并治》云："咳逆倚息，短气不得卧，其形如肿，谓之支饮。水在心，心下坚筑，短气，恶水不欲饮……水停心下，甚者则悸，微者短气。"又《金匮要略·水气病脉证并治》曰："热止相搏，名曰伏。沉伏相搏名曰水，沉则络脉虚，伏则小便难，虚难相搏，水走皮肤，即为水矣。"为"心衰"的提出奠定了基础。西晋·王叔和《脉经·脾胃部》曰："心衰则伏，肝微则沉，故令脉伏而沉。"正式提出"心衰"一词，但此处仅指"脉象"而言。至东晋·陈延之《小品方·治虚满水肿诸方》："先从脚肿，名曰清水，其根在心。"隋·巢元方《诸病源候论·咳嗽候》又提出"心咳"病名，并作了如下描述："心咳，咳而唾血，引手少阴是也。"且在《诸病源候论·心病候》载："心气不足则胸腹大，胁下与腰背相引痛，惊悸恍惚……是为心气之虚也。"强调心水以心气虚为本，水饮内停为标。唐·孙思邈《备急千金要方》继承了《金匮要略·水气病脉证并治》中"心水者，其身重而少气，不得卧，烦而躁，其人阴肿"及"心衰则伏"等理论。至宋代，《圣济总录·心脏门》云："心衰则健忘，心热则多汗。"元·朱丹溪《丹溪心法·惊悸怔忡》云"心虚而停水，则胸中渗漉，虚气流动，水既上乘，心火恶之，心不自安，使人有怏怏之状，是则为悸。惊者，与之豁痰定惊之剂，悸者，与之逐水消饮之剂"，并提出了以逐水消饮法治疗心衰。明·吴崑在《医方考绳愆》总结到："气盛即物壮，气弱即物衰，气正即物和。"此外，明·龚廷贤《寿世保元·饮食·嗜酒丧身》云："酒性大热有毒，大能助火，一饮下咽，肺先受之……酒性喜升，气必随之，痰郁于上，溺涩于下，肺受贼邪，不生肾水，水不能制心火，诸病生焉……或心脾痛。"强调嗜酒成性亦可致心衰。至清·程文囿《医述·卷一》引《医参》曰："心主脉，爪甲色不华，则心衰矣。"王清任、唐容川等大力倡导"瘀血"理论，认为"血管无气，必停留而瘀""血积既久，亦能化为痰水，水即气也""瘀血化水，亦发水肿"，对心衰病机认识进行了补充和完善。由此，历代医家对"心衰"一病的定义、症状及病机形成了较为完备的描述，且很多症状在西医学中的心衰病中也会表现出来。

## 二、病因病机

本病的形成主要由外邪乘袭、情志不畅、劳倦内伤及久病耗损等原因导致气血阴阳虚衰、脏腑功能失调，使心失所养，心血不运，血脉瘀阻而致。

### （一）病因

#### 1.感受外邪

心气内虚，复感六淫、疫毒之邪，乘虚内犯于心，如清·叶天士《温热论》云："温邪上受，首先犯肺，逆传心包。"《素问·痹论》云："风寒湿三气杂至，合而为痹也。"痹证日久，可内舍于心。心衰病常因外感诱发或加重，心气虚无以祛邪外出，日久则心体受损，心气愈虚不复，加之外邪首犯肺卫，肺主治节功能失司，则进一步加重心血瘀阻，而致脏腑失养，水津外泄。

**2. 饮食失节**

脾胃之脉络于心，诸血皆属于心。心气之源受之于脾，脾为统血之脏。然食气入胃，浊气归心，因此，久患脾胃之疾，或思虑伤脾，饮食不节损伤脾胃，致使中气虚衰。虚则中焦气机升降无力，引起水谷精微所化气血不能上荣于心，则心体失养，元气不能上充于心，则心气虚，心无开阖之力；血瘀在心，脉道不利而成心衰，此即《慎斋遗书》所云"胃中阳气，贯于五脏之内，假令胃中阳气不到于肺，即是肺之脾胃虚也。余可类推……如心之脾胃虚，则胃气不到于心，心则无成，亦不奉生"之意。

**3. 七情所伤**

心为助血行运之官，肝为疏利藏血之脏，同时又可调气行血。即王肯堂《证治准绳·幼科》中所说"肝气通则心气和"。由此可知，久患肝脏之疾，或暴怒伤肝，会致使肝失疏泄之机、气失条达之性，肝体刚而不柔，藏血不能疏泄于外，气血凝于血脉之中，则肝之络脉不能受血于肝，引起"肝气滞则心气乏"。乏则心气脱，无力推动血运，血瘀于心，而生心衰之候。

**4. 劳倦内伤**

劳力过度伤脾或房劳伤肾，气血生化乏源，心体失养，而致心气内虚。劳倦内伤是心衰加重的关键诱因，《素问·举痛论》云："劳则喘息汗出，外内皆越，故气耗矣。"已虚之体，骤然气耗，则虚者愈虚，运血无力，血脉瘀滞，水津外泄。

**5. 久病耗伤**

心衰乃久患心系疾病渐积而成，疾病反复迁延必损及心之功能，或血脉瘀阻，心体失荣；或外邪留伏，中伤心体；或劳倦内伤，心气耗散，诸内外因均可致心之体用俱损，阳气亏虚，进而加重心血瘀阻、脏腑失养、水液内聚。《温疫论补注·原病》说："正气受伤，邪气始张。"

## （二）病机

心衰病位在心，涉及肺、肝、脾、肾等脏。心衰的根本病机为心气不足、心阳亏虚。心主血脉，肺主治节，共同协调气血运行。心虚推动无力，肺主治节功能失司，则血行瘀滞，水津外渗；肝之疏泄失职，气血逆乱，则心脉痹阻；脾失健运，化生乏源，心气内虚，心体失养，痰饮内聚；肾气亏虚，不能上资于心，则心体失荣，君火失用，进一步加重"虚、瘀、水"的恶性演变。临床表现多为本虚标实、虚实夹杂之证。本虚有气虚、气阴两虚及阳虚；标实主要为血瘀、痰浊、水饮。

**1. 升降失序，水凌于心**

脾胃气机升降失调是心衰发生的关键因素之一，是心衰的重要病理基础。五脏六腑之安和，重在脾胃。脾胃者，气机升降之枢轴，对脏腑功能的调节尤为重要。叶天士说:"脾宜升则健,胃宜降则和。"脾胃居中,气机升降,通彻上下,斡旋阴阳,升清降浊。《医碥》曰:"肝主升,肺主降……心主动,肾主静……静藏不致于枯寂,动泄不致于耗散,升而不致于浮越,降而不致于沉陷,则属之脾,中和之德之所主也。"脾主升,则肝肾亦升,胃主降,则心肺亦降。脾胃调燮气机升降,在气血生化过程中起着重要作用,为中焦气机升降之枢。心居上焦,君火宜降,肾居下焦,元阳宜升,全赖于胃主降、脾主升的功能,使脏腑通降有序,升发有时,水火既济,上下相宜,气血和调,心气调衡,心脏搏动有力,血液循环正常。

脾胃气机升降失常,脏腑生化乏源,则六腑清阳之气、五脏精华之血均不能敷布,致使脏腑气血生化逆乱,阴阳失衡,百病皆生。脾气不升,胃失和降,中轴不运,使气机失调,脏腑失和,心气失充,心阳不足,运血无力,脉道不通,瘀阻脉络,水液内停,发为心衰。《脾胃论·脾胃虚实传变论》曰:"阴精所奉,谓脾胃既和,谷气上升,春夏令行,故其人寿;阳精所降,谓脾胃不和,谷气下流,收藏令行,故其人夭,病从脾胃生者二也。"不难看出,气机升降失调是心衰发生的病机关键。

**2. 脾失健运,损伤心气**

《素问·平人气象论》曰:"胃之大络,名曰虚里,贯膈络肺,出于左乳下,其动应衣,脉宗气也。"脾胃之脉络于心,诸血皆属于心。心气之源受之于脾,脾为统血之脏。然食气入胃,浊气归心,因此,久患脾胃之疾,或思虑伤脾,饮食不节伤胃损脾,致使中气虚衰。虚则气血输运无力,引起水谷精微不能上荣于心,则心体失养;元气亦不能上充于心,则心气虚,心无开阖之力;血瘀在心,脉道不利而成心衰。《灵枢·经脉》曰:"脾足太阴之脉……其支者,复从胃别上膈,注心中。"心之于脾胃,经络相贯,气血互济,相互协调。脾胃居中,五行属土,土分坤艮。脾胃健旺,心气充沛。气为血之使,血为气之守。气以生血运血,血以养气载气,气无血则不生,血无气则不长,经络之道畅通,气血充盈不虚,心脉之气充沛,共同调节以维持机体气血、阴阳平衡。

心脉气血的充盈影响着"心排血量"的功能,脾胃功能受损,中气生成乏源,经脉通道受阻,心气不足,运血无力,心脉失养,心排血量不足,影响心脏的正性肌力作用,使外周血管扩张功能及心室舒张期顺应性减低,回心血流减少,静脉血液瘀滞,毛细血管压增高,水液外渗,导致心衰并发水肿。心脾阴阳五行之转运与机体新陈代谢的合成和分解密切相关,"阳化气,阴成形"是机体新陈代谢的具体形式,可出现于心衰水肿的不同阶段,通过五行之间的生克制化,相互影响,相互制约,共同参与心衰水肿的发展演变。心衰时心火受戕,脾土不温,燥不胜湿,中土湿蕴,水饮四伏;脾胃失调,中轴不转,运化失司,水湿内停,泛溢肌肤,发为水肿;心脾阴阳失衡,生克失序,导致心衰水肿发生。气血乏源,经脉受阻,心气失充是造成心脏功能失调的根本。心衰施治以调理脾胃功能为本,经络贯通为要,气血调和为先。

综上，心衰的病机在气，在血，升降失调，血不循道，湿浊难化，致湿瘀停滞，心脉痹阻。在湿，在火：中土失运，痰瘀内生，阻滞气血之道，气不行血，心失所养。在虚，在实：中土受戕，气血受累，上不养心，下不滋肾；脾失健运，湿邪内生，致使心火受戕，脾土不温，燥不胜湿，上凌于心。

## 三、名医经验

### （一）邓铁涛——脾肾亏虚为本，痰瘀互结为标

根据五脏相关、痰瘀相关的学术理论，邓铁涛认为，治脾胃可以安四脏，调四脏可以治一脏。故此，治疗心衰当标本兼治，以益气化浊行瘀为法。

《慎斋遗书》曰："人生之来，其原在肾，人病之来，亦多在肾，肾者命之根也。"心衰病，其病位虽在心，但本虚之根，病机之本在于脾肾。《景岳全书》云："心本乎肾，所以上不宁者，未有不由乎下，心气虚者，未有不因乎精。"盖"肾者，主蛰，封藏之本，精之处也"，肾藏先天之精，寓元阴元阳，肾气为一身阴阳之根本，邓铁涛认为，心衰与肾甚为相关，并且贯彻疾病发展的始末，患者病至后期，其病情危重、急性发作者，可见咳粉红色泡沫痰，《傅青主男科》云："凡人肾火，逆扶肝气而上冲，以致作喘，甚有吐红粉痰者，此又肾火炎，上以烧肺金，肺热不能克肝，而龙雷之火升腾矣。"故而对于心衰的论治，其重视肾阴、肾阳之不足。

此外，脾为后天之本，气血生化之源，《脾胃论·脾胃胜衰论》云："百病皆由脾胃衰而生。"其对于心血管诸病，重视从脾虚导致痰瘀阻络论治，故而补益健脾是治疗心衰的重要治则。

邓铁涛在临证中，常以温胆汤灵活加减。根据广东地处岭南潮湿之地，易损脾胃正气的特点，其常在温胆汤中加用益气健脾之品。如：北黄芪、五爪龙、党参、怀山药等，且以枳壳易枳实，行气而不破气。橘红易陈皮，化痰而不伤阴。加用田七、丹参活血化瘀，配合方中二陈汤健脾燥湿、竹茹化痰泄浊，诸药合用共奏益气化浊行瘀之功。此方化裁，除治疗心衰之外，也可用于冠心病、肾病及眩晕等疑难杂病的治疗。

心衰从肾论治者，邓铁涛十分重视补肾阴、温肾阳，常选用枸杞子、山茱萸、生地黄、墨旱莲、女贞子等滋肾益阴，狗脊、杜仲、菟丝子、淫羊藿等温肾壮阳，其虚甚者，可酌加紫河车、鹿角胶、龟甲胶等血肉有情之品，但岭南地区气候湿热，当用附子等大辛大热之品，需佐以白芍、茯苓等制约之药，以免过于辛热，戕伤其正。

### （二）颜德馨——血水互结，气湿同利

颜德馨认为心衰病病程缠绵，是本虚标实之证，其以心阳虚，心血瘀阻为病机关键，提出"有一分阳气，便有一分生机""瘀血乃一身之大敌""久病必有瘀，怪病必

有虚，气为百病之长，血为百病之胎"的辨证观点，倡导调气活血之"衡法"治则，善用气血辨证进行治疗，或从气治，或从血治，或气血同治，随证而施。病初每以心气虚弱为主，导致血行迟缓，水液输化不利，血瘀、痰浊、水湿随之而生，久而久之，心阳虚衰，不能蒸腾水液，凌心射肺则喘息、胸满、心悸，水饮泛滥于肌肤而为水肿、尿少，并进一步损伤心阳，形成由虚致实，由实致更虚的恶性病理循环。故心衰的基本病机为心阳虚衰，阳虚水泛，凌心射肺。其病位虽然主要在心，但与肺、脾、肾诸脏关系密切。颜德馨认为，津血同源，水能病血，血亦能病水，水肿可使水湿不利导致瘀血，瘀血亦可致水液停滞，导致水肿，此即《金匮要略》所谓"血不利则为水"。治疗上，其认为凡心衰初期宜投泽兰、益母草化血利水；中期则用生蒲黄、水蛭化瘀通络，以祛其壅塞而利隧道；后期阳虚阴凝，气血乖违，必取真武汤加苏木、红花、桃仁等温阳化瘀泄浊，方有可为。故颜德馨认为气血失调是诸多心血管病的基本病机，善用气血辨证进行治疗。而心衰病，总因阳虚水泛，瘀浊内阻所致，根据其基本病机，或从气治，或从血治，或气血同治，随证而施，多能取效。其治疗心水证，温阳与活血通用，利气与活血并投，每以经方为基，以经验为用，每每收到事半功倍之效。

### （三）周仲瑛——益阴助阳，血脉同治

周仲瑛认为心衰属于难治病之一，依据临床表现，可将其归属于中医学"惊悸""怔忡""喘证""痰饮""水肿""心痹"等范畴。《灵枢·经脉》有云："手少阴气绝则脉不通。少阴者心脉也，心者脉之合也，脉不通则血不流，血不流，则色不泽，故其面黑如漆柴者，血先死。"《素问·平人气象论》曰："颈脉动喘疾咳，曰水。"皆描述了心衰的形成机制和主症特点。心衰属于本虚标实，气（阳）虚而瘀，水饮上犯心肺。由于气（阳）虚血滞，脏腑气化功能障碍，水液输布失常，使体内水湿痰饮潴留，以致本虚与标实互为因果。且尤以血瘀为其主要病理因素。周仲瑛确立以"益阴助阳、活血通脉"为主要治法，温养心肾以治本，注意阴中求阳；活血通脉以治标，血行则痰化、饮去、水行。周仲瑛强调心衰辨证的脏腑整体观：心衰不仅要治"心"，还要兼顾心与其他脏腑的密切联系，如肺心同病、脾虚水停、肝血瘀滞，但尤以心肾为重点。

周仲瑛认为，心衰之治，当分清标本、重视脏腑整体观。

血瘀之源在于本虚。但有心气虚、心阳虚和气阴两虚之别。因气虚则不能帅血。阳虚则不能运血，阴虚则血涩络瘀，故治疗亦有益气、温阳及气阴双补之异。因其病机演变不仅是气虚及阳，阴虚亦易伤阳，故心衰一般轻者多见气阴两虚。重者则阴阳俱损，终致心阳虚衰。

标实则为血瘀气滞，痰饮水停。因血瘀气必滞，血不利则为水，气不布津则痰饮内生。故治当以"活血通脉"为基础，痰瘀同治，包括行气活血、化痰利水。因血行则气顺，瘀化则津液自能输布。

强调脏腑整体观。心衰不仅要治"心"，还要兼顾心与其他脏腑的密切联系。如肺心同病、脾虚水停、肝血瘀滞，但尤以心肾为重点。

周仲瑛认为，心肾之间水火阴阳的协调是人体诸脏阴阳升降的根本，所谓"水火既济"。心属阳，以"阳气"为用，肾为诸阳之本。元气之根，君火根于命门之火，心之阳气赖肾阳资助，心肾之阳，相须为用，才能使血脉畅通，水液的代谢正常。无论心阳虚日久及肾，还是肾阳不足心失温养。终将表现为心肾阳虚、阴寒内生。肾阳虚则水气上泛，上凌心肺，而见水肿、惊悸、咳喘倚息不得卧、吐泡沫样痰等症，故心衰多属心肾阳虚，而致生痰成饮停水。

## 四、常用方药脾胃思想探析

### （一）真武汤脾胃思想探析

心衰之名方——真武汤出自《伤寒论》，自古至今一直应用于心衰（心悸、水肿等）的治疗，证药结合，疗效满意。心衰的主要临床表现包括呼吸困难、疲乏和体液潴留（肺淤血、体循环淤血及外周水肿）等。根据心衰的临床表现，中医学认为，心衰的病机以虚实夹杂为主要特点，随着病情的发展，可出现不同中医证候。在前期的文献挖掘、病例回顾与临床研究中发现，气虚血瘀证、气阴两虚证、阳虚水泛证为心衰临床常见中医证候，其中阳虚水泛证是心衰中后期最常见且较重的证型。真武汤为治疗心衰阳虚水泛证的代表方剂，疗效满意。有关真武汤治疗本病的文献记载与探索自古至今一直有之，为更好地认识真武汤证及其治疗心衰的应用规律等内容提供参考。

真武汤在《伤寒论》第82条原文："太阳病发汗，汗出不解，其人仍发热，心下悸，头眩，身瞤动，振振欲擗地者，真武汤主之。"第316条："少阴病，二三日不已，至四五日，腹痛，小便不利，四肢沉重疼痛，自下利者，此为有水气。其人或咳，或小便利，或下利，或呕者，真武汤主之。"详细分析两条原文，可知82条记载的真武汤证为太阳病之变证，乃太阳病发汗过多，耗伤少阴阳气，致肾阳亏虚，制水无力，寒水之气，上逆凌心，进而出现心下悸等症，取真武汤温阳利水之功，发挥其治病之效。关于心下悸及其病机有不同理解，一者认为即心悸，由阳虚失于温化，水寒之气内生，水饮上凌于心，亦可称为"水心病"，为心力衰竭病证候之所见。二者认为"心下"指胃，心下悸为胃中悸动，临床上诸多水气病证中均可出现胃中悸动，包括肾阳虚导致的水气上犯于胃等。此外，"头眩，身瞤动，振振欲擗地"等症，则是肾阳亏虚，水湿泛滥，头身、筋脉失养所致，为本条可见真武汤证的主症特点。第316条真武汤证，本即为少阴病，少阴阳虚，水气泛滥，侵及脾肾，进而出现四肢肿胀沉重，甚或疼痛，二便异常等症。"其人或咳，或小便利，或下利，或呕者"则体现真武汤证的变证，为水湿弥漫三焦所致，是病情进一步发展的体现。两条条文参照看来，无论由太阳病转化还是开始即为少阴病，无论是真武汤的典型症状还是病情加重之变证，皆体现了真武汤证的复杂性，而临床上心衰的病机与病情亦具有类似的复杂性特点。虽然两条原文所述略有不同，但是基本病机却殊途同归，临证只要抓住真武汤证的核心病机，即少阴阳虚水气内停、水气泛滥，皆可用真武汤温阳利水，亦有"异病同治"之妙，是故在临床实际应用时，把握真武汤方证病机为获效之关键。

**1. 三焦同助，健脾祛湿——君臣共济**

本方以大辛大热之附子为君，上助心阳，中温脾阳，下壮肾阳，补命门之火，使水有所主。其中附子性味辛温大热，为"通行十二经纯阳之要药"，"升降相因、内达外散"，既可温补心肾阳气，又可起少阴之沉寒，兼暖脾土。白术苦温，健脾燥湿，温补中焦，使水有所制，《素问·至真要大论》曰"诸湿肿满，皆属于脾"，白术健脾益气、补土制水，配伍附子，可加强温肾益脾、温化寒湿之效；茯苓性平，可淡渗利湿、渗利膀胱，为治水湿之要药，又可健脾宁心安神。有学者认为，茯苓色白能入肺，可助肺发挥通调水道、下输膀胱之功。治疗重度水肿时可用至120g，配伍白术同时发挥健脾与祛湿二功，制水兼利水，堪为绝配。二者合附子以温脾阳助脾运，共为臣药。生姜，辛温，走而不守，温肺散水，既可助附子温阳祛寒，又可令水从表而解，既助附子温阳祛寒，又合术、苓温散水湿，兼能和胃降逆止呕。

**2. 湿欲下行，木气先顺——妙用芍药**

芍药，《神农本草经》载："主邪气腹痛，除血痹、破坚积，寒热疝瘕，止痛，利小便，益气。"可知芍药入血分而利水，同时芍药酸柔可入肝，肝主疏泄，亦可输布水液，肝之气机疏泄适度，气行则水行。本方治疗心衰妙用芍药其意有四：一为复肝疏泄以利小便，木生于水长于土，水寒土湿，则木陷不升，疏泄失常，芍药酸寒入肝，助其恢复疏泄功能，促进津液代谢，从而小便利；二为敛阴舒筋以解肉瞤，太阳病过汗伤阳，入少阴之脏，则水寒土湿，木郁风动，肝在体合筋，风动则筋脉振惕，配伍芍药有酸敛肝阴、舒筋解瞤之功；三为柔肝缓急以止疼痛，真武汤证有四肢沉重疼痛、腹痛之症，附子温阳散寒止痛，芍药养血柔肝止痛，故四肢疼痛缓解；白术、茯苓健脾土，芍药疏肝木，脾土不虚，木不来犯，则腹痛自止；四为反佐，制约附子温燥之性，使利水而不伤阴，正如伤寒大家李翰卿所言："芍药护阴以防辛热之劫液，或影响肝脏也。"此外，有学者通过取象比类的方法，指出真武汤证乃肝脾肾同病，水寒土湿木郁，芍药之用意在于调养厥阴肝木，恢复肝木条达疏泄之性，进而发挥利小便、缓筋急、止痛、护阴之目的。

**3. 三脏并治，散敛有时——复三阴之合**

此方总功在于利小便、解肉瞤、止疼痛、护真阴，都是芍药调养厥阴肝木的结果。真武汤证病位涉及肝脾肾，乃水寒土湿木郁，真武汤三阴同治，既暖少阴肾水，健太阴脾土，又调养厥阴肝木。全方附子温阳以助气化，生姜温中以散水邪；白术燥湿以健脾，茯苓淡渗以利湿；芍药敛阴柔肝以舒筋，诸药配伍，达到温热不伤阴，敛阴不助邪之功效，补中有宣，散中有敛，共同发挥温肾阳、利水湿、宁心悸等功效，恢复少阴之开阖。由此可见张仲景制方之严谨，立法之巧妙。

### （二）苓桂术甘汤脾胃思想探析

苓桂术甘汤出自《伤寒论》第67条，"伤寒若吐若下后，心下逆满，气上冲胸，起则头眩，脉沉紧，发汗则动经，身为振振摇者，茯苓桂枝白术甘草汤主之。"《金匮要略·痰饮咳嗽病脉证并治》第16条载："心下有痰饮，胸胁支满，目眩，苓桂术甘汤主之。"《金匮要略·痰饮咳嗽病脉证并治》第17条载："夫短气有微饮，当从小便去之，苓桂术甘汤主之，肾气丸亦主之。"据条文字面意思，苓桂术甘汤主治为心下逆满，气上冲胸，头眩；心下有痰饮，胸胁支满，目眩。依此上文苓桂术甘汤是古治"心水"，现治"心衰"的名方之一。苓桂术甘汤由茯苓、桂枝、白术、甘草四味组成。原方后注有"小便则利"四字，心力衰竭患者，素体脾虚，湿停中焦，痰饮内生，上逆冲心，又脾主四肢肌肉，《四圣心源》中亦曰："肌肉者，脾土之所生也，脾气盛则肌肉丰满而充实。"脾为后天之本，气血生化之源，四肢肌肉皆有赖于脾气运化水谷精微的滋润和濡养。故脾气健运，则肌肉丰盈而有活力并发挥其收缩运动的功能；脾病，则肌肉萎缩不用；责之于心，则出现心肌收缩无力，呈心衰诸症。《景岳全书》曰："脾为土脏，灌溉四傍，是以五脏中皆有脾气，而脾胃中亦皆有五脏之气，此其互为相使……故善治脾者，能调五脏，即所以治脾胃也。"故脾气虚弱者若能健脾，调理后天之本，则正气恢复，邪气自去。若脾虚失健，水湿不行，导致四肢水肿，尤以下肢为甚。痰饮之作，由元气匮乏，阴盛阳衰，胃虚脾弱，饮食失其度，运行失其机，以致津液凝滞，不得输布，留于胸中，积阴为饮。故仲景云："病痰饮者，当以温药和之。"治当温阳以降冲逆、化饮利水，治水必自小便去之。

#### 1. 补脾固阳治水泛——君以茯苓桂为臣

《神农本草经》谓茯苓"主胸胁逆气……利小便"，方中重用甘淡之茯苓为君，健脾利水、渗湿化饮，能消已聚之痰饮。饮为阴邪，非温药不化，得温使开，得阳使运，故以辛温之桂枝为臣，温阳化气，通阳以消阴，下气以降冲逆，补心以制水，以痰水得温则行，二药相配，一利一温，有温阳化气、利水渗湿之效。

#### 2. 培土制水法正用，饮去脾肾同为补——白术、甘草为佐使

白术健脾燥湿，助茯苓培土制水、健脾祛湿，白术与茯苓相须为用，体现治生痰之源以治本；桂枝与白术同用，有温阳健脾之功。历代医家认为：白术治风眩，燥痰水，除胀满（《古今名医方论》）；白术健脾（《金匮要略正义》）；白术燥湿（《类证治裁》）；白术、茯苓能理脾而胜湿（《伤寒寻源》）；白术崇脾土而燥湿（《本草思辨录》）。甘草甘平，有补脾益气、止咳祛痰之功效，本方其用有三：一配桂枝以辛甘化阳，助

温补中阳之力；二配白术益气健脾、益土以制水；三调和诸药，兼佐使之用。

**3. 甘淡利水以消阴，宁心安神而定悸**

痰饮不化在于脾，心衰之机在于心，因此，水饮上凌于心是心衰的病机特征，而治疗上祛湿当以脾健为先，逐水当以气顺为健。明代汪机《医学原理》阐释其方义："此乃因吐下后以损中气所致。经云：中不足者，补之以甘。是以用茯苓、白术、甘草以补中气，佐桂枝以行逆满上冲之气。"清代汪琥《伤寒论辨证广注》论："阳不足者，补之以甘，茯苓、白术生津液而益阳也；里气逆者，散之以辛，桂枝甘草行阳散气。夫桂枝走表，非散里气逆之药，盖里虚气逆，以甘补之，即以甘缓之，故用茯苓、白术、炙甘草。表虚动经，以辛和之，复以甘助之，故用桂枝、炙甘草。"清代黄元御《伤寒悬解》论苓桂术甘汤，"苓、术泻水，桂枝疏木，而甘草补中也"；在《长沙药解》中论："桂枝疏木而达郁，术、甘、茯苓，培土而泻水也。"清代吕震名《伤寒寻源》："故以桂枝茯苓，扶阳化饮，而加白术甘草，伸太阴之权，以理脾而胜湿，脾乃能为胃行其津液，而膀胱之气始化也。"全方四药合用，温阳健脾以化饮、淡渗利湿平冲逆，温而不燥、利而不峻，使中阳得健、痰饮得化，标本兼顾，配伍严谨，是张仲景温阳利水治疗"痰饮病"的代表方，上温心阳、中以健脾，下利水湿，三焦同治，水饮而去。

## 五、难点与对策

心力衰竭是一种常见而难治性的心血管疾病，是各种疾病累及心脏，导致心功能衰竭的慢性病，病程长，病势缠绵，死亡率较高。而心室重塑是慢性心力衰竭发生发展的重要病理生理过程，对于心力衰竭的防治，如何保护心肌细胞是心血管领域研究的热点。中医药在治疗心衰方面取得了很大进展，但由于临床经验的偏向与个人辨证论治的侧重点不同，尚未形成统一共识。其一，心衰的辨证分型尚无统一诊断标准，各医家以具体症状为辨证分型依据，因此加强心衰辨证分型的规范化研究已成为当务之急；其二，中医药治疗心衰的药物和剂量的选择缺乏客观依据，亟待制定心衰的中医药防治方案，以便进行多中心、大规模的研究；其三，至今中医药治疗心衰疗效方面，国内尚没有一个公认的心衰中医药疗效评价量表，难以做到对不同药物、不同治疗方案进行统一的评价，而且缺少远期疗效指标，限制了整体研究水平的提高。因此心力衰竭需从预防、治疗、预后进行全面控制，包括药物治疗、改变生活习惯、采用机械辅助装置及心脏移植等。在药物治疗方面，β受体阻滞剂、血管紧张素转换酶抑制剂、血管紧张素受体拮抗剂可改变衰竭心肌的生物学性质，延缓心肌重构，从而改善患者预后；利尿剂需用于体液潴留的心力衰竭患者；葡萄糖-胰岛素-钾盐、曲美他嗪、左旋肉毒碱等在临床上作为辅助代谢疗法用于改善心力衰竭患者的心肌能量代谢；中成药如麝香保心丸、芪苈强心胶囊等可改善心力衰竭患者生活质量和心功能。

此外，循证医学研究结果显示，药物治疗能有效降低心力衰竭死亡率。但2017年美国心脏病学会公布的大数据表明，近10年来心力衰竭患者1年死亡率仍然在29.3%左右，5年死亡率高达52.4%，与20年前的数据相比，心力衰竭患者死亡率无下降趋势。导致心力衰竭死亡风险高的原因在于其具有不同的危险因素、病因及病理生理机制。

尽管目前心衰的中西医研究方面尚存在很多问题有待于解决，但是把握在正确思路的指导下开展临床科研工作，逐步研究心衰更深层次上的基本病理机制，确定更符合西医学观点的治疗新理念，中医在治疗心衰方面的作用也将得到充分发挥。

**（一）在复杂的现代疾病诊治环境下发挥"脾胃"的独特优势**

随着现代疾病发展特点的改变，疾病发展的难以预测性及病理机制的复杂性使很多疾病的治疗效果处于非理想化状态。心力衰竭作为一种临床常见的凶险性心血管疾病，本身可因炎症、心肌疾病、心肌梗死等造成初始心肌损伤、心肌结构及其功能出现改变，导致心室泵血与充盈功能低下。心力衰竭患者常有呼吸困难、全身乏力、运动耐量下降、体液潴留等临床表现，受长时间卧床、血流缓慢等因素影响，呼吸道感染、肺栓塞乃至肺梗死的发生风险增高。心力衰竭对人体器官造成的影响主要表现在中医气血方面，心衰造成的部分临床表现主要对应中医的气血匮乏及气机失调。中医学认为心为"君主之官"，主血脉；而脾胃为"仓廪之官"，为气血生化之源。脾胃虚弱则气血化生不足，使心无所主，心脉失于濡养，致心气虚弱、推动乏力，则瘀血形成，诱发气促、胸闷等心衰症状，故慢性心衰发生与脾胃功能失调密切相关。老年人随着年龄增长其心肾亏损，呈先天不足状态，从调补脾胃入手可以通过固护卫气使心气不衰，肺气不散，对治疗本病有较好的效果。因此，心衰的治疗在西医强心、利尿、扩血管等基础治疗下应配合中医药治疗防治疾病本身或药物造成的脾胃的损伤，胃气固而元气充盈，进而可以推动心气以运行心血，加强心脏的泵血功能。因此，治"心衰"当先安"脾胃"，中西结合治疗心衰在保证脾胃功能正常的情况下可以预防心衰的进行性发展。

**（二）通过"脾胃"预防心力衰竭进一步发展恶化**

心力衰竭患者经常经历各种胃肠道功能障碍的问题，常出现上腹痛、腹胀、腹壁水肿等临床症状，严重影响患者的生活质量。同时，患者长期使用广谱抗生素和胃酸抑制剂，可能导致胃肠道菌群紊乱和细菌增殖、全身炎症反应失控、胃肠功能障碍。在心力衰竭患者中，胃肠瘀血是消化系统的主要临床症状，如食欲不振、腹胀、上腹部不适、恶心、呕吐等。恶心和呕吐可归因于前心排血量低和肠道血流量差，以及肝淤血和肠壁水肿。胃肠蛋白丢失在右心衰患者中很常见，尤其是先天性心脏病。在某些病例中，患者表现为蛋白丢失性肠病综合征，出现低蛋白血症的临床表现，如水肿和胃肠积液。在一项研究中，27% 的患者出现上消化道症状，而多达一半的心力衰竭患者因味觉或吞咽困难而出现厌食症，其中大约一半的厌食症与味觉障碍、进食或吞咽困难有关，便秘和食欲不振也很常见。患者还会出现呼吸困难、反流和腹胀的临床表现。由于恶心、头晕和心悸而减少摄入会严重影响患者的营养状况。

从中医五行学说来看，心脾为母子关系，由于心血不足而导致脾胃的血供不足，进而导致脾胃功能失常；从藏象学说而言，对于血液生成方面，心的功能为主血脉，而脾主运化，主统血，在血液循环方面，心脏气虚会导致血液循环不良，影响脾脏的功能。降低运化水谷的能力，发为腹胀、纳呆、食欲不振，甚则嗳气、呃逆。张艳教授从"气""水""血" 3 个方面探讨心力衰竭的发病，脾气虚弱，脾失健运，脾气不足，均可发为心衰。胡春申教授认为，心脏和脾脏的生理功能是相互联系的，气血互利互惠，经络相互关联。心气亏虚致脾脏运化异常，最终导致血液循环受损、形成瘀血；脾气虚弱，病位在心，最终导致心脾两虚，形成血瘀；心脾应同时治疗。邓铁涛教授认为，心脾功能障碍是痰、胀、瘀的重要因素。心脏为脾脏之母，心和脾脏应同治。中医学认为，脾胃与心力衰竭的发病机制密切相关：脾胃功能失常，运化功能障碍，水湿、痰积、气机升降受阻，脉滞涩，心衰发。通过对脾胃的调理，健运脾胃，使正盛邪衰、心衰得复。综上，心衰从脾胃治疗可以为心衰的治疗提供一种新的治疗思路与方法，可以预防其进一步发展、恶化。

## 六、本病从脾胃论治基础分析

心力衰竭是各种心脏疾病的终末阶段，病死率呈逐年上升趋势，已成为重大公共卫生问题。心力衰竭的传统危险因素包括动脉粥样硬化、高血压、糖尿病和肥胖等，目前有大量证据表明肠道微生物不仅在心力衰竭发病过程中发挥着重要作用，同样在上述传统危险因素的发病过程中不可或缺。因此，明确心衰与消化系统之间的关联性是实现心衰最佳对症治疗的重要基础，同时，通过顾护"脾胃"功能防止既病他变体现了中医"治未病"思想。

### （一）心力衰竭与消化系统的基础联系

心力衰竭是老年群体常见的凶险性疾病，日久不愈可导致消化系统性疾病，即中医的"母病及子"，中医心脾脏腑相关，脉络相连，病理相互影响，为西医心力衰竭与消化系统的基础性联系提供了理论依据。《灵枢·经脉》中说："脾足太阴之脉……其支者，复从胃别上膈，注心中。"《灵枢·经别》中说："足阳明之正……属胃，散之脾，上通于心。"《灵枢·经筋》中记载："足太阴之筋……结于肋，散于胸中。"可见心脾两脏之间，以脾胃之支脉，经络紧密联系，经气互通，相互影响。《素问·经脉别论》中说："食气入胃，浊气归心，淫精于脉。"脾为气血生化之源，心脏与脉中气血之盈亏，实由脾之盛衰来决定。沈金鳌在《杂病源流犀烛》中也曾提到："脾也者，心君储精待用之府也。赡运用，散精微，为胃行精液，故其位即在广明之下，与心紧切相承。"可见心脾间的脏腑关联性高。在西医视角下，心力衰竭诱发因素亦与消化道血流动力学改变密切相关，早期可因胃肠道动脉系统的供氧、供血降低，合并静脉系统淤血，促使各类消化道症状出现。此外胃肠道的血液供给过程中，肠道的黏膜所需的血液供应量可达肠道总供应量的70%以上，肠道黏膜上绒毛所需的血液供应可达总供血量的50%～60%，上述部位为缺氧、缺血的敏感部位。小肠黏膜具有非常特殊的血管结构，呈现"U型发夹"，而U型夹的顶端在肠绒毛顶端，故该部位的血液供应是逆流供应的，因此出现缺血，同时内脏血管灌注减少、延迟也促使消化系统缺氧、缺血。有研究发现，大部分心力衰竭患者可分泌80%的免疫球蛋白细胞，且均分布在消化道内，由此可见消化道为机体关键的免疫器官。也有研究表明，心力衰竭可导致消化道出血，对消化道的吸收、消化功能造成影响，也对消化道的免疫功能造成影响。同时肠黏膜缺血还可提高肠黏膜的通透性，促使细菌移位，对肠黏膜的屏障功能造成破坏。厌氧菌、需氧菌及兼性菌为肠道特殊的菌群，其中主要的有益菌为双歧杆菌，可在肠道黏膜定植，避免细菌移位。中医对于心脏与消化系统之间的联系其实在《黄帝内经》中早有论述，《黄帝内经》视心脏为"胃之大络"，是因为通过解剖，发现心脏具有"大络"及"胃"的属性。①发现其能运行气血，并且联络诸脏腑、诸经脉，由此可视其为"络"（脏腑络脉）。"大"在古汉语中有重要及形体大等含义；故而称之为"大络"实属符合。②从其所采用五行分类法，认识到心脏具有"胃"的特点。《黄帝内经》虽未言明心为土，但在成书于东汉的《说文解字》中确有相关的记载，"人心，土藏，在身之中"。认为"心"属于"土脏"，是从实际中认识到心脏的实体结构是"肉"。《吕氏春秋》最先记载"赤肉"之说，如其所述"窥赤肉而乌鹊集"。唐代佛教《传灯录》记载临济义玄所云："赤肉团上，有一无位真人。"按《佛学大辞典》解释，"赤肉团"即是指人的心脏。张锡纯所述更为直接："论其体质，不过赤肉所为，其能力专主舒缩，以行血脉。"在传统文化中"肉"属于坤卦，坤卦在五行分类中属土。又胃为阳土，主动；脾为阴土，主静。故而可以将属于"大络"及具有"阳土"性质（收舒运动）的心脏视为胃之大络。综上所述，心脏所输布的即是胃腑所出的气血；从心脏的结构及形质而言，又可以被视为胃之大络。由于《黄帝内经》在此篇所论述的主题，乃至于全文所强调的要点之一是"五脏之脉，资生于胃"。故而，将心脏视为胃之大络，从《黄帝内经》体系而言是一个自然结果。可见，心力衰竭与消化系统之间的基础联系在很早以前就有定论，为此，在治疗心力衰竭时应不忘对消化系统的保护，二者不应顾此失彼。

### （二）"脾胃"功能失常与心力衰竭的发生、发展密切相关

中医中脾胃功能的异常主要体现在以下三个方面：①气血关系：脾胃为气血生化之源，心则为人体血脉之主。②经脉关系：既往医家早已有"脾经络于心""胃之经络通于心"等论断。③五行关系：脾属土，心属火，二者为乃母子关系，相关致病因素可致心阳虚损、心血不足，继而母病及子，火不生土，导致患者脾胃功能减退，出现心脾两虚等病理改变。由此可见，脾胃与心在生理、病理上均联系紧密，故在治疗上强调从脾胃论治心血管疾病。

心衰的病位虽在心，但据"天人相应"的理论，人体是一个有机的整体。五脏六腑，息息相关，肺、肝、脾、肾的功能失调都可影响于心，而发生心衰。故"五脏皆致心衰，非独心也"。然五脏之中，心属火，脾属土，缘脾为后天之本，主运化、升清降浊，发挥中焦枢机功能，枢机一开，则四脏气机通达，气血调和，真气内存，病去正安。相反，脾之功能失司，则周身气血运行不畅，生化无源，必然会诱发和加重心衰的发生。此乃"子盗母气"。此外，脾胃功能失常可助生痰瘀，衍生他病，《医法圆通》曰："因痰湿水饮而致者，由太阳之气化偶乖，中宫之转输失职，水湿停滞不行，久久中气日衰，痰水日盛，渐渐上干清道，壅塞太甚，呼吸错乱，而喘证立生。"水湿停滞中焦，久则中气渐衰，心气渐弱，《医林改错》也曾指出："元气既虚，必不能达于血管。"气虚无以推动血液运行，则见短气喘促，血行涩滞，可变生诸症。夫脾气健盛，化源充足，可化生气血，充养先天之精，先后天之本均可补益心之气血阴阳及心神。《脾胃论·脾胃胜衰论》云："百病皆由脾胃衰而生也。"

西医中心力衰竭对胃肠等消化系统的影响也显而易见，表现为心力衰竭患者胃肠道血流减少，通透性增加胃肠道血流量高，接受约25%的心排血量，绒毛（和微绒毛）容易因血流减少而导致功能缺血。当血流量减少时，身体首先减少对四肢和胃肠道的血供，确保心脏、大脑、肾脏和其他重要器官的血液供应量。肠血流量降至心输出量的4%，缺血导致肠蠕动和吸收下降，肠壁通透性增加。肠绒毛和肠黏膜的血流分别占胃肠道供血的60%和80%，研究显示，血流动力学对胃肠道的影响高度敏感，胃肠变化在心力衰竭的发生和发展中起着重要作用。肠道壁水肿和灌注减少导致肠壁失去完整性，对细菌的渗透性增强。此外，胃肠交感神经分布广泛，支配内脏循环，当交感神经刺激增加时，血管收缩导致肠道灌注减少，即使是最小的心输出量的变化（即射血分数）也可导致明显的肠缺血。在心力衰竭患者中，胃肠道最易感，表现为最早的缺血和缺氧、最早的损伤或衰竭，会引起明显的消化吸收功能障碍，影响患者身心健康。因此对于心血管诸病，更应重视从脾胃而治。

## 七、临床验案举隅

### （一）张伯礼医案

患者，男，59岁，2015年2月10日初诊。主诉：间断胸闷、胸痛2年余。2013年患者因突发胸闷、胸痛，诊断为急性心肌梗死，并于前降支近段、中段各植入支架1枚，术后规律随诊，时觉胸闷憋气。1个月前患者觉胸闷、憋气加重伴有胸痛，行冠脉造影示前降支中段支架内狭窄80%，行冠状动脉球囊扩张术。患者术后一直觉周身乏力、少气懒言、畏寒、时有心悸，劳累后出现胸闷憋气及胸痛。纳可，入睡困难，夜寐易醒，二便调。舌淡紫、苔薄白，脉涩。心脏彩超（2014年11月28日）：左心室射血分数（LVEF）31%，左心室节段运动异常。口服氯吡格雷75mg每日1次，阿司匹林100mg每日1次，阿托伐他汀钙片10mg每日1次，酒石酸美托洛尔片23.75mg每日1次。诊断：心衰病、慢性心衰稳定期，证属心气不足兼气虚血瘀证，治以益气养心、活血化瘀。处方：党参15g，茯苓15g，白术12g，生地黄15g，当归15g，川芎15g，玉竹20g，降香15g，五灵脂15g（包煎），延胡索15g，丹参30g，郁金15g，杜仲15g，砂仁12g（后下），桑枝30g，葛根15g，牡蛎20g（先煎）。10剂，水煎服，每剂药3煎（分别煎煮40、30、20分钟），药液混匀分4份，分两日服。

2015年3月1日二诊：患者周身乏力、胸闷憋气等症状明显减轻，偶有心前区疼痛。舌淡紫、苔薄白，脉涩。心脏彩超（2015年2月27日）：LVEF 43%。上方去桑枝、葛根、牡蛎，加香加皮4g，益母草15g，狗脊15g，龙齿30g。再进10剂，煎服法同上。

2015年4月10日三诊：患者已无明显乏力及心前区疼痛症状，偶有胸闷，觉晨起气短。舌淡紫、苔薄白，脉沉细。心脏彩超示：LVEF 59%。上方去五灵脂，继服10剂调理善后并嘱患者夏季停服汤药，秋冬季节交替时再行就诊。

按：患者为冠心病心肌梗死后慢性心衰，属于慢性心衰稳定期，本虚标实、阳微阴弦，阳微为心气虚、心肾阳气不足，患病日久，心气不足，鼓动无力，见乏力、少气懒言，劳则气耗，见活动后加重；久病及肾，表现为乏力、心悸、畏寒等心肾阳气不足的症状。阴弦为血脉瘀阻，结合冠心病心肌梗死病史及临床表现，患者标实为血瘀，心脉痹阻，不通则痛，表现为胸闷、心前区疼痛；邪实亦可导致正虚，瘀血不去，新血不生，心血亏虚，血不养神，则入睡困难、夜寐早醒。此例患者临证应扶正以固本，标实则重活血化瘀，并根据病情变化适当应用化痰、利水之法。方中党参、茯苓、白术、生地黄、当归、川芎、玉竹为八珍汤加减，补益气血以养心。降香辛香宣透，行胸脘之气，五灵脂、延胡索、郁金理气活血、化瘀止痛，重用丹参以养血和血，合桑枝以达瘀去络通之效。葛根归肺胃经，升发阳气、疏调气机。砂仁性温味辛，芳香行气、顾护中焦，配合八珍汤补而不腻，且预防活血化瘀之药损伤脾胃。久病及肾，加杜仲补肝肾以治本，牡蛎潜镇以安心神。诸药合用，共奏益气养心、活血化瘀之效。二诊患者周身乏力、胸闷憋气症状明显减轻，加狗脊进一步补肝肾以扶正固本。香加皮、益母草活血利水，防"血不利而为水"，同时加强活血化瘀之效。龙齿换牡蛎以加强潜镇安神之力。三诊患者诸症平稳，乏力大减，心前区疼痛消失，偶有胸闷，LVEF较治疗前明显提高，接近正常，因此去五灵脂，调理而愈。患者病情稳定，LVEF接近正常值，末次复诊药后正值夏季，嘱患者停服汤药，注意预防诱因，防止病情反复，并于秋冬季节交替时再行调理。

### （二）颜德馨医案

患者，男，58 岁，2003 年 9 月 26 日初诊。患风湿性心脏病 20 余年，月前因发热而入院。经治发热渐退，但咳嗽频发，咳痰带红，心悸气促，动则尤甚，神萎乏力，胃纳不馨，下肢浮肿，关节酸胀，肢端厥冷而发绀，两颧色赤，唇紫，舌胖质暗红，苔薄白，脉沉细而涩。西医诊断为风湿性心脏病合并上呼吸道感染、心功能不全，中医诊断为心水证（阳虚血瘀证）。拟温阳化瘀、平喘消肿。处方：附子 9g（先煎），党参 9g，泽泻 9g，桂枝 4.5g，白术 9g，猪苓、茯苓各 9g，丹参 15g，赤芍 9g，牛膝 9g，红花 9g，降香 2.4g，苏木 9g，益母草 30g。

二诊：7 剂后两颧红气见退，气促见平，下肢浮肿亦消其半，唯怔忡悸惕之象如故。舌胖，苔白，脉小数。阳虚血瘀，仍以温通为事。处方：黄芪 15g，当归 9g，防己 9g，葶苈子 15g（包煎），川续断 9g，杜仲 9g，海风藤 9g，海桐皮 9g，虎杖 15g，䗪虫 4.5g，白芍 9g，豨莶草 15g，木瓜 9g，麦冬 9g。上方出入治疗 3 个月，脉痹、骨痹俱呈苟安之局，心悸怔忡也未发生，但口唇色紫、脉涩之象如故。

按：心为阳脏，主血与脉；主血谓全身血液依赖心气而流畅，主脉谓全身血脉依赖心气而充盈通利，故心血管病的发病和病机与气血关系甚密。各种心血管病虽然表现众多且不一，致病因素错综复杂，但在复杂的病变中大多涉及气血，为此，颜德馨提出"气血失衡"是心血管病的基本病机。心功能不全属中医学"心水证"的范畴，为各种心血管病末期严重阶段，其气血失衡的特点是气血病变已由早中期的气滞血瘀、痰瘀交阻、气虚血瘀演变为阳虚血瘀阶段，因此在用药上必须重视温阳与活血这两个环节：①温阳每佐益气：阳气衰竭为心水证的根本病机，故必须用大辛大热的附子温补阳气。附子既行气分，又入血分，既能温阳，又可通阳，虽辛烈有毒，但配以生地黄甘润制其峻，或佐以甘草制其毒，用于心水证多可奏效。其认为胸中乃阳气游行之所，而气虚乃阳衰之渐，附子温阳有余，但补气不足，为此临床或配以黄芪以益气升阳、利水消肿，或辅以人参、苍白术大补元气、健脾和中，则可取事半功倍之效。②利水必须活血：心水证的水肿多呈气阳衰弱、水瘀互阻状态，其病机既为阳气虚弱不能化水所为，也是血不利则为水所致，病机复杂，虚实错综。故治疗用药除温阳利水外，必参以活血化瘀法。临床常用当归芍药散、桂枝茯苓丸等治疗，并重投琥珀、泽兰、益母草、苏木等活血利水之品，则可收相得益彰之功。

## 【参考文献】

[1] Roger VL，Go AS，Lloyd-Jones DM，et al. Heart disease and stroke statistics-2012 update：a report from the American Heart Association [J].Circulation，2012，125（1）：e2-e220.

[2] 钱俊峰，姜红，葛均波．我国慢性心力衰竭流行病学和治疗现状 [J].中国临床医学，2009，16（5）：4.

[3] Mann DL.Management of heart failure Tatients with reduced ejection fraction. In Braunwarld's heart disease：a textbook of cardiovascular medicine [M].8 ed.SAUNDERS：Philaelelphia，2008：611-640.

[4] 孙丽丽，张哲．中医药治疗慢性心力衰竭研究进展 [J].辽宁中医药大学学报，2017，19（4）：214-217.

[5] 王昀，颜乾麟，孔令越．颜德馨教授应用温阳法治疗心血管疾病经验介绍 [J].新中医，2005，37（12）：17-18.

[6] 周仲瑛．读经典，谈感悟 [J].南京中医药大学学报，2007，23（5）：273-277.

[7] 王华，梁延春．中国心力衰竭诊断和治疗指南2018 [J].中华心血管病杂志，2018，46（10）：760-789.

[8] 李小茜，何建成，曹雪滨．充血性心力衰竭中医证素特点研究 [J].中华中医药学刊，2014，32（9）：2132-2135.

[9] 陈明，刘燕华，李芳编刘渡舟验案精选 [M].2 版．北京：学苑出版社，2007：30.

[10] 黄丽芳，陈明．《伤寒论》真武汤证理论探讨 [J].中华中医药学刊,2016,34（1）：30-32.

[11] 高学敏．中药学 [M].北京：中国中医药出版社，2002：274.

[12] 张锡纯，著．刘观涛，点校．中药亲试记 [M].北京：学苑出版社，2007：113.

[13] 王洪图．黄帝内经素问白话解 [M].北京：人民卫生出版社，2004：603.

[14] 逄冰，周强，门韶花，等．仝小林运用"药之四维"经验 [J].上海中医药杂志，2013，47（8）：1-4.

[15] 顾观光，辑．杨鹏举，校注．神农本草经 [M].3 版．北京：学苑出版社，2007：149.

［16］王东升，赵鸣芳.也谈真武汤中芍药的意义［J］.中华中医药杂志，2018，33（1）：53-55.

［17］李楠.伤寒论［M］.沈阳：辽海出版社，2014：50.

［18］刘蔼韵.金匮要略译注［M］.上海：上海古籍出版社，2016：166-167.

［19］柳长华.神农本草经［M］.北京：北京科学技术出版社，2016：7.

［20］清·罗美.古今名医方论［M］.北京：中国中医药出版社，1994：25.

［21］清·朱光被.金匮要略正义［M］.北京：中国中医药出版社，2015：87.

［22］清·林琴.类证治裁［M］.北京：人民卫生出版社，1988：100.

［23］清·吕震名.伤寒寻源［M］.上海：上海科学技术出版社，1985：122.

［24］清·周严.本草思辨录4卷［M］.北京：人民卫生出版社，1960：149.

［25］明·汪机.医学原理［M］.北京：中国中医药出版社，2009：69.

［26］清·汪琥.伤寒论辨证广注［M］.上海：上海卫生出版社，1958：77.

［27］清·黄元御.伤寒悬解［M］.太原：山西科学技术出版社，2012：77.

［28］清·黄元御.长沙药解［M］.北京：学苑出版社，2011：173.

［29］Norgard NB，Hempel C.Towards precision in HF pharmaco - therapy［J］.Curr Heart Fail Rep，2017，14：1-6.

［30］闫秋林，毛以林.毛以林辨证论治慢性心衰经验［J］.世界中西医结合杂志，2016，11（4）：485-487.

［31］邓秋菊，蒋晓静.慢性心力衰竭患者钙结合蛋白S100A12的表达意义及机制分析［J］.河北 医学，2017，23（1）：38-41.

［32］Alpert CM，Smith MA，Hummel SL，et al.Symptom burden in heart failure：assessment，impact on outcomes，and manage ment［J］.Heart Fail Rev，2017，22（1）：25.

［33］徐燕华，孙卿，戴洁梅，等.大黄和皮硝治疗右心衰竭所致胃肠功能紊乱的疗效观察［J］.世界中医药，2016，11（1）：62-64，70.

［34］肖丹，刘丽华.中药热奄包对改善心衰后期胃肠道瘀血症状临床疗效观察［J］.江西中医药，2018，49（8）：29-31.

［35］Sandek A，Swidsinski A，Schroedl W.et al.Intestinal blood flow in patients with chronic heart failure：a link with bacterial growth，gastrointestinal symptoms，and cachexia［J］.J Am Coll Cardiol，2014，64（11）：1092-1102.

［36］Krack A，Sharma R，Figulla HR，et al.The importance of the gastrointestinal system in the pathogenesis of heart failure［J］.Eur Heart J，2005，26（22）：2368-2374.

［37］Opasich C，Gualco A.The complex symptom burden of the aged heart failure population［J］.Curr Opin Support Palliat Care，2007，1（4）：255-259.

［38］Gavazzi A，De Maria R，Manzoli L，et al.Palliative needs for heart failure or chronic obstructive pulmonary disease：results of a multicenter observational registry［J］.Int J，Cardiol，2015，184：552-558.

［39］王岱涛.健脾祛痰方改善心力衰竭患者胃肠功能不全的研究［D］.济南：山东中医药大学，2012.

［40］陈莹，刘悦，张艳.基于脾主运化水湿理论探讨慢性心衰的发病机制［J］.中国实验方剂学杂志，2018，24（20）：229-234.

［41］左英.胡春申教授学术思想与临床经验总结及心脾同治慢性心力衰竭临床探讨［D］.成都：成都中医药大学，2016.

［42］葛鸿庆，赵梁，郝李敏.邓铁涛教授从脾论治慢性充血性心力衰竭之经验［J］.上海中医药杂志，2002，36（4）：9-10.

［43］Krittanawong C，Kukin ML.Current management and future directions of heart failure with preserved ejection fraction：a contemporary review［J］.Curr Treat Options Cardiovasc Med，2018，20（4）：28-49.

［44］Metra M，Teerlink JR.Heart failure［J］.Lancet，2017，390（10106）：1981-1995.

［45］Kang Y，Cai Y.Gut microbiota and hypertension：from pathogenesis to new therapeutic strategies［J］.Clin Res Hepatol Gastroenterol，2018，42（2）：110-117.

［46］Jie Z，Xia H，Zhong SL，et al.The gut microbiome in atherosclerotic cardiovascular disease［J］.Nat Commun，2017，8（1）：845-856.

［47］Lone JB，Koh WY，Parray HA，et al.Gut microbiome：microflora association with obesity and obesity-related comorbidities［J］.Microb Pathog，2018，124：266-271.

［48］衣艳凤，袁越，宋红霞等.心力衰竭患者症状群与生活质量的相关性研究［J］.护理学报，2018，25（1）：10-13.

［49］隋·杨上善.黄帝内经太素［M］.北京：人民卫生出版社，1955：109.

［50］胡国臣.张景岳医学全书［M］.北京：中国中医药出版社，1999：91.

［51］王进.论络脉［J］.辽宁中医药大学学报.2007，9（6）：3-5.

［52］胡国臣.张志聪医学全书［M］.北京：中国中医药出版社，1999：77.

［53］Krack A，Sharma R，Figulla HR，et al.The importance of the gastrointestinal system in the pathogenesis of heart failure［J］.Eur Heart J，2005，26（22）：2368-2374.

［54］Portas González M，Garutti Martínez I，Fernández-Quero Bonilla L.Gastrointestinal tonometry：a new tool for the anesthesiologist［J］.Rev Esp Anestesiol Reanim，2003，50（8）：401-40.

［55］Romeiro FG，Okoshi K，Zornoff LA，et al.Gastrointestinal changes associated to heart failure［J］.Arq Bras Cardiol，2012，98（3）：273-277.

［56］金鑫瑶，张俊华，张立双，等．张伯礼分期诊治慢性心力衰竭经验［J］．中医杂志，2018，59（19）：1633-1636.

［57］颜乾麟，邢斌，颜德馨．从气血论治心水证的经验［J］．中华中医药杂志，2008，23（3）：228-230.

（何彦虎，刘志军，金　华）

# 第十一章　心律失常

心律失常（cardiac arrhythmia）是指心脏冲动的频率、节律、起源部位、传导速度或激动次序的异常。常见的有室性期前收缩、房性期前收缩、窦性心动过速、窦性心动过缓，室性及室上性阵发性心动过速、心房颤动及心室颤动等。心律失常可单独发病，也可以是其他心血管疾病的并发症状。

## 一、经典回顾

根据心律失常临床症状及特点，将其归属于中医学"心悸"的范畴。《黄帝内经》尚无"心悸"病名，但对其症状进行了描述，将其称为心掣、心下鼓、心动、心澹澹大动、心中澹澹等和惊骇、心惕惕然、惕然而惊、心如悬、心惕惕然如人将捕之等。此外，还对心悸的病因病机有了初步认识，如《素问·平人气象论》曰"胃之大络，名曰虚里，贯膈络肺，出于左乳下，其动应衣，脉宗气也"，认为心悸的病机与宗气有关。《素问·举痛论》："惊则心无所倚，神无所归，虑无所定，故气乱矣。"说明惊导致的气机逆乱是心悸发生的病机所在。

东汉张仲景首次提出"心悸"病名，在《伤寒论》《金匮要略》中对心悸的认识涉及"心悸""心中悸""心下悸""心动悸""惊悸"等。《伤寒论》102条："伤寒二三日，心中悸而烦者，小建中汤主之。"《伤寒论》177条："伤寒，脉结代，心动悸，炙甘草汤主之。"《金匮要略》曰："卒呕吐，心下痞，膈间有水，眩悸者，小半夏加茯苓汤主之。"仲景认为心悸多因痰饮所致，所用之方多体现健脾化痰祛湿之法。

隋·巢元方《诸病源候论·风病诸候·风惊悸候》曰："风惊悸者，由体虚，心气不足，心之腑为风邪所乘，或恐惧忧迫，令心气虚，亦受于风邪，风邪搏于心，则惊不自安。惊不已，则悸动不定。"指出风邪搏于心引发惊悸之根源在于体虚、气虚、心气不足，皆与脾胃密切相关。

宋·严用和《济生方》中记载："大怔忡者，此心血不足也。"心血不足与脾胃运化关系亦密切相关。

金元时期，朱丹溪认为心悸多责之痰与血虚。而脾胃为生痰之源，亦为气血生化之源，血虚与痰皆责之于脾胃功能失司。成无己《伤寒明理论》中认为："心悸之由，不越二种：一者气虚也，二者停饮也。"

明·虞抟《医学正传·怔忡惊悸健忘证》中说："夫怔忡惊悸之候，或因怒气伤肝，或因惊气入胆，母能令子虚，因而心血为之不足，又或遇事繁冗，思想无穷，则心君亦为之不宁，故神明不安而怔忡惊悸之证作矣。"认为怒气、惊气可引发心血虚，导致惊悸，同时忧思多虑，亦可扰乱心神，引发惊悸，而脾主思，故除肝胆受损导致惊悸怔忡相关外，脾之功能受损亦与惊悸怔忡密切相关。张景岳《景岳全书》又曰："痰者，脾胃之津液……迷于心，则怔忡恍惚。"景岳认为脾胃气虚生痰，痰迷心窍，引发怔忡。

近代张锡纯在前贤理论基础上，对"悸"有新的认识，其在《医学衷中参西录》中言："有其惊悸恒发于夜间，每当交睫甫睡之时，其心中即惊悸而醒，此多因心下停有痰饮，心脏属火，痰饮属水，火畏水迫，故作惊悸也。"认识到惊悸发生的时间在夜间，乃痰饮所致。

## 二、病因病机

本病主要由于体虚劳倦、情志内伤、药食损害等诸多因素导致脏腑功能失调，气血阴阳亏虚，心失所养；痰、瘀、火等外邪扰乱心神而发。

### （一）病因

#### 1. 体虚劳倦

禀赋不足，素体脾胃虚弱，或过劳伤脾，生化乏源，气血阴阳俱虚，脏腑功能失调，心神失养，发为心悸。如《丹溪心法·惊悸怔忡》曰："人之所主者心，心之所养者血，心血一虚，神气不守，此惊悸之所肇端也。"

#### 2. 情志内伤

李东垣《脾胃论》："凡怒、忿、悲、思、恐、惧，皆损元气。"平素心虚胆怯，突遇惊恐，或忧思过度，均致脏腑气机逆乱，脾胃功能失调，或气血生化不足，血虚失养，发为心悸，正如清·高鼓峰《四明心法》曰"怔忡，心血少也"；或运化失司，痰瘀内生，蕴结化火，扰乱心神，发为心悸，如《丹溪心法·惊悸怔忡》曰："时作时止者，痰因火动瘦人多因是血少，肥人属痰，寻常者多是痰。"

#### 3. 药食损害

过食肥甘厚味，嗜饮醇酒，损伤脾胃，运化失健，痰浊内生，蕴热化火，扰乱心神，发为本病。或药物过量或药物毒性，首先伤及脾胃，进而耗伤心气，损伤心阴，发为心悸。

#### 4. 他病转归

肺心病、水饮凌心、大失血等亦可导致心悸。

## （二）病机

病位在心，与肝、脾、肺、肾关系密切。心悸病性不外虚实两端，气血阴阳亏虚，心神失养为本虚；痰、瘀、火扰乱心神为标实。多本虚标实，虚实夹杂，发为心悸。心悸发生与脾胃功能失调尤为密切。

### 1. 五行生克

心为脾之母，在五行属火，脾为心之子，在五行属土，二者为母子关系，存在火土互用、气血相生、气化相依的关系。《灵枢·决气》曰："中焦受气取汁，变化而赤，是谓血。"此处"变化"指心阳的温化作用。心生血，以血为体，血富含营气与津液，蕴藏心火，循环流注全身，滋灌脾体，温运脾阳，激发脾气，助脾运化，若心火虚衰，温化失职，脾阳失煦，运化不力，母病及子。《素问·经脉别论》又云："食气入胃，浊气归心，淫精于脉。"心主血脉功能的正常发挥有赖于脾胃运化水谷精微之气的滋养。若脾胃虚弱，运化失职，生化乏源，气血亏虚，无以上荣心脉，心失所养，发为心悸。

### 2. 经络相连

心与脾胃位置毗邻，两者在经络循行上经脉相连、络脉相系。《灵枢·经脉》："脾足太阴之脉……属脾络胃，上膈，挟咽，连舌本，散舌下；其支者，复从胃别上膈，注心中。"杨上善《黄帝内经太素》曰："足太阴脉注心中，从心中循手少阴脉行也。"心与脾胃经气相通，心开窍于舌，舌为心脾相连的重要通道。脾与胃相表里，在五行同属于土，二者以经别、别络相连系，而胃之大络通于心。《灵枢·经别》："足阳明之正，上至髀，入于腹里，属胃，散之脾，上通于心。"《素问·平人气象论》曰："胃之大络，名曰虚里，贯膈络肺，出于左乳下。"经络为气血运行之通路。《灵枢·营卫生会》曰："人受气于谷，谷入于胃，以传与肺，五脏六腑，皆以受气。"胃主受纳水谷，脾主运化，人以谷气为养，脾胃强健，纳运协调，气血充足，五脏得养，则生理功能发挥如常。若脾虚胃弱，生化乏源，血少营亏，脉道不充，心失所养，发为心悸；或宗气不足，脉道不利，瘀阻心络，发为心悸。

### 3. 病理相及

《素问·平人气象论》曰："胃之大络……乳之下，其动应衣，宗气泄也。"心悸的发生与宗气虚有关。《灵枢·邪客》曰："五谷入于胃也，其糟粕、津液、宗气分为三隧……以贯心脉，而行呼吸焉。"宗气的生成与脾胃相关，胃为水谷之海，化生精微，与自然界清气相合，生成宗气，宗气助心行血而主呼吸，若脾胃虚弱，宗气亏虚，动力不足，无以助心行血，心脉不畅，瘀阻心络，可发为心悸。《伤寒论·辨太阳病脉证并治中》曰："太阳病，小便利者，以饮水多，必心下悸，小便少者，必苦里急也。"仲景认为心下悸与痰饮相关。后朱丹溪在其《丹溪心法·惊悸怔忡》中认为"心悸怔忡责之虚与痰"，明确指出痰与心悸怔忡密切相关。痰之生由于脾气不足，脾主运化，为胃行其津液，若脾失健运，津液不化，聚湿生痰，停聚于心，可发为怔忡。《丹溪心法·惊悸怔忡》言："人之所主者心，心之所养者血，心血一虚，神气不守，此惊悸之所肇端也。"即心血虚乃惊悸发生的始动环节，黄元御《四圣心源·天人解·气血原本》谓"气原于胃，血本于脾"，胃强脾健，气血充足，心血充沛，心神安宁。若脾虚胃弱，气虚血亏，神气失守，惊悸乃发。李东垣《内外伤辨惑论》言："脾胃气衰，元气不足，而心火独盛，心火者，阴火也。"脾胃内伤，元气不足，气火失调，易生阴火，阴火上冲，可扰乱心神，诱发心悸。又在其《脾胃论·饮食劳倦所伤始为热中论》中指出："脾胃气虚，则下流于肾，阴火得以乘其土位。"即阴火浮越则怔忡闷乱、恶心欲吐，引起快速性心律失常。《杂病广要》中记载"天之阴雨宿雾，地之山泽蒸气，人或中之，必溢于血脉"，指出外湿伤及血脉。而在当今社会，内湿才为致病之关键，多源于脾胃受损，中阳衰微，湿由内生，湿邪弥漫，浸淫心脉，阻滞气机，心脉血液运行不畅，而导致心律失常的发生。同时湿邪缠绵难愈，这与心律失常易反复发作、病程长的关系极为密切。

## 三、名医经验

### （一）路志正——立足中焦，尤重祛湿

路志正认为心悸病因诸多，病机各异，或因虚，或因实，或因虚实夹杂者，皆与中焦相关。脾胃位居中焦，后天之本，气血生化之源。若脾胃虚弱，化源不足，可使气血不足，心失所养，心神不宁，发为心悸；中焦运化失司，蕴湿成痰，痰湿阻滞经脉，或痰饮上凌于心，或痰浊蕴结，日久化火，痰火扰心；均可致心悸不宁；若情志不遂，郁怒伤肝，肝气横逆犯脾，气机逆乱影响及心，亦可导致心悸；路志正认为阳明郁热也是导致心悸的重要病因，足阳明之经别"散之脾，上通于心"（《灵枢·经别》），若素体阳盛，喜食膏粱厚味，日久生热，阳明郁热，扰动心神则悸动不安。

在治疗上路志正提出"治心悸者必调中焦"的学术观点，对于心脾两虚之证，采用健脾益气、补血养心之法，常用太子参、黄芪、炒白术、茯苓、黄精、丹参、炒柏子仁、炒枣仁、远志、菖蒲、当归、白芍、炙甘草等药；对于心胆气虚之证，采用健脾和胃、温胆宁心之法，常用温胆汤加减；对于痰热扰心之证，采用清热化痰、降浊清心之法，常用黄芩、茵陈、青蒿、黄连、竹半夏、竹茹、杏仁、薏苡仁、茯苓等药；对于痰瘀阻滞之证，采用疏肝解郁、化瘀宁心之法，常用柴胡疏肝散加减，肝郁亦乘脾土，土虚不运，故在疏肝的同时兼顾健脾和胃之法，方合六君子汤加减；对于阳明郁热之证，采用清泻阳明、和胃安心之法，常用黄连、黄芩、生石膏、知母、栀子、芦根、枇杷叶、竹茹、竹沥等药，同时注重通腑，药用大黄、枳实等药。其中，路志正在立足中焦的基础上尤其重视湿邪在心律失常发病过程中的作用。认为湿邪弥漫，

胸阳不展，痰浊中阻，郁滞心脉而血运不畅，均能导致心律失常的发生，对于湿滞导致的心律失常，在治疗上强调宣、化、渗，宣即开宣上焦，化即芳化中焦、调畅气机，渗即渗利下焦，使邪有出路。其中尤为重视调畅中焦气机。

### （二）邓铁涛——立足心脾，兼祛痰瘀

邓铁涛提出"五脏相关"的学术思想，"心脾相关"是其子系统，其运用心脾相关理论指导心悸的辨证论治，在长期临证过程中效果良好，认为心悸是本虚标实之证，心气虚、心阴虚是本，痰、瘀为心悸的继发因素，气虚、阴虚、痰浊、血瘀共同构成了心悸病机的四个主要环节。脾胃内伤，一方面使气血津液生化乏源，中气衰弱则心气亦因之不足，心气不足则无力推动血运，致脉道迟滞不畅，气虚不能自护则心悸动而不宁。气虚日久，可致心阳虚弱，阳虚则寒邪易乘；津血不足则不能上奉心脉，使心血虚少，久则脉络瘀阻。另一方面，脾主运化，脾胃损伤，运化失司，水湿内生，湿浊弥漫，上蒙胸阳致胸阳不展，心悸胸闷、气短乃作，湿浊凝聚为痰，痰浊上犯，阻滞胸阳，闭塞心脉则心悸胸痹疼痛乃生。

在治疗上，邓铁涛谨守病机，提出治疗心悸"调脾护心，补气除痰"之法，强调补益心气重在健脾。其认为冠心病所致的心律失常乃本虚标实之证，以心阴心阳虚为本，以痰瘀闭阻为标，方药使用温胆汤加减，党参补气扶正，半夏降逆化痰，竹茹化痰除烦宁心，橘红理气化痰、降逆消痞，茯苓健脾渗湿，丹参活血化瘀，枳壳宽中又不破气伤正。对于风湿性心脏病所致心律失常，其认为风心病以心之阳气（或兼心阴）亏虚为本，血瘀、风、痰湿为标；心病为本，他脏（脾肾肝肺）之病为标。慢性风心病以阴阳两虚和瘀者多见，故在治疗上更需调理脾胃、调脾护心、益气除痰，方选炙甘草汤加减。

### （三）李振华——心脾同治，最重气阴

李振华精研脾胃学说，秉承《黄帝内经》"脾胃为仓廪之官"之论，推崇东垣"善治病者唯在调理脾胃"之说，结合自己多年的临证经验，提出一系列脾胃学术思想，在治疗内科疾病中尤重保胃气。关于心律失常，其认为其病多因气血失调，脏腑阴阳失衡，最终导致心神不宁而心悸不休。认为本病的发病机制虽有气阴亏虚、痰湿阻滞、气滞血瘀之不同，但气阴亏虚为发病之本，痰湿、气滞、血瘀为其标，临床可见本虚标实、虚实夹杂的病机变化。

在治疗方面，李振华以病因病机为指导，从气阴两虚、痰湿阻滞两方面论治该病。对于气阴两虚之证，其自拟养阴益心汤，方中人参既补养心阴，又能合茯苓、甘草健脾益气，以助气血生化之源，丹参活血化瘀、养血安神；酸枣仁、菖蒲、远志养心安神、透窍定悸。诸药合用，使心之阴血充足，心气复而心阳通，心神得养而自安。对

于痰湿阻滞之证，自拟李氏豁痰宁心方，方中党参、白术、茯苓益气健脾利湿；枳壳、厚朴、砂仁醒脾理气、燥湿化浊；橘红、半夏降逆豁痰；桂枝通阳利水，配白术、茯苓、薏苡仁以增强脾之运化功能；菖蒲、炒酸枣仁、郁金、远志化湿透窍、安神定悸。诸药合用，共奏健脾化湿、通阳宁心之效。

## 四、常用方药脾胃思想探析

### 1. 炙甘草汤原方——治疗"心动悸"

炙甘草汤首载于《伤寒论·辨太阳病脉证并治下》曰："伤寒，脉结代，心动悸，炙甘草汤主之。"本方为仲景治疗太阳病导致心阴阳两虚变证"心动悸"所设。"脉结代"是脉律不整，有歇止，乃阴阳气血两虚，血脉不充，脉道不续所致。"心动悸"言心悸之严重程度，乃阴阳气血两虚、心之失养所致。此方由甘草四两（炙）、生姜三两（切）、人参二两、生地黄一斤、桂枝三两（去皮）、阿胶二两、麦冬半升（去心）、麻仁半升、大枣三十枚（擘）组成，是从脾胃角度组方的气血双补之剂。

### 2. 后世医家的拓展应用——强调中焦作用

孙思邈《千金翼方》用之治疗"虚劳不足，汗出而闷，脉结，心悸"，将其列在补益条目下，强调其补益作用。王焘《外台秘要》用之治疗"肺痿涎唾多，心中温温液液者"。后世医家对其应用更是广泛，元代罗天益《卫生宝鉴》用于治疗中气不足，伤寒误下后的呃逆、昏愦。清代的名医唐容川明确指出"此方为补血之大剂……合观此方，生血之源，导血之流，真补血之第一方，未可轻议加减也"。而气血生化之源在于脾胃。清代医家尤在泾在《伤寒贯珠集》中评价炙甘草汤是"扩建中之制，为阴阳并调之法"。从仲景创此方益气养血、通阳复脉，以治疗"心动悸"开始，到后世的广泛应用，皆可窥见其中所蕴含的脾胃学术思想。

### 3. 组方分析——脾胃学术思想

吕震名《伤寒寻源》对于炙甘草汤论道："君以炙甘草，坐镇中州，而生地麦冬麻仁大枣人参阿胶之属，一派甘寒之药，滋阴复液，但阴无阳则不能化气，故复以桂枝生姜，宣阳化阴，更以清酒通经隧，则脉复而悸自安矣。"总览全方，炙甘草汤以中焦脾胃之药为基础，以健运脾胃为关键，实现益中气而复脉，助营血而宁心之目的。

（1）炙甘草、人参——补中益气、复脉之本：《神农本草经》记述甘草"治五脏六腑寒热邪气，坚筋骨，长肌肉，倍力，金疮肿，解毒，久服轻身延年"。中医学认为脾主肌肉，仲景取其"长肌肉、倍力"之说，将甘草的作用进一步发挥为健脾益气补中。而仲景认为炙甘草汤证乃心主素虚，复感外邪，病邪深入少阴，心脏受邪，心之阴阳气血不足，则见心动悸。而脾胃为气血生化之源，心之阴阳气血亦有赖于脾胃的气血生化。《神农本草经百种录》云："甘草，味甘平，主五脏六腑寒热邪气，甘能补中气，中气旺则脏腑之精皆能四布，而驱其不正之气也。"可见甘草为心脾之药，中气旺，则气血生化充足，脏腑之精四布，心之阴阳气血亦充足。更有《难经·十四难》"损其心者，调其荣卫"。而《本草汇言》谓甘草"健脾胃，固中气之虚羸；协阴阳，和不调之营卫"。若要益心，则调荣卫，若要荣卫调，则先健脾胃，补中气，协阴阳。《名医别录》言："甘草，无毒。主温中……通经脉，利血气，解百药毒。"人参，味甘、微苦、微温，归脾肺经。《神农本草经》认为人参"主补五脏"。仲景常用人参补元气、生津液，合炙甘草、补中气、滋化源、益心气、助心营、养血荣心共为复脉之本。

（2）生地黄、麦冬、阿胶、火麻仁——滋阴养血、复脉通心：方中重用生地黄，入心、肝、肾经，意在峻补真阴、滋阴养血、补益心营。而《神农本草经》谓生地黄主"伤中，逐血痹"。《本草崇原》："主治伤中者，味甘质润，补中焦之精汁也。"可见生地黄可补益中焦之精汁。《神农本草经》曰"麦冬，主心腹结气伤中"，伤中即中气内虚。《本草崇原》曰："麦门冬气味甘平，质性滋润……盖禀少阴冬水之精，上与阳明胃土相合。"故麦冬可滋肾益胃、养阴生津。《中国药典》言阿胶"补血滋阴，润燥，止血"。火麻仁，《神农本草经》记载"麻子，味甘平。主补中益气。久服肥健"。火麻仁，质润多汁，能润肠通便，兼能补虚。胃以降为通，火麻仁能润肠通便以通腑气，腑气通则胃气顺，亦体现了其重视脾胃的思想。以上四药皆能补中而滋阴养血、复脉通心。正如成无己《注解伤寒论》云："麻仁、阿胶、麦门冬、地黄之甘，润经益血，复脉通心也。"

（3）桂枝、生姜、大枣——益气温阳、调和气血：本方中用桂枝通过助脾阳而温通心阳，《本草再新》载桂枝能"温中行血，健脾燥胃，消肿利湿。治手足发冷作麻、筋抽疼痛，并外感寒凉等症"。大枣，甘温入脾胃心经，《神农本草经》云大枣主"心腹邪气，安中养脾……补少气、少津液……和百药"。本方中取其益脾气、养心血功效。生姜辛温，具宣通之性，与大枣相配，可以益脾胃、滋化源、调和阴阳气血。同时生姜主升，可以使阴药上行达心，以助心阴，阴阳并补。生姜合桂枝，可温通阳气。桂枝、生姜、大枣三者合用，不仅调和阴阳气血，亦可实现益气温阳之效。

（4）关于炙甘草汤中存在的争议——君药之争：历代医家对于炙甘草汤君药存在争议，以柯琴、张锡纯为代表的医家以生地黄为君。柯琴认为"此以心虚脉结代，用生地黄为君，麦冬为臣，峻补真阴，开后学滋阴之路"。后世张锡纯遵此观点，在其《医学衷中参西录》说："试观方中诸药，惟生地黄重用一斤，地黄原补肾药也，惟当时无熟地黄……是炙甘草汤之用意，原以补助肾中之气化，俾其壮旺上升，与心中之气化相济救为要着也。"从补肾的角度阐述生地为君之理。而以钱璜、丹波元简为代表的医家认为以炙甘草为君，发挥补中气之虚之功。现代医家任继学认为此方以甘草为君，配大枣与地黄助甘草通经脉、利血气。

细究伤寒论中"伤寒，脉结代，心动悸"乃伤寒未解、外之寒邪尚未祛除，寒邪易伤阳气，心之阳气虚衰，无力推动血液运行，脉道不利，脉不得续，故见脉结代。而此时心之阴血亦虚，无以濡养心脏，故见心动悸。而以脉结代为先，心动悸次之，故此证主要为心之阳气不振，而方中炙甘草，味甘，专培脾土，补中气，同时《名医别录》认为其能"主温中……通经脉，利血气"，具有两方面的作用，故笔者结合病因病机及炙甘草本身的功用，认为炙甘草为此方君药。

本方以具有补中益气之功的炙甘草、人参为基础，用生地黄、麦冬、阿胶、火麻仁滋阴养血以充盈血脉，用桂枝、生姜、大枣温阳益气以鼓动血脉，诸药合用，阴阳并调，气血双补，共同实现复脉定悸。气为阳，血为阴，脾胃为气血生化之源，本方气血阴阳并补，方中单药多有补中益气之功，可见炙甘草汤所体现的重视脾胃之学术思想。

## 五、难点与对策

### （一）问题与不足

心律失常可以单独发病，分为快速型心律失常和缓慢型心律失常，可以继发于其他心血管疾病，如心肌梗死、冠心病、心肌病等疾病，其病因病机复杂。随着西医学的发展，目前有多种方法治疗心律失常，但仍然存在相应的问题。

心律失常的西医临床治疗包括西药的治疗及外科介入，在解决问题的同时，也出现一些新问题，例如射频消融术针对解剖学、电生理认识明确的预激综合征，手术效果良好，而对于房颤患者，射频消融术后易复发或引发新的心律失常。植入式心脏起搏电复律价格高昂，且术后缺乏全面系统的随访、管理、康复和二级预防，即使适应证正确，疗效也难以持久。西药虽然能在一定程度控制心律失常，但目前可用的抗心律失常药不具有理想的疗效，但有相对较高的不良反应风险，特别是药物引起的心律失常或器官毒性。目前临床常用抗心律失常的药主要有四类：Ⅰ类药阻断快速钠通道，Ⅱ类药阻断β肾上腺素能受体，Ⅲ类药阻断钾通道与延长复极，Ⅳ类药阻断慢钙通道。其中多有胃肠道反应，都有致心律失常的毒副作用，例如奎尼丁易引起恶心、呕吐、腹痛、腹泻、畏食等胃肠道的不良反应。同时心脏方面的毒性有窦性停搏、房室传导阻滞、QT间期延长与尖端扭转性室性心动过速。Ⅲ类药胺碘酮有胃肠道反应。

中医药治疗心律失常在全面调节的基础上具有多靶点、多层次的特点。且中药为天然药物，脏器毒副作用小，单味药治疗不会引起心律失常，在心律失常的防治方面具有一定的优势。基于此，中医药抗心律失常成为研究热点，近年来研究发现多种中药成分具有抑制离子转运、调节膜内外离子浓度、改变动作电位等作用进而抑制心律失常的发生。

### （二）从脾胃论治心律失常的意义

《素问·阴阳应象大论》曰"谷气通于脾"，《灵枢·五味》道"水谷皆入于胃"，《素问·玉机真脏论》言"五脏者皆禀气于胃，胃者五脏之本也"。胃主受纳，为水谷之海，脾主运化，为胃行其津液，胃强脾健，纳运协调，水谷得以化为精微，气血充足，濡养四肢百骸，五脏六腑。若脾胃虚弱，生化乏源，气血不足，则变生百病，正如《素问·平人气象论》"平人之常气禀于胃，胃者平人之常气也，人无胃气曰逆，逆者死"，指出百病胃为本。后世医家李东垣提出"内伤脾胃，百病由生"的观点。可见脾胃功能失调与疾病的发生密切相关。《景岳全书·杂证谟·论治脾胃》指出："诸药入口必先入胃而后行及诸经……亦岂有既入其腑，能不先犯脾胃而竟走他脏者乎？"可见，患病后犹当顾护脾胃。周之干《慎斋遗书》："万物从土而生，亦从土而归……治病不愈，寻到脾胃而愈者甚多。"中医药治疗心律失常，亦应当重视脾胃的作用，以脾胃为中心发挥其全面调节，多靶点、多层次的优势防治心律失常。

目前研究发现，单味中药甘草、丹参、苦参、红景天、甘松、三七、葛根、黄连等中药具有抗心律失常的作用，这些中药大多归脾、胃经且具有健运中焦或祛中焦之邪的作用。复方制剂稳心颗粒、参松养心胶囊、炙甘草汤等均具有抗心律失常作用，其中在基础研究中发现稳心颗粒对离子通道与钠钙调节机制、自主神经系统调节机制和体液激素调节机制贡献度最高，在中药配伍方面以党参为君补中益气、养血生津，以黄精为臣，补脾益气、滋养心阴，以甘松为使疏肝理气、开郁醒脾，其组方用药极其重视脾胃。炙甘草汤为益气温阳、滋阴养血、复脉定悸之剂，其组方用药规律蕴含着深刻的重视"脾胃"思想。在中药单药及复方制剂的研究中暂未发现"致心律失常作用"，因而以"脾胃"理论为中心，开展中药复方制剂及单药的抗心律失常制剂，在抗心律失常的治疗中具有深远的意义。同时，控制心律失常的西药大多具有严重的胃肠道反应，中医中药在辨证论治的基础上，通过顾护脾胃可以减轻西药的胃肠道毒副反应，起到减毒增效的目的。

## 六、本病从脾胃论治基础分析

首先，心脏与消化器官之间存在着交叉神经反射。心脏、消化系统由自主神经支配，痛觉主要经交感神经传导，两者的痛觉纤维在中枢神经系统内有时彼此汇聚于相同脊髓节段的同一神经元而分享共同的传导通路。因此，当胃和食管疾病引起疼痛时，可通过胃冠反射引起心律失常；消化脏器的部分痛觉纤维有时经迷走神经传导，胆汁酸盐、胃酸、胆管高压、胰管高压可刺激迷走神经，通过内脏－迷走神经反射引起冠状动脉痉挛，继发心律失常。

其次，研究表明，胃肠肽类激素作为脑肠肽的分子基础，不仅作用于胃肠道功能运动，还通过炎症反应、免疫反应等影响全身的代谢、心血管功能甚至人类的行为。血管活性肠肽（VIP）与迷走神经、交感神经等联系十分密切，可通过调节血管张力，以改善心率与心脏有效不应期，并对心电活动产生直接影响。更有研究表明，胰高血糖素样肽激动剂通过调节自主神经功能和激活心房胰高血糖素样肽受体等多种机制增加心率。可见由胃肠道中的内分泌细胞分泌，并且在神经系统和胃肠道双重分布的小分子肽类物质脑肠肽，可能是导致心律失常的病理机制之一。

更有研究表明，肠道微生物源代谢物三甲胺 N- 氧化物可激活心房自主神经丛，导致房性心律失常。

## 七、临床验案举隅

### （一）马培之医案

常州，郁左，肾水不足，不能涵木。君相之火上升，心神不安，惊惕，卧不成寐，头眩肉𥆧，胸闷作恶，舌苔灰黑。浊痰在胃，胃失下降，养阴和中，以安君相。处方：南沙参、麦冬、黄连（酒炒）、石斛、玄参、竹茹、石决明、茯神、枇杷叶、合欢皮、青果、丹皮。二诊：惊惕既定，君相之火稍平，舌苔灰黑未化，胸咽不舒，肺胃之气不展，浊痰不清，溺后浑浊，澄澈有底。此败精宿于精关，变而为浊。养阴清肝兼舒肺胃。处方：南沙参、麦冬、黄连、丹皮、石决明、枳壳、甘草、枇杷叶、竹茹、山栀（鸡子黄炒）。三诊：脉数较缓，阴火较平，肝部犹弦，厥气未和，上干于胃，则心胸烦闷，肉𥆧筋惕。舌苔前半已化，后灰黑而腻，阳明浊痰未清，吞吐黏痰酸水。阴分虽亏，未便滋补，还宜养阴，清肝和胃。处方：南北沙参、茯神、天麦冬、西血珀、甘草、枳壳、川贝、石决明、丹皮、山栀、龙齿、鸡子黄、河、井水各半煎。

按：本例患者系肾水不足，心肝火旺，内扰心神，加之痰浊中阻，胃失和降，而致惊悸，卧不成寐，头晕。肾水不足，水不涵木，肝阳上亢，亢阳化火，内扰心神而发为惊悸；肾水不足无以上济于心，水不济火，心火内盛，扰乱心神，而见惊悸。同时本例患者痰浊中阻，胃失和降，中焦气机不畅，而见胸闷恶心。浊痰在胃，气机郁滞，易气郁化火而致心神不宁，加重惊悸等症。同时肾为先天之本，依赖后天之本脾胃，故初诊治疗以中焦为切入点，治疗上予以养阴和中，以安君相，从而宁神定悸。予以"南沙参、麦冬、玄参、黄连（酒炒）、石斛、竹茹、石决明、茯神、枇杷叶、合欢皮、青果、丹皮"。方中"南沙参、麦冬、玄参 石斛"养阴清热、益胃生津。配伍"枇杷叶"清肺以绝痰源，"黄连、竹茹"清心祛痰宁神，"石决明"平肝潜阳宁神，"合欢皮、青果、丹皮"解郁清热宁神。"茯神"健脾宁神。二诊，惊悸既定，君相之火稍平，然仍有浊痰，阻滞肺胃，治以养阴清肝兼舒肺胃，原方减石斛、玄参、青果、合欢皮，加栀子以清肝，枳壳以理气。三诊，惊悸好转，仍有心胸烦闷，乃肝气不和，上犯于胃而致。治宜养阴清肝和胃，上方减黄连、枇杷叶、牡丹皮，加北沙参、天冬、鸡子黄以益气养阴，加"龙齿、西血珀"镇惊安神。

### （二）张学文医案

段某，男，47岁，咸阳一厂工人。主诉：心悸怔忡，心烦失眠近一周加重。患者两年来常感胸闷气短，偶尔疼痛彻背，近一周加重，曾在咸阳二院心电图检查：心房纤维颤动，心动过速（心率110～150次/分），室性期前收缩。服药效果不显，刻诊：心悸、怔忡，健忘失眠，神疲乏力，气短懒言，动则自汗、面红，夜间盗汗，睡卧不宁，心烦易怒，食欲不振，大便两三日一解、黏腻不净，口唇艳红、色如涂丹，舌嫩红，舌苔白微黄，脉弦滑。听诊：心律不齐，呈心房颤动。中医辨证：气阴两虚，痰瘀阻滞，治宜以益气养阴、除痰通瘀，用黄连温胆汤合生脉散加减。处方：人参、麦冬、五味子、黄连、焦山栀、淡豆豉各10g，姜半夏、竹茹、枳实、陈皮、丹参、五灵脂各12g，茯苓、夏枯草、磁石各30g，瓜蒌15g。水煎服，15剂，药后自觉心悸减轻，心烦失眠好转，口唇颜色正常，但仍时有胸闷气短，苔薄黄，舌嫩红，守方不变，15剂。三诊，心电图复查正常，情况良好，病情稳定。

按：心悸怔忡常由心之气血不足、痰瘀阻络而成。若心气不足，津亏血少，既无力灌溉肢体四末，也不能涵养自身，心神失养，心中悸动不安；心气虚，无力鼓动血行，津血运行不畅，停痰留瘀，痰瘀胶结，痰瘀不化则气血不生，气血亏虚又致痰瘀，恶性循环，终成顽疾。治宜以益气养阴、除痰通瘀，用黄连温胆汤合生脉散加减，生脉散益气养阴，温胆汤理气化痰、清胆和胃。方中人参、麦冬、五味子益气养阴；瓜蒌、竹茹、姜半夏、陈皮、茯苓清热化痰；黄连、焦栀子、淡豆豉、夏枯草清心除烦；丹参、五灵脂活血化瘀，如此则心之气阴得复，心神得养，心火得除，痰瘀得除，诸症减轻。二诊效不更方，乘胜追击，逐寇于外，疗效满意。

## 【参考文献】

[1] 仇玉平，郭伟星. 快速性心律失常从"阴火"论治 [J]. 中医学报，2017，32（6）：975-977.

[2] 卢世秀，苏凤哲. 路志正教授从中焦论治心悸撷要 [J]. 世界中西医结合杂志，2009，4（12）：837-838，852.

[3] 单书健. 重订古今名医临证金鉴. 心悸怔忡卷 [M]. 北京：中国中医药出版社，2017：8.

[4] 刘泽银，邹旭，罗英，等. 邓铁涛心脾相关论治疗心悸临床经验总结 [J]. 中国中

医药信息杂志，2007（7）：82-83.

［5］周文斌，尹克春，蒋丽媛.邓铁涛调脾护心法治疗心悸的经验［J］.辽宁中医杂志，2005（8）：758-760.

［6］王海军，李郑生.李振华脾胃病学术思想及临证经验探讨［J］.中华中医药学刊，2013，31（8）：1642-1646.

［7］韩景辉.国医大师李振华教授运用和法治疗功能性室性早搏经验［J］.中医研究，2014，27（2）：42-43.

［8］李郑生，黄清.李振华教授治疗室性早搏经验［J］.中医研究，2009，22（11）：45-47.

［9］于雪，马育轩，李冀.炙甘草汤之君药辨析［J］.中医药信息，2009，26（05）：87-89.

［10］王雨桐，王蕾.炙甘草汤君药探究［J］.环球中医药，2015，8（8）：955-956.

［11］Heijman J，Voigt N，Dobrev D.New directions in antiarrhythmic drug therapy for atrial fibrillation［J］.Future Cardiol，2013，9（1）：71-88.

［12］Frommeyer G，Eckardt L.Drug-induced proarrhythmia：risk factors and electrophysiological Mechanisms［J］.Nat Rev Cardiol，2016，13（1）：36-47.

［13］魏华民，吴红金.中药抗心律失常的临床与基础研究进展［J］.中西医结合心脑血管病杂志，2015，13（2）：152-158.

［14］姚岚，方芳.作用于心肌细胞离子通道的抗心律失常中药研究进展［J］.中西医结合心脑血管病杂志，2017，15（9）：1057-1059.

［15］解微微，高佳明，石羡茹，等.从心律失常与心衰并发症的最新临床进展解析中医治疗"脉结代，心动悸"的科学内涵［J］.中草药，2018，49（22）：5448-5455.

［16］程望林，黄发育，熊学丽，等.消化系统疾病对心脏的影响机制［J］.医学综述，2006，12（21）：1318-1320.

［17］王丽娟，李华荣.老年消化系统疾病所致胸痛72例临床分析［J］.中国老年学杂志，2005，25（8）：975-976.

［18］刘娅薇，惠华英，谭周进.脑肠轴传输中的胃肠肽类激素［J］.世界华人消化杂志，2019，27（16）：1007-1012.

［19］Baggio LL，Ussher JR，McLean BA，et al.The autonomic nervous system and cardiac GLP-1 receptors control heart rate in mice［J］.Molcular metabolism，2017，6（11）：1339-1349.

［20］Meng G，Zhou X，Wang M，et al.Gut microbe-derived metabolite trimethylamine N-oxide activates the cardiac autonomic nervous system and facilitates ischemia-

induced ventricular arrhythmia via two different pathways［J］.EBioMedicine，2019，
（44）：656-664.

［21］张元凯.孟河四家医集［M］.江苏：江苏科学技术出版社，1985：481-482.

［22］曹兰秀，严亚锋.国医大师张学文教授治疗快速性心律失常临床经验总结［J］.
陕西中医，2017，38（1）：101-102.

（朱飞飞，金　华，刘志军）

# 第十二章　头　痛

头痛是指眉弓、耳郭上部、枕外隆突连线以上的疼痛，是一种临床常见的自觉症状，西医学根据头痛的发病原因、部位、症状制定了头痛疾病分类，将头痛分为原发性头痛、继发性头痛、痛性颅神经病，以及其他类型的头痛。

## 一、经典回顾

中医学对头痛病认识极早，《黄帝内经》称之为"脑风""首风"。《素问·通评虚实论》曰："头痛耳鸣，九窍不利，肠胃之所生也。"明确指出头痛与脾胃相关。《素问·至真要大论》云："岁太阴在泉……湿淫所胜……病冲头痛。"头痛与湿邪有关，此处湿邪虽指外湿，然当今社会多因内湿致病，而"诸湿肿满，皆属于脾"。《素问·刺热》曰："脾热病者，先头重颊痛……"指出脾热可致头痛。

东汉·张仲景提出头痛太阳、少阳、阳明、厥阴四经论治。《伤寒论·辨太阳病脉证并治上》曰："太阳病，头痛，发热，汗出，恶风，桂枝汤主之。"《伤寒论·辨少阳病脉证并治》云："伤寒，脉弦细，头痛发热者，属少阳。少阳不可发汗，发汗则谵语，此属胃，胃和则愈，胃不和，烦而悸。"《伤寒论·辨太阳病脉证并治中》指出："伤寒不大便六七日，头痛有热者，与承气汤。"《金匮要略·呕吐哕下利病脉证治》曰："干呕，吐涎沫，头痛者，茱萸汤主之。"仲景所用之方桂枝汤中以大枣顾护中土，承气汤通腑泄热止痛，吴茱萸汤中吴茱萸暖肝和胃降逆，重用生姜温胃散寒，人参健脾益气，共奏实现温中散寒、理气止痛之功，可见仲景论治头痛重视脾胃。

晋·葛洪《肘后备急方·治胸膈上痰诸方》曰"痰厥气上冲所致名为厥头痛"，隋·巢元方《诸病源候论·妇人杂病诸候》中论述痰饮停积胸膈，多则"令目眩头痛"，唐·孙思邈在《备急千金要方·大肠腑方》中载："卒头痛如破，非中冷又非中风，其病是胸膈中痰，厥气上冲所致。"三位医家均论述痰气上逆可致痰浊头痛，而脾胃为生痰之源。

宋代《太平圣惠方·治伤寒结胸诸方》中记载因"热气结于胸中"而头痛者，"宜服大黄散方"，以大黄苦寒通利之性，开泄中焦，结胸热气得下，而后上塞之气舒，头痛自消。

金元时期，李东垣首次将头痛分为外感头痛和内伤头痛，同时补充了太阴头痛及少阴头痛。提出："头痛耳鸣，九窍不利者，肠胃之所生，乃气虚头痛也。""太阴头痛，必有痰，体重或腹痛，为痰癖。"而气虚、痰浊必责之于脾胃。此期另一大家朱丹溪提出"头痛多主于痰，痛甚者火多。有可吐者，可下者"之说。

明清时期，张景岳《景岳全书·头痛》曰："凡诊头痛者，当先审久暂，次辨表里……久病者，必兼元气。"久病头痛责之于元气，而元气与脾胃相关。叶天士《临证指南医案·肝风》曰"胃虚，肝风内震，呕痰咳逆，头痛眩晕"，此为肝风所致头痛，源于中土虚弱，土不栽木。

## 二、病因病机

本病主要由于饮食失节、情志内伤、劳倦虚损等因素导致脏腑功能失常，气血亏虚，脑窍失养，不荣则痛；气机逆乱，痰瘀内生，不通则痛。

### （一）病因

#### 1. 饮食失节

过食肥甘，饥饱失常，酒饮失度，损伤脾胃，脾失健运，酿湿生痰，阻滞脑络，导致本病发生。如明·张景岳《景岳全书·杂证谟·痰饮论证》云："五脏之病，虽俱能生痰，然无不由乎脾肾。盖脾主湿，湿动则为痰，肾主水，水泛亦为痰，故痰之化，无不在脾，而痰之本无不在肾。"《素问·至真要大论》云："岁太阴在泉，草乃早荣，湿淫所胜……病冲头痛。"

#### 2. 情志内伤

情志失调，过度忧思、恐惧紧张，以及情绪波动可发为头痛，正如《素问·脏气法时论》"肝病者……令人善怒……气逆则头痛"。此外，情志失调，致使机体阴阳失衡，脾胃气血化生功能失调，脑窍失养，就会导致本病的发生，正如《金匮要略》曰："见肝之病，知肝传脾，当先实脾。"

#### 3. 体虚劳倦

禀赋不足，素体脾胃虚弱，或过劳伤脾，生化乏源，气血亏虚，升降不利，脑窍失养而头痛，如《脉因证治·头目痛》云"血虚头痛者，亦多血不上荣"；或气虚血滞，瘀阻脑络而作痛。

### （二）病机

病位在脑，与肝、脾、肺、肾关系密切。其中尤其与脾胃功能失调密切相关。

**1. 经络相连**

胃之经络，上贯于脑，《灵枢·经脉》曰："胃足阳明之脉，起于鼻之交頞中……上耳前，过客主人，循发际，至额颅。"《灵枢·经筋》曰："手阳明之筋……上左角，络头下右额。"《灵枢·动输》："胃气上注于肺，其悍气上冲头者，循咽，上走空窍，循眼系，入络脑。"《素问·阴阳应象大论》："六经为川，肠胃为海，九窍为水注之气。"各大络之气血出于胃腑，胃之经络均上至脑窍。张璐《张氏医通》云："头者，天之象，阳之分也。六腑清阳之气，五脏精华之血，皆朝会于高巅。天气所发，六淫之邪，人气所变，五贼之运，皆能犯上而为灾害。或蔽覆其清明，或坠遏其经隧，与正气相搏，郁而成热，则脉满而痛。"经络为运行气血的通路，若经气不利，阻滞气机，清阳之气上行受阻，脑窍失养，精明失序，发为头痛。

**2. 脏腑相系**

（1）中土受戕，升降失序：脾胃同居中央，是生命活动的"枢轴"。《素问·刺禁论》指出："肝生于左，肺藏于右，心部于表，肾治于里，脾为之使，胃为之市。"以此维系五脏之气正常运转。《素问·方盛衰论》："气上不下，头痛巅疾，求阳不得，求阴不审。"阳无阴制，沉降不能，气上不降，壅塞高巅。气不及上，精明之府清气不足，精明难续。《素问·生气通天论》："阳不胜其阴，则五脏气争，九窍不通。"脏腑之气源于脾阴升而化阳，故能清气不陷，浊阴不逆。中气升降失序，清气不能上布，浊阴不得下降，太过不及，均非常态。升而为阳，降而为阴，调节一身之阴阳，必从枢轴入手，治从中焦，升降有序，方可阴平阳秘。脾升胃降，"大气一转，其气乃散"，中焦气机清灵，升降相宜，后而一身之气调畅，头窍通利，痛安从来。

李东垣曰："元气、谷气、荣气、清气、卫气、生发诸阳上升之气，此六者，皆饮食入胃，谷气上升，胃气之异名，其实一也。"人之诸气，皆源胃气，由胃气所生，由胃气所充。经曰"出入废则神机化灭，升降息则气立孤危"，故气机升降有序，神机内守，五脏元真和畅。脾散精，升为宜，胃通腑，降为顺，二者互为表里，升降相因，又居中焦，总司气之出入，为气机升降之枢纽。一身之气，赖脾升胃降，清气上承，浊阴下降，气机条达，气血从之，无不通则痛之虞。

（2）生化乏源，脑窍失养：《灵枢·营卫生会》曰："人受气于谷，谷入于胃，以传于肺，五脏六腑，皆以受气。"谷气通于脾，精藏于脾，脾气升腾，为胃行其津液，五谷化焉，气血得充，二者同居中焦，一主受谷，一主运谷，纳运相济，为生命活动提供营养物质基础。《灵枢·决气》曰："中焦受气取汁，变化而赤，是谓血。"《灵枢·口问》："上气不足，脑为之不满。"李东垣认为："元气之充足皆由脾胃之气无所伤，而后能滋养元气。"气血皆赖脾胃运化而来，脾气健，胃气充，方能有水谷精微，随肺气宣发布散，上达高巅，下至四末，内而脏腑，外而肌腠。头为精明之府，亦需精微供养，脑窍得濡，经脉通利，故头目气血和畅。程钟龄《医学心悟·头痛》曰："头为诸阳之会，清阳不升，则邪气乘之，致令头痛。"中州失运，无力将入胃之饮食化生气血，无精微以上承、无精气以温养，九窍不充，不荣则痛。因此，治脾胃，畅气血，调真元，养脑窍为其法。

（3）脾胃受损，痰瘀内生：饮食积滞、脾胃素虚、寒凉伤脾，均可致化湿无力，聚而成痰，阻于脑窍，不通则痛。《诸病源候论·时气病诸候·时气候》："食不消病，亦如时行病，俱发热头痛。"恣食肥甘，食郁中焦，运化不畅，积而化痰；而厚味之品原本碍胃，又助痰湿之黏滞，顽固不散，久而化热，痰乘热性而上，缠裹脑窍，而为头痛。脾胃受损，土湿不运，痰湿随气之升降，注于四旁则肢重不收，流于脑络则头痛昏蒙。脾喜燥，胃喜润，燥湿相济，痰湿难聚。《济生方·头面门·头痛论治》云："凡头痛者，血气俱虚。"《血证论·阴阳水火气血论》曰："运血者，即是气。"中焦之气推动无力，血液凝滞脉道，而致瘀血头痛。脾虚不摄血，血溢脉外，阻于脑络，发为头痛。故益脾胃、补中气，以绝痰瘀之源，头痛之因可除矣。

（4）脏腑相关，脾胃为本：《脾胃论·阴病治阳阳病治阴》曰："五脏不和，九窍不通。"内伤脾胃，延及五脏，余脏亦虚，脾胃常与他脏同病而致头痛，此类头痛除他脏病证表现外，亦可见脾胃病症状，其治疗从脾胃而入手，以求标本兼治。肝脾者，或肝木升发太过、横犯脾土，或土虚木侮，均可见肝阳夹气血逆于头面颠顶。心脾者，母子相及、阴阳相济、气血相通、经络相连，母病及子或子盗母气，均可致心脾两虚，濡养清空之血皆赖脾胃精华经心阳温化而生。肺脾为母子，表证头痛，中气不和，肺胃失调，培土生金，助肺气宣发止痛。脾肾者，脾胃赖先天之精培育，肾精需后天气血滋养，二者缺一，则精血不充以致清窍失养。《四圣心源·五味根源》："调和五脏之原，职在中宫也。"盖五脏皆可令人头痛，治脾胃安五脏为其要也。

## 三、名医经验

### （一）路志正——重视脾胃，芳化祛湿

路志正认为，头痛多由经脉不利，清窍失养而起。究其病因，可由外感、内伤、气血郁滞、清窍空虚等所致。然路志正尤其重视湿邪引起的"湿头痛"。此类头痛主要表现为头重痛，首如裹。认为病机关键为湿邪蒙蔽清窍，上犯元神，阻滞经脉，不通则痛。而原其湿由，有外感湿邪、内伤湿邪两方面。关于内湿主要源于饮食不节，情致过极，戕害中土，脾胃不健，运化失司，湿邪内生，内生之湿或循经上犯，阻滞清窍，神机失养发为头痛；或湿邪郁滞，久而化热，湿热胶着，缠裹脑窍，发为头痛、周身乏力、困重，急躁易怒等症。

路志正析头痛之病机，而立清热化湿、通络止痛之法，善用三仁汤治疗本病。方中重用生薏苡仁，以健脾渗湿，突出姜半夏、白豆蔻、厚朴，三者温中燥湿，以散中

焦湿邪，杏仁、竹叶助肺通调水道，宣上焦之湿，滑石、通草，清利下焦湿热。随证加入川芎、川楝子、栀子、豆豉等药以理气通络、清热祛湿。路志正所选之三仁汤，以脾胃为中心，芳化祛湿，佐以清热通络之品，湿邪去，升降复，经脉利，清窍灵，则头痛止。

### （二）李德新——调理脾胃，顺气祛痰

李德新崇尚经典，学术上以"调脾胃以安五脏"立论，治疗疾病善从脾胃入手，对于头痛的治疗亦不例外。其认为头痛的病机与肝、脾、肾三脏有关，尤以脾胃失和为要，病理因素涉及风、痰、瘀、虚。其中痰、瘀、虚皆源于脾胃，三者互为因果。脾胃虚弱，气血生化乏源为头痛发病之本，风、痰、瘀上扰清窍脑络，为头痛发病之标。脾胃虚弱，气血生化乏源，脑窍失养，不荣则痛；脾胃失健，纳运受阻，津液失布，内聚成痰，痰蒙清窍，发为头痛。脾气亏虚，无以推动血行，血行瘀滞，阻滞脑络，或痰浊阻滞气机，气滞血瘀，瘀血阻于脑络，皆致不通则痛。且李德新认为，头痛反复发作，与湿邪缠绵之性有关。脾胃为五脏之本，脾胃失健，或土不荣木，肝阳上亢而致头痛，或后天无以充养先天，肾无以生化精髓，髓海失养，而致头痛。

在治疗上，李德新将调理脾胃之法贯穿始终，对于脾胃气虚者，善用补中益气汤，药用炙黄芪、焦术、党参、云茯苓、陈皮、葛根、柴胡、鸡内金等，方中以四君子健运脾胃，炙黄芪补一身之气，合用以滋气血生化之源。对于脾虚湿盛头痛者，选用半夏白术天麻汤加减，方中半夏燥湿化痰、降逆和胃，焦术助脾运以祛水湿，佐以陈皮、木香以理气，气顺则津液归于正化。

## 四、常用方药脾胃思想探析

### （一）吴茱萸汤

吴茱萸汤由张仲景所创，在《伤寒论》及《金匮要略》中皆有论述，其中《伤寒论·辨厥阴病脉证并治》曰："干呕，吐涎沫，头痛者，吴茱萸汤主之。"此处，头痛系厥阴肝经受寒，肝寒横逆犯胃，胃失和降，浊邪循肝经上逆，侵犯清窍所致。仲景立吴茱萸汤以治疗厥阴头痛，方以吴茱萸为君药，《本草崇原》谓吴茱萸"主治温中下气""中焦温而逆气下，则痛自止矣"。吴茱萸、生姜辛温，奏温胃散寒下气之效。温胃以祛寒，恢复中焦升降之机，下气以除上逆之寒气而止痛。配伍人参、大枣甘温，以助阳补土，使阴寒之邪不得上干。同时参、枣、生姜三者温中又温经，以除厥阴寒邪而止头痛。

### （二）半夏白术天麻汤

半夏白术天麻汤在李东垣《脾胃论》及程钟龄《医学心悟》中均有记载，然配伍组成不尽相同，功能主治亦有差异，但均重视脾胃。

程文囿在《医述》中载东垣之半夏白术天麻汤为"治痰厥头痛药也"。由黄柏（二分）、干姜（三分）、天麻、苍术、白茯苓、黄芪、泽泻、人参（以上各五分）、白术、炒曲（以上各一钱）、半夏（汤洗七次）、大麦蘖面、橘皮（以上各一钱五分）组成。强调半夏白术天麻汤主治痰与气逆，壅塞清窍，气机不利，导致头痛。后世汪昂《医方集解》谓半夏白术天麻汤"治脾胃内伤，眼黑头眩，头痛如裂"。将半夏白术天麻汤与脾胃内伤所致的头痛联系起来。方中半夏健脾除湿化痰，黄芪、人参甘温，补中益气，二术苦温，除湿补中；泽泻、茯苓健脾利水渗湿，橘皮调中升阳，炒曲荡涤胃中滞气，干姜辛温散寒，黄柏苦寒泻火。全方以补中气，养元气以治本，祛痰湿、畅气机、泄虚火、定虚风以治标，共奏祛痰止痛之功。

程钟龄《医学心悟·头痛》："痰厥头痛者，胸肺多痰，动则眩晕，半夏白术天麻汤主之。"方由半夏（一钱五分）、白术、天麻、陈皮、茯苓（各一钱）、甘草（炙，五分）、生姜（二片）、大枣（三个）、蔓荆子（一钱）组成。方中半夏、白术健脾燥湿化痰，陈皮理气化痰，茯苓健脾祛湿，姜、枣、草补中益气。较之东垣，程氏更侧重于祛痰邪、调气机、升清阳而止头痛。

## 五、难点与对策

### （一）问题与不足

头痛作为临床常见症，包括原发性头痛和继发性头痛，绝大多数为原发性头痛，其中包括偏头痛、紧张性头痛、丛集性头痛和其他三叉自主神经头痛。调查显示，我国原发性头痛疾病的 1 年患病率为 23.8%。在中国北方农村 60 岁以上人群中，1 年内原发性头痛患病率为 10.30%，紧张性头痛患病率为 2.02%，偏头痛患病率为 0.85%，慢性头痛患病率为 3.79%，未分类头痛患病率为 3.63%。头痛具有病因繁多、病机复杂、病程长且易反复发作的特点，这不仅给患者带来痛苦，影响工作学习及生活质量，给社会带来沉重的经济负担。偏头痛常与脑卒中、癫痫、眩晕、焦虑抑郁、脑白质病变、认知障碍及心血管疾病等存在共病关系。研究表明，丛集性头痛的患者患抑郁症的风险增加。同时先兆性偏头痛是独立于其他传统的脑血管病危险因素。

目前西医对于头痛的治疗，主要以药物治疗为主。急性期以快速、持续镇痛，减少头痛再发生，恢复患者的正常生活状态为目的。以分层、阶梯疗法为用药原则，选用止痛药。主要药物包括特异性止痛药如曲坦类、麦角胺类、降钙素基因相关肽受体拮抗剂和非特异性止痛药如对乙酰氨基酚、布洛芬、萘普生、双氯芬酸、阿司匹林等止痛药；慢性期以降低发作频率、减轻发作程度、减少失能为目的。预防用药可选择非甾体抗炎药、钙离子拮抗剂、抗癫痫药物、β受体阻滞剂及抗抑郁药等。除药物治疗外还包括心理、物理及相关的外科治疗，但药物治疗仍然是头痛治疗基石。

西医药物治疗虽能缓解头痛，但不可否认，存在着客观的不足。①部分药物的成瘾性与依赖性，如阿片类镇痛药，长期使用会产生依赖，停药后会发生戒断综合征及急性中毒。②部分药物的副作用大，如非甾体抗炎药阿司匹林可刺激胃肠道，引发消化性溃疡等疾病，同时引发皮肤、血管、肝肾损伤等不良反应。麦角胺类及曲普坦类药物具有引起恶心、呕吐、心悸、烦躁、焦虑及周围血管收缩等不良反应，反之焦虑、烦躁亦会加重头痛。③药物过量可引发药物性头痛，如麦角胺、曲普坦、镇痛药、阿片类药及其他复方制剂或药物的联合使用过量皆会导致药物过量性头痛。

中医学关于头痛的认识历史悠久，早在仲景时代，已有分经论治的思想，经过历代医家的不断发挥，头痛治疗理论已成体系。中医学强调整体观念，辨证论治，从个体出发，全面调节。在西药治疗头痛诸多不良反应基础上，研究找到不良反应少、无成瘾性的中药及其复方制剂成为治疗头痛的必然趋势与研究热点。目前研究发现，从白芷、薄荷中提取的挥发油，三七、白芍中提取的皂苷，以及延胡索中提取的生物碱等具有极强的镇痛作用。目前已有多种中药复方制剂的止痛药运用于临床，具有多途径、多靶点、副作用少的止痛优势。

### （二）从脾胃论治头痛的优势

李东垣《兰室秘藏·妇人门·经漏不止有三论》曰"脾胃为血气阴阳之根蒂也"，脾胃为气血生化之源，头为诸阳之会，依赖脾胃所生之气血濡养。《兰室秘藏·头痛门·头痛论》曰："头痛耳鸣，九窍不利者，肠胃之所生，乃气虚头痛也。"脾胃亏虚，气虚无以充养脑窍，可发为头痛。朱丹溪《丹溪心法·头痛》曰"头痛多主于痰，痛甚者火多"，指出痰浊蒙窍或痰瘀化火，侵扰脑窍，可导致头痛。《脉因证治·头目痛》又曰"诸经气滞，亦头痛"，气机阻滞脑窍，不通则痛，亦可发为头痛。张景岳《景岳全书·头痛》指出头痛"久病者，必兼元气"。脾胃功能失健为头痛发病的关键环节。《景岳全书·杂证谟·论治脾胃》指出："且诸药入口必先入胃而后行及诸经……亦岂有既入其腑，能不先犯脾胃而竟走他脏者乎？"即药物入口，先至脾胃，而后借脾胃之力，到达病所，故病后亦当顾护脾胃。

目前研究发现，归于脾胃经的单味中药具有很好的止痛效果，如白芷中提取的挥发油具有镇痛作用，而白芷为阳明经的引经药。姜黄中提取的活性物质姜黄素具有抗炎止痛、清除氧自由基的作用。而《本草纲目》曰："（姜黄）入心、脾经。"再如人参是五加科植物，其活性成分人参皂苷 Rb1，具有镇痛、抗氧化、抗肿瘤、神经保护等作用，其可以减少 P 物质所引起的疼痛。《本草汇言》曰："（人参）入肺、脾二经。"

从脾胃论治头痛不仅有经典理论支撑，亦有现代药理研究的实验支撑，头痛从脾胃论治不失为临床良策。

## 六、本病从脾胃论治基础分析

头痛是临床常见症状，病因众多，可分为原发性头痛（偏头痛、紧张型头痛）与继发性头痛（颅内感染、脑血管疾病、颅脑外伤及全身性疾病如发热、内环境紊乱及药物的滥用等）。发病机制复杂，机械、化学、生物刺激和体内生化改变作用于颅内、外痛敏结构内的痛觉感受器均可引起头痛。其中 5- 羟色胺（5-hydroxytryptamine，5-HT）、降钙素基因相关肽（CGRP）作为神经递质与头痛的发生关系密切。

既往研究表明，5-HT 广泛分布于中枢神经系统，通过与不同受体结合发挥不同的痛觉调制作用，并和中枢神经系统的多种神经递质相互影响参与偏头痛的发病。抗偏头痛类药能激活或部分激活 5-HT 受体而减轻偏头痛的症状。新近研究表明，消化系统中也有 5-HT 的表达，其中约 90% 由胃肠道的嗜铬细胞分泌。5-HT 的分布、含量的变化引起神经功能紊乱，参与偏头痛的发生。CGRP 是由 37 个氨基酸组成的神经肽，高度表达于周围感觉神经和中枢，参与偏头痛的发生。近年来，研究发现胃肠道的壁内神经元能合成 CGRP，胃肠道的肌层和黏膜层分泌，多种刺激作用于胃肠道后，胃肠通过局部放射式释放 CGRP。CGRP 阳性神经纤维也大量存在于消化道中。脑肠肽 P 物质可启动活化和致敏机制的级联效应，从而向中枢传递伤害性疼痛信息，引发头痛。脑肠肽是头痛发病与消化道联系的基础。同时，肠道菌群与中枢神经系统疾病之间的关系日益受到重视，有研究表明肠道菌群的衍生介质直接或间接的调节初级伤害感觉性神经元的兴奋性，在中枢神经系统中可调节神经炎症，从而参与头痛的发生。

胃肠激素及肠道菌群与头痛发病的相关性，奠定了头痛从脾胃论治的西医学基础。

## 七、临床验案举隅

### （一）张学文医案

任某，女，10 岁，1974 年 6 月 3 日初诊。头痛 3 天，前额为甚，服止痛片不能缓解，痛时呕吐黄水，饮食不振，便秘，舌质红，苔薄黄，脉弦数。细辨此证，头痛无外寒热之六经形态，不能为止痛片所缓解，显然非外感头痛。患者呕吐黄水，食欲不振，便秘，苔黄，脉弦数，胃肠症状突出，似属食滞头痛，拟消食导滞、清热通便法治疗。处方：神曲 10g，麦芽 10g，焦山楂 10g，茯苓 10g，陈皮 10g，连翘 10g，蔓荆子 10g，白芷 10g，生石膏 18g（先煎）、大黄 6g（后下）。2 剂后头痛已止，食欲仍差，大便稀，晨起腹痛，舌质红，苔白中心微黄。乃上方去大黄，加白术 10g，党参 10g，白芍 10g，木香 6g。2 剂后诸症全消。

按：食滞而头痛临床较少见。此病以头痛为主症，且胃肠湿热、食积症状明显。由于中焦阻塞，升降失常，清阳不升故头痛。其标在头，其本在中焦，故消导清热，不治头痛而头痛自愈，说明中医辨证之重要。

### （二）任继学医案

患者，男，36 岁，2004 年 2 月 24 日初诊。间断头痛 2 年。患者 2 年前无明显诱因出现头痛，曾服用多种药物治疗，起初有效，但后服无效。至当地医院做多种头部检查未见异常。就诊时症见：头痛昏沉，以前额及头顶部为甚，胸闷，偶有恶心欲吐感，倦怠，形体肥胖，肢体沉重，脘痞纳呆，口中黏，舌体胖大，舌色暗红，苔白厚腻，脉缓滑。诊断为痰浊头痛。治疗当化痰降逆、通络止痛。处方：①土茯苓 150g（水煎取汁，再入他药），川芎 10g，黑豆 15g，蔓荆子 15g，辛夷 15g，生地黄 15g，清半夏 15g，天麻 15g，白芷 10g，藁本 15g，地龙 15g，全蝎 2g，生姜 3 片。水煎服。②透顶止痛散，适量，外用。该患者使用透顶止痛散后，立刻觉得头目清爽，昏痛明显减轻。配合内服中药汤剂，共服药 5 剂，头痛逐渐减轻，以至不再发作，后又服用 5 剂以巩固疗效。病程 2 年余的顽固头痛，2 周之内痊愈。

按：该患者头痛虽表面上无明显诱因，但患者形体肥胖，一派痰浊内蕴之象，此必由于平素饮食不节，运化不利，宿食留滞于胃而生毒，侵害脾胃，致使脾不升，胃不降，中轴转输不利，水津不能散布，聚湿生痰，久留生毒，湿痰浊毒通过胃络上浸于脑，使脑内经络不舒而发为头痛。头痛发作时，急当通窍止痛以治标，故急予透顶止痛散外用；内服方中，重用土茯苓解毒除湿；川芎、蔓荆子、辛夷、白芷、藁本疏通头部经络以止痛；黑豆、清半夏祛湿，生地黄以防燥湿伤阴，天麻为治疗头痛的要药，同半夏合用取半夏白术天麻汤之义，以燥湿化痰治头痛，地龙、全蝎以虫类走窜通络止痛，生姜调和诸药、解毒。

## 【参考文献】

［1］刘双芳，金华，刘志军，等.头痛从脾胃论治溯源与机理探讨［J］.辽宁中医杂志，2020，47（1）：53-56.

［2］李金懋，戴方圆，王一非，等.国医大师路志正应用三仁汤经验举隅［J］.世界中西医结合杂志，2018，13（12）：1629-1632.

［3］王琳.李德新教授辨治偏头痛经验研究［D］.沈阳：辽宁中医药大学，2016.

［4］王帆.李德新教授治疗头痛经验研究［D］.沈阳：辽宁中医药大学，2014.

［5］Yu S, Zhang M, Zhou J, et al.Headache care in China［J］.Headache, 2014, 54（4）：601-609.

［6］Zhang Y，Shi Z，Hock D，et al.Prevalence of primary headache disorders in a population aged 60 years and older in a rural area of Northern China［J］.J Headache Pain，2016，17（1）：83.

［7］李昕，孙雅萍，张鸿.癫痫共患偏头痛的研究进展［J］.中国实用神经疾病杂志，2021，24（1）：83-87.

［8］魏祥工.不同类型偏头痛患者脑白质病变与认知功能障碍的相关性分析［J］.航空航天医学杂志，2021，32（3）：309-310.

［9］Kim BS，Chung PW，Kim BK et al.The impact of remission and coexisting migraine on anxiety and depression in cluster headache［J］.J Headache Pain，2020，21（1）：58.

［10］柳佳睿，陈彦如，余震.偏头痛导致脑卒中的机制研究进展［J］.中国临床神经科学，2020，28（1）：100-103.

［11］于生元，陈敏.成人偏头痛的药物治疗策略［J］.中国新药杂志，2014，23（14）：1631-1636.

［12］郑东森，季晖，胡庆华.中药止痛作用的研究进展［J］.中国新药杂志，2017，26（7）：782-786.

［13］王飞，高丽，王永刚.5-羟色胺参与偏头痛的作用机制概述及展望［J］.广东药科大学学报，2018，34（2）：258-261.

［14］赵菊，胡艳霞，刘松坡，等.5-羟色胺在消化系统中的作用研究进展［J］.中国西医学杂志，2019，29（17）：54-57.

［15］于生元，陈小燕.降钙素基因相关肽（CGRP）抗体治疗偏头痛［J］.实用药物与临床，2019，22（8）：785-789.

［16］朱建森，成志锋，李雨泽，等.Ghrelin，CGRP，NT对胃肠作用的研究进展［J］.现代生物医学进展，2014，14（16）：3191-3193，3197.

［17］刘娅薇，惠华英，谭周进.脑肠轴传输中的为胃肠肽类激素［J］.世界华人消化杂志，2019，27（16）：1007-1012.

［18］Guo R，Chen LH，Xing C，et al.Pain regulation by gut microbiota：molecular mechanisms and therapeutic potential［J］.Br J Anaesth，2019，123（5）：637-654.

［19］孙景波，符文彬.张学文教授从肝论治头痛经验［A］.中华中医药学会内科分会.2005全国中医脑病学术研讨会论文汇编［C］.中华中医药学会内科分会：中华中医药学会，2005：7.

［20］刘艳华，任宝崴，初洪波，等.国医大师任继学应用祖方辨治头痛的经验［J］.中国中医药现代远程教育，2016，14（15）：69-71.

（朱飞飞，金　华，刘志军）

# 第十三章 脑卒中

　　脑血管疾病是指脑血管病变所导致的脑功能障碍。脑血管病变包括由于栓塞和血栓形成造成的血管腔闭塞、血管破裂、血管壁损伤或通透性发生改变、凝血机制异常、血液黏度异常或血液成分异常变化引起的疾病。脑卒中是指急性起病，由于脑局部血液循环障碍所导致的神经功能缺损综合征，症状持续时间至少 24 小时；脑卒中所引起的神经系统局灶性症状和体征，与受累脑血管的血供区域相一致。

　　脑血管疾病的分类方法较多：按病程发展可分为短暂性脑缺血发作、进展性卒中和完全性卒中；按脑的病理改变可分为缺血性卒中和出血性卒中，前者包括脑血栓形成和脑栓塞，后者包括脑出血和蛛网膜下腔出血。缺血性卒中占卒中总数的 60%～70%，具有高发病率、高致残率、高死亡率和高复发率的特点。有研究表明，脑卒中仍为我国成年人致死和致残的首位原因，疾病发生呈现出低收入群体快速增长、性别和地域差异明显及年轻化趋势的特点，我国脑卒中防治仍面临巨大挑战，防治体系亟待进一步加强。

## 一、经典回顾

　　脑卒中属"中风"范畴，中医学对中风病的认识渊源已久。早在《黄帝内经》中就记叙了"薄厥""仆击""偏枯""风痱"等病证，表现为半身汗出，或四肢不收，或手足不仁，或昏不知人，或突然仆倒等症状。《素问·生气通天论》云"汗出偏沮，使人偏枯"，《素问·阴阳别论》曰"三阳三阴发病为偏枯痿易，四肢不举"，《灵枢·热病》曰"痱之为病也，身无痛者，四肢不收，智乱不甚，其言微知，可治，甚则不能言，不可治也"，《素问·本病论》云"民病卒中偏痹，手足不仁"。《黄帝内经》亦对导致此类病证的原因进行了分析，《素问·生气通天论》云"阳气者，大怒则形气绝，而血菀于上，使人薄厥，有伤于筋，纵，其若不容"，强调血随气逆，上犯清窍而晕厥。《素问·通评虚实论》曰"凡治消瘅、仆击、偏枯、痿厥、气满发逆，肥贵人，则膏粱之疾也"，认为饮食不当与中风的发生密切相关，而且指出了中风的危险因素。《灵枢·刺节真邪》云："虚邪偏客于身半，其入深，内居营卫，营卫稍衰，则真气去，邪气独留，发为偏枯。"偏枯，即一侧躯体萎缩干枯，与今之中风后遗症相似，主要原因在于荣卫衰于内，虚邪趁机内侵，而荣卫亦产生于脾胃所化之水谷精微。

汉·张仲景《金匮要略·中风历节病脉证并治》中明确提出"中风"之病名，指出"夫风之为病，当半身不遂，或但臂不遂者，此为痹。脉微而数，中风使然"，根据邪中深浅及病情严重之程度将中风划分为中络、中经、中脏、中腑。自此始有中风专论，并认为正气亏虚，邪气入内是发病的重要因素，如《金匮要略·中风历节病脉证并治》中有云"浮者血虚，络脉空虚……正气即急，正气引邪，喝僻不遂"，营卫气血虚弱，正气虚则风邪乘而入络致经络痹阻，喝僻不遂，而脾胃是气血化生之源，后天之本。

隋·巢元方《诸病源候论·风病诸候上·风半身不随候》曰"脾胃既弱，水谷之精，润养不周，致血气偏虚，而为风邪所侵，故半身不随也"，指出脾胃虚弱，气血化生乏源，四肢百骸失养，风邪内侵，即发中风。唐·孙思邈《千金要方·卷八·诸风第二》云："卒中风欲死，身体缓急，口目不正，舌强不能语，奄奄惚惚，神情闷乱，诸风服之皆验，不令人虚方。麻黄、防己、人参、黄芩、桂心、甘草、芍药、川芎、杏仁各一两，附子一枚，防风一两半，生姜五两。"对于中风的治疗，孙思邈善用诸续命汤，方中常配伍人参、白术、甘草等以健脾益气，体现其重视脾胃之学术思想。

宋·严用和在《济生方·诸风门·中风论治》中记述"或因喜怒，或因忧思，或因惊恐，或饮食不节，或劳役过伤，遂致真气先虚，荣卫失度，腠理空疏，邪气乘虚而入，及其感也，为半身不遂"，认为喜怒忧思惊恐、劳役过伤、饮食不节可导致真气先虚，引发中风，而脾主思、主运化，思虑过度易使脾胃气机郁结，水谷不化精微，痰湿内生，耗伤正气，邪气乘虚而入，渐致中风，故脾之功能受损与中风密切相关。金·李东垣重视元气，指出"脾胃之气既伤，而元气亦不能充，而诸病之所由生也"。元·朱丹溪《丹溪心法·卷一·中风一》中云"中风大率主血虚有痰，治痰为先"，故其治疗中风多从痰湿论治，而脾居中焦，化生气血，输转津液，脾困则气血虚弱，湿聚成痰，故血虚与痰皆责之于脾胃功能失司。

明·张景岳在前人的基础上提出"中风非风"和"内伤积损"之理论，指出"人于中年之后，多有此证，其衰可知"，高龄和衰老与中风发病具有明显的相关性，同时衰老和高龄往往伴随着脾胃功能的下降，脾胃功能盛衰关系着人体生长发育及衰老。清·王清任对中风病大胆探索，《医林改错》记载"元气既虚，必不能达于血管，血管无气，必停留而瘀"，首创中风之"气虚血瘀"理论，并认为中风"亏损元气，是其本源"，创立补阳还五汤以补气活血治疗中风。虽然王清任对脾胃内伤没有作过多阐释，但其重视元气的学术思想与李东垣一致。

中医学对中风的认识始于《黄帝内经》，随着时代的发展，各代医家在《黄帝内经》基础上结合自己临床实践不断充实和扩展中医学对中风病因病机的认识，对其治疗也逐渐丰富。重视脾胃的学术思想成为诸多医家的共同之处，也为后世从脾论治中风提供了理论基础。

## 二、病因病机

本病主要由饮食不节、情志内伤、劳倦虚损等诸多因素导致脏腑阴阳失调，气血逆乱而致中风。

### （一）病因

#### 1. 饮食不节

贪食肥甘，饮酒过度，饥饱失常，内伤脾胃，《素问·痹论》云："饮食自倍，肠胃乃伤。"《金匮要略心典》说："谷入而胃不能散其精，则化而为痰，水入而脾不能输其气，则凝而为饮，其平素饮食所化之精津，凝结而不布，则为痰饮。"脾为气血生化之源，亦是水液代谢之枢纽，若脾失健运，聚湿成痰，阻滞经脉，蒙蔽清窍或痰郁化火，痰火上攻，横窜经络，扰乱神明，发为中风，《景岳全书·杂证谟·厥逆》言："所谓卒倒，暴仆之中风，亦即痰火上壅之中风。"《临证指南医案·中风》亦曰："风阳上僭，痰火阻窍，神识不清。"

#### 2. 情志内伤

平素肝气不疏，情志不畅，郁而化火或肝阳上亢，引动内风，血随气逆，上冲于脑，则猝然昏仆，不省人事，遂致中风，《素问·生气通天论》曰："阳气者，大怒则形气绝，而血菀于上，使人薄厥。有伤于筋，纵，其若不容，汗出偏沮，使人偏枯。"此外，脾主思，若忧思过度，耗伤脾气，脾胃气机郁滞，脾胃纳运失常，气血乏源，则肝木失于滋荣，肝血亏虚，肝失所养，风木动越，《临证指南医案·中风》曰："偏枯在左，血虚不营筋骨，内风袭络，脉左缓大。"

#### 3. 劳倦虚损

《素问·刺法论》云："正气存内，邪不可干。"卒中的发生与人体正气的亏虚息息相关。先天之气不能再生，后天之气可以峻补，而人体正气的补充全赖脾的运化和升清作用来实现。若劳欲过度或久劳成疾，耗气伤血，脾胃受损，气血生化不及，气无以助血运行，血行瘀滞，阻于脉络，或气虚则无以固摄血液，血溢脉外，皆可致中风。清代医家王清任即认为元气亏虚为本病的根本病因，并在《医林改错》中提到："半身不遂，亏损元气，是其本源……无气，则不能动……名曰半身不遂。"

#### 4. 积损体衰

《灵枢·天年》云："七十岁，脾气虚，皮肤枯。"年迈体衰，脾胃虚弱，气血乏源，于外皮肤失濡，营卫失固，外邪易侵；于内则气虚血瘀，瘀血阻络，脑脉气血运行不畅。《灵枢·刺节真邪》云："虚邪偏客于身半，其入深……发为偏枯。"巢元方则提出中风乃源于风气所伤，但病位却突出了"脾胃之经"，令人深思，《诸病源候论·风病诸候上·风身体手足不随候》曰"风身体手足不随者，由体虚腠理开，风气伤于脾胃之经络也"，风邪无孔不入，若有体虚卫表不固，则乘虚入内，与经络中痰浊瘀血胶结，气机逆乱，而致中风。

## （二）病机

病位在脑，与心、肝、脾、肾关系密切。病性不外虚实两端，阴虚、气虚为本虚；火（肝火、心火）、风（肝风、外风）、痰（风痰、湿痰）、气（气逆）、血（血瘀）为发病之标，多本虚标实，虚实夹杂。病机总属阴阳失调、气血逆乱，然中风之发生及演变和脾胃失常尤为密切。

### 1. 气机升降失常

人体脏腑经络的正常功能活动、气血阴阳的相互维系，无不依赖气的升降出入活动以维持动态平衡。《医门棒喝》曰："脾气鼓动而化精微，生津液。津液周流，浊滓下降，浊降清升，机枢自利矣。"脾主升，胃主降，同居中州，通上连下，为气机升降之枢纽，脾胃升降相因，则肝之升发、心火下降、肺之肃降、肾水上济得以实现，从而气血阴阳自和，百病不起。若脾胃气机升降失调，水谷精微不能敷布，清阳之气不能畅达，后天之精不能归藏，湿聚成痰，血停为瘀，逆乱成风，伏郁化火，上冲于脑，发为头痛眩晕，甚或血溢脉外，半身不遂，昏不知人，即为中风，正如《素问·调经论》云："血之与气并走于上，则为大厥，厥则暴死，气复反则生，不反则死。"又《灵枢·五乱》："清气在阴，浊气在阳，营气顺脉，卫气逆行，清浊相干……乱于头，则为厥逆，头重眩仆。"可见气机逆乱可致中风。

### 2. 气血生化不足

《灵枢·邪气脏腑病形》曰："十二经脉，三百六十五络，其血气皆上于面而走空窍。"气血上入脑窍，是神机得以正常发挥的物质基础。脑之神机与气血的充养、温煦息息相关。脾胃为后天之本，气血化生之源，气血荣枯与脾胃之健运密不可分，气血化生正常，则脑髓得养，神气内存。《灵枢·天年》曰"血气虚，脉不通"，若气血化生不及，则脑窍失充，髓海不足，气不运血，血行停滞，闭阻脑络，发为中风。此外，血虚致肝失所养，阴虚则阳亢，肝阳上亢，化火生风，上逆犯脑，亦致中风。正如《杂病源流犀烛·中风源流》云："人至五六十岁，气血就衰，乃有中风之病，少壮无是也，然肥盛之人，或兼平日嗜欲太过，耗其精血，虽其少壮，无奈形盛气衰，往往亦成中风。"

### 3. 水湿运化不利

《素问·经脉别论》云："饮入于胃，游溢精气，上输于脾，脾气散精……水精四布，五经并行。"脾主运化，是水湿代谢的重要生理基础，若运化失职，则水湿内停，聚而成痰，阻滞经脉，蒙蔽清窍，或痰郁化火，上攻于脑，横窜脑络，扰乱神明，乃成中风。正如《丹溪心法·中风》云："湿土生痰，痰生热，热生风也。"若中焦病变，津液失布，停为痰湿，阻滞气机，血行不畅，日久成瘀，瘀血阻脉，脑脉失养，亦致中风。

**4. 痰浊瘀血互阻**

《诸病源候论·虚劳痰饮候》指出："劳伤之人，脾胃虚弱，不能克消水浆，故为痰饮也。"脾居中焦，运化水谷，若久病脾虚，或饮食伤脾，运化不及，水湿阻滞中焦，聚而成痰，或湿滞经脉，脾胃气虚则无力行血，血流不畅，瘀血渐生，痰瘀壅滞血脉经络，脑脉气血运行不畅，气血无以濡养、温煦元神，使脑髓失养，神明失用，或痰瘀日久不化，内蕴化热，热极生风，而致中风，张山雷《中风斠诠》曰："肥甘太过，酿痰蕴湿，积热生风，致为暴仆偏枯，猝然而发，如有物击之使仆者。"此外，脾胃同居中焦，通上连下，为气机升降之枢纽。若脾胃受损，机体气机的升降出入失常，清阳之气不能上承，后天之精不能归藏，饮食精微无法进入，痰浊之物不能排出，则阻滞经络，蒙蔽清窍。故凡形体肥胖、饮食不节、劳倦过度或七情内伤者，皆可导致脾胃气化失常，枢机不利而升降逆乱，成为中风的危险因素。

## 三、名医经验

### （一）李振华——健脾和胃，兼以疏肝

李振华认为"脾宜健，肝宜疏，胃宜和"。李振华认为，中风病的发生发展和脾胃功能失常关系密切，主要体现在以下方面，即：脾伤失运，痰浊内生；脾胃亏虚，正气不足；肝脾失调，化生内风；枢机不利，气血逆乱。

在中风病的治疗过程中，李振华特别重视健脾、疏肝、和胃。对于脾伤失运，痰浊内生之证，李振华常采用自拟复瘫汤加减。方中黄芪、白术补气健脾，陈皮、半夏、茯苓、甘草取二陈汤之意以除湿痰，薏苡仁、泽泻、菖蒲化痰利湿健脾，丹参、郁金、川芎以活血养血，乌梢蛇通络祛风，诸药合用，共奏健脾益气、化痰通络、活血化瘀之功效。由于肝脾两脏在生理和病理上相互影响，故李振华在治疗中风时亦常辅以疏肝理气之品，以使肝气条达，脾不受伐，内风平息，暗合张锡纯"有时少用理肝之药，亦不过为调理脾胃剂中辅佐之品"的思想。中风之急性期常伴枢机不利，腑气不通之临床证候，李振华常用"釜底抽薪"之法，方选大承气汤加减，荡涤胃肠积滞、通导大便，使大便通利、腑气下降，胃降则脾升，以期脾胃升降有序、气机调畅。

### （二）卢尚岭——调理气机，首重脾胃

山东省名老中医卢尚岭首次提出"气机升降逆乱致中"的理论，为中风病的临床治疗带来了深远影响。卢尚岭认为，中风的根本病机为气机升降逆乱，火、痰、瘀等

是气机逆乱的病理产物，故其从气机升降角度出发提出调气息风是治疗中风的根本大法，使逆乱之气机恢复平衡即为调气。中风后五脏气机皆乱，而中焦通上连下，是气机升降之枢纽，故恢复五脏气机正常的关键在于调理中焦气机，中焦通利，则气机得调，诸脏得安，生机得复，而脾胃居中焦，司升降，调理中焦其实质则是调理脾胃。

在临床治疗急性中风过程中，卢尚岭重视调畅中焦气机，灵活采用通腑降气、导滞泄浊、理气化痰等治法，其自创调气息风饮（大黄、瓜蒌、胆南星、土鳖虫、枳实）及调气息风汤（枳实、石菖蒲、郁金、水蛭粉、大黄）以通腑气、化痰热以复脾胃气机升降，用于治疗急性缺血性中风疗效颇佳。此外，其认为中风后遗症以正虚为本，络瘀为标为其病机共性，正气之虚，责在五脏，补虚之要在脾肾，气之源在脾，故气虚首当补脾，以黄芪为主药，常用45～90g，虚甚者加党参、白术、人参、仙鹤草等，而滋阴、温阳其治在肾。

### （三）刘茂才——标本同治，不离脾胃

全国名中医刘茂才认为缺血性中风的基本病机在于本虚标实，脾肾亏虚为本，风、痰、瘀血为其标。风、痰、瘀等病理产物的形成与脾亦密切相关，盖脾为气血生化之源，脾胃健运，纳运相得，气血化源充足，五脏安和，九窍通利。脾胃虚衰，水谷运化失司，痰浊内生，气虚血瘀，肝血不足，肝阳偏亢，引动内风，痰瘀风交阻，九窍不通，危象示矣。其认为中风多与顽痰作祟相关，一般化痰药物功效欠佳，在化痰时喜用远志、菖蒲药对，《神农本草经》言石菖蒲"开心孔，补五脏，通九窍，明耳目，出音声"，称远志"主咳逆伤中，补不足，除邪气，利九窍，益智慧，耳目聪明，不忘，强志，倍力"，二者合用既能祛顽痰，又可以开窍醒神。对于缺血性中风患者康复治疗方面，其尤其重视脾胃功能，治疗时常用党参、黄芪药对以补气健脾，而且对黄芪的用量研究颇深，认为黄芪45～50g为宜。

## 四、常用方药脾胃思想探析

### （一）风引汤脾胃思想探析

风引汤首载于《金匮要略·中风历节病脉证并治》，云其可"除热瘫痫""治大人风引，少小惊痫瘛疭，日数十发，医所不疗，除热方"，风引汤由大黄、干姜、龙骨各四两，桂枝三两，甘草、牡蛎各二两，寒水石、滑石、赤石脂、白石脂、紫石英、石膏各六两组成。

**1. 风火起于肝木，戕害脾土**

《临证指南医案·中风》曰："内风乃身中阳气之变动……更有风木过动，中土受戕，不能御其所胜。"热极生风，风生则木旺，侵侮脾土，脾气受损，则百病由生。盖

脾胃为气机升降之枢纽，《四圣心源》曰"脾升则肾肝亦升，故水木不郁；胃降则心肺亦降，故金火不滞……以中气之善运也"，若脾胃内伤，斡旋不及，脏腑升发太过，或下行受遏，或滞而不行，均可致气血逆乱而致中风，《素问·调经论》曰"血之与气，并走于上，则为大厥"。另外，脾主运化，脾虚则不能"为胃行其津液"，津液不行，凝聚成痰，且热邪炽盛，亦可灼津为痰，终致痰热内盛。风热夹痰，横窜经络，血脉瘀阻，气血不能濡养机体，肢体失养，则见半身不遂、瘫痪之症。风热痰火，蒙蔽清窍，神机受累，元神失控，则痫病作矣。原书主治"除热瘫痫"，虽仅四字，却微言大义，"热"说明了致病邪气的性质，故方后注为"除热方"；瘫，瘫痪之谓，痫，癫痫之称；由此看出原书中本方主要为热盛动风、风邪入中经络而引起的瘫痪、半身不遂等肢体不利之病变或热扰心神、神机失用而导致的癫痫发作而设。

**2. 寒凉潜镇，顾护胃气**

石膏，味辛，寒，《名医别录》曰："除时气头痛身热，三焦大热，皮肤热，肠胃中膈热，解肌发汗，止消渴烦逆，腹胀暴气喘息，咽热。"滑石味甘，寒，导湿热从小便而去，《神农本草经》曰："主身热泄澼，女子乳难，癃闭。利小便，荡胃中积聚寒热，益精气。久服，轻身，耐饥，长年。"《本经逢原》曰："寒水石，治心肾积热之上药，《本经》治腹中积聚，咸能软坚也；身热皮中如火烧，咸能降火也。"三药合用清热以益阴、制阳以息风。《神农本草经》认为大黄"下瘀血，血闭，寒热，破癥瘕积聚，留饮宿食，荡涤肠胃，推陈致新，通利水谷，调中化食，安和五脏"，可见大黄泄热通腑，引热邪从大便排出，配合石膏、寒水石泄热以存阴。龙骨、牡蛎质重沉降，平肝潜阳、镇惊安神，《本经逢原》曰"龙骨入肝敛魂，收敛浮越之气"；《神农本草经》认为牡蛎"主伤寒寒热，温疟洒洒，惊、恚、怒气，除拘缓鼠瘘，女子带下赤白。久服强骨节，杀邪鬼，延年。一名蛎蛤，生池泽"。二者相伍，敛阴潜阳、息风安神。紫石英镇心安神，并可镇冲气上逆，《名医别录》言其"主治上气心腹痛，寒热、邪气、结气，补心气不足，定惊悸，安魂魄，填下焦，止消渴，除胃中久寒，散痈肿，令人悦泽"，配龙骨、牡蛎，既以制上逆之风火，且重镇安神。赤石脂，味甘、涩，性温，具有涩肠止泻、收敛止血、敛疮生肌的功效，《名医别录》载"主养心气"。白石脂味甘平，能涩肠止血，又《本经逢原》载"其白者敛肺气，涩大肠，《金匮》风引汤用之，专取以杜虚风复入之路也"。赤白石脂厚土以除湿、固涩阴津而息风。桂枝、干姜辛温反佐，既可制约诸石寒凉之性太过损伤胃气，又可取其辛温之性温通经脉，炙甘草味甘性平，《日华子本草》曰"安魂定魄，补五劳七伤，一切虚损、惊悸、烦闷、健忘"，故在风引汤中，用炙甘草温暖脾胃、和中益气、调和诸药，并可安魂魄。诸药相伍，寒热并用，调整阴阳，疏达气机，共奏清热息风、潜阳安神之功。

### （二）小续命汤脾胃思想探析

小续命汤出自唐孙思邈《备急千金要方》，原文记载"卒中风欲死，身体缓急，口目不正，舌强不能语，奄奄惚惚，神情闷乱，诸风服之皆验，不令人虚方。麻黄、防己、人参、黄芩、桂心、甘草、芍药、川芎、杏仁各一两，附子一枚，防风一两半，生姜五两"。汪昂称其为"六经中风通剂"，本方以麻黄汤加防风、防己祛风通络，以祛外来之风寒之邪；附子、人参温阳益气，生姜、甘草补脾和胃，与祛风散寒药同用，有扶正祛邪之功；芍药、川芎养血活血，黄芩苦寒，清肃热邪，诸药合用具有祛风散寒、益气活血之功。

**1. 祛邪于外强脾胃——麻黄、桂枝、川芎、防风、附子**

《神农本草经》记述麻黄"味苦，温。主治中风、伤寒头痛；温疟，发表出汗，去邪热气，止咳逆上气，除寒热，破癥坚积聚"。可见麻黄具有开破之功，在表则散寒通瘀，以使表气通畅。桂枝辛温，发汗解表、温经通阳，《本草再新》曰"（桂枝）温中行血，健脾燥胃，消肿利湿。治手足发冷作麻、筋抽疼痛，并外感寒凉等症"，可见桂枝除助麻黄发汗之效，亦有温补脾阳之功。川芎辛温主散，入足厥阴经，血中气药，活血为主，逐血脉寒气而通瘀。防风既能祛风解表，又入脾胃，升清燥湿，如《本草分经》所言"辛、甘，微温。搜肝泻肺，散头目滞气、经络留湿，主上焦风邪、膀胱经症。又为脾胃引经、祛风胜湿之药"。附子辛甘大热，既能补火助阳以救逆，又祛寒逐湿以破瘀，《本草备要》道："大燥，回阳，补肾命火，逐风寒湿。辛甘有毒，大热纯阳。其性浮而不沉，其用走而不守，通行十二经，无所不至。"黄元御在《四圣心源·中风根原》指出"中风之证，因于土湿，土湿之故，原于水寒，寒水侮土，土败不能行气于四肢，一当七情内伤，八风外袭，则病中风"，上述诸药，性偏温热，不致败脾伤胃，而桂枝、附子最能助益脾胃阳气，以奏扶正祛邪之效。

**2. 温中补虚和脾胃——人参、生姜、甘草**

《神农本草经》记述人参"味甘微寒，主补五脏，安精神，定魂魄，止惊悸，除邪气，明目，开心益智。久服，轻身延年"，可见人参补益作用甚佳，尤善大补元气，又因其归脾经，故为补脾气之要药。《神农本草经百种录》云"甘草，味甘平，主五脏六腑寒热邪气，甘能补中气，中气旺则脏腑之精皆能四布，而驱其不正之气也"，而《本草汇言》则直言甘草"健脾胃，固中气之虚羸"，易知甘草善入脾胃，能补脾胃不足而益中气，中气旺则气血生化充足，正气存内，邪不可干。生姜辛散温通，与人参、甘草相伍可益脾胃、资化源、陈湿气，以防攻邪太过，耗散原本不足之正气。

**3. 通降化浊利胃肠——芍药、黄芩、杏仁、防己**

本方"芍药"未明确说明是赤芍还是白芍，然《本草分经》言"赤芍泻肝火，散恶血，利小肠。白补而敛，赤散而泻；白益脾能于土中泻木，赤散邪能行血中之滞"，由此可知，无论赤白，皆与"胃肠"系统密切相关，其中赤芍通瘀散浊、利小肠，白芍益脾、养血柔肝。黄芩苦寒，在本方能清除体内之郁热，《神农本草经百种录》言"此以形色为治，黄芩中空而色黄，为大肠之药，故能除肠胃诸热病。黄色属土属脾，大肠属阳明燥金。而黄芩之黄属大肠，何也？盖胃与大肠为出纳水谷之道，皆统于脾"，故黄芩药气主要入大肠、肺气和胃气，清肃邪热从胃肠而出。《本草纲目》云"杏仁能散能降，故解肌散风、降气润燥、消积治伤损药中用之"，杏仁能散能降，因其质地坚硬，故以降下为主，质润，归肺和大肠经，故能破气通瘀，从而使肺气肃降、胃肠通畅。《本草乘雅半偈》云"防，防御；己，己土。此得水用，不令土有少犯，然性流离解散，当善驭之，则为通剂之巨擘"，又《神农本草经》曰："味辛，平，主风寒温虐，热气诸痫；除邪，利大小便。"防己苦辛而寒，药气降下，利湿降浊，不令土有少犯。

## 五、难点与对策

### （一）问题与不足

脑卒中的西医临床治疗主要包括药物的治疗和外科介入，在解决问题的同时，也存在相应的问题。例如药物治疗主要为调脂、溶栓和抗凝等，这种治疗方法不能有效改善管腔狭窄度，而且血管的再通率低，容易出现二次栓塞。机械取栓造成血管损伤的风险较高，假使没有及时处理，患者很可能出现动脉夹层、血管穿孔等并发症，严重的可能会引发脑出血、脑血管再闭塞、脑组织缺血再灌注损伤、脑血管痉挛或远端脑血管分支栓塞，此外，作为一项新技术，机械取栓对造影设备的要求高，取栓操作存在复杂性，具有一定风险。外科手术主要针对脑水肿导致脑疝危及生命的患者，有报道指出，去骨瓣减压术能提高年龄大于60岁患者的生存率，但多数会留有残疾。患者的临床获益主要体现在病死率的降低，但对神经功能预后的改善意义不大。

中医药治疗中风积累了丰富的临床经验，在急性缺血性中风治疗方面，已证实中医药具有多靶点多作用途径的特点。脑梗死恢复期的康复治疗至关重要，脑神经功能在此阶段具有较高可塑性，对患者远期预后有直接影响，但单纯西医康复治疗难以达到理想疗效。中医通过辨证施治，平衡阴阳，在脑梗死患者康复期治疗方面疗效显著，副作用小，例如中药、中成药、针灸、推拿的有机结合可有利于临床疗效提高。

### （二）从脾胃论治中风的优势

脾胃与脑在经络上联系紧密。《灵枢·五癃津液别》曰"五谷之津液，和合而为膏者，内渗入于骨空，补益脑髓"，脾胃居中焦，为气血生化之源、气机升降之枢纽，脾胃将饮食水谷之精微通过经络输于脑是脑功能得以正常发挥的重要保证。《灵枢·动输》曰:"胃气上注于肺,其悍气上冲头者,循咽,上走空窍,循眼系,入络脑……此胃气别走于阳明者也。"《灵枢·经脉》曰:"胃足阳明之脉,起于鼻交頞中,旁纳太阳之脉,下循鼻外,上入齿中……循颊车,上耳前,过客主人,循发际,至额颅。"当脾胃存在异常,会影响到脑功能的正常发挥,导致脑系相关疾病的出现。《灵枢·经脉》曰"足阳明之别,名曰丰隆,去踝八寸,别走太阴,其别者,循胫骨外廉,上络头项……实则狂癫,虚则足不收",指出足阳明胃经与脑相通,经气的虚实变化皆可致病,足阳明胃经邪气亢盛,则发为癫狂,经气虚则下肢痿软无力。以上论述均说明脾胃与脑存在紧密联系,而中风病位在脑,为中风从脾胃论治提供了理论依据。

从危险因素角度看,高血压、糖尿病、高脂血症等因素与脾胃亦密切相关。高血压患者常表现为头晕、头痛、耳鸣,而《素问·通评虚实论》曰"头痛耳鸣,九窍不利,肠胃之所生也",表明脾失健运,痰浊内生,清阳不升,浊阴不降,进而导致气血阴阳逆乱,可以导致高血压的发生。糖尿病属中医学消渴范畴,有上消、中消、下消之别,与肺、脾(胃)、肾密切相关。而脾主运化,在血糖代谢中发挥着重要作用,脾不散精可能是导致消渴的重要原因,《医贯·消渴论》曰:"脾胃既虚,则不能敷布其津液,故渴。"高脂血症则属于中医学痰湿范畴,脾为生痰之源,正如《证治汇补·痰症》所言"脾虚不运,清浊停留,津液凝滞,变为痰饮者",故治疗高脂血症从脾入手是主要思路。此外吸烟、酗酒、熬夜、饮食不节、缺乏锻炼等不良生活习惯皆可损伤脾胃,导致气血生化不足,脏腑组织不得濡养而出现头晕、四肢麻木等中风先兆,甚则气血升降逆乱,诸邪内生上蒙清窍而致中风。

目前研究发现,单味中药栀子、黄芩、丹参、川芎、红景天、人参、黄芪、山楂等可以通过改善脑缺血的病理生理机制中的各环节实现对缺血性脑中风的保护作用,这些中药大多归脾、胃经且具有健运中焦或祛邪护中的作用。中药生脉散、小续命汤、桃红四物汤、当归补血汤、地黄饮子等对中风的治疗亦有显著疗效。因此以"脾胃"理论为立足点,结合中医辨证论治,探寻治疗中风有效方剂或药物是目前值得关注的思路。

## 六、本病从脾胃论治基础分析

大脑-肠道之间存在着一个复杂的神经-内分泌-免疫双向调节系统,被称为脑-肠轴。脑-肠轴受中枢神经系统、肠神经系统和自主神经系统共同调控,中枢神经系统和胃肠道通过神经-内分泌网络分泌神经递质或相关激素,来维持脑-肠轴的动态平衡。急性脑中风后脑水肿使颅内压增高或脑组织移位,导致下丘脑自主神经紊乱,影响胃肠道肽类激素分泌,使肠道水肿,蠕动减慢,引起一系列诸如便秘等胃肠道症状;相反,腑实便秘又可引起肠道内的免疫系统异常,脑肠共有激素通过外周进入大脑,对神经修复产生影响。研究发现,中医"脾胃"功能状态与肠道菌群联系密切，肠道菌群的稳态是"脾主运化"重要生理体现。然而肠道菌群亦与中风密切相关，Singh 等通过研究脑卒中小鼠发现，急性脑卒中后肠道麻痹能导致肠道菌群失调，并且能迅速启动肠道中的 T 细胞并快速转位致大脑产生炎症级联反应，加重脑神经损伤。Benakis C 等发现，通过治愈由抗生素所导致的肠道菌群失调，可以减轻小鼠缺血性脑损伤的面积。上述论述表明中医"脾胃"与脑卒中的发生发展联系紧密，邱朝阳等在对脑血管病发病时间进行统计研究的文献进行阅读分析后，发现脑血管病昼夜发病的时间多集中在上午 6 ～ 12 点，从中医时间医学角度来看，其中辰时（7 ～ 9 点）、巳时（9 ～ 11 点）分别为胃经、脾经之主时，中风高发于脾胃经当令时段，与脾胃经之气血流注、阴阳盛衰变化有着密不可分的关系，进一步揭示了中风与脾胃的深刻联系。

脑卒中的危险因素分为可干预性和不可干预性两类，可干预性危险因素是脑卒中预防主要针对的目标，包括高血压、糖尿病、血脂异常、吸烟、酗酒、缺乏体育锻炼等，不可干预性危险因素包括年龄、性别、种族、遗传因素等。从西医学角度看，上述脑卒中可干预性危险因素与"脾胃"有关。由于现代社会发展迅速，社会节奏变快，竞争激烈，对工作者的压力大，容易造成脾胃"超载"，运化不及；肝失疏泄，木不疏土助运，膏脂沉积；食咸过多，血滞为瘀，所谓"多食咸，则脉凝泣而变色"（《素问·五脏生成》）。烟性辛温燥烈，熏灼肺胃；酒浆湿热，灌入胃，聚于肝，气血为之逆乱，此即"生病起于过用"（《素问·经脉别论》）。如此则脾胃内伤，纳运失职，水谷精微不从正化，为湿、为痰、为瘀，为浊、为脂、为热，阻滞经络，蒙蔽清窍而发"偏枯、仆击"。因此，脾胃功能与脑卒中可干预性危险因素密切相关，可以说调理脾胃是脑卒中一级预防不可忽视的原则之一，具有重要的临床指导意义。

脾胃功能失调可致中风之始发，而在中风病发病之后的康复治疗过程中，从脾胃论治较传统理论依然有显著优势。中风恢复期急症虽去但五脏俱损，气血俱虚，以虚证为本；瘀血是中风病的致病因素，亦是病理产物，是阻滞经络气机导致中风病证的关键；五脏受损，水液代谢失调，聚而成痰，痰浊阻络为标实，临床表现以半身活动不利、关节挛缩，或偏瘫侧肌肉痿废不用、言语謇涩、饮水呛咳、口角流涎等多见。而脾为后天之本，气血生化之源，脾虚则气血化生不利，内不能充养脏腑，致使五脏皆虚，外不能布达四肢，四肢失却濡养而见关节挛缩，肌肉痿废、无力，运动功能失常，《素问·太阴阳明论》曰："今脾病不能为胃行其津液，四肢不得禀水谷气，气日以衰，脉道不利，筋骨肌肉，皆无气以生，故不用焉。"脾胃为气机升降之枢，脾病则气虚，气虚则血瘀痰阻，遂见口角流涎、饮水呛咳、言语謇涩等气虚痰瘀交阻之征象。近年的临床研究也提示脑卒中病情严重程度与脾有关，研究发现，厚苔者卒中病情较薄苔者重，无苔者卒中病情最为严重，其中薄苔为正常舌苔，厚苔提示痰浊停滞，是脾运化失司的结果，无苔提示胃阴枯竭或气血两虚，是脾运化功能障碍进一步加剧的表现。由上可见无论是从中风康复期病因病机还是临床表现来看，脾的生理病理变化与二者皆密切相关，这将为中风康复期的治疗带来新的策略和思路，值得临床进一步探索和验证。

## 七、临床验案举隅

### （一）马培之医案

宁波，江左，经谓三阳发病偏于左。气虚湿痰入络，右肢不遂，筋节酸痛，脉弦滑带急，虑其复中，当养营祛风，化痰利节。处方：当归、丹参、川续断、黄芪皮、怀牛膝、制半夏、云茯苓、白芍、五加皮、天麻、桑枝、竹茹。二诊：肢节酸痛较好，唯步履乏力，大便作溏，气虚脾弱，脉象稍带弦劲，虚风未尽。当益气扶脾，兼息风阳。处方：党参、黄芪皮、白芍、焦白术、明天麻、制半夏、当归、五加皮、川续断、川牛膝、云茯苓、桑枝、橘络、红枣。

按：综合本案患者的脉症分析，病机为脾虚湿阻，血行不畅，肝血失充，风阳上扰；其脾气亏虚、肝阴不足为病之本，湿阻血瘀、风阳上扰乃病之标。治当标本兼施，补通并行，纵观上方，黄芪、党参、焦白术、红枣健脾益气，使气血生化有源，当归、丹参、白芍、天麻、续断养血活血柔肝、平肝潜阳，血海充盈则风阳不亢，制半夏、茯苓、五加皮、竹茹健脾和胃、利湿化痰，桑枝、橘络、川牛膝祛风化痰通络，诸药合用，共奏健脾养肝、祛湿活血、潜降息风之效。

### （二）周仲瑛医案

患者，男，58岁，2002年1月1日初诊。中风后遗症病史2年多，左侧上下肢瘫软，右侧稍能举动，言语謇涩，体态丰盛，面色暗淡无华，舌质紫，苔灰腻，脉细。西医诊断：脑梗死后遗症；中医诊断：缺血性中风，中经络；证属气虚血瘀、络脉瘀滞。治以益气活血、化瘀通络。处方：黄芪25g，太子参15g，当归15g，川芎10g，桃仁10g，红花10g，地龙10g，僵蚕10g，全蝎5g，白附子10g，豨莶草15g，怀牛膝15g，制水蛭4g。7剂，水煎分服，日1剂。二诊（2002年7月1日）：患者自诉服用症状较前改善，因就诊不便，于家附近药店按原方取药服药至今。此次就诊时渐能下床行走，再用上方治疗以资进一步恢复。

按：本案属中风病中经络，症见肢体软瘫、语言謇涩、面色无华、脉细，是典型的气虚络瘀征象。脾为气血生化之源，主运化水湿，故脾虚常致气虚，痰湿内蕴，阻滞经络，临证既为发病之因，亦为常见病机，辨证施方时应注意健脾益气、蠲除痰湿。血脉瘀阻为本病必有病机，故活血化瘀通络为必施之法。故选用补阳还五汤加减以益气行血，方中重用生黄芪、党参大补脾胃之元气，使气旺血行、瘀去络通。根据临床所见，中经络纯粹由于气虚血瘀者并不多见，而常是风、痰、瘀、虚互见，故以桃仁、红花、当归、川芎、地龙养血和血兼以祛瘀，僵蚕、白附子、全蝎祛风化痰。诸药共伍，具有益气健脾、化痰开窍、活血通络之功，如此则气顺血调，诸症得愈。

## 【参考文献】

[1] 孙宇，范义兵，郭金，等.南昌市40岁以上居民脑卒中高危人群筛查结果分析 [J].南昌大学学报（医学版），2019，59（6）：62-66.

[2] 张艾嘉，王爽，王萍，等.缺血性脑卒中的病理机制研究进展及中医药防治 [J]. 中国实验方剂学杂志，2020，26（5）：227-240.

[3] 王陇德，刘建民，杨弋，等.我国脑卒中防治仍面临巨大挑战——《中国脑卒中 防治报告2018》概要 [J].中国循环杂志，2019，34（2）：105-119.

[4] 刘向哲.国医大师李振华教授从脾胃论治中风病经验 [J].中华中医药杂志， 2011，26（12）：2884-2886.

[5] 卢笑晖.卢尚岭"气机升降逆乱致中"理论及其应用 [J].山东中医杂志，2020， 39（2）：103-107.

[6] 丁元庆.卢尚岭调气为主治疗急性中风经验 [J].山东中医药大学学报，2000（1）： 44-45.

[7] 孔立，卢尚岭.调气息风汤治疗中风病急性期临床研究 [J].中国中医急症，2000 （3）：92-93.

[8] 丁元庆.卢尚岭中风学术思想与临证经验薪传 [J].山东中医杂志，2020，39（1）： 1-5，14.

[9] 闵存云.刘茂才教授脑病证治临床经验及用药特点 [J].陕西中医药大学学报， 2019，42（6）：14-16，24.

[10] 石书龙，董振华，贾宁，等.风引汤在治疗紧张型头痛风火候中的临床应用 [J]. 环球中医药，2019，12（1）：74-76.

[11] 曹光宇，罗勇.单纯静脉溶栓与静脉溶栓联合血管内介入治疗对急性缺血性脑血 管病的临床疗效比较 [J].中华老年心脑血管病杂志，2020，22（4）：402-405.

[12] 张峰，李鹏，井山泉，等.急性脑梗死机械取栓治疗的研究进展 [J].中国全科 医学，2017，20（27）：3332-3337.

[13] 巩超，金香兰.大面积脑梗死的治疗进展 [J].中华老年心脑血管病杂志，2019， 21（3）：334-336.

[14] 顾玉宝，刘敬霞，王枫，等.中医药治疗脑梗死的临床研究进展 [J].中华中医 药学刊，2017，35（2）：303-306.

[15] 敖维艳，彭纪临.中药热熨与针刺结合康复疗法对脑梗死恢复期（气虚血瘀证） 脑血流动力学及运动功能的影响 [J].中华中医药学刊，2020，38（3）：134-

137.

[16] 王安安，李文娟 . 脑梗死恢复期中西医治疗进展 [J]. 中西医结合心脑血管病杂志，2016，14（24）：2900-2902.

[17] 曹国琼，胡正平，马奋刚，等 . 治疗缺血性中风常用中药研究进展 [J]. 辽宁中医杂志，2019，46（12）：2666-2671.

[18] 马祥雪，王凤云，符竣杰，等 . 从脑肠互动角度探讨脾主运化的物质基础与科学内涵 [J]. 中医杂志，2016，57（12）：996-999.

[19] 罗原，闫炳苍，张玲，等 . 基于脑 - 肠轴"从肠治脑"论治急性脑中风痰热腑实证意识障碍 [J]. 中国中医急症，2020，29（7）：1219-1223.

[20] 孔畅，陈东峰，赵泉霖 . 从肠道菌群探讨肥胖从脾论治的机理 [J]. 中国中医基础医学杂志，2017，23（9）：1214-1216.

[21] Singh V，Roth S，Llovera G，et al.Microbiota Dysbiosis Controls the Neuroinflammatory Respone after stroke [J].The Journal of Neuroscience，2016，36（28）：7428-7440.

[22] Benakis C，Brea D，Caballero S，et al.Commensal microbiota affects ischemic stroke outcome by regulating intestinal γδ T cells [J]. Nat Med，2016，22（5）：516-523.

[23] 邱朝阳，李衍滨 . 脾胃论中风之新思考 [J]. 中国中医急症，2015，24（7）：1190-1192.

[24] 金华，金钊，张蕾蕾，等 . 高血压从脾胃论治机理探讨 [J]. 中国中医基础医学杂志，2014，20（3）：290-292，318.

[25] 赵增趁，傅瑞阳 . 谈治脾对中风康复期的影响 [J]. 中国现代医药杂志，2014，16（5）：95-97.

[26] 何梦祺，张云云 . 脑中风患者舌诊研究的概述 [J]. 医学综述，2012，18（8）：1225-1227.

[27] 吴中泰 . 孟河马培之医案论精要 [M]. 北京：人民卫生出版社，2010：77-78.

[28] 丁彩霞，盛蕾，张兰坤，等 . 国医大师周仲瑛治疗中风后遗症验案赏析 [J]. 中华中医药杂志，2016，31（4）：1267-1269.

（司美龙，金　华，刘志军）

# 第十四章 癫 痫

癫痫（epilepsy，EP）是以发作性神情恍惚，甚则突然仆倒，口吐涎沫，肢体抽搐，或口中怪叫，移时苏醒，苏醒后一如常人为症状的一种病证。中医"痫"，古称痫，"痫"通"间"，间歇、间断之意，故痫为间歇发作之意，以猝然昏倒、强直抽搐、醒后如常等为典型症状表现，属于现代所称癫痫病。西医学认为癫痫不是单一的疾病实体，而是一种有着不同病因基础、临床表现各异但以反复癫痫发作为共同特征的慢性脑部疾病状态。当前全球有超过5000万癫痫患者，其中我国患病人数高达900万，且以每年60万例的速度持续递增。癫痫反复发作，不易控制，给患者家庭及社会带来沉重负担。因此，研究癫痫发病机制具有重大医学和社会意义。

## 一、经典回顾

《黄帝内经》中记载本病为"胎病""癫疾"，如《素问·奇病论》曰"人生而有病癫疾者……名为胎病，此得之在母腹中时，其母有所大惊，气上而不下，精气并居，故令子发为癫疾也"，认为癫痫为病多责之于先天。唐·孙思邈首提"癫痫"病名，并在《备急千金要方·惊痫》篇中认为："少小所以有痫病及痉病者，皆由脏气不平故也。"气机逆乱，脏腑气机失调，是癫痫发病的重要原因。宋·陈无择《三因极一病证方论·癫痫叙论》曰："夫癫痫病，皆由惊动，使脏气不平，郁而生涎，闭塞诸经，厥而乃成。"其认为癫痫病机为气机失畅，脏气不平，痰浊中生，阻塞脑络而发。元·朱丹溪《丹溪治法心要·痫证》曰："痫不必分五等，专主在痰。"其指出痰邪是癫痫的重要致病因素。明·张景岳《景岳全书·杂证谟·癫狂痴呆》指出："癫即痫也……癫病多由痰气，凡气有所逆，痰有所滞，皆能壅闭经络，格塞心窍，故发……此其倏病倏已者，正由气之倏逆倏顺也。故治此者，当察痰察气。"气逆、痰滞为癫痫发作两大诱因，导致痰浊上逆、蒙蔽清窍、阻滞经络引发癫痫，同时指出本病时发时止，发无定时，乃气机逆乱之故，故治当注重"察痰察气"。明·陈士铎《辨证录》认为癫痫治疗应"补其脾胃之土，而更补命门之火以生脾；复补膻中之火以生胃，不必治痰而痰自消化矣（癫痫成于多痰，而痰多成于胃寒与脾寒也，温二经自然奏功）。方用四君子汤加减"。注重温补脾胃，中州强健以绝生痰之源，则痫不作矣。清·叶天士《临证指南医案·癫痫》曰："痫病或由惊恐，或由饮食不节，或由母腹中受惊，以致内脏不平，经久失调，一触积痰，厥气内风，猝焉暴逆，莫能禁止，待其气反然后已。"其指出情志、饮食等失调日久，触发积痰为内风厥逆，引发癫痫。

中医药论治癫痫源远流长，从上述中医文献各家论述中可得出，癫痫的发生发展与中焦脾胃联系紧密。痰浊壅塞、气机失调均可触发癫痫。脾胃居中州而主运化，输布机体气血精微，中土失司，纳运无权，水谷不化，则酿生痰湿，上蒙清窍，神机失用，则发本病。脾胃为气机升降之"枢轴"，调控机体阴阳协调。脾胃运化失司，枢轴失和，则气机紊乱，清浊不循常道，清阳下陷，髓海失养，浊阴上犯，蒙蔽清窍，亦可引发癫痫，可见癫痫的形成及发展与中焦脾胃联系密切。

## 二、病因病机

本病多由先天因素、情志失调、饮食不节、过劳积损等因素致使气机逆乱，风痰内扰而发癫痫。

### （一）病因

#### 1. 先天因素

母体受损，精气亏虚，致使胎儿脑髓发育异常，形体未充，脑髓损伤，神机紊乱，遇外因而诱发癫痫。《备急千金要方·惊痫》指出："新生即痫者，是其五脏不收敛，血气不聚，五脉不流，骨怯不成也，多不全育。"胎中脑髓发育不良，胎儿出母体后，神气怯弱，受惊恐而易发癫痫。或于妊娠期间，母体多病，服用药石不当，伤及胎儿，均可成为日后癫痫发病的潜在诱因。

#### 2. 情志相激

癫痫发病主要责之于惊恐。"惊则气乱""恐则气下"（《素问·举痛论》），突受惊恐，脏腑受损，气机逆乱，损及中焦。脾失健运，精微失布，痰浊内聚；胃失和降，厚味积滞，化生痰浊。若脾胃经久失司，水湿积聚，痰浊中生，一遇气逆，痰随风动，上冲颠顶，蒙蔽清窍，以发癫痫。

#### 3. 饮食不节

饮食失宜，嗜食肥甘，滋腻中焦，戕伐脾胃，脾阳受损，运化失司，痰湿中生，日久积痰内伏，若遇外邪引触，痰湿上扰，上癫犯脑，蒙蔽清阳，枢机失和，而发为痫。如明·秦昌遇在《幼科折衷·痫症》中说痫证"神气未固……或饮食失节，脾胃受伤，积为痰饮，以致痰迷心窍而作"。可见，饮食不节是癫痫发病的重要病因，而其产生的根源在脾胃。

#### 4. 过劳积损

过劳伤脾，脾虚失运，气血无以化生，脏腑经络失养，气血不能上荣脑髓，神机失用则作癫痫；且病癫痫者，多病程日久，损伤正气，首伤脾胃，脾虚不荣，运血无力，致气虚痰浊血瘀，升降无权，气机逆乱，瘀阻脑窍，则痫证久发难愈，反复不止。《刘惠民医案选·癫痫》曰："若脾虚不能运化，津液水湿积聚成痰，痰迷心窍，则出现神不守舍，意识丧失。"

### （二）病机

癫痫病位在脑，与心、脾、肾、肝等脏相关，特别与脾胃关系密切，气机逆乱，痰浊内阻，元神失控是病机之关键。

**1. 气机失调**

脾胃为气机升降之枢，脾主升清，胃主降浊，中焦升降有序，脾胃运化有节，则"五脏元真通畅，人即安和"。(《金匮要略·脏腑经络先后病脉证》)，清·周学海《读医随笔》曰："脾具坤静之体，而有乾健之运，故能使心肺之阳降，肝肾之阴升，而成地天交之泰矣。"中州健运，气机调畅，则精微得化，气血得生，上以滋养脑窍，五脏安和，痫不发矣。金·李东垣《脾胃论·脾胃虚则九窍不通论》曰："谷气闭塞而下流，即清气不升，九窍为之不利。"清·黄元御《四圣心源·中气》曰："中气衰则升降窒，肾水下寒而精病，心火上炎而神病，肝木左郁而血病，肺金右滞而气病。神病则惊怯而不宁……"若中焦气机不畅，则影响脾、肝、肾、心而发为癫痫。若中轴斡旋失司，脾胃纳运无权，聚湿成痰，上扰清窍，蒙蔽致痫；肝主疏泄，其性条达，气机不畅，土虚木摇，肝气郁结，久则夹痰化火生风，上冲脑窍，则发为癫痫。

**2. 痰浊壅塞**

脾为生痰之源，脾胃虚弱，中焦运化失常，则水谷不化，津液不行，久则酿湿聚饮成痰。"百病多由痰作祟"，痰浊随气上逆，上扰清空，蒙蔽清窍，阻塞脑络，致使元神失控，发为痫证，痰降气顺，神机复用，则发作休止。若痰浊滞留不去，久则瘀浊互结，终成胶固难解之势，则癫痫反复发作，缠绵难愈。如清·陈复正《幼幼集成·卷二·痫证》曰："夫痫者痼疾也……一遇风寒冷饮，引动其痰，倏然而起，堵塞脾之大络，绝其升降之隧，致阴阳不相顺接，故卒然而倒。"因痰浊聚散无常，致使癫痫时作时止，病势时轻时重。饮聚成痰，凝结日久，胶固难化，故而病癫痫者久发难愈。若脾胃健运，精微得化，则痰不自生，神气轻灵，痫不发矣。如《活幼口议》中有："风痫有热生痰……食痫因食而致惊，食未克化，气伫关膈之间，生痰致风，由风成痫。"若饮食不节，嗜食肥甘，滋腻中焦，脾阳受损，运化失司，痰湿中生，日久积痰内伏，若遇外邪引触，蒙蔽脑窍，则发为本病。《幼幼集成》指出："夫病至于痫，非禀于先天不足……只因中气素弱，脾不运化，则乳食精微，不化荣卫，而化为痰，偶值寒凝，即倏然而发。"李少川教授认为痰邪贯穿癫痫发病始终，是本病的首要病机和中心环节，而脾虚又是痰邪产生的根源，故其提出"痫由痰致，痰自脾生，脾虚痰伏"

乃本病之病理基础。

**3. 肝风夹痰**

肝失疏泄，肝风内动，风性善行，肝风夹痰浊，上扰清空，元神失控，则诱发癫痫。如明·龚廷贤《寿世保元·痫症》指出："盖痫疾之原……必因惊恐而致疾。盖恐则气下，惊则气乱，恐气归肾，惊气归心。并于心肾，则肝脾独虚，肝虚则生风，脾虚则生痰，蓄极而通，其发也暴故令风痰上涌而痫作矣。"明·吴崑《医方考·痫门》亦认为："痫疾者，风痰之故也……风属肝木，肝木主筋，风热盛于肝，则一身之筋牵挈，故令手足搐搦也。"肝失疏泄，肝气郁滞，横逆犯脾，中土失运，郁而生痰，风痰互结，扰动筋脉，则引发癫痫。近代名医张锡纯在《医学衷中参西录》中认为"痫疯最为难治之证，因其根蒂最深，故不易治耳""痰火上并不已，迫激脑筋，失其所司，故肢体抽掣，失其知觉也"，其将癫痫病因归结为痰与火。脾虚生痰，痰浊阻滞气机，肝失疏泄，土壅木郁，肝郁日久而化火生风，肝风痰火上冲巅顶，癫痫发作。儿童癫痫发病肝风与痰浊亦多参与其中。儿童病理特点为肝常有余，脾常不足。肝常有余，肝气生发太过，以致肝风内动，肝阳上亢；脾常不足，脾胃虚弱，运化无力，易生痰湿，肝风夹痰，上袭脑窍，扰乱神志，诱发癫痫。

## 三、名医经验

### （一）熊继柏——化痰开窍

熊继柏认为癫痫病因病机关键在于"痰邪作祟"。

熊继柏认为首先应辨明标本虚实，发作期多以实邪为主，实证当鉴别风、火、痰、瘀等病理因素所致的不同证候表现，缓解期则大多兼有脏腑虚损、气血不足之象，故虚证当辨心脾两虚、肝肾阴虚、心肾两虚之别。熊继柏指出痫病病理因素多以痰邪为主，每因风邪、火邪触动。今人常嗜食肥甘，致脾伤而生痰，或痰阻气机，郁而化火，灼津成痰，痰火扰神，神机失用，发为本病。鉴于此，熊继柏临证治疗痫病总以"化痰开窍"为基本原则，结合他证，灵活化裁。

熊继柏认为癫痫患者可分为风痰闭阻证和痰火扰神证两大类证型。风痰闭阻证发作前可有眩晕、胸闷、痰多等不适，发作时症状呈多样变化，或见突然仆倒，神志不清，抽搐吐涎，或尖叫伴二便失禁，或短暂神志不清，或精神恍惚而无抽搐，喉中痰多，舌红，苔白腻，脉多弦滑有力，治以涤痰息风、开窍定痫，方用定痫丸加减。痰火扰神证发作时昏仆抽搐，口中吐涎或吼叫，平素性格急躁易怒，心烦失眠，口苦，便秘溲黄，舌红，苔黄腻，脉滑数，治以清热泻火、化痰开窍，方用芩连温胆汤。其强调整体观念，治疗痫病应注重多脏腑调节。《素问·至真要人论》曰"诸风掉眩，皆属于肝"，而肝又属木，木主升发，病理上易动风化火，使得痰随风火而动，导致痫病发作。因此，其辨证处方时对肝火旺盛者加黄芩、牡丹皮、栀子清泻肝火，又"脾为生痰之源"，故在治疗的同时需要健脾和胃以杜绝生痰之源，标本兼顾。其还指出，虽治疗痫病多从痰论治，但亦重视痰瘀互阻所致气血循行不利，血败脑腐而生毒，侵入脑络终致元神失控，最终发为痫病。此外，其认为"凡治病，需因势利导，总宜使邪有出路"。正如张景岳云："邪之来去，必有其道，知其道则取病甚易，是谓保身之宝也。"痫病患者或痰浊内阻，或火热与痰浊交结，兼可导致气机不畅，腑气不通，表现为大便干结，故其在治疗痫病患者兼便秘时常以大黄通腑泻浊，给邪以出路。

### （二）周仲瑛——祛风化痰

周仲瑛认为癫痫主要责之于风、火、痰、瘀、虚等病理因素，其中尤以风痰作祟最为重要。"风痰内闭、神机失用"是癫痫核心病机。即使是癫痫休止期，虽然症状不显著，但是"风痰内闭"的宿根仍然存在。癫痫之所以反复发作，皆因积痰内伏，经风火触动，痰瘀互结，上蒙清窍而致。对于各种脑病的病机辨识，其常重视"风"这一病理因素。癫痫致病的"风"为内风、肝风。盖肝为风木之脏，体阴而用阳。属实者为肝阳化风或热极生风；属虚者多因水不涵木，虚风内动。另一方面，痰为津液所变，或因先天禀赋不足，或久病体虚，致脏腑亏虚、功能失调，如肺失输布、肝失疏泄、脾失健运、肾失气化则易津凝液聚为痰；或因过食肥甘厚味，损伤脾胃生痰；或气郁化火，炼液成痰；痰邪随风上蒙清窍，导致元神失控，故风痰在癫痫发病中至关重要。其认为癫痫之风痰具有胶固难化、多脏同病、多证杂陈之特征。

周仲瑛强调祛风化痰为本病基本治法，临证常与化痰祛瘀、息风止痉、滋养肝肾、清心平肝等法合用。其治疗癫痫基本方：天麻 10g，钩藤 15g，白蒺藜 10g，全蝎 5g，广地龙 10g，炙僵蚕 10g，胆南星 10g，法半夏 10g，川芎 10g，郁金 10g，丹参 12g，白薇 15g，石菖蒲 10g，牡蛎 30g（先煎），生石决明 30g（先煎），生地黄 12g，知母 10g，麦冬 10g。方中天麻、钩藤、白蒺藜、全蝎、广地龙平肝息风、祛风和络；僵蚕、胆南星、法半夏化痰；此两组药针对"风痰内闭"的基本病机而设；川芎、丹参活血化瘀；白薇清热泻火；石菖蒲、郁金芳香开窍、清心凉血；牡蛎、石决明平肝潜阳；火郁易伤阴，配伍生地黄、知母、麦冬滋阴泻火。如肝郁气滞者酌加醋柴胡、制香附、赤白芍、枳壳；风阳上扰者加豨莶草、苦丁茶；郁火上炎者加黑山栀、牡丹皮、夏枯草、炒黄芩、菊花；痰热内蕴者加天竺黄、竹沥水、青礞石；瘀热阻窍者加水牛角片、赤芍、牡丹皮、大黄、泽兰；瘀血阻窍者加用鬼箭羽、水蛭、桃仁；火郁阴伤者加白芍、阿胶、玄参、天花粉、石斛；心肝火旺者加珍珠母、龙胆草、黑山栀、牡丹皮、紫贝齿；肝肾阴虚者加熟地黄、枸杞子、山茱萸、女贞子、旱莲草；心脾两虚者加党参、太子参、焦白术、茯苓、炙甘草、黄芪、山药；心肾阴虚者加远志、五味子、熟酸枣仁、女贞子、旱莲草。

临床中周仲瑛重视虫类药物的使用，虫类药为血肉有情之品，通络散结作用更强，具有搜风豁痰、祛风止痉之功，其力非草本药所能代替。常用药如僵蚕、全蝎、蜈蚣、地龙、蝉蜕等。善用郁金、白矾对药配伍，郁金清心热而开心窍，活瘀血而化痰浊，入气分而解郁，配白矾之澄清坠浊以祛痰，二药合用豁痰开窍，癫痫、惊狂可治。

## 四、常用方药脾胃思想探析

定痫丸是中医药治疗癫痫的经典方剂。其源自清·程钟龄《医学心悟·癫狂痫》篇："痫证，则痰涎聚于经络也……（痫证）虽有五脏之殊，而为痰涎则一，定痫丸主之。"认为本病由积痰内伏，阻滞经脉，上蒙清窍而发病。以化痰开窍、息风镇痉为治则。为化痰法治疗痫病的基本方剂。

**1. 化痰为本**

方中陈皮、半夏、茯苓、生姜仿"二陈汤"之意，燥湿化痰、降逆开结；胆南星、竹沥、川贝母清热化痰、息风止痉；胆南星燥湿化痰，《景岳全书》谓其"降痰因火动如神"，《本草新编》认为其"可升可降……善能化痰，利膈下气"。竹沥清热豁痰，《本经逢原》曰："竹沥善透经络，能治筋脉拘挛，痰在皮里膜外筋络四肢，非竹沥不能化也。"川贝母清热化痰，《本草汇言》曰："贝母，开郁，下气，化痰之药也。"远志、石菖蒲祛顽痰、开心窍、安心神；远志祛痰开窍，《神农本草经百种录》认为远志能"益中焦之气也"。诸药合用，取化痰下气、开窍定痫之功。

**2. 息风协同**

方中天麻、僵蚕、全蝎化痰散结、息风镇痉；天麻长于息风止痉，《本草备要》曰："治诸风眩掉……小儿惊痫……天麻入厥阴而治诸疾，肝气和平，诸疾自瘳。"僵蚕息风化痰，《本草纲目》曰："僵蚕，蚕之病风者也。治风化痰，散结行经，所谓因其气相感，而以意使之者也。"全蝎性善走窜，为治疗惊痫抽搐之要药，《得配本草》认为其"入足厥阴经，一切风木致病，耳聋掉眩，痰疟惊痫，无乎不疗，且引风药达病所，以扫其根"。辰砂、琥珀、茯神化痰开窍、重镇安神；麦冬养阴益胃；丹参宁心安神；甘草调和诸药。本方甄选调理中焦、祛痰息风之品，伍同余药共奏息风镇痉、开窍定痫之功。

定痫丸在治疗癫痫中应用广泛。司富春等通过数据挖掘研究治疗痫病方剂的应用情况，其中祛痰剂的使用频率最高，且以定痫丸为代表。仇明珂等基于文献探究中医药治疗小儿癫痫的用药规律，发现使用频率最高的药物依次为石菖蒲、甘草、茯苓、半夏、天麻、胆南星、僵蚕、全蝎、钩藤及陈皮，多为定痫丸方中药味，且石菖蒲应用频次居首。《本经逢原》曰石菖蒲"消伏梁癫痫，善通心脾痰湿"，《本草分经》载其能"开心孔，利九窍，去湿除风，消痰积，治惊痫"，现代药理学研究亦发现石菖蒲中活性成分 α-细辛醚具有镇静和抗惊厥作用，从而抑制癫痫发作。另有研究证实化痰开窍药可通过干预炎症反应信号转导途径，从而降低癫痫相关炎症因子的表达，进而控制癫痫的发作。研究表明，定痫丸可对抗戊四唑致大鼠癫痫的作用，作用机制与降低脑内神经递质谷氨酸含量、升高 $\gamma$ - 氨基丁酸含量及阻断脑内 c-fos 蛋白的表达有关。定痫丸对难治性癫痫具有一定的抗痫作用，且能逆转卡马西平的耐药，二者具有协同增效作用。由此认为，从脾胃入手论治癫痫，具有深厚的理论支撑和广泛的临床实践基础。

## 五、难点与对策

### （一）问题与不足

当前研究认为癫痫病因尚无定论，发病机制复杂。现代研究认为本病主要与神经递质失衡、神经胶质细胞、离子通道、遗传及免疫异常有关，并以药物治疗、手术治疗、饮食治疗、心理治疗、基因治疗等为主。抗癫痫药物（AEDs）仍然是控制癫痫发作的主要治疗手段，且大部分癫痫可以得到良好控制。但久服会产生严重的皮肤损害和消化系统及神经系统损伤。外科手术切除癫痫灶基本可以控制绝大多数的大发作，但术后仍需服用抗癫痫药物预防或控制术后并发症，且即使采用手术治疗，仍有超30%癫痫患者会出现不同程度的自发性再发作。同时生酮饮食疗法治疗癫痫尚缺乏系统认识，研究证实该疗法可能对神经精神系统、消化系统等造成损伤，进而诱发高甘油三酯血症、尿酸增高、高胆固醇血症等疾病。目前癫痫的治疗以西药为主，但久服易产生耐药性，且毒副作用明显，对机体认知及行为功能损伤严重，而中医药毒副作用少，且经系统评价证实，中医药在提高癫痫疗效方面确有优势。但当前中医治疗癫痫在借鉴既往西医诊断标准基础上进行病证诊断，而随着西医学对本病本质的重新认识，中医现有标准存在病名诊断以偏概全、证型不统一、证候描述不一致、疗效评价不合理等问题，从而影响治疗效果。尤其是难治性癫痫，难治性癫痫患者从起病之初到就诊，其间经过多种 AEDs 治疗，其病机有一定变化，至中医干预时其证候已改变或出现新的证候。因此难治性癫痫的中医诊断与治疗需要独立的辨证分型标准为指导。

### （二）从脾胃论治癫痫的意义

《素问·玉机真脏论》曰："五脏者皆禀气于胃，胃者五脏之本也。"脾胃为后天之本，气血生化之源，脾充胃健，气血生化有源，灌注脏腑经络肢体百骸，荣养周身，五脏得安。脾胃气充则五脏受荫，脾胃虚弱则百病由生。《脾胃论·脾胃虚实传变论》中言："元气之充足，皆由脾胃之气无所伤，而后能滋养元气。若胃气之本弱，饮食自倍，则脾胃之气既伤，而元气亦不能充，而诸病之所由生也。"脾胃强健是元气充足的基础，元气充足需要脾胃的滋养。

历代医家治疗癫痫选方用药多从脾胃论治。元·朱丹溪在《丹溪心法·痫》中认为"痫症……非无痰涎壅塞，迷闷孔窍"，并确立"大率行痰为主"为治则，药用黄连、胆南星、瓜蒌、半夏以清热燥湿、祛痰定痫。明代医家张景岳治疗痫证痰涎壅盛者多以清膈饮、六安煎、二陈汤、橘皮半夏汤，或抱龙丸、朱砂滚涎丸之类主之（《景岳全书·癫狂痴呆》）。《幼幼集成·痫证》创制集成定痫丸，药用人参、白术、茯苓、陈皮、半夏、白豆蔻、木香等一派健脾化痰之品，健脾补中，以绝生痰之源，则痫不自生。清代医家陈士铎认为"癫痫之症，多因气虚有痰"（《石室秘录·内伤门》），脾虚则痰伏，滞而不去，中焦愈虚，则伏痰愈深，终成胶固难化之势，故其运用祛痰定癫汤（人参、白术、白芍、茯神、甘草、附子、半夏、陈皮、菖蒲），以健脾化痰、顺气定痫。清·陈德求《医学传灯》亦指出："此病痰伏心包，全要胃气清虚，方能健运。"内经名家王洪图认为"五脏藏神，脾胃是枢轴"，脾胃为调控神志活动的主要脏腑，在癫痫治疗中具有重要作用，其运用草果知母汤化裁而成的调理脾胃复方以恢复脾胃气机转输功能为要，且经实验研究证实，从脾胃论治痫证确有一定的现代物质基础支撑。路志正认为，癫痫病机与脾胃虚弱、痰浊内生、壅滞神机密切相关，善用化痰降浊、调节气机升降药物，以化浊祛湿、健脾定痫。马融教授认为，小儿癫痫病机关键为痰气逆乱、窍蒙风动，并确立健脾顺气、豁痰息风为主要法则，临床常以六君子汤化裁治疗。

综上所述，脾运失健，痰浊内蕴在癫痫的发病及突变中具有重要作用，且贯穿始终。癫痫病程较长，缠绵难愈，从脾胃入手论治，可能取得较好疗效。如《慎斋遗书·辨证施治》有云："诸病不愈，必寻到脾胃之中，方无一失，何以言之？脾胃一伤，四脏皆无生气，故疾病日久矣……补肾不若补脾，此之谓也。治病不愈，寻到脾胃而愈者甚多。""凡欲治病，必先藉胃气以为行药之主"，本病需长期服用抗癫痫药，而其造成的多重损害，脾胃首当其冲，"若脾胃有病，或虚或实，一切饮食药饵，皆不运化，安望精微输肺而布各藏耶？是知治病当以脾胃为先"（《医权初编》），故治疗癫痫应谨记培补中土、顾护脾胃、斡旋中州之法，时时不忘"百病皆由脾胃衰而生"之理，以期为癫痫的临床诊治提供新的思路与策略，进而改善患者的生活质量。

## 六、本病从脾胃论治基础分析

脑肠肽是存在于胃肠道和中枢神经系统的多肽类物质，其在脑肠轴多环节交互作用中具有连接和调控介质的功能，并直接参与调节胃肠道的功能活动。常见与癫痫相关的脑肠肽有胰高血糖素样肽、P物质、β-内啡肽、5-羟色胺、神经肽等，同时脑肠肽在肠道的分泌亦受肠道菌群的影响。肠道菌群通过神经系统、内分泌系统、免疫系统和代谢系统对人脑产生影响，这种肠道和人脑之间的双向通信称之为脑-肠轴。越来越多的研究认为，脑-肠轴可能是大脑与胃肠道之间的关键调控通路，而肠道菌群则是这条通路的重要参与者。研究发现，肠道菌群对大脑的影响的主要途径为神经解剖学的途径，脊髓内自主神经系统与迷走神经直接在肠与脑间进行双向信息交换；神经–内分泌–下丘脑–垂体–肾上腺轴途径，肠道菌群可调节肠道内分泌细胞，生成胃泌素、脑肠肽、促肾上腺皮质激素、肾上腺皮质酮等物质作用于脑。若细菌在肠道中过度滋生，将产生过量的代谢副产物，致使肠壁渗透率增高，进而使代谢副产物等物质进入血液及大脑，从而诱发癫痫。癫痫的发病与免疫机制相关，癫痫和自身免疫性疾病常同时发生，异常的免疫反应常参与癫痫发病机制，而肠道菌群及相关的肠壁组织等在免疫等方面与中医学脾的关系密切。中医学脾的实质是包括西医学脾脏、胰脏、消化及神经系统部分功能的多元性功能单位。研究认为，脑肠肽可能是脾化生转输的精微物质中的一类，并随气机升降分布于脑肠等部位，脾虚时脑肠肽分泌水平紊乱，而健脾类方药对脑肠肽的分泌具有重要调节作用。中药可以直接影响肠道菌群种类和丰度，并能借助肠道菌群及其代谢产物，调节机体迷走神经、免疫功能，从而发挥调节中枢系统的功能。肠道菌群是异源物质生物转化的重要因素，中药的单体成分需借助肠道菌群代谢水解发挥药理作用。另有研究认为，粪菌移植（FMT）是一种新的"生物疗法"，是将健康人群粪便中的功能性菌群移植到患者的胃肠道中，建立新的肠道菌群。He 等运用 FMT 治疗一例乳糜泻伴 17 年癫痫病史的患者，其胃肠道和神经系统的症状均得到改善；在 20 个月的随访中，FMT 被证明可有效防止癫痫的复发。上述研究表明脾胃学说与肠道菌群联系密切，调控肠道菌群可为治疗癫痫拓宽新思路，进一步推知，通过脾胃治疗癫痫具有一定依据。

## 七、临床验案举隅

### （一）熊继柏医案

唐某，女，12 岁，学生。1970 年冬就诊。罹患癫痫，已历 7 载。初起发作尚轻，半月一发，每次昏倒约 3 分钟。以后逐渐加重，少则三五日一发，多则一日一发，甚则一日数发。有时昏倒时间长达 20 分钟。每发时则突然昏仆，两眼上吊，手足抽搐强直，口角流出白色涎沫，喉中辘辘痰鸣。发作前无明显诱因，亦无先兆发后但觉异常困倦。平时精神委顿，食欲不振，食量甚少。稍微过食或偶进生冷油腻则易发便溏泄泻。患儿面色少华，精神颇显疲乏，且常有表寒畏冷之感。舌淡苔白、边有明显齿痕，脉细而缓。询其治病情况，谓长期服用西药苯妥英钠及苯巴比妥。也曾服用过麝香、蜈蚣，以及大量的抱龙丸、牛黄丸之类的中成药。初起尚可以控制，时日既久则痫发愈频愈重。由于发作时昏倒抽搐的时间过长，故每发时则急请医生用艾灸、灯火、针刺等法，以冀缓痉醒神。家长边诉边让患儿掀衣伸手，只见其内关、合谷、神门、间使及人中穴等处，烧痕累累，望之使人凄然。详审此证，其发病时突然仆倒，昏不知人，口吐涎沫，两眼上翻，肢体抽搐强直，确具明显的痫证特点，且其发作时喉中痰声辘辘，啼喘吼鸣，痰象亦十分显露。然患儿食少、体倦、便溏、舌淡，以及舌边见齿痕等，又呈一派脾虚之状。由于脾虚失运，乃致湿痰内阻，脾愈虚而痰愈盛则痫病发作愈烈。根据这一病机特点，于是在治法上一方面健脾益气，一方面豁痰息风，用六君子汤为汤剂，再以定痫丸为丸剂，丸、汤并进。

汤剂处方：党参15g，炒白术15g，茯苓15g，陈皮10g，法半夏10g，炙甘草10g。水煎服，1日1剂。

丸剂处方：丹参100g，麦冬60g，炙远志50g，僵蚕60g，全蝎50g，琥珀30g，陈皮60g，法半夏60g，茯神100g，甘草30g，天麻100g，川贝母60g，胆南星50g，石菖蒲60g，竹沥汁100g，生姜汁100g。碾细粉和蜜为丸，外以水飞朱砂10g为丸衣。早晚吞服，每次服8g。

上方服至1个月，患儿痫发次数已见减少，且发作时昏倒及抽搐等症亦明显减轻，且见饮食增进，精神转佳，这样大大增强了其治愈的信心。遂嘱其服完第一剂丸药之后，再以原方制成第二剂，仍用六君子汤送服。如此坚持服药，治疗达3个月左右，共服完丸药2剂，汤药80剂，其病终获痊愈。追访至今，未见复发。

按："无痰不作痫"，程钟龄《医学心悟》云："痫者忽然发作，眩仆倒地，不省高下，甚则瘈疭抽掣，目斜口㖞，痰涎直流，叫喊作畜声，医家听其五声，分为五脏……虽有五脏之殊，而为痰涎则一，定痫丸主之。"又"痫久必归五脏"，每致虚实夹杂。而其中尤多脾虚痰盛之证，盖"脾虚则生痰"。本案取定痫丸豁痰息风定痫；取六君子汤调补脾气。虚实兼顾，标本兼施，俾脾气得健，痰浊得清，则痫病获愈。

### （二）王国三医案

张某，女，24岁，2005年6月8日初诊。患者间断癫痫发作24年，加重两年。出生时产钳加吸引后，导致点头发作，经服用中草药后，症状消失。两年前无明显诱因又出现四肢抽搐，症状日渐严重，经北京及我市各大医院检查诊为癫痫，欲求中药治疗，今来我院，现症：经前经后发作性四肢抽搐，痉挛，口吐白沫，重则昏迷。自觉咽中有痰，不易咯出，眩晕时作，发作前后症状尤为明显。查：精神欠佳，神志清；语言流利；形体较胖；舌质淡红，苔白，脉弦滑。诊其为痰涎壅盛痫证（癫痫）。治法：祛痰开窍，息风定痫。处方：胆南星15g，陈皮10g，清半夏10g，白附子15g，僵蚕18g，全蝎15g，蜈蚣4条（去头足），石菖蒲18g，远志15g，磁石40g（先煎），龙齿40g（先煎）。3剂水煎服，日1剂。复诊：服药后眩晕减轻，平素性情急躁，咽部有异物感，夜寐欠安。查：舌质淡暗，苔白；脉沉弦。效不更方，继以原方加葶苈子15g，紫贝齿40g，祛痰开窍、平肝潜阳，水煎服，日1剂。随访半年，病未复发。

按：本案证属痰涎壅盛。痫证亦称癫痫，其病因主要是由先天后天两方面因素所致。先天因素是由胎气受损，禀赋不足，脏气虚衰而致；后天因素主要因饮食，情志因素或产时损伤，致痰湿内阻、瘀血阻络等，使气机升降失司，痰随气动上扰于脑，痰瘀闭阻清窍而发癫痫。此病王国三辨证以痰涎壅盛、痰瘀闭阻清窍为其病机关键，故治法当以祛痰开窍、息风定痫为主，取其急则治其标原则。方中胆南星、清半夏、陈皮、菖蒲、远志豁痰开窍；白附子、僵蚕、全蝎、蜈蚣息风解痉，此外以磁石、龙齿、紫贝齿平肝潜阳息风，同时方中加减用川芎活血通络，治方得当，故患者日渐好转。

## 【参考文献】

［1］张伯礼，吴勉华.中医内科学［M］.北京：中国中医药出版社，2017：148-154.

［2］郭中斌.癫、痫有别，应予分开［J］.中医杂志，2010，51（S2）：42-43.

［3］中国抗癫痫协会.临床诊疗指南癫痫病分册（2015修订版）［M］.北京：人民卫生出版社，2015：15-16.

［4］唐颖莹，陆璐，周东.中国癫痫诊断治疗现状［J］.癫痫杂志，2019，5（3）：161-164.

［5］张丽萍，王洪图.癫痫病从调理脾胃论治刍议［J］.湖北中医杂志，1999（4）：4-6.

［6］单书健.重订古今名医临证金鉴.不寐癫狂癫痫卷［M］.北京：中国医药科技出版社，2017：420.

［7］聂惠琳，姚欣艳.国医大师熊继柏教授从痰论治痫病临床经验［J］.湖南中医药大学学报，2018，38（12）：1363-1365.

［8］李柳，叶放，夏飞，等.周仲瑛从风痰辨治癫痫的临证思路与经验［J］.中国中医基础医学杂志，2021，27（2）：314-317.

［9］司富春，宋雪杰，李洁，等.癫痫证候和方药分布规律文献分析［J］.中医杂志，2014，55（6）：508-512.

［10］仇明珂，王雪峰，张秀英，等.基于文献挖掘分析中医药治疗小儿癫痫的用药规律［J］.中国中西医结合儿科学，2019，11（3）：187-191.

［11］杨雪鸥，唐智勇，黄雪梅，等.石菖蒲β-细辛醚研究进展［J］.中药材，2016，39（3）：686-690.

［12］曾培，王倩.化痰开窍法治疗癫痫机制探讨［J］.中医学报，2020，35（5）：994-997.

［13］朱萱萱，戴兵，殷坤，等.定痫丸对戊四唑点燃癫痫大鼠脑内神经递质含量及海马c-fos表达的影响［J］.中华中医药学刊，2011，29（3）：468-470.

［14］程记伟，陶杰，张淑芬，等.定痫丸对难治性癫痫大鼠抗癫痫作用及机制［J］.

中国实验方剂学杂志，2018，24（24）：108-115.

［15］邱文娟，胡小伟，张正春.癫痫发病机制及治疗的研究进展［J］.中华临床医师杂志（电子版），2014，8（10）：1920-1924.

［16］中国抗癫痫协会精准医学与药物不良反应监测专业委员会.抗癫痫药物所致不良反应的研究进展［J］.癫痫杂志，2019，5（4）：280-284.

［17］Wendling AS，Hirsch E，Wisniewski I，et al.Selective amygdalohippocampectomy versus standard temporal lobectomy in patients with mesial temporal lobe epilepsy and unilateral hippocampal sclerosis［J］.Epilepsy Res，2012，104（1-2）：94-104.

［18］龙乾发，汪平，汪凯，等.癫痫治疗的研究进展［J］.中华神经外科疾病研究杂志，2016，15（5）：478-480.

［19］吴春风，金波.生酮饮食治疗对人体各系统影响［J］.临床神经病学杂志，2016，29（6）：475-477.

［20］房寅，胡文彬，童广安，等.中医药治疗癫痫研究概况［J］.中医药临床杂志，2016，28（4）：473-476.

［21］张媛，聂莉媛，张青，等.中医药治疗癫痫的系统评价［J］.中华中医药杂志，2016，31（12）：5266-5270.

［22］黄斌，黄毅.中医癫痫病证诊治标准化的若干问题及对策［J］.中医药管理杂志，2007（12）：946-948.

［23］王翠，刘君.癫痫中医辨证存在的问题及对策［J］.中国民间疗法，2021，29（5）：5-7.

［24］王越，刘金民.中医药治疗药物难治性癫痫的思考与对策［J］.世界中西医结合杂志，2013，8（1）：58-61.

［25］王洪图，贺娟，翟双庆，等.脾胃转枢对五脏藏神调节的研究述评［J］.北京中医药大学学报，2002（2）：1-4.

［26］张丽萍，王洪图，白丽敏，等.调理脾胃复方对癫痫大鼠脑内环核苷酸含量的影响［J］.中国中西医结合杂志，2001（S1）：50-51.

［27］苏凤哲，冯玲，路洁.路志正教授从脾胃论治情志疾病临床探讨［J］.世界中西医结合杂志，2010，5（5）：382-385.

［28］马融，张喜莲.小儿癫痫"痰伏脑络，气逆风动"病机论［J］.中医杂志，2020，61（1）：79-81.

［29］施茜馨，马融，张喜莲，等.基于脑肠轴理论探讨中医从肝脾论治癫痫研究进展［J］.中华中医药杂志，2019，34（10）：4761-4764.

［30］卢燕，刘占利.肠道菌群和癫痫相关性研究进展［J］.中华全科医学，2018，16（9）：1550-1553，1569.

［31］吴孝军，朱路文，叶涛，等.肠道菌群对中枢神经系统疾病影响的研究进展［J］.中国康复理论与实践，2018，24（5）：539-543.

［32］Li Q，Han Y，Abc D，et al.The Gut Microbiota and Autism Spectrum Disorders［J］.Frontiers in Cellular Neuroscience，2017，11：120.

［33］Lin Z，Si Q，Xiaoyi Z.Association between Epilepsy and Systemic Autoimmune Diseases：A Meta-Analysis［J］.Seizure，2016，41：160-166.

［34］车轶文，于宁，翟双庆.脾与肠道菌群相关性的理论探析［J］.世界中医药，2015，10（5）：703-705，709.

［35］邓月娥，纪立金.中医脾与脑相关的理论研究［J］.福建中医学院学报，2005（2）：48-49.

［36］马祥雪，王凤云，符竣杰，等.从脑肠互动角度探讨脾主运化的物质基础与科学内涵［J］.中医杂志，2016，57（12）：996-999.

［37］于蓓蓓，王亮，尹利顺，等.基于HPLC-DAD-MSn的柴胡皂苷A的体外生物转化研究.中草药，2017，48（2）：333-338.

［38］He Z，Cui BT，Zhang T，et a1.Fecal microbiota transplantationcured epilepsy in a case with Crohn'S disease：The first report［J］.World J Gastroenterol，2017，23（19）：3565-3568.

［39］单书健.重订古今名医临证金鉴.不寐癫狂癫痫卷［M］.北京：中国医药科技出版社，2017：441-442.

［40］贺兴东，翁维良，姚乃礼，等.当代名老中医典型医案集·内科分册（上册）［M］.北京：人民卫生出版社，2009：12.

（张俊鹏，金 华，刘志军）

# 第十五章　血管性痴呆

血管性痴呆（vascular dementia，VD）是指因自身存在的脑血管疾病引发脑组织受损出现以痴呆为主要表现的临床综合征，常见引发血管性痴呆的疾病有出血性脑血管病、缺血性脑血管病。作为老年期痴呆的重要类型，血管性痴呆是血管性认知功能障碍（vascular cognitive impairment，VCI）的严重阶段，已成为继阿尔茨海默病（alzheimer disease，AD）后的第二大痴呆疾病。

血管性痴呆患者均有中风病史，是由脑血管疾病引起的以记忆、认知缺损或伴有语言、运动、视觉空间、人格及逻辑推理异常等认知功能障碍为主要临床表现，约占老年期痴呆患者的16%，流行病学研究表明我国VD患病率为1.1%～3%。近年来，随着脑血管发病率的不断上升，血管性痴呆已经成为中老年人的常见病和难治性疾病，诸多医家、学者以中医学传统理论为依据，结合临床经验，不断深入研究血管性痴呆。现阶段，针对血管性痴呆的西医发病机制仍在探讨阶段，普遍认为该病的发生可能离不开神经生化机制、细胞和分子机制、炎症机制及遗传机制等的共同作用。

## 一、经典回顾

根据血管性痴呆临床证候及发病特点，当属中医学中"痴呆""善忘""文痴"等范畴。关于痴呆相关的记载，最早可追溯到先秦时期，如《左传》曰："不慧，盖世所谓白痴。"《黄帝内经》中有类似痴呆症状的描述，如《灵枢·天年》曰："六十岁，心气始衰，苦忧悲，血气懈惰，故好卧……八十岁，肺气衰，魄离，故言善误。"脾胃，乃气机升降之枢，升清降浊之要，五脏阴阳枢转之关键。《素问·阴阳应象大论》曰："清阳出上窍，浊阴出下窍；清阳发腠理，浊阴走五脏；清阳实四肢，浊阴归六腑。"清阳、浊阴之升降有赖于脾胃正常之枢转。《素问·玉机真脏论》曰："脾为孤脏……其不及则令人九窍不通。"《素问·经脉别论》曰："饮入于胃，游溢精气，上输于脾，脾气散精……水精四布，五经并行。"脾胃纳运相合，为气血生化之源，同居中宫，同固中土，转输精微，化气生血，营养全身，从而脑充髓养，"精神乃居"。人至老年，脾肾易衰，精血易亏，脑府失养，神机失用，则易发为痴呆。脾在志为思，以营养意，《难经·三十四难》曰："脾藏意与智。"与人的认知密不可分。因此，脾胃盛衰是神志活动正常与否的关键，而脾升胃降失司，运化失常，则易引起记忆力减退、注意力分散、反应迟钝等痴呆症状。宋·陈无择在《三因极一病证方论》曰"脾主意与思，意者，记所往事，思则兼心之所为也"，也证实了脾在人的认知和情志活动中起着关键作用。金元时期的李东垣在《脾胃论·脾胃虚实传变论》曰："历观诸篇而参考之，则元气之充足，皆由脾胃之气无所伤，而后能滋养元气。若胃气之本弱，饮食自倍，则脾胃之气既伤，而元气亦不能充，而诸病之所由生也。"重在说明脾胃之气的强弱对元气的重要影响。明·王肯堂《证治准绳》曰："血并于下，气并于上，乱而善忘。"张景岳《景岳全书·杂证谟》有"癫狂痴呆"篇，指出该病由郁结、不遂、思虑、惊恐等多种病因积渐而成，临床表现变化多端，并指出病机为"逆气在心或肝胆二经，气有不清而然"，至于其预后则有"有可愈者，有不可愈者，亦在乎胃气元气之强弱"之说，至今仍对临床有指导意义。清·汪昂《医方集解》曰："人之精与志皆藏于肾，肾精不足则志气衰，不能上通于心，故迷惑善忘也。"陈世铎《辨证录》立有"呆病门"，对呆病症状描述甚详，认为其主要病机为肝郁乘脾，痰蒙心窍，使神明不清而发病，治疗应以开郁逐痰、健胃通气为主要方法，立有洗心汤、转呆丹、还神至圣汤等方，对临床有一定参考价值。清·叶天士《临证指南医案·中风》："（中风）初起神呆遗溺，老人厥中显然。"沈金鳌《杂病源流犀烛·中风源流》"中风后善忘"等。是中医学较早关于血管性痴呆的记载。

## 二、病因病机

本病的形成主要由饮食不节、情志失常、年迈体虚、久病劳损等原因导致精血不足，脑府失充，或痰瘀气滞互结而发。

### （一）病因

#### 1. 年老体虚

《灵枢·海论》曰"脑为髓之海"，脑为髓海，元神之府，神机之用，而脑髓又为肾精所化，肾精是机体生命活动赖以进行的物质基础，是禀受父母先天之精与后天水谷之精相合而成，肾精亏虚，髓海不足，则脑转耳鸣，胫酸眩冒，目无所见，懈怠安卧，而出现健忘等症，清·汪昂《医方集解》曰："人之精与志皆藏于肾，肾精不足，则志气衰，不能上通于心，故迷惑善忘也。"

#### 2. 饮食失节

过食肥甘辛辣之味，食饮无序，嗜酒成性，使得脾胃伤而湿浊成，脾失健运而痰浊生，一则气机被阻，痰瘀蒙窍；二则气血被阻，难以上养于脑，导致痴呆的发生，因此，饮食失节造成的脾胃受损是导致 VD 发生的重要因素。《素问·刺法论》曰"脾为谏议之官，知周出焉"；阐释了脾胃与记忆的密切关系是建立在脾胃为后天之本的基础之上。

### 3. 情志失常

怒易伤肝，疏泄失职而导致肝郁气滞，进而可横逆犯脾导致脾失健运，痰浊内生，上蒙清窍而成痴呆；肝郁日久化火，上扰神明导致性情烦乱，哭笑无常等症状。《素问·调经论》曰："血并于下，气并于上，乱而喜忘。"陈士铎《辨证录·健忘门》曰："人有气郁不舒，忽忽如有所失，目前之事竟不记忆。一如老人之善忘，此乃肝气之滞，非心肾之虚耗也。夫肝气最急，郁则不能急矣，于是肾气来滋，至肝则止，心气来降，至肝则回，以致心肾两相间隔，致有遗忘也。"因此，情志失常导致的 VD 症状责之于肝，与脾相关，通降于心而滋养于肾。

### 4. 湿浊内蕴

湿性缠绵，病久难愈。久病延治或失治误治，可使脾肾虚而正气不足，一则脾虚无力运化水液，湿浊停聚，痰湿内生，久滞成瘀，痰瘀上扰，蒙蔽清窍，发为痴呆。

### 5. 他病转归

血管性痴呆患者多有明显的中风病史，且多由他病转归，如消渴、眩晕等，是与中风病密切相关的疾病，《临证指南医案·中风》曰："初起神呆遗溺，老人厥中显然。"《杂病源流犀烛·中风源流》中也有"中风后善忘"的记载，此句言简意赅，但却点明了中风与痴呆的内在联系。

## （二）病机

本病病位在脑，与心、肝、脾、肾功能失调相关。病理性质虽虚实夹杂，但总属本虚标实之病。

### 1. 脾胃虚弱，血不养脑

血管性痴呆的发病机制归纳起来不外乎虚、瘀、痰。虚指气血亏虚，髓失所养，脑失所用；瘀指中土虚弱，气血不行，气虚血瘀，痹阻脑窍，脑脉不通；痰指脾土运化失司，久而湿酿成痰，蒙蔽心神；三者相互影响，因虚致实，或邪实进而耗伤正气，形成虚实兼夹之证，而为难治之候。

脾为后天之本，气血生化之源，水液运行之轴，气血充足，则后天所化生之水谷精微得以充养先天之精，精盛而脑髓充盈，若脾胃虚弱，上不养脑窍，下不滋肾阴，导致脑窍失养而发为痴呆。《素问·八正神明论》曰："血气者，人之神，不可不谨养。"髓养脑窍，血濡脑髓，且气为血之帅，血为气之母，气行则血行，气虚则血瘀。气血通畅，滋养肢骸则筋骨强健，濡养脏腑则功能旺盛，气行则血旺，气血津液上充于脑，清阳得助，神机可运，灵机记忆有序。若气血失调，无论气滞血瘀还是气虚血瘀，均可阻滞经络，脏腑功能失常，清阳无助，神机不运，终致痴呆。诚如《灵枢·大惑论》曰："人之善忘者，何气使然……上气不足，下气有余……虚则营卫留于下，久之不以时上，故善忘也。"此外，脾虚水液不行，湿酿成痰，痰浊的形成也是痴呆形成的重要因素。陈士铎《辨证录·呆病门》中提出："痰积于胸中，盘踞于心外，使神明不清而成呆病矣。"脾为生痰之源，人至老年，脾气渐衰，不能为胃行其津液，脾失健运，运化水液功能失调，聚湿生痰，痰浊既成，若阻滞气机，则脏腑气机升降出入异常；若壅塞于经络，则气滞血停，瘀血阻络，气血无以上充于脑，神明记性可渐失而成痴呆。

**2.升降失调，气不行血**

血管性痴呆的各种致病因素，包括饮食、劳伤、七情、六淫，都是通过影响气机，以致升降无常、出入无序，清阳不升、浊阴不降，变证丛生。对此，景岳论述尤详："夫百病皆生于气，正以气之为用，无所不至，一有不调，则无所不病。故其在外则有六气之侵，在内则有九气之乱。而凡病之为虚为实，为热为寒，至其变态，莫可名状。欲求其本，则止一气字足以尽之。盖气有不调之处，即病本所在之处也。"(《景岳全书·杂证谟·诸气·论调气》)

综上，血管性痴呆的病机与脾胃气机的升降有序与气血运化得健有着密切的关系，而病理上关键在于脾虚与"脾藏意"情志异常。脾胃气机逆乱，气血不畅，生化乏源；运化失健，转输失司，导致脑失濡养；又因"脾藏营，营舍意"的生理基础，故而还可出现情志异常表现；还可导致运化失调，脾虚生痰，化生浊物；又可导致统血失调，血运艰涩，久滞成瘀。同时，痰瘀相互为病，痰可致瘀，瘀可致痰，因虚致痰瘀，痰瘀又加重脾虚，形成脾虚→痰瘀→脾更虚的恶性循环。

已有大量的证候流行病学调查研究发现 VD 的常见证型为髓海不足证、脾肾两虚证、痰浊蒙窍证、瘀血内阻证、心肝火旺证等五型。并认识到血管性痴呆的易患性病理体质主要责之于脾肾二脏之虚候及痰瘀二素之互结，对本病证型演变的一般性规律认识也逐渐趋于一致，即脾肾虚衰→痰浊→瘀血互结。通过细究各个常见证型，无不与气机升降与气血运化功能异常有关。

## 三、名医经验

### （一）邓铁涛——益气健脾为本，除痰化瘀为标

国医大师邓铁涛采用"益气除痰活血法"治疗血管性痴呆疗效显著。《素问·玉机真脏论》曰"五脏相通，移皆有次"，其在中医"整体观念"及"辨证论治"的基础上提出"五脏相关论"，认为本病虽病位在脑，但发病之根本在于脾，强调本病治疗基础在于益气健脾。脾胃为后天之本，气血生化之源，气机升降之枢轴，脾胃之气得健，气血生化有源，水液运化有道，则痰瘀之邪消于无形。因此，其认为治疗时应以"益气健脾"为法，常选用四君子汤加用五指毛桃，方中诸药皆味甘入脾，益气健脾之

功中有燥湿化痰之效，补虚之中亦有运脾之力，颇合脾欲甘，喜燥恶湿，喜通恶滞的生理特点，体现了治疗脾胃气虚证的基本大法。方中党参性味甘温，补中益气而使中宫之气充裕，故为君药；脾喜燥恶湿，为生痰之源，故以甘苦温之白术补气健脾而为臣药；茯苓性味甘淡且平，可渗湿健脾，与白术相伍，前者补中健脾，守而不走，后者燥湿以助脾运，走而不守，二者相辅相成，共奏健脾祛湿之功，为佐药；甘草甘温益气、调和诸药。其喜重用岭南常用草药五指毛桃，又名南芪，其性辛甘、性平、微温，具有益气补虚、健脾化湿之功。与北芪相比，补气力稍逊，但补不助火、不伤阴，大剂量应用安全。根据本病虚实夹杂的特点，其认为治疗上应以通补兼施、强调益气健脾为主，除痰活血为辅。《石室秘录》曰"呆病……此等症虽有崇凭之，实亦胸腹之中无非痰气……痰势最盛，呆气最深"，"故治呆无奇法，治痰即治呆也"。邓铁涛依据"痰瘀相关"的理论，认为血管性痴呆患者以气虚痰阻者居多，痰瘀相兼时主张以化痰为先，辅以祛瘀。临床喜用温胆汤化痰除湿，既除痰湿之邪气，又断生痰之源，标本兼顾。方中半夏辛温而燥，善燥湿化痰，喜用橘红代陈皮加强理气健脾、燥湿化痰之力，以达气顺则痰消之功，共为主药；辅以茯苓渗湿健脾，湿无所居，则痰无所生，是兼顾其本之法；竹茹不宜重用之，意在除烦安神、降逆消痞。用枳壳代替枳实，意在宽中行气、消痰降痞，又防枳实破气伤正，又加以甘草益气和中。诸药合用，共奏燥湿化痰、理气和中之功。且主张避免过量使用活血药，以防耗伤正气，损伤脾胃，脾运不化则痰浊难消。在组方时选用了多味化痰药，常配一味丹参，血中气药，气中血药，本品苦降而行血，善入血分，能通血脉、化瘀滞、消癥积、祛瘀生新，行而不破，活中有养，故有"一味丹参饮，功同四物汤"之说。故其在治疗血管性痴呆时尤重脾胃，脾气健则气血旺，痰瘀去则血脉通，不治脑络而元神自安。

### （二）李鲤——健脾和中，痰瘀并治

邓铁涛认为脑为精明之府，脑清神明有赖于人体气机升降有序，即清气得升以奉精明，浊气得降无碍清窍。脑为清灵之脏，若浊邪上犯于巅，清窍被蒙，多见"浊邪害清"之善忘、神痴、呆傻等症。坤土生万物，乃四运之轴，五脏之中心，上乘下达，乃升降转运之枢。脾升胃降，清气上充，浊气下行，上输于心肺，下达于肝肾，脾胃健旺，可权衡五脏，灌溉四旁，心营以生，肺气以养，肝血以柔，肾精以充。其根据多年对血管性痴呆的病因病机认识及临证经验遂提出了治疗痴呆的三步疗法：即和中化痰以滋化源，使元神得养；化痰瘀疏通经络，使元神得濡；补脑髓增进智能，元神功能得复。以下分作论述。

和中化痰以滋化源，使元神得养：脾运得健则痰生无源；气畅血行，元神得养则痴呆可愈。同时其根据舌脉施以加减：当兼有纳呆、胸腹胀满、舌苔腻、脉弦滑者，方选保和汤加远志、菖蒲、郁金；苔黄腻者，加胆南星、川黄连、天竺黄；若苔薄黄

者，加炒枳实、竹茹；纳差者，加炒鸡内金、焦麦芽。

化痰祛瘀以通经络，使元神得濡：脏腑功能失调，痰浊瘀血自生，故而痰、瘀是其致病的重要因素，痰瘀互结，蓄积蕴化，又是病情波动、加重的重要原因，因此，痰、瘀两证见于病变的各个时期，贯穿其病程始终。胃纳脾运功能正常有利于输布阳气，运化精微，输灌四旁，化痰祛瘀，分导水湿，俾气血煦濡，五脏得养，方能扭转颓势，权衡以平。故治疗必当健脾助运以化痰瘀、通经活络以濡元神，恢复脑功能。

补髓益脑以增智能，使元神得复：通过前两步化痰瘀、通经络，患者纳食渐进，脉道渐通，则虚者可补，实者可泻。和中健脾当不忘化痰祛瘀这两大治则，随证治之。肝肾亏虚、偏于阴虚者，用左归丸；偏于阳虚者，用右归丸；补肾益精者，用还少丹。邓铁涛研制的脑萎雾露散，功用滋补脑髓、开窍健脾，为第三步选用的良药。以此三法，随证加减。

### （三）张伯礼——健运中焦，升清降浊

张伯礼治疗心脑疾病非常重视中焦之脾运，强调气以升降相宜为要。其认为脑为精明之府，其效之正常发挥依赖于人体气机升降有序，即清气升可奉精明，浊气降可通清窍。中焦的作用关键在于脾胃升降相因而清浊相明，即脾升清阳而胃主降浊，脾胃同居中州，通上连下，脾气升，则肝肾之气随之而上行，胃气降，则心肺之气随之而下降，故为一身气机升降之枢纽。其在使用运中焦中药时重视顺应脾主运化和脾胃脏腑之禀赋，如予炒扁豆、焦白术、茯苓、薏苡仁、苍术健脾利湿、扶助后天，使中焦斡旋有力、升清有常；根据脾喜燥恶湿的特点予醒脾化湿藿香、佩兰、白豆蔻、草果、砂仁等药助力腐熟，相对胃喜湿恶燥的特点常以沙参、百合、麦冬、玉竹与之相配，可使芳香不燥、胃阴不伤，祛湿化浊于无形；中焦气机阻滞出现腹胀明显者，常予半夏、陈皮、木香、枳实理气消胀、疏泄宽中；腹胀兼有水声辘辘者加大腹皮、槟榔片除积消胀、利水化郁；对于浊气不降、嗳噫便秘者予大黄、枳实、莱菔子、厚朴、代赭石等通腑降浊；若浊停下焦溲浑不利者可加汉防己、木通、车前子之类通利清降，导湿热浊邪从小便而出；若湿浊热化，常以胆南星、全瓜蒌、桑白皮、黄芩等药清热泻浊；痰黏胶结者常伍以生牡蛎、浙贝母、夏枯草、皂角刺等药润燥散结，毋使湿浊酿化成顽毒。邓铁涛认为升清降浊之法实质是调节气机，而所用药并非仅一般理气之剂，依症所因，据药之性，相伍裁用，症因通治。常用药对如升清化浊之葛根、蚕沙，芳香化浊之藿香、佩兰，清热燥湿之茵陈、苍术，辛开苦降之半夏、黄芩，寒热并施之吴茱萸、黄连，化浊和胃之蚕沙、半夏，皆有意想不到功效。

## 四、常用方药脾胃思想探析

### （一）通窍活血汤脾胃思想探析

通窍活血汤出自《医林改错》，是清代名医王清任创立的著名的活血开窍方剂，现代医家广泛用于治疗因瘀血阻窍所致的头面部疾病。《伤寒论·辨阳明病脉证并治》曰"阳明证，其人喜忘者，必有蓄血，所以然者，本有久瘀血，故令喜忘。屎虽硬，大便反易，其色必黑者，宜抵当汤下之"，提出了瘀血致呆的病机。唐宗海在《血证论》中亦明确指出："凡失血家猝得健忘者，每有瘀血。"瘀血阻塞脑窍，气血不通，脑失濡养，导致记忆力下降。张锡纯在《医学衷中参西录》亦曰："血之注于脑者过少，无以养其脑髓神经，其脑髓神经亦恒至失其所司。"综上，瘀血阻窍是血管性痴呆的重要病理机制之一。"气为血之帅，血为气之母"，气畅则血行，气滞则血瘀，气血畅达无阻，则精微物质可上充于脑，濡养脑髓，使神机得养，灵机记性有序。同时，瘀血的形成与气机升降和血运生化无不相互关联，而脾胃，一则作为气机升降之枢，升降失调导致气滞血瘀；二则作为气血生化之源，生化乏源导致气虚血瘀。因此，瘀血是血管性痴呆形成的重要病理因素，脾胃是 VD 形成的重要脏腑。

方中石菖蒲化痰开窍；麝香味辛性温，芳香走窜，通行十二经，通络开窍、解毒活血（西医学认为其中含麝香酮等成分，能兴奋中枢神经系统、呼吸中枢及心血管系统，具有一定的抗菌和促进腺体分泌及兴奋子宫等作用），因而为开窍主药，故而为君药；赤芍味苦微寒，可缓和方中其他药物的辛温之性，同时赤芍可行血中之瘀滞；川芎辛温香窜，是血中之气药，两药配伍，共奏行气活血之功；桃仁、红花活血通络、祛瘀生新，四药联用既可活血，又可破瘀，故而为臣；佐以大枣缓和芳香辛窜药物之性，可益血止血；葱、姜通阳活血，具有疏通上下表里之血脉的作用，可改善食欲，促进消化，同时具有补脾益胃的作用，可保护脾胃免受刺激，有助于药物的吸收，充分发挥药物的功效；黄酒通络；与葱、姜配伍更能通络开窍，通利气血运行的道路，故而为佐，诸药合用，共奏通窍活血之功。

#### 1. 散瘀通滞，气血先行——川芎、赤芍为首

头为诸阳之会，清阳之府，为髓海之所在。五脏精华之血，六腑清阳之气，均上注于脑。川芎，可"上行头目，中开郁结，下调经水"，为血中之气药，上行头目颠顶，破瘀行气、疏通脑络，可通达气血，使气血上行头目，使脑窍得养，神机得用；可调理气机，中开郁结，使瘀滞可清，神府可明。现代研究表明，川芎中含有生物碱（如川芎嗪），川芎嗪可扩张脑血管，降低血管阻力，显著增加脑及肢体的血流量，改善微循环，可以清瘀血、散瘀结，使瘀血可去、脑神可养，改善患者认知功能和肢体活动障碍等痴呆性症状；同时具有持久性的降压和扩张冠状动脉，增加冠状动脉血流

量，改善心肌血氧供应，降低心肌耗氧量，抗血小板聚集等作用，高血压和冠心病是VD 发病的重要危险因素，川芎可通过以上作用降低高血压和冠心病的发病风险，从而进一步降低 VD 的发病率；此外，瘀血可以痹阻脑络，导致气血郁滞不通，横窜经络，导致昏仆、失语等中风症状，增加 VD 的发病风险，而川芎功为活血行气、祛风止痛，因此，可通过改善中风症状而降低 VD 的发病率，可谓"治风先治血，血行风自灭"。赤芍，功在清热凉血、散瘀止痛，其所含芍药苷等成分同样具有扩张冠状动脉、增加冠脉血流量、抑制血小板聚集等作用，与川芎相配，可增加川芎活血行气之功，此则气行则血行，以达脑络可通、精微物质可行、气血可达、脑窍可养、痴呆可治之目的。

**2. 开窍醒脑，痰瘀同治——以石菖蒲、麝香、蔓荆子为主**

痴呆日久，肾精渐亏，髓海失荣，髓减脑消；脾失运化，水湿停聚，久酿成痰，气血生化乏源，气机升降失序，气血停滞，化而为瘀，痰瘀互结，堵塞脑脉，脑失濡养，久而成痴；心血亏虚，心神失养，神失所藏，元神之府功能失常，因而出现健忘、记忆力减退、肢体活动障碍等痴呆症状。治拟化痰开窍、活血通经之菖蒲、麝香，配以蔓荆子以清利头目。《神农本草经》认为蔓荆子"利九窍"，石菖蒲开心孔、补五脏、明耳目，《重庆堂随笔》认为石菖蒲"舒心气、畅心神、怡心情、益心志"。二者相伍，增强镇静醒脑之功；此外，菖蒲走中焦，善化湿浊、醒脾胃、行气滞，脾胃作为中运之轴，脾胃健则气血可通，水液可运，痰瘀可消，脑府可养，神机可用。麝香，入心、脾，开窍醒神、活血通经。《本草纲目》："通诸窍，开经络，透肌骨，解酒毒，消瓜果食积，治中风、中气、中恶、痰厥、积聚癥瘕。""盖麝香走窜，能通诸窍之不利，开经络之壅遏，若诸风、诸气、诸血、诸痛、惊痫、癥瘕诸病，经络壅闭，孔窍不利者，安得不用为引导以开之通之耶？非不可用也，但不可过耳。"可见麝香开窍逐瘀之功之著。诸药相配，痰消瘀除，脑脉可通，脑清神明。

**3. 疏上通下，引药到所——葱、姜、枣配伍黄酒**

老葱可通阳入络，疏通全身上下之阳气。血，得温则行，遇寒则凝，血滞得阳气温化可通，气滞得阳气温化可行，因此，温阳可助气血运行；通窍活血汤多以辛温走窜之品居多，容易损伤脾胃，配以姜、枣以保护脾胃、调和营卫、养血安神，脾胃健，则诸滞可化、气血可行、药效可达；诸药配以活血通络之黄酒，使得脑络通畅，引诸药之力可达病所，药到病安，痴呆可治。

通窍活血汤证体现了一派瘀血阻于脑络之象，而瘀血之根在于中焦气机之升降，其发病之本在于中焦气机失于畅达，脾失健运，气血不运，水液不行，久而为痰、为瘀。其表虽为一派痰瘀标实之象，实与中宫有着密不可分的关系，同时，脾为生痰之源，脾失健运可助湿生痰，痰浊可阻滞气血运行，影响水液代谢，易于蒙蔽头目心神，导致神志不清、痴呆健忘之症。因此，"痴呆"一病，无论化痰还是祛瘀，都不应离开脾胃而空谈痴呆之治法，可谓"痰瘀之去在于脾胃之治"。

### （二）涤痰汤脾胃思想探析

涤痰汤出自《济生方》，《证治准绳·癫》曰："有病癫人，专服四七汤而愈，盖痰迷为癫，气结为痰故也。"《景岳全书·杂病谟·癫狂痴呆》曰："痴呆证，凡平素无痰，而或以郁结，或以不遂，或以思虑，或以疑贰，或以惊恐，而渐致痴呆。"另《石室秘录·呆病》曰："痰势最盛，呆气最深。"清·陈士铎《辨证录·呆病门》中指出："呆病之成，必有其因。大约其始也，起于肝气之郁，其终也，由于胃气之衰。肝郁则木克土，而痰不能化；胃衰则土不制水，而痰不能消。于是痰积于胸中，盘踞于心外，使神明不清而成呆病矣。"可见血管性痴呆初期为肝气郁结，渐至肝木克土，影响脾胃功能，加之老年人本身就易脾胃虚弱，脾失健运，痰湿内停，上扰神明，出现痴呆症状，可见痰浊阻窍可为本病的发病机制之一。痰浊，是脏腑功能失司、津液代谢失常的病理产物，而当其一旦生成后可随气流行，游走于经络脏腑之间，成为其他疾病的致病因素。痰浊随气上行，阻闭脑窍，留着不去，凝聚难化，致使髓海浑浊，清阳蒙蔽，灵机不运，神机失调，呆病则应运而生。痰湿困脾还能进一步损伤脾胃气机，加重其运化水液失司的程度，痰浊更甚。同时，脾胃气机受损还能影响其运化水谷的功能，脾为后天之本，从饮食水谷中摄取精微物质，化生气血以供机体生命活动。脑为元神之府，是机体生命活动的主宰，有气血滋养，才能髓海充实，神窍清明。当痰湿困脾时，气血生化无源，则脑失所养，髓消脑减发为痴呆。脾虚不能统血，一则血溢脉外，一则离经之血聚于脉外阻滞经络，气血运行不畅不能上达清窍，清窍失养亦可发为痴呆。由此可见，涤痰开窍佐以健脾化瘀可作为本病的主要治法之一。

涤痰汤以涤痰开窍为主，兼备益气健脾之功，加味丹参、川芎活血化瘀，加味远志祛痰开窍，使痰浊、瘀血得化，脑窍得通。方中胆南星、半夏、橘红燥湿化痰，研究发现半夏中的主要成分半夏总生物碱能够降低大鼠血清中丙二醛（MDA）和超氧化物歧化酶（SOD）的含量，提高机体抗氧化能力，减少氧化应激反应导致的神经系统细胞凋亡。石菖蒲化痰开窍，石菖蒲的有效成分β-细辛醚和丁香酚能上调CaMKⅡ、CREB1和Bcl-2等抗神经元细胞凋亡分子的表达，同时下调促细胞凋亡因子Caspase3、Bax的表达，对神经元具有保护作用。β-细辛醚还能够通过调节血管间黏附分子和钙离子的浓度保护血管内皮细胞，从而降低血管内皮损伤诱发认知功能障碍的风险。竹茹清热化痰除烦，人参、茯苓益气健脾。研究表明，人参皂苷Rg1能改变AchE活性，通过胆碱酯酶系统的调节作用改善机体中枢神经系统的认知功能。人参皂苷、人参二醇能在一定程度上降低血清中TC、TG及LDL C的含量，减少自由基和促凋亡分子对VD大鼠皮质、海马细胞的损伤，改善机体中枢神经系统的退行性病变，对认知功能起到保护作用。茯苓多糖及茯苓皮三萜能够减少IL-1、TNF-α的mRNA表达及MAD的表达，在一定程度上可以抑制炎症反应和氧化应激反应对中枢神经细胞的损伤，达到减轻认知功能障碍的作用。枳实理气化痰，枳实、胆南星亦具有降低血脂、抗氧化及抗炎作用。加味丹参、川芎可活血化瘀，佐以远志可增强祛痰开窍之功。甘草补脾益气、调和诸药，诸药合用，以达祛痰治呆的目的。

**1. 心脾同治，气补痰消——人参、菖蒲为宜**

脾升清阳，心气降以助浊消，使清灵可守，神机可用，清·汪昂《医方集解》谓此方为手少阴、足太阴药也，历代医家通过调整药量，认为其有心脾同治，补肾益智、祛痰开窍的作用。重用人参、石菖蒲为君以补益心脾、补肾益智，药性虽无二药归肾经之言，但《神农本草经》谓人参可"主补五脏，安精神，定魂魄，止惊悸，除邪气，明目，开心益智，久服轻身延年"，载石菖蒲"主风寒痹……开心孔，补五脏，通九窍，明耳目，出音声。久服轻身，不忘，不迷惑，延年"。二药均可补五脏，有补益心脾、补肾益智之效。脾气得健，气血充盈而致心神可养，一则上滋于脑，下滋于肾；二则脾气以补，水液以行，使湿去而痰消，即"治痰以治呆也"。

**2. 痰湿同源，当以利气——枳实、茯苓、半夏为用**

痰湿同源，性状之异，脾虚生湿，聚以化痰，阻滞气机，上蒙清窍，若欲开窍，当先以燥湿化痰，而祛痰当先以利气，即所谓"治痰先利气，气顺则痰消"，《日华子本草》言茯苓能"开心益智，止健忘"；《本草正》云茯苓"利窍去湿"，助人参而补心气、益心智。既能助人参补心脾，又能助君药石菖蒲开窍化痰、醒神益智、化湿和胃，枳实，性味苦、辛、寒，归脾、胃、心、肝，破滞调气，《本草衍义补遗》曰："枳实泻痰，能冲墙倒壁，滑窍泻气之药也。"加以陈皮加强理气健脾之功，半夏、竹茹加强胃气下行之力，以达脾健湿去痰消之用。

## 五、难点与对策

血管性痴呆为慢性进行性疾病，治疗过程漫长，延缓病情进行性发展、最大限度保证患者生活质量是治疗的主要目的。但近年来，无论是有关血管性痴呆的中医的分型治疗还是西医的对症治疗，均取得了一定的进步，随机大样本研究表明，部分西药可以降低远期痴呆发生率并达到良好的延缓病程的作用。但中医诊断的标准性、实验结果的有效性尚缺乏统一的标准，需进一步科学完善。目前的中医辨证分型分期更加深入地考虑延缓患者发展的平台期阶段，提示中医辨证论治的同时应注意不同患者各型的发展阶段。中医采用辨证论治原则，针对不同患者采取不同的治疗方案，总体仍从虚实、气血、脏腑、阴阳论治，今后应有效地将中西医结合，用两种不同的理论体系研究作用于全身及大脑局部的药物，同时努力寻找中药有效成分，加大临床适用性，扩大适用群体，有利于开展对血管性痴呆发病机制尚不明确的同时缺乏对其影响发病的危险因素的研究。举一例说明，血管性痴呆出现的渐进性认知障碍是影响患者生活质量的主要危险因素之一，而引起血管性认知障碍的因素又有很多。据最新文献报道，血管性认知障碍的发生与高龄、高血压、房颤、糖尿病、脑卒中、吸烟等常见血管危险因素有关，这些危险因素导致脑血管大、中、小动脉的进行性损伤，继而引起神经退行性病变和认知功能下降。此外，研究表明，神经血管单元失衡、毛细血管网密度和脑灌注降低等中枢神经系统的异常及血糖、血脂、尿酸的异常可能与血管性认知障碍的发生、发展密切相关，但目前缺乏实验数据证明，而以上引起血管性认知障碍的影响因素是否可以作为血管性痴呆发生的危险因素也是未来值得探讨和研究的关键所在。

血管性痴呆的病理演变具有阶梯样或进行性恶化的特征，而中医在遣方用药剂型方面因人而异，表现出灵活有余而规范不足，影响了研究的科学性及可重复性。血管性痴呆的发生是多种因素共同作用的结果，与生理、心理、社会等因素密切相关，虽然中药复方临床观察较多，但实验研究较少，而药物的作用机制研究更加缺乏系统研究。实验研究缺乏规范化，科研设计不严密，低水平重复过多。并且中医药在记忆力改善方面尚未达到理想的效果。西医对于本病的认识缺乏整体性。由于 VD 发病机制的不明确，西医脑血管病相关指南未有公认的临床推荐用药及治疗方案，中医治疗方法及疗效差异较大，而在临床中无法完全保证疗效。

### （一）在整体观念背景下发挥"脾胃"的独特优势

血管性痴呆的临床治疗，在无特效药的现状下，中西医结合治疗是目前的主流趋势。以中医整体观念为前提，将审证求因与辨证论治有机结合，对慢性病的长期论治形成系统化的中医疗法，能够有效改善血管性痴呆患者的症状。针对血管性痴呆的临床治疗，中西医药物结合治疗时需"时刻顾护脾胃"。如何发挥"脾胃"的最大优势治疗 VD，利用中药的宏观调理、维持整体的机体平衡、有效减少药物的不良反应，最终形成症药结合的系统化治疗，是当前医药研究的热点，也是中医药临床研究当中亟需解决的问题。临床上关于血管性痴呆的中医药治疗可分为单味药和多味药联合使用。

### （二）通过"脾胃"预防血管性痴呆进一步发展恶化

中西医结合目前仍是改善血管性痴呆患者临床症状较为可行的方法，在药物控制临床症状之外，预防此类疾病的并发症是防止该病持续恶化的关键所在。

由于该病病位本身的特殊性，决定了血管性痴呆的并发症具有高度的风险性和致死率。如血管性痴呆失治、误治或者延治可引发的脑梗死、脑水肿、脑疝等并发症，如果不积极预防，极有可能给患者的生命造成极大的威胁。中药在改善症状、预防脏器损害及提高患者生活质量方面具有一定的优势，《三因极一病证方论》曰"脾主意与思，意者，记所往事，思则兼心之所为也"，也证实了脾本身就在认知和情志活动中有重要作用。结合众医家之论，血管性痴呆病机，要重视脾运失职，气血亏虚，精髓失充，进而出现脑失濡养、心神失养、津停痰生、津亏瘀阻等一系列病理改变。因此，从一定程度上讲，血管性痴呆的发生及其并发症与"脾胃"关系密切。脑位于"高巅"，有赖于气血之濡养。脾运化气血转输于"高巅"而为脑所用，使其发挥主神明的作用。若脾虚气血化生不足，脑神失于濡养，则神无所用，就会出现神情呆滞的表现。此外，气血不充，血管失于濡养，久之可造成皮下动脉硬化脑病等并发症。血管性痴呆本质上为"神"之异常。"神"从广义上说是指整个人体生命活动的外在表现，狭义上说是指精神、意识、思维活动。因此，人的学习、记忆由脾所主，统领于心，整合于脑。"脾藏意"为脾与情志关系的概括，主要体现了"脾藏营，营舍意"的生理基础，以发挥"心有所忆"的生理功能。

其次，脾失运化可聚湿生痰，脾气虚可致血瘀，痰瘀互结均可阻滞气血运行，堵塞气血充养之道，气血不通，瘀血阻络可致脑梗，水液不行而停滞于脑，久而久之发为脑水肿。《景岳全书·癫狂痴呆》曰"痴呆证，凡平素无痰，而或以郁结，或以不遂，或以思虑，或以疑贰，或以惊恐而渐致痴呆"，说明痰浊和痴呆有着密不可分的关系。脾气亏虚，统摄、运化无权，痰瘀互为因果，相互化生，蕴积内毒，终致脉道不利，损伤心神、脑窍，元神失聪，清窍失养，灵机渐失，故发为痴呆。综上所述，无论是 VD 还是其并发症，发病机制都与"脾胃"密切相关。

## 六、本病从脾胃论治基础分析

血管性痴呆，作为一种脑血管疾病，有着许多的高危险因素，如高血压、糖尿病及冠心病等心脑血管疾病。因此，如何未病先防或者达到既病防变仍是目前临床工作中研究的主要任务之一。

### （一）血管性痴呆与消化系统联系的基础分析

研究显示，在 75%～92% 的血管性痴呆患者中除伴有高血压、糖尿病、高脂血症等高危因素外，也存在影响病情发生、发展的非高危因素，因此不排除血管性痴呆发生发展存在的更为复杂的原因，如 HP 感染导致的消化系统性炎症。既往认为 HP 是一种寄生于胃黏膜的导致消化性溃疡、慢性胃炎等胃肠道疾病的持续性、慢性感染因素。但近来研究表明，HP 感染除与消化系统有关外，可能与心脑血管事件的发生有所关联，由于 HP 感染能引起机体脂质代谢紊乱、促进全身炎症反应和免疫反应而加重心脑血管动脉粥样硬化；且 HP 感染后虽然起初浸润于胃黏膜表面的是急性中性粒细胞，但会被单核细胞逐步浸润取代，而单核细胞浸润可对远部组织和器官产生一定损伤，因此控制 HP 感染有利于减轻心脑血管损伤程度，从而阻断血管性痴呆患者认知功能下降，因此加强血管性痴呆患者 HP 感染高危人群筛查及感染程度评定，明确认知障碍与 HP 感染关系，有助于临床把握病情、指导治疗、改善预后。同时相关研究结果显示血管性痴呆患者也更易受到 HP 感染。因脑血管受损事件是血管性痴呆的常见诱发因素，因此患者在发病前可能存在严重的神经功能缺损及相应的应激反应，进而影响消化系统血供，引起胃黏膜血液循环异常，通过削弱胃黏膜抵御风险能力，为 HP 感染提供了便利条件。通过以上说明，VD 所引起的记忆力减退及认知功能障碍等症状与消化系统具有一定的相关性，并且有实验研究证实，具有一定的可靠性。

综上，结合中医学脾藏营，以营养意，脾在志为思，脑为髓之海而主神明，位居颠顶而为清窍。脾脑相关的生物学基础脑肠肽与脾所藏之"营"有着千丝万缕的联系，运用现代科学技术和方法探索脑肠肽与营之间的相关性对于认识中医脾脑相关有着深远而重要的意义。此外，VD 与消化系统同样相互关联，因此，在往后的临床研究当中有必要进一步探索，以此，可以为 VD 的预防与治疗提供更多的治疗手段。

### （二）"脾胃"功能失常导致的多种疾病与血管性痴呆的发生、发展密切相关

经大量的西医学研究证明，生活方式的不当，饮食规律的紊乱等生活因素可以造成脾胃损伤，影响血管性痴呆病情的转归。《素问·五脏生成》曰："多食咸，则脉凝泣而变色。"食咸过多，脉道不畅，血滞为瘀。香烟，辛温燥烈之品，吸烟过多容易灼伤肺胃，津亏液耗；酒浆，湿热之品，入口而灌胃，加重痰湿成肥胖，气血逆乱而伤肝，造成血压升高。而高血压可以使脑血管的压力及脑血流量发生变化，引起血管内皮和平滑肌的撕裂，导致管壁脂肪玻璃样变性和纤维蛋白样坏死，造成脑组织低灌注，引起腔隙性脑梗死或慢性局部脑组织缺血缺氧，导致脑白质稀疏；另一方面，血压升高引起认知障碍的机制考虑与以下因素有关：肾素－血管紧张素－醛固酮系统（renin-angiotensin-aldosterone system，RAAS）的过度激活、氧化应激、内皮功能障碍、炎症反应、血压变异性、动脉硬化的增加、血脑屏障通透性增加、β 淀粉样蛋白沉积、脑白质小动脉损害、脑萎缩、脑小血管病变（白质病变、腔隙性梗死、微出血）、脑淀粉样血管病等。同时有研究认为，糖尿病也会增加血管的淀粉样改变，大动脉粥样硬化，脑血管狭窄，使得脑组织长时间处于慢性缺血缺氧状态，脑神经元的变性坏死，加之糖尿病使神经纤维的缠结及海马组织的萎缩，这些病理改变均会引起 VD。此外，血脂的升高可以加速动脉粥样硬化的形成，而动脉粥样硬化可以使脑组织长期处于慢性缺血缺氧状态，诱发或加重 VD。因此，Rooney 等认为，总胆固醇、甘油三酯及低密度脂蛋白的升高均会明显增加 VD 的患病率。这些代谢性危险因素也提示从"脾胃"论治的重要性，此即《素问·经脉别论》曰："生病起于过用，此为常也。"血管性痴呆的诸多危险因素在被关注的同时，还应看到脾胃为气血生化之源，运化水谷精微及药物，以促进药物能够直达病所之功能。即所谓"百病皆由脾胃生，治脾胃可以安五脏"。

## 七、临床验案举隅

### （一）邓铁涛医案

患者，男，65岁，2013年2月15日首诊。主诉：中风后记忆力下降明显4个月。刻下症：神疲乏力，记忆力下降明显，头痛时作，呈刺痛，夜间为甚，双手震颤，睡眠尚可，纳差，大小便如常，舌胖大紫暗苔白厚，脉弦滑数。处方：竹茹10g，枳壳6g，橘红6g，法半夏10g，白术15g，茯苓15g，泽泻10g，厚朴花10g，白芍15g，五指毛桃30g，甘草5g，丹参18g，太子参18g。水煎服，日1剂，连服7剂。依据症状体征，证属气虚痰瘀，邓铁涛认为该患者存在脾气亏虚之本，故以益气除痰兼活血为法，选用四君子汤合温胆汤化裁，加用五指毛桃益气补虚、健脾化湿，泽泻利水渗湿，厚朴花理气化湿，丹参活血化瘀，共奏益气健脾、除痰活血之功。3月1日复诊时见记忆力较前改善，双手震颤较前减轻，睡眠好，胃纳尚可，头疼减轻，饥饿时感眩晕。舌胖大紫暗苔白厚，脉滑数。复诊患者症状好转，前方去泽泻防利水太多，余药同前，予15剂。3月23日三诊时见记忆力好转，近事偶有遗忘，远事清晰可忆，双手震颤减少，时或头痛，舌胖大紫暗苔白浊腻，舌边左侧有瘀斑，脉弦数。处方：竹茹10g，枳壳6g，橘红6g，法半夏12g，茯苓15g，白术20g，胆南星10g，赤芍15g，三棱10g，莪术10g，甘草6g，太子参30g，五指毛桃30g，远志5g，薏苡仁15g。水煎服，日1剂，连服15剂后，记忆力明显好转，头痛消失。三诊所见，久必入血，瘀血明显，故改白芍为赤芍活血化瘀，加用三棱、莪术破血通络，胆南星化痰开窍，远志安神祛痰开窍，加大太子参用量并用薏苡仁益气健脾，以防大量活血药物耗伤正气，损伤脾胃，由此看出，邓铁涛辨治此案，立法严谨，配伍缜密，用药巧妙入微，故方简效宏。随访半年，患者病情稳定。

按：血管性痴呆究其发病枢机为髓海空虚，脑窍失养，而造成髓海空虚之因在气、在血。脾气亏虚湿易停，聚湿成痰久为瘀，虽症在于脑，但因在于中焦。因此，遣方行药当以益气健脾、祛湿化瘀为要领，全方虽无通窍之药，但可达通窍之效，实现了上病从中治、痰瘀从气治疗的目的。

### （二）李鲤医案

患者，男，65岁，2002年4月5日初诊。患者于几天前因家不和，情志不遂，渐至头晕头蒙，双下肢软弱，行走无力，不欲言语，两目无神，表情呆滞，反应迟钝，计算力、判断力、记忆力减退，纳差脘胀，大便不畅，数日一行，口角流涎，舌质暗红，苔厚腻，脉弦滑。测血压160/100mmHg。头部CT示：①多发性脑梗死；②左侧基底节软化灶；③脑萎缩。追问病史，患者有高血压病史10余年，分别于1999、2000

年患脑出血、脑梗死，经治疗，肢体功能恢复正常，但记忆力、判断力、计算力逐渐减退，此次发病，乃因情志不畅，肝失疏泄，气滞痰生，壅阻中焦，清气被遏，元神失养，发为痴呆。辨证为风痰瘀阻，脑脉不通，元神失养。治以理气化痰、祛瘀通络。方用保和汤加减。处方：半夏10g，陈皮15g，茯苓30g，焦三仙各15g，炒莱菔子15g，天麻12g，石菖蒲12g，远志12g，郁金15g，丹参20g，僵蚕15g，蝉蜕15g，海浮石20g，桑寄生20g，鸡血藤20g。每日1剂，水煎，分早、中、晚3次温服。

二诊：服药15剂，患者头晕、头蒙减轻，饮食增加，大便日一行，口角时而流涎，走路较前有力，言语增多，时有心烦不宁，舌质暗红，苔白稍厚，脉弦滑。测血压150/100mmHg。上方去蝉蜕、海浮石，加珍珠粉3g（冲服），远志、川贝母、当归15g。煎服法同前。

三诊：服上方20剂，患者头晕、头蒙消失，饮食及大便正常，走路平稳，记忆力、计算力较前好转，言谈交流，思路清晰，舌质暗红，苔薄白，脉弦细。测血压140/90mmHg，痰浊已去，肝肾阴虚之象已显。治以补益肝肾、和血通脉，佐以健脾益胃。方用左归丸加减。处方：熟地黄20g，生山药30g，山茱萸12 g，枸杞子15g，怀牛膝15g，丹参20g，郁金15g，桑寄生12g，鸡血藤20g，天麻12g，黄精15g，珍珠粉3g（冲服），何首乌20g，茯苓15g，砂仁10g，当归12g，川贝母12g，远志10g。煎服法同前。

四诊：上方连服30剂，患者两目有神，反应较前灵敏，表情自然，记忆力、判断力、计算力明显好转，行走自如。为巩固疗效，守上方加牛黄、麝香、三七、鹿茸、紫河车适量，诸药研粉制成丸剂，每次6g，每日3次，连服3个月。随访2年余，状态稳定，计算力、记忆力、判断力基本正常，肢体活动自如。

按：本例患者年逾花甲，肾气日衰，且发病前已有脑出血、脑梗死病史，脑髓受损，元神被扰。此次发病，乃情志不遂，肝失疏泄，气机郁滞，乘脾犯胃，痰浊内生，清阳之气被阻，元神失养，神机失用，而致呆傻愚笨。初以保和汤化裁，健脾运胃，以绝生痰之源；佐以活血化瘀之品，以畅气血运行。待痰浊渐去，遂以活血通脉而气血充沛，滋补肝肾以益脑髓，元神得养，呆病渐愈。后加麝香、牛黄、三七、鹿茸、紫河车制成丸剂，取"丸者缓也"，一则服药方便，二则缓慢调理，以彻底清除痰浊瘀血，并可健脾益胃、培补真元。

【参考文献】

[1] 江冠亚，陈少云.补肾益智汤治疗老年血管性痴呆的效果观察[J].中西医结合心脑血管病杂志，2016，14（2）：215-216.

[2] 石苗茜，刘卫平.血管性痴呆发病机制研究进展[J].第四军医大学学报，2007，28（9）：860-863.

［3］Biessels G J.Diagnosis and treatment of vascular damage in dementia［J］.Biochim Biophys Acta，2016，1862（5）：869-877.

［4］张伯礼，薛博瑜.中医内科学［M］.2版.北京：人民卫生出版社，2013：285-292.

［5］聂秋华，丁淑芳，孙西庆.从脾虚痰阻血瘀谈血管性痴呆的发病机制［J］.中国中医药现代远程教育，2014，12（9）：11-12.

［6］陈婷，梁红梅，吴伟，等.国医大师邓铁涛教授益气除痰活血法治疗血管性痴呆经验［J］.中华中医药杂志，2016，31（7）：2598-2600.

［7］何华.李鲤教授寓补于消法与保和丸化裁临证治验［J］.光明中医，2007，22（8）：21-23.

［8］张允岭，梅建勋，谢颖桢，等.老年期血管性痴呆分期分证探讨［J］.中医杂志，2008，49（2）：173-175.

［9］崔远武，江丰，马妍，等.张伯礼教授治疗老年期痴呆经验［J］.中华中医药杂志，2015，30（8）：2783-2786.

［10］李晗，王蕾.血管性认知障碍发病机制的研究进展［J］.中国病理生理杂志，2021，37（2）：363-368.

［11］李鹏英.半夏在神经系统疾病中应用的研究进展［J］.中国现代中药，2016，18（3）：390-395.

［12］Chen DF，Cao JH，Liu Y et al.BMP — Id pathway targeted by cholesterol myristate suppresses the apoptosis of PC12 cells［J］.Brain research，2011，1367：3342.

［13］王睿，费洪新.石菖蒲的化学成分及药理作用研究进展［J］.中华中医药学刊，2013，31（7）：1606-1610.

［14］江湧，何玉萍，方永奇.β—细辛醚对 Aβ 痴呆损伤过程中 ECV304 细胞黏附分子表达的影响［J］.中成药，2008，30（10）：1423-1427.

［15］曹智.人参有效成分及其药理作用研究新进展［J］.人参研究，2012，24（2）：39-43.

［16］娄媛媛.人参皂苷酸降解产物对血管性痴呆大鼠大脑形态学的影响［D］.长春：吉林大学，2010.

［17］路放.人参药理作用研究新进展［J］人参研究，2013（1）：46-52.

［18］梁学清.茯苓药理作用研究进展［J］.河南科技大学学报，2012，30（2）：154-156.

［19］张霄潇.中药枳实的研究进展［J］.中国中药杂志，2015，40（2）：185-190.

［20］白宗利.胆南星的研究进展［J］.中国现代中药，2010，12（4）：15-18.

［21］刘燕凤，杨志新，徐斌.血管性痴呆中医研究进展［J］.辽宁中医药大学学报，

2013，15（12）：134-136.

［22］马青，唐民科，孙文燕.血管性痴呆中医发病机制现代研究述要［J］.中华中医
药杂志，2018，33（1）：212-215.

［23］刘海燕，赵超蓉.血管性痴呆的中西医研究进展［J］.现代中西医结合杂志，
2021，30（3）：334-338.

［24］窦志芳，张俊龙，赵琼.脑脾相关理论研究［J］.山西中医学院学报，2015，16
（4）：6-7.

［25］王巍.脑神与心神、五脏神关系及整合功能探析［J］.中国中医基础医学杂志，
2008，14（7）：481-482.

［26］杨丽，王彩霞.《黄帝内经》脾藏意主思的研究［J］.中国中医基础医学杂志，
2016，22（9）：1152-1154.

［27］王枫，刘敬霞，顾玉宝，等.血管性痴呆的中医研究进展和治疗现状［J］.辽宁
中医杂志，2016，43（9）：1997-2000.

［28］Sugano K，Tack J，Kuipers EJ，et al.Kyoto global consensus report on Helicobacter
pylori gastritis［J］.Gut，2015，64（9）：1353-1367.

［29］Feige MH，Vieth M，Sokolova O，et al.Helicobacter pylori induces direct activation
of the lymphotoxin beta receptor and non-canonical nuclear factor-kappa B signaling
［J］.Biochim Biophys Acta Mol Cell Res，2018，1865（4）：545-550.

［30］林淑琴，魏晓晶，徐黔，等.幽门螺旋杆菌感染对脑梗死患者血流变学及血流动
力学的影响［J］.中华医院感染学杂志，2017，27（14）3215-3218.

［31］任恒杰，迟戈夫.幽门螺旋杆菌与胃外系统疾病发生发展关系的研究进展［J］.
辽宁医学院学报，2016，37（6）：101-104.

［32］焦艳.功能性消化不良与胃幽门螺旋杆菌感染相关性研究［J］.中国医学创新，
2017，14（9）：25-28.

［33］Deretzi G，Gavalas E，Boziki M，et al.Impact of Helicobacter pylori on multiple
sclerosis-related clinically isolated syndrome［J］.Acta Neurol Scand,2016,133（4）：
268-75.

［34］Kim TJ，Pyo JH，Lee H，et al.Lack of Association between Helicobacter pylori
Infection and Various Markers of Systemic Inflammation in Asymptomatic Adults［J］.
Korean J Gastroent-erol，2018，72（1）：21-27.

［35］Maeda M，Moro H，Ushijima T.Mechanisms for the induction of gastric cancer
by Helicobacter pylori infection：aberrant DNA methylation pathway［J］.Gastric
Cancer，2017，20（Suppl 1）：8-15.

［36］李娟，聂晶，吴宇婧，等.血管性痴呆伴幽门螺杆菌感染患者 Hp-IgG 和 Hcy 及

ET 研究［J］. 中华医院感染学杂志，2019，29（19）：2962-2966.

［37］Niccoli G，Roberto M，D'Amario D，et al.Cytotoxin-associated gene antigen-positive strains of Helicobacter pylori and recurring acute coronary syndromes［J］. Eur Heart J Acute Cardiovasc Care.2017，6（6）：535-544.

［38］Ishikawa Y，Itoh T，Satoh M，et al.Impact of Water-and Lipid-Soluble Statins on Nonculprit Lesions in Patients with Acute Coronary Syndrome［J］.Int Heart J，2018，59（1）：27-34.

［39］周月红，刘雄昌，吴德明，等 . 血清胃蛋白酶原和幽门螺旋杆菌 Ig G 抗体在胃癌患者中的表达及其意义［J］. 内科，2017，12（1）：20 — 23.

［40］李晗，王蕾 . 血管性认知障碍发病机制的研究进展［J］. 中国病理生理杂志，2021，37（2）：363- 368.

［41］Sharma B，Singh N.Behavioral and biochemical investigations to explore pharmacological potential of PPAR-gamma agonists in vascular dementia of diabetic rats［J］.Pharmacol Biochem Behav，2011，100（2）：320 - 329.

［42］Rooney RF.Preventing dementia：how lifestyle in midlife affects risk［J］.Curr Opin Psychiatry，2014，27（2）：149 - 157.

［43］申明轩 . 李鲤三步疗法治疗老年痴呆经验介绍［J］. 中国中医药信息杂志，2008，15（3）：84-84.

（何彦虎，金 华，刘志军）

# 第十六章　帕金森病

帕金森病（parkinson's disease，PD），又称震颤麻痹，是一种在多因素交互作用下发病，起病隐匿，发展缓慢，以中老年人群为发病主体的中枢神经系统进行性变性疾病，以姿势平衡障碍、静止性震颤、运动迟缓、肌强直等运动症状为主要临床特征，非运动症状也是重要的临床征象（如感觉障碍、睡眠障碍、自主神经功能障碍、精神症状等），可发生于运动症状出现之前或之后。其基本病理改变主要是黑质多巴胺能神经元大量变性丢失及路易小体形成。研究发现，我国65岁以上人群中PD的患病率为1.7%，并随着人口老龄化加剧其患病率呈上升趋势。

## 一、经典回顾

根据PD的临床证候特点，可将其归属于中医学"颤振""振掉""震颤""拘病"范畴。静止性震颤为主者为"颤振"，肌肉紧张、行动迟缓为主者为"拘病"。《黄帝内经》没有记载颤证病名，但是对本病已经有所认识。《灵枢·海论》指出了颤证的病因："髓海有余，则轻劲多力……髓海不足，则脑转耳鸣，胫酸眩冒。"《素问·至真要大论》提出病机："诸风掉眩，皆属于肝。"《素问·脉要精微论》描述了颤证症状："膝者筋之府，屈伸不能，行则偻附，筋将惫矣。骨者髓之府，不能久立，行则振掉，骨将惫矣。"指出肾虚可致震颤。《素问·五常政大论》亦有"其藏肝……其病摇动注恐""掉振鼓栗，筋痿不能久立"的论述，阐述了本病以肢体摇动为其主要症状，属风象，与肝、肾、风有关，为后世对颤证的认识奠定了基础。《中藏经·论筋痹》曰："行步奔急，淫邪伤肝，肝失其气，因而寒热所客，久而不去，流入筋会，则使人筋急而不能行步舒缓也。"其中"步行急奔"对患者行走状态的描述与PD患者步态表现相似，肝在体合筋，外邪袭肝，邪气浸淫，伤筋拘急，而不能缓行，同时初步探讨了病机。隋·巢元方《诸病源候论·虚劳筋挛候》曰："肝藏血而候筋，虚劳损血，不能荣养于筋，致使筋气极虚，又为寒邪所侵，故筋挛也。"指出筋脉气血亏虚是外邪侵袭、发生挛急的基础。

宋金元时期，诸医家开始以"颤掉"来描述证候，并提出治疗方药。《太平惠民和剂局方》载"治风痹手足不随，或少力颤掉，血脉凝涩，肌肉顽痹，遍身疼痛，转侧

不利，筋脉拘挛，不得屈伸"，"左经圆治左瘫右痪，手足颤掉，言语謇涩，浑身疼痛，
筋脉拘挛，不得屈伸，项背强直，下注脚膝，行履艰难，骨节烦痛，不能转侧"，"黑
神圆治一切风疾及瘫痪风，手足颤掉，浑身麻痹，肩背拘急，骨节疼痛"。金·张子和
《儒门事亲·风形》中记载颤证的临床表现，"病大发则手足颤掉，不能持物，食则令
人代哺"。元·危亦林《世医得效方》论述大秦艽丸功效，谓其可"治风壅痰盛，四体
重着……或拘挛，麻痹颤掉"。

明代医家对颤证的认识进一步深化。楼英《医学纲目·中风》曰"风颤者，以风
入于肝脏经络，上气不守正位，故使头招面摇，手足颤掉也"，进一步补充了《黄帝内
经》肝风的观点。孙一奎《医旨绪余·颤振》作了更深入、全面的总结，首次将以震
颤为主症的一类疾病命名为"颤振"，指出"颤振者，人病手足摇动，如抖擞之状，筋
脉约束不住，而莫能任持，风之象也"，并进一步指出"此病壮年鲜有，中年以后，乃
有之，老年尤多。夫老年阴血不足，少水不能灭盛火，极为难治……作木火兼痰而治
得效"。王肯堂《证治准绳·杂病》曰："颤，摇也；振，动也。筋脉约束不住，而莫能
任持，风之象也。"认为本病是"木气太过而克脾土，脾主四肢，四肢者，诸阳之末，
木气鼓之故动，经谓风淫末疾者此也。亦有头动而手足不动者，盖头乃诸阳之首，木
气上冲，故头独动而手足不动；散于四末，则手足动而头不动也，皆木气太过而兼火
之化也"。认为本病是由肝气太过，乘土侮金，化火生风而致筋膜不能约束而使然。赵
献可《医贯·痰论》曰："痰之本水也，原于肾，痰之动湿也，主于脾……肾虚不能制
水，则水不归源，如水逆行，洪水泛滥而为痰。"肾阳亏虚，水不得温煦而行，滞而成
痰，痰又与风、瘀、火相合，阻于经络，脉络不畅，而出现震颤、肌肉强直。又因火
不暖土，脾阳虚衰，气血生化无力，筋脉失养则出现动作迟缓。

清代医家在系统总结了前人经验的基础上，结合临床实践，对颤证的病因病机、
辨证治疗及其预后有了较全面的阐述。张璐《张氏医通·颤振》中将震颤分为头动手
不动与手足动而头不动两种，从风、火、痰、瘀、虚、热几方面论述了本病病因，并
载列相应的治疗方药十余首，使本病的理法方药认识日趋充实。他还对颤证的脉象做
了具体论述，如"颤振之脉，小弱缓滑者可治。虚大急疾者不治，间有沉伏涩难者，
必痰湿结滞于中之象。凡久病脉虚，宜于温补；暴病脉实，宜于峻攻。若久病而脉反
实大，暴病而脉反虚弱，决无收功之理也"，对本病的判断预后有重要的指导意义。何
梦瑶《医碥·杂症》曰："颤，摇也；振，战动也。亦风火摇撼之象，由水虚而然。（水
主静，虚则风火内生而动摇矣）风木盛则脾土虚，脾为四肢之本，四肢乃脾之末，故
曰风淫末疾。（有头摇动而手足不动者，木气上冲也）风火盛而脾虚，则不能行其津
液，而痰湿亦停聚，当兼去痰。"尤在泾《金匮翼·颤振》曰："颤振，手足动摇，不能
自主，乃肝之病，风之象，而脾受之也……土气不足，而木气鼓之，故振之动摇，所
谓风淫末疾者是也。"二者均论述颤证的发生，因脾虚而起，脾土虚肝木乘之。

## 二、病因病机

### （一）病因

本病主要由于年老体衰、情志不遂、饮食不节、劳逸失当等诸因素致气血亏虚、筋脉失养、肝风内动而发。

**1. 年老体衰**

《素问·脉要精微论》曰："骨者髓之府，不能久立，行则振掉，骨将惫矣。"《证治准绳·杂病》曰："壮年鲜有，中年以后乃有之，老年尤多。"盖中年之后，脏腑功能紊乱，阳明脉衰，脾胃渐虚，运化乏力，气血日亏，骨髓不充，筋脉失养，虚风内动，发为颤证。

**2. 情志不遂**

《素问·阴阳应象大论》曰："人有五脏化五气，以生喜怒悲忧恐。"思虑太过，气结于中，脾气郁滞，又因思发于脾而成于心，心脾俱伤，气血不足，筋脉失养，筋急而拘。

**3. 饮食不节**

《素问·痹论》曰："饮食自倍，肠胃乃伤。"过度饱餐或恣食肥甘，伤脾碍胃，食湿互阻，聚湿生痰，或嗜酒成性，以致湿热内结，积久成痰，痰湿碍脾，运化不足，气血不充，筋脉不荣，拘急而动；饥饱无常、过食生冷，损伤脾胃，气血乏源，筋脉失养，发为震颤。

**4. 劳逸失当**

《素问·上古天真论》曰："食饮有节，起居有常，不妄作劳，故能形与神俱。"贪逸少动，久而伤气，气缓血滞，脾不得运，筋脉失畅，而发颤证。

### （二）病机

本病病位在筋脉，涉及肝、脾、肾等脏。颤证病程较长，病理机制复杂，往往虚实夹杂，虚为本，主要是肝肾亏虚，实为标，主要是风、瘀、痰等，病性属本虚标实，基本病机为肝风内动，筋脉失养。

肝为风木之脏，《素问·痿论》曰："肝主身之筋膜。"肝风内动，筋脉不能任持自主，随风而动，牵动肢体及头颈颤抖摇动。《素问·灵兰秘典论》曰："肾者，作强之官，伎巧出焉。"筋骨强健、动作敏捷灵巧，皆因肾气充实，又因肝与肾者，乙癸同源，若水不涵木，肝肾交亏，肾虚髓减，脑髓不充，动作迟缓笨拙。《素问·阴阳应象大论》曰："年四十，而阴气自半也，起居衰矣；年五十，体重，耳目不聪明矣。"中年之后肝肾日渐亏虚，阴精虚少而体衰形枯。脾为后天之本，亦是先天之源，年老者不仅肝肾亏虚，脾胃亦虚，脾为中央，灌溉四旁，脾胃运化水谷精微充养五脏。清·高鼓峰《医宗己任编》曰："大抵气血俱虚，不有荣养筋骨，故为之振摇，而不能主持也。"指出气血生化乏源，脑髓失养，下焦失温，四肢经脉失荣，运化无力，津不化水，聚而生痰，血失温煦，凝而成瘀，痰瘀互阻，化热生风，上扰神明，发为颤证。

## 三、名医经验

### （一）任继学——补肾为主，健脾为法

任继学提出本病的发生，原因有五：肾气不足，肾精亏耗；七情所伤；喋谈、饥劳伤气；心血不足或心气虚弱；痰饮为患。其认为颤证的形成与脑有关，但以肾为本、脾为根、肝为标。治宜补肾为主、健脾为法、调肝为方。风阳内动，治以滋阴潜阳，方用滋生青阳汤（《医醇賸义》），亦可用滋荣养液膏；髓海不足，治以填精益髓。方用延寿翁头春，又名神仙延寿酒（《寿世保元》），亦可用龟鹿二仙膏；阳虚气弱，治以补中益气，方用补中益气汤或四君子汤，亦可用心脾双补丸；心虚血少，治以补心宁神，方用天王补心丹或炙甘草汤加减；痰涎壅滞，治以豁痰醒神，方选二陈汤，亦可予化痰透脑丸。

### （二）王永炎——扶正培本，缓图其功

王永炎认为本虚是本病发病基础，起病隐袭，病程较长，逐渐加重，难以逆转。长期的病变过程产生复杂的病理机制。或邪实为主，或本虚为重，多种"实邪"同时并存，相互作用，"正虚"涉及多脏腑功能的减退。基本病机在肝肾不足，主病在肝在肾，可涉及脾、胃、心等脏腑。

息风、活血、化痰为治疗通则，但治疗的根本在于固本培元。治以调补、清补为主，药物选用太子参、西洋参、黄芪、茯苓、白术、怀山药等，调理脾胃以助后天之本，清气得升，浊气得降，中焦转输通利，运化有度，气血生化有源，散布精微，滋养五脏，延缓脏腑功能的衰退。滋养肝肾、育阴息风为治疗的根本法则，应长期坚持。治疗药物选用制何首乌、生地黄、熟地黄、山茱萸、杜仲、川续断、枸杞子等。若病久肾阳亦虚者，可加肉桂、肉苁蓉。若脾胃功能尚可，也常选用阿胶、紫河车、鹿角胶等血肉有情之品以填精补髓。

### （三）裘昌林——善用虫药，兼顾脾胃

裘昌林认为，治疗本病临床要分清证型，辨明标本虚实。将 PD 分风阳上扰、痰热动风、肝肾不足、气血两虚、阴阳两虚五种证型。以肝肾阴虚最为常见，治疗以滋

阴为主治其本，息风治其标，方用天麻钩藤饮加减，佐以全蝎、地龙祛风解痉，熟地黄、山茱萸滋补肝肾，木瓜、伸筋草舒经活络，龟甲、葛根益阴生津。痰热动风证治以祛风导痰，方用导痰汤加减，佐以瓜蒌、桔梗清化热痰，厚朴、砂仁化湿和胃，鸡内金、谷芽、麦芽消食健脾。"脾为生痰之源"，故在化痰的同时要健脾行气，做到祛邪并且清源。其认为从脾胃论治，不仅有化痰通络、培元固本之妙，更有固护脾胃之意。PD中晚期患者常见关节拘急痉挛、活动不利等症状，常规用药并不能取得良好疗效，其认为是久病入络、经脉不通之征，草木不能建功，故必借虫蚁入络搜剔络内久踞之邪。故善用搜风止痉之虫类药。虫类药物的使用亦有阶梯之讲究，病轻时佐以地龙、僵蚕、全蝎、乌梢蛇，次之蜈蚣、蜂房、蕲蛇，而白花蛇作用最强。然虫类药性偏温燥，尤其蜈蚣，阴虚少用或不用，不宜久服，中病即止，易伤脾胃，用虫类药祛风活络时，佐以醒脾健胃之品。

## 四、常用方药脾胃思想探析

### （一）大定风珠脾胃思想探析

大定风珠出自清·吴鞠通《温病条辨》，由鸡子黄、阿胶、白芍、干地黄、麦冬、生龟甲、生牡蛎、鳖甲、炙甘草、五味子、麻子仁组成。

**1. 滋阴息风、补脾益胃**

方用血肉有情之品鸡子黄、阿胶为君，《汤液本草·禽部》曰："阴不足，补之以血。"阿胶甘平滋润，入肝补血，入肾滋阴，滋养阴液以息风。黄元御《长沙药解》载"鸡子黄，补脾精而益胃液"，吴鞠通释鸡子黄"有地球之象，为血肉有情，生生不已，乃奠安中焦之圣品……镇定中焦，通彻上下，合阿胶能预熄内风之震动也。"认为鸡子黄能定中焦、通气机，《医学衷中参西录·温病之治法详于伤寒论解》曰："阿胶、鸡子黄以增少阴之液，即以助少阴肾气之上达，俾其阴阳之气相接续。"中焦脾胃为气血生化之源，水谷之海，用鸡子黄定中焦脾胃，是以培后天之本，而补先天之精，合阿胶滋阴息风。

**2. 养血柔肝、滋阴息风**

麦冬、生地黄、白芍滋阴增液、养血柔肝；阴虚而阳浮，生龟甲、生鳖甲、生牡蛎，三者滋阴潜阳、平肝息风，六者共为臣药。《本草崇原》曰："干地黄，气味甘寒，无毒。主伤中，逐血痹，填骨髓，长肌肉……补中焦之精汁也……得少阴寒水之精，故填骨髓，得太阴中土之精，故长肌肉。"是以干地黄生血脉、益精髓。麦冬养胃阴、濡润中焦，《神农本草经》中论述麦冬："味甘平，主心腹，结气伤中伤饱，胃络脉绝，羸瘦短气。"白芍敛阴和肝而缓急，《医学衷中参西录·芍药解》曰："芍药味苦微酸，性凉多液（单煮之其汁甚浓），善滋阴养血，退热除烦，能收敛上焦浮越之热下行、自小便泻出。"三药共用，是滋水涵木、养阴柔肝。

《本草便读》载龟甲"补肾水，退骨蒸，咸寒之力，通任脉，潜虚阳"，《长沙药解》曰牡蛎"咸寒降涩，秘精敛神，清金泻热，安神魂而保精液"，《本草经解要》曰鳖甲"入足少阴肾经，气味俱降"，此三甲合用，质重下潜，补下焦真阴、益阴潜阳、平肝息风。

### 3. 酸甘化阴、养阴润燥

麻子仁、五味子二者为佐药。麻子仁养阴润燥，五味子酸收，《本草汇言》称五味子："入肺有生津济源之益，入肾有固精养髓之功。"二者收敛欲脱之阴，助君药滋阴息风之效。炙甘草调和诸药，与白芍配伍，酸甘化阴，养肝柔肝。诸药相伍，真阴得复，浮阳得潜，内风自灭。

## （二）地黄饮子脾胃思想探析

地黄饮子出自刘完素《黄帝素问宣明论方》，组方为熟地黄、山茱萸、肉苁蓉、巴戟天、制附片、肉桂、五味子、麦冬、石斛、茯苓、石菖蒲、远志、薄荷、生姜、大枣，具有滋肾阴、补肾阳、开窍化痰之功，主治下元虚衰、痰浊上泛之暗痱证。熟地黄、山茱萸滋补肾阴，肉苁蓉、巴戟天温肾壮阳，四药合用为君，治下元虚衰之本。配伍附子、肉桂之辛热，以助温养下元、摄纳浮阳、引火归元，石斛、麦冬、五味子滋养肺肾，金水相生，壮水以济火，均为臣药。石菖蒲、远志、茯苓合用，化痰开窍，治痰浊阻窍之标为佐药。生姜、大枣调和诸药，功兼佐使。诸药配伍使用，补养下元，摄纳浮阳，水火相济。

### 1. 滋补肾阴、温肾壮阳

熟地黄补血生精、滋养肝肾，《本草正义》曰："填骨髓，长肌肉，则充其补益之意而极言之。"山茱萸补益肝肾、收敛固涩。《药性论》曰："止月水不定，补肾气，兴阳道，添精髓，疗耳鸣。"山茱萸酸微温质润，其性温而不燥，补而不峻，补益肝肾，既能益精，又可助阳，为平补阴阳之要药。肉苁蓉，补肾助阳、润肠通便，为补肾阳、益精血之良药。《神农本草经》曰："主五劳七伤，补中，除茎中寒热痛；养五脏，强阴，益精气，多子，妇人癥瘕。"巴戟天补肾助阳、祛风除湿，《本草备要》"补肾，祛风，甘、辛，微温，入肾经血分，强阴益精，治五劳七伤；辛温散风湿，治风气脚气水肿"。

### 2. 摄纳浮阳、引火归元

附子大热，回阳固脱、补火助阳。《本草正义》曰："其性善走，故为通十二经纯阳之要药。"禀雄壮之质，追复散失之亢阳。肉桂补火助阳、散寒止痛、温经通脉、引火归元，是治命门火衰之要药。《本草求真》曰："大补命门相火，益阳治阴。"

### 3. 滋养脾肾、育阴配阳

石斛味甘，性微寒，归胃、肾经，有益胃生津、滋阴清热之功。《神农本草经》言石斛："治伤中……除痹，下气，补五脏虚劳，羸瘦，强阴，久服厚肠胃。"《名医别录》曰："主益精，补内绝不足，平胃气，长肌肉。"石斛可填精益脾、补五脏之不足。麦冬味甘，微苦，归胃、肺、心经，养阴生津、润肺清心。《本草正义》曰："麦冬，其味大甘，膏脂浓郁，故专补胃阴，滋津液。"五味子味酸、甘，性温，归肺、心、肾经，功可敛肺滋肾、生津敛汗、涩精止泻、宁心安神。《神农本草经》言五味子："主益气……劳伤羸瘦，补不足，强阴。"缪希雍在《先醒斋医学广笔记》中论述："世人徒知香燥温补为治脾虚之法，而不知甘寒滋润益阴之有益于脾也。"故石斛、麦冬、五味子合用，补脾阴、育阴增液。

### 4. 化痰开窍、交通心肾

石菖蒲、远志、茯苓合用，化痰开窍、交通心肾。石菖蒲味辛、苦，性温，归心、胃经，功能开窍醒神、化湿和胃、宁神益智。《神农本草经》中记载石菖蒲曰："补五脏，通九窍，明耳目，出音声。"《本草从新》曰："辛苦而温，芳香而散。开心孔，利九窍，明耳目，发声音。"远志苦、辛、温，归心、肾、肺经，有安神益智、祛痰开窍、消散痈肿之功。《神农本草经》谓其："利九窍，益智慧，耳目聪明，不忘，强志，倍力。"《滇南本草》载远志可"养心血，镇惊，宁心，散痰涎"。茯苓味甘、淡，性平，归心、脾、肾经，利水渗湿、健脾补中、宁心安神。《神农本草经》言茯苓可"主胸胁逆气，忧患，惊邪，恐悸……利小便，久服安魂，养神"。《世补斋医书》曰："茯苓一味，为治痰主药，痰之本，水也，茯苓可以行水，痰之动，湿也，茯苓又可行湿。"

### 5. 消痰化饮、安中养脾

生姜、大枣和中、调和诸药。生姜味辛，微温，归肺、脾、胃经，可散寒解表、温中止呕、温肺化饮。《药性类明》言生姜"温中益脾胃……其消痰者，取其味辛辣，有开豁冲散之功也"。《药品化义》曰："生姜辛窜，药用善豁痰利窍。"大枣甘温，归胃、心经，功可补中益气，养血安神。《神农本草经》言大枣"安中养脾，助十二经……通九窍，补少气，少津液，身中不足，大惊，四肢重"。

## 五、难点与对策

PD 的确切病因至今未明，年龄因素、遗传因素、环境因素均能参与多巴胺能神经元的变性死亡过程。目前，尚无治愈帕金森病的方法，西医治疗占据主导地位，左旋多巴仍是帕金森病的主要治疗药物，然而长期服药会引起恶心、呕吐、厌食、直立性低血压、"开-关"现象、"剂末"现象等不良反应，并且替代疗法不能阻止病程进展、神经退变，疗效在 3～5 年后开始出现减退，对非运动功能障碍无效。帕金森病的非运动症状在疾病的各个阶段都可能出现，包括睡眠障碍、感觉障碍、自主神经功能障碍、精神障碍、认知障碍等，成为影响患者生活质量的重要因素。

中药能够多靶点发挥疗效，针对帕金森病多因素致病、多系统病变有明显优势，根据辨证论治可进行个体化治疗，改善震颤、肌张力紧张，还可以增强机体对治疗药物的敏感性，延长病情稳定时间，减轻西药的不良反应。本病病理性质属本虚标实，气血本亏，筋脉失养，又脾胃失健，运化失常，水湿内生，内蕴邪热，煎熬津液，生痰成瘀，痰邪瘀血，引动肝风，或化热生风而致颤证。帕金森病病情反复，病程缠绵，扶正培本是治疗基础，孙思邈《备急千金要方·胃腑脉论》曰："五脏不足，调于胃。"脾胃运化有度，生化之源健运，气血通畅，痰消瘀去，水谷精微源泉不竭，气血津液能生，五脏六腑得充，肝肾自得裨益，肝风自灭。

中药在保护神经细胞、抑制氧化应激反应等方面取得了一定的进展，为帕金森病的治疗提供了新的参考依据。从中医学脾胃角度出发，针对药物不良反应、运动并发症及非运动症状等亟待解决的临床难题，总结临证经验，值得进一步总结研究。

规范帕金森病中医辨证分型与论治，重视脾胃在疾病发展中的作用，将健脾和胃、益气养血作为治疗的第一步，同时配合滋补肝肾、填精益髓、镇肝息风等治法。气血亏虚显著者，在健脾和胃化痰的基础上，加用黄芪、党参、白术、茯苓、山药、当归、白芍等，以补养气血。《脾胃论·脾胃虚弱随时为病随病制方》曰"夫脾胃虚弱，必上焦之气不足"，上焦气虚，肺卫不固，玄府开阖失司，自汗不止，治疗应补益脾胃、升发清阳、益气固表，用党参、防风、白术、升麻、柴胡、浮小麦。直立性低血压属气阴两虚者，可用生脉饮合补中益气汤（《内外伤辨惑论》）加减，黄芪、白术、陈皮、升麻、柴胡、人参、当归、麦冬、五味子等。脾在液为涎，脾虚湿盛，水液代谢失常，涎多不收，治疗以理中丸加减，因长期治疗需要，宜选择甘缓之品，党参、陈皮、茯苓、白术、山药、白扁豆等。便秘是帕金森病最常见的非运动症状之一，甚至比帕金森病的运动症状更早出现，以益气养血、润肠通便为治法，以增液承气汤加减治疗，黄芪、甘草、白术、芒硝、大黄、麦冬、生地黄、玄参等，白术具有调节肠道菌群、促进双歧杆菌和乳杆菌增殖的功能，调节肠道动力，改善帕金森病患者便秘症状。气血亏虚证患者运用人参归脾汤，可改善患者焦虑、抑郁等情绪障碍。水谷精微，奉心化赤而为血，脾虚失运，精微难生，无以生血，心失所养，神不守舍，虚烦难眠，以健脾益气养血为治法，治疗以归脾汤加减。脾胃运化之精微，上以荣养脑髓，下以温养命门，若精微不生，气血化源不足，肝肾失濡，脑髓失养，认知退化，以山药、茯苓、芡实、黄精、覆盆子、菟丝子、枸杞子健脾益肾、填精益髓。纳呆、厌食加用焦三仙、炒麦芽、砂仁、厚朴、枳壳、炒白术等，醒脾健脾；恶心、呕吐加姜半夏、旋覆花、蜜枇杷叶降逆止呕。

## 六、本病从脾胃论治基础分析

### （一）帕金森病疾病过程与脾胃密切相关

《灵枢·经脉》曰"胃足阳明之脉……循发际，至额颅"，"足阳明之别……上络头项，合诸经之气，下络喉嗌"。《灵枢·动输》曰："胃气上注于肺……上走空窍，循眼系，入络脑。"从经脉循行的角度，脑与脾胃关系密切。《灵枢·平人绝谷》曰："胃满则肠虚，肠满则胃虚，更虚更满，故气得上下，五脏安定，血脉和利，精神乃居。"脾胃功能正常，气血津液生化充足，上注于头而髓海得充，脾胃功能失职，脑髓不荣，或痰饮、水湿、瘀血内生，上冲脑窍，脑窍失养，"窍闭神匿"，又影响脾胃运化。

颤证发病初期，脾胃运化不足，气血生化乏源，不能滋养肝肾，致肝肾不足，虚风内动，故见震颤；随着疾病的进展，运化水湿失职，痰湿内生，风痰凝于肌肤，可见麻木不仁，阻滞筋脉，可见肢体屈伸不利；疾病末期，气血亏虚，运行不畅，留滞为瘀，最终形成气血亏虚、痰瘀互结的复杂病机，脾虚、痰浊、瘀血三者并行交错，使脑窍失养可见神志痴呆，懒言倦怠；病久则肌肉萎缩，形神枯萎，甚则丧失自主生活能力，由此可见，帕金森病的发生、发展及治疗均与脾胃密切相关。

### （二）肠道是研究帕金森病重要切入点

PD 是由于黑质致密区多巴胺能神经元丢失所致的运动障碍。然而，多项研究描述了前驱症状——非运动功能障碍，这些功能障碍会影响随后发展为 PD 的患者的生活质量。这些先兆功能障碍包括一系列胃肠动力障碍，如吞咽困难、胃排空延迟和慢性便秘等。有研究表明，PD 的发病机制涉及从肠道神经系统通过迷走神经和嗅球跨突触细胞对细胞的传递，到达黑质和中枢神经系统的更远区域。动物研究表明肠道炎症可能导致多巴胺能神经元的丢失。根据 PD 的临床前模型，认为 PD 早期肠道菌群改变，肠道感染触发突触核蛋白的释放和聚集。

肠黏膜完整性和通透性、短链脂肪酸代谢、氧化应激，使 α 突触核蛋白在肠神经系统内聚集，以及尾端细胞间的 α 突触核蛋白转移，导致黑质纹状体多巴胺能衰竭，继而出现明显的疾病表现。肠道菌群越来越被认为是了解 PD 患者发病机制和治疗反应的潜在因素。PD 患者的肠道菌群发生了改变，包括疣微菌门的丰度增加，类杆菌的丰度降低。此外，某些细菌（乳杆菌属，特别是粪肠球菌属）通过酪氨酸脱羧酶的作用将 L- 多巴代谢成多巴胺，这可能使 PD 的治疗个体化。PD 患者中观察到显著的肠道菌群分类差异，即使在控制胃肠功能的情况下也是如此。PD 患者肠道菌群的特征是碳水化合物发酵和丁酸合成能力降低，蛋白水解发酵和有害氨基酸代谢物（包括对甲酚和苯乙酰谷氨酰胺）的产生增加。分类转变和蛋白水解代谢产物升高与患者之间的大便一致性（结肠通过时间的替代指标）和便秘密切相关。PD 患者肠道菌群代谢改变和肠道健康下降之间存在可信的机制联系。也有证据表明，帕金森病中的肠道菌群失调可能会影响病程和对药物的反应，特别是左旋多巴。相反，也有证据表明，左旋多巴和儿茶酚 -O- 甲基转移酶药物可能影响几个细菌属的相对丰度。越来越多的证据表明益生菌在改善肠上皮屏障功能、促进黏膜免疫系统宿主动态平衡、防止病原微生物生长和定植等方面具有良好的作用。来自益生菌的 TLR 受体可以部分地通过产生抗炎因子来抑制炎症，因此，使用益生菌或合生菌作为抗神经退行性变药物或预防性药物有巨大潜力。

然而，PD 治疗前沿正在迅速变化，通过调节 PD 患者肠道菌群的机制，来继续探索这些观察结果，是减缓、阻止疾病发展的可行治疗策略。如果找到这样的方法，可能会掀起一波针对 PD 病理生理的治疗浪潮，而不仅仅是针对症状缓解，这将为 PD 的治疗提供了一个新的方向。

## 七、临床验案举隅

### （一）周仲瑛医案

罗某，男，50 岁，教师，2000 年 12 月 7 日初诊。两手臂震颤半载，左中臂上举不利，语言费力，语言终末构音不爽，口中渗水，腿软。舌质暗红，舌苔薄黄，脉小弦滑，伸舌略有抖动。头颅核磁共振检查未发现异常。证属风痰瘀阻，肝肾不足。治拟滋养肝肾、息风化痰、活血通络。处方：天麻 10g，白薇 15g，炮山甲 10g（先煎，穿山甲相关制品现已不用），泽兰 15g，炙僵蚕 10g，炙蜈蚣 3 条，广地龙 10g，生石决明 30g（先煎），牡蛎 30g（先煎），川石斛 12g，生地黄 12g，片姜黄 10g，制白附子 6g，制天南星 10g，赤芍、白芍各 10g。常法煎服，每日 1 剂，14 剂。

二诊：2000 年 12 月 21 日。服药 3 剂后，症状即见减轻，语言趋向清晰流利，左手臂乏力、腿软亦好转，食纳知味，舌抖明显平稳，口不干。舌质红，舌苔薄黄，脉小弦滑。治宗原意，原方加鸡血藤 15g，以进一步活血通络，14 剂。

三诊：2001 年 1 月 11 日。两手震颤明显，左手轻微抖动，语言清晰，快速流畅，但夜晚稍欠清，二便正常，食纳知味。舌质红，舌苔薄黄，伸舌稍有震颤，脉小弦滑。震颤顽症，一时难求速效，当加重息风定颤药物再求，2000 年 12 月 7 日方，加紫贝齿 25g（先煎），枸杞子 10g，炙全蝎 5g，改赤芍、白芍各 12g，制白附子 9g。

四诊：2001 年 2 月 22 日。服上方 42 剂，两手震颤明显减轻，言语基本流畅清晰，手足未见僵硬，行走尚可，口不干，舌苔薄，舌质暗红，脉细弦滑。守原法继求，巩固疗效以善其后。原方加法半夏10g，14剂。

按：患者年过四十，阴气自半，肝肾日亏于下，阴不涵阳，肝风内动，以致两手震颤不已；阴津亏虚，血液黏稠，以致痰瘀内生，阻滞脑络，经络功能失司，故而左手无力、语言不遂、口中渗水、伸舌抖动；腿软为下虚之征；舌暗红苔薄黄，脉弦滑为痰瘀阻络之象。故治疗当从滋养肝肾之阴，以滋水涵木；天麻、制白附子、炙僵蚕、炙蜈蚣、炙全蝎、广地龙、制天南星息风化痰；生石决明、牡蛎、紫贝齿介类之品，平肝潜阳；炮山甲、泽兰、片姜黄、赤芍活血化瘀通络；白薇"疗惊邪、风狂、痉病"，清虚热而津自生则血液流布畅达，防止痰瘀内生。用药组方包含有地黄饮子、牵正散、白薇煎、镇肝熄风汤、天麻钩藤饮等方意。服药3天即见显效，又经治疗2个月病情得以控制，能继续从事工作。

### （二）赵冠英医案

唐某，女，47岁，工人，1997年7月31日初诊。自1989年始，出现左上肢不自主抖动，并进行性加重，渐及右侧肢体，同时自觉四肢僵直，行动迟缓，语言困难，表情淡漠。肌肉抽搐，紧张时尤为明显。1992年经我院神经内科诊断为帕金森病。先后服用左旋多巴、安坦、金刚烷胺等药治疗3年，效果欠佳，且出现腹胀、便秘等不适，为此请求中医治疗。来诊时见患者表情呆板，四肢僵硬、抖动，行动迟缓，言语不利，口角流涎。自诉神疲倦怠，健忘，思维迟钝，腹胀纳差，大便秘结。查其舌红、苔薄白，脉弦细。病为颤证，证属肝肾阴亏，肝风内动，法当滋补肝肾、养血柔筋兼以扶脾。处方：何首乌、白芍药、当归、黄芪、丹参、枸杞子、地龙、葛根、生龙骨、生牡蛎各15g，龟甲、鳖甲各10g，白术20g，酒大黄8g。每日一剂，水煎服。

二诊：服药18剂，腹胀缓解，大便通畅，肌肉抽搐减少，肢体僵直、手足震颤同前，效不更方，上方继服。

三诊：服药30余剂，肌肉抽搐缓解，手足震颤、肢体僵直明显减轻，行走较前改善，仍反应迟钝，健忘眠差。上方加益智仁、石菖蒲各15g。

四诊：上方稍事加减，共服200余剂，患者症状基本缓解，言语、表情、思维、反应均与常人无大差异，已能正常工作，仅为巩固疗效复诊取药。

按：本病归于中医学"颤证"范畴，病位在肝，病机一般属于肝血不足，虚风内动。但常与肾阴亏虚有关，肝藏血、肾主藏精，肝肾同源，精血同归，肾精不足，脑海空虚，故健忘、思维迟钝。故又多采用滋补肝肾、精血同补法，以奏育阴潜阳、平肝息风之效。由于本病病程迁延，容易传及他脏，影响心、脾、肺等。不能仅拘泥于肝肾。本案即由肝及脾，影响脾胃的运化与传导，出现便秘、腹胀。故治疗在滋补肝肾、养血柔筋的同时，又用黄芪、白术益气健脾以助运化，重用白术，加酒大黄以通腑降浊。以使脾胃健运，腑气通畅，清浊各有所归，攻补各有所主，药尽其效，乃收其功。

## 【参考文献】

[1] 中华医学会神经病学分会帕金森病及运动障碍学组，中国医师协会神经内科医师分会帕金森病及运动障碍学组.中国帕金森病治疗指南（第四版）[J].中华神经科杂志，2020，53（12）：973-986.

[2] 吴大龙，赵婧彤，罗丹，等.国医大师任继学从伏邪理论论治帕金森病[J].中华中医药杂志，2019，34（8）：3526-3528.

[3] 孙明广，王芳，王冬慧，等.王永炎院士诊治帕金森病学术思想探析[J].现代中医临床，2019，26（1）：34-37.

[4] 王永炎，蒋达树，侯力娜，等.中医药治疗震颤麻痹综合征35例疗效观察[J].中医杂志，1986（8）：22-24.

[5] 张丽萍，裘辉，胡珊珊，等.裘昌林治疗帕金森病经验[J].中医杂志，2014，55（4）：286-288.

[6] 张丽萍，陆佳宁，李婷，等.裘昌林运用角药治疗帕金森病经验[J].中医杂志，2018，59（23）：1996-1999.

[7] 赵杨，刘振国.帕金森病自主神经功能障碍中西医结合诊治专家共识（2020）[J].南京中医药大学学报，2021，37（1）：6-12.

[8] 鄢伟伦，王帅帅，任霞.白术对小鼠肠道菌群调节作用的实验研究[J].山东中医杂志，2011，30（6）：417-419.

[9] 涂金燕，罗恩丽.帕金森病便秘的中医辨治思路[J].中华中医药杂志，2021，36（2）：857-859.

[10] 吕登俊，王浩，胡智伟，等.人参归脾汤对气血亏虚型老年颤证患者情绪障碍和疲劳感的影响[J].中华中医药学刊，2013，31（3）：577-579.

[11] Klingelhoefer L, Reichmann H. Pathogenesis of Parkinson disease--the gut-brain axis and environmental factors [J].Nat Rev Neurol, 2015, 11（11）：625-636.

[12] Brudek T.Inflammatory Bowel Diseases and Parkinson's Disease [J].J Parkinsons Dis, 2019, 9（s2）：S331-S344.

[13] Cirstea MS, Yu AC, Golz E, et al.Microbiota Composition and Metabolism Are Associated With Gut Function in Parkinson's Disease [J].Mov Disord.2020,35（7）：1208-1217.

[14] Caputi V, Giron MC.Microbiome-Gut-Brain Axis and Toll-Like Receptors in Parkinson's Disease [J].Int J Mol Sci, 2018, 19（6）：1689-1708.

［15］Lubomski M，Tan AH，Lim SY，et al.Parkinson's disease and the gastrointestinal microbiome［J］.J Neurol，2020，267（9）：2507-2523.

［16］陈四清.周仲瑛临证医案精选［M］.北京：人民军医出版社，2011：88-89.

［17］杨明会.赵冠英验案精选［M］.北京：学苑出版社，2003：122-124.

（刘双芳，金　华，刘志军）

# 第十七章 重症肌无力

重症肌无力（myasthenia gravis，MG）是一种主要累及神经 – 肌肉接头处突触后膜上乙酰胆碱受体，主要由乙酰胆碱受体抗体介导、细胞免疫依赖、补体参与的自身免疫性疾病，以横纹肌的极易疲劳、活动后症状加重为特征。该病起病隐匿，症状反复，晨轻暮重，轻则眼睑下垂、复视或斜视，眼球转动不灵，重则四肢无力，全身疲倦，颈软头倾，吞咽困难，饮水呛咳，呼吸气短，构音障碍，生活不能自理，甚至因呼吸困难而发生危象。MG 全球患病率为（150～250）/100 万，我国发病率约为 0.68/10 万，女性发病率略高，30 岁、50 岁左右呈现发病双峰，中国儿童及少年 MG（juvenile myasthenia gravis，JMG）患病高达 50%，构成第 3 个发病高峰。

## 一、经典回顾

中医学无"重症肌无力"之病名，但通过分析其临床表现及特点，结合病位、病性、病因、病机，可分属于不同病证。眼睑下垂或无力属"睑废""睑垂"，复视属"视歧"，抬头无力属"头倾"，吞咽困难、饮水呛咳、构音不清等属"喑痱"，四肢无力属"痿证"，呼吸肌麻痹发生危象属"大气下陷"，但总归属于痿证范畴。

《黄帝内经》中关于痿证的论述颇丰。《素问·痿论》专篇详细论述了痿证的病因有"悲哀太甚""思想无穷""有渐于湿""远行劳倦"，病机有"肺热叶焦"，证治分类有"痿躄""脉痿""筋痿""肉痿""骨痿"，并提出了"治痿独取阳明"的基本治疗原则。《素问·生气通天论》曰："湿热不攘，大筋软短，小筋弛长，软短为拘，弛长为痿。"湿热相兼，久久不去，伤及筋膜，肢体挛缩或弛纵。《灵枢·本神》曰："脾藏营，营舍意，脾气虚则四肢不用。"脾主运化，为气血之源，脾气虚弱，生化不足，四肢不养。《灵枢·本神》曰："恐惧而不解则伤精，精伤则骨酸痿厥。"肾藏精，主骨生髓，惊恐伤肾，肾不藏精，精髓不足，骨髓不充，四肢痿软不用。《灵枢·经脉》曰"虚则痿躄"，指出痿证的病性属虚。《黄帝内经》论述痿证的发生涉及五脏，其中以肺、脾、肾为主，又常因湿邪所致，病性属虚。此后，历代医家对"痿证"的论述以《黄帝内经》为基础，进行补充。隋·巢元方《诸病源候论·风病诸候上·风身手足不随候》曰："风身体手足不随者，由体虚腠理开，风气伤于脾胃之经络也。"脾主身之肌肉，为胃行其水谷，周济供养四肢百骸，在内腠理虚，在外风邪实，风邪中于脾胃经络，中焦受损，水谷之气难生，肌肉筋骨，无所禀受，风邪侵袭，而四肢身体不利。

刘完素指出了痿证的发生与肺的关系。宋·陈无择《三因极一病证方论·五痿叙论》曰"痿躄则属内脏气不足之所为也"，认为脏气不足是发病关键。金·李东垣《脾胃论·脾胃胜衰论》曰："大抵脾胃虚弱，阳气不能生长，是春夏之令不行，五脏之气不生。脾病则下流乘肾，土克水，则骨乏无力，是为骨蚀，令人骨髓空虚，足不能履地。"认为脾胃虚则五脏虚，阳气不升，而病及肾，肾虚则髓减骨空，肢软不能行。元·朱丹溪引《难经·七十五难》中"泻南方，补北方"为痿证治法，即泻心火、滋肾水，用滋阴清热之法来除肺热、补肝肾、实脾胃。

明·王肯堂《证治准绳·杂病·痿》曰："阳明虚，于五脏无所禀，则不能行血气，营阴阳，濡筋骨，利关节。气海无所受，则卫气不能温分肉，充皮肤，肥腠理，司开阖。血海无所受，则上下内外之络脉空虚，于是精神气血之奉生身、周于性命者劣弱矣。故百体中随其不得受水谷气处，则不用而为痿，治痿不独取阳明而何哉。"详细阐述了从脾胃论治痿证的机制，肯定了"治痿独取阳明"之论。明·张景岳《景岳全书·杂证谟·痿证》曰："元气败伤，则精虚不能灌溉，血虚不能营养者，亦不少矣。若概从火论，则恐真阳亏败，及土衰水涸者有不能堪，故当酌寒热之浅深，审虚实之缓急，以施治疗，庶得治痿之全矣。"张景岳认为痿证的发生不能概从阳亢生热而论，精血亏虚，不能荣养者亦多见，治疗当审虚实、分寒热，以求万全。

清·李用粹《证治汇补·腰膝门·痿》曰："古人治痿，首重阳明，此为气虚者立法也。其专重肾肝，因肾主骨而藏精，肝主筋而藏血，故肾肝虚，则精血竭，精血竭，则内火消烁筋骨为痿，治当补养肾肝，此为阴虚者立法也。"李用粹认为痿证治疗立足于脾胃是为气虚者立法，而因精血耗竭者当以补养肝肾。此与张景岳之观点一致。清·叶天士《临证指南医案·痿·邹滋九按》曰："夫痿症之旨，不外乎肝肾肺胃四经之病。盖肝主筋，肝伤则四肢不为人用，而筋骨拘挛；肾藏精，精血相生，精虚则不能灌溉诸末，血虚则不能营养筋骨；肺主气，为高清之脏，肺虚则高源化绝，化绝则水涸，水涸则不能濡润筋骨；阳明为宗筋之长，阳明虚则宗筋纵，宗筋纵则不能束筋骨以流利机关，此不能步履，痿弱筋缩之症作矣。"将病机概括为"肝肾肺胃四经之病"，对肝肾精血相互影响多有阐述。清·张锡纯《医学衷中参西录·振颓汤》曰："其人脾胃素弱，不能化谷生液，以荣养宗筋，更兼内有蕴热以铄耗之，或更为风寒所袭，致宗筋之伸缩自由者，竟有缩无伸，浸成拘挛矣。"平素脾胃虚弱，宗筋失养，或因内热耗伤，或因风寒侵袭，宗筋伸缩无常。

## 二、病因病机

本病主要由饮食失节、情志不遂、劳倦内伤等，导致脾胃虚损，五脏失养，肌肉筋骨失濡而发。

## （一）病因

### 1. 饮食失节

明·吴崑《医方考·脾胃门》曰："脾胃者，土也。土为万物之母，诸脏腑百骸受气于脾胃而后能强。若脾胃一亏，则众体皆无以受气，日见羸弱矣"。脾胃为气血生化之源，以濡养内外，饥饱无常，脾胃亏虚，不能运化，五体失养，痿废不用。元·王履《医经溯洄集·四气所伤论》曰："盖湿气内攻于脏腑，则咳逆，外散于筋脉，则痿弱也。"中焦失运，水湿停聚，湿从中生，外散于肌肉经络，而发为痿。

### 2. 情志不遂

《三因极一病证方论·五痿叙论》曰："若随情妄用，喜怒不节，劳佚兼并，致内脏精血虚耗，荣卫失度，发为寒热，使皮血、筋骨、肌肉痿弱，无力以运动，故致痿躄。"《症因脉治·劳伤总论·脾虚劳伤》曰："意外思虑，失饱伤饥，脾土之真阴受伤，中州之冲和有损。"情志不节，思虑喜怒，皆能伤于中焦，脾胃气血化生功能失调，致痿证发生。

### 3. 劳倦虚损

《灵枢·口问》曰："胃不实则诸脉虚，诸脉虚则筋脉懈惰，筋脉懈惰则行阴用力，气不能复，故为亸。"脾胃虚久病过劳，积劳成损，伤及后天之本，脾胃既虚，不能散精，五脏损，筋脉弱，弱而过用，气耗难复，四肢无所主，发为本病。

## （二）病机

本病病变部位在筋脉肌肉，但根柢在于五脏虚损，主要责之于脾胃，病性以虚证常见，亦有虚实夹杂者。病机主要为脾胃亏虚，筋脉失养。

脾胃为后天之本，气血生化之源，能资生一身，脾胃同居于中焦，为气机升降出入之枢。脾主肉，脾虚失运，生化濡养不足，故四肢痿软不能随用；胃主降主纳，与脾相表里，脾虚胃亦弱，则气机升降不利。《素问·太阴阳明论》曰："脾病而四肢不用……四肢皆禀气于胃，而不得至经，必因于脾乃得禀也，今脾病不能为胃行其津液，四肢不得禀水谷气，气日以衰，脉道不利，筋骨肌肉皆无气以生，故不用焉。"四肢痿软，乏力不用，乃脾病所致。脾气虚，输布不足，不能为胃行其津液，四肢不得水谷所化气血滋养，肌肉不实，筋骨不坚，故发为痿。

《秘传眼科龙木论·五轮歌》曰："总管肉轮脾脏应（肉轮属脾），两睑脾应病亦侵（两睑属脾）。"脾病或他脏病变及脾，气血不足，累及眼睑，而出现眼睑下垂。脾主升主运，脾虚气陷，升举无力，上睑属脾，故提睑无力而下垂。

《灵枢·大惑论》曰"五脏六腑之精气，皆上注于目而为之精"，"精散则视歧，视歧见两物"。《寿世保元·眼目》曰:"十二经脉三百六十五络,其血气皆禀受于脾土,上会于目而为明。"肝主藏血,开窍于目,肝受血而能视;脾胃虚损,气血生化乏源,肝血不足,肝窍失养,肾精不足,精明失养,故见复视、斜视或视物模糊。

呼吸困难是重症肌无力危象,清·喻嘉言《医门法律·明胸中大气之法》曰:"五脏六腑,大经小络,昼夜循环不息,必赖胸中大气斡旋其间,大气一衰。则出入废,升降息,神机化灭,气立孤危矣。"脾胃为气机升降之枢,气出于肺而根于肾,需脾斡旋转运,使宗气充足以司呼吸。脾胃虚损则枢机不运,聚湿生痰,壅阻于肺,故见胸闷、疼痛、气促等。张锡纯《医学衷中参西录·升陷汤》曰:"胸中大气下陷,气短不足以息。或努力呼吸,有似乎喘,或气息将停,危在顷刻。"脾胃运化所生水谷精气,聚于胸中,与肺中之清气相合,积于胸中而为宗气(大气),司呼吸,贯百脉,脾病及肾,肾不纳气,气难归根,甚或大气下陷,胸中之大气难以接续,出现肌无力危象,危及生命。

## 三、名医经验

### (一)邓铁涛——脾胃虚损,五脏相关

邓铁涛提出认为 MG 的基本病机为"脾胃虚损,五脏相关",脾病影响他脏,而他脏有病也可以影响脾脏,从而形成多脏同病的局面,即五脏相关,但矛盾的主要方面仍然在于脾胃虚损。主张脾胃虚损是 MG 的主要矛盾,并贯穿于疾病始终、风动、痰阻、血瘀为标,延及五脏而出现临床症状,故立"重补脾胃,益气升陷,兼治五脏"为治疗原则,治疗时多用温补脾胃之药,在补中益气汤的基础上,自拟强肌健力饮,随证加减,基础方由黄芪、党参、白术、升麻、柴胡、陈皮、五爪龙、甘草组成,以补益脾气、强肌健力。方中重用黄芪,甘温大补脾气,五爪龙具黄芪之功而性缓,补而不燥,于需要大补脾气者尤为相宜;根据患者兼夹症、合并症加减用药。气为血之帅,血为气之母。邓铁涛在用药时常兼顾气血,补气的同时,常加当归、何首乌、大枣、阿胶等补血之品。恐补而生滞,佐以陈皮、枳壳、橘络等行气药,但行气药宜轻不宜重,故用量一般不超过 6g。

### (二)周仲瑛——调补脾肾,息风通络

周仲瑛认为痿证不仅有脾虚,肾虚亦常见,脾肾亏虚是发病本源,脾肾互资相济,先天禀赋不足、后天失养、感受外邪均可致气血津液不能润养筋脉,使宗筋弛纵无力,甚则痿废,调补脾肾为治疗之本。《金匮要略·中风历节病脉证并治》曰:"咸则伤骨,骨伤则痿。"《脾胃论·脾胃胜衰论》曰:"脾病则下流乘肾,土克水则骨乏无力。"故治疗痿证在健脾益气升清的基础上,要重视应用淫羊藿、杜仲、巴戟天、续断、桑寄生、

菟丝子等补肾温阳之品。

《丹溪心法·痿》曰："痿证断不可作风治，而用风药。"这是治疗痿证的又一原则。因治风之剂，皆为发散风邪、开通腠理之药，若误用之，阴血愈伤，酿成坏病。然周仲瑛认为，痿证虽以虚为主，但并非无风象，如患者"肌肉动"一症，即阴虚动风之象。故治疗时要适当配伍蜈蚣、全蝎、乌梢蛇、煅龙骨、煅牡蛎等息风药，以提高疗效。

马钱子有通络止痛、散结消肿、健胃的功效，但超量使用易致中毒。周仲瑛认为，若运用得当则可化害为益。痿病的常见症状是肌肉无力，马钱子过量服用所致的四肢抽搐强直、牙关紧闭与松弛相反，因此可利用马钱子的这种药性来治疗重症肌无力，必须经炮制后方可入药。服用从小剂量开始，逐渐加量，一旦出现中毒迹象及时减量，能够有效防止中毒事件的发生。

### （三）裘昌林——调补脾胃，固本培元

裘昌林认为 MG 乃先天禀赋不足、后天失于濡养，致元气虚衰，病位主要在脾、肾、肝三脏。主要病机是脾胃亏虚。裘昌林认为痿证治疗主要是补益后天，注重以脾胃虚弱为中心，扶正补虚、未病先防为基本点，强调调补脾胃、固本培元。临证以补中益气汤为主化裁。黄芪的应用是关键，一是黄芪必须重用，以大补中气，二是宜用生黄芪，补气之功，更胜一筹。脾胃亏虚者，多予大剂量党参、白术、甘草合用，增强补中益气之功，升举阳气。除应用升麻、柴胡外，常选用桔梗、葛根等药，取其升清作用。脾肾两虚者，多用右归丸、理中汤、二仙汤加减。其中熟地黄、山茱萸、枸杞子等滋补肝肾，补而不腻，淫羊藿、巴戟天、肉苁蓉温补肾阳，温而不燥。

裘昌林认为脾胃亏虚在 MG 危象的发生、发展中有非常关键的作用。脾胃升降相因，灌溉四旁，五脏均受其益，运化升降不已。若枢机受损，升降失序，则百病起。《素问·六微旨大论》曰："升降息则气立孤危……非升降，则无以生长化收藏。"裘昌林常用理中汤加减以调畅枢机，复其升清降浊之功。干姜大辛大热，温中焦而祛里寒；党参甘温入脾，培补后天之气，气旺而阳复；白术甘温苦燥，健运中焦；炙甘草益气和中、调和诸药。使中焦之寒得辛热而去，中焦之虚得甘温而复，清阳升，浊阴降，运化健，中焦治。脾虚及肾，裘昌林常合用附子、肉桂，即附桂理中汤，增强补火助阳之功，又有参附汤之意。

## 四、常用方药脾胃思想探析

### （一）补中益气汤脾胃思想探析

补中益气汤出自李东垣《内外伤辨惑论·饮食劳倦论》，是补中益气、甘温除热、

益气升阳的代表方，由黄芪、人参、白术、炙甘草、陈皮、当归、柴胡、升麻组成。

**1. 升阳举陷、振奋中气**

《神农本草经》曰："（黄芪）味甘，微温，主痈疽久败疮，排脓止痛，大风癫疾，五痔鼠瘘，补虚，小儿百病。"黄芪为补虚要药，重用黄芪为君，取其甘温之性，归脾肺经，既可补益中气、升阳举陷，又能补肺实卫、固表止汗。

**2. 大补元气、补脾和中**

《神农本草经》曰："人参，味甘微寒，主补五脏，安精神，定魂魄止惊悸，除邪气，明目，开心益智。"人参能大补元气，通过三焦达脾胃，振奋中气。

清·陈士铎《本草新编·黄芪》曰："人参得黄芪，兼能补营卫而固腠理，健脾胃而消痰食，助升麻、柴胡，以提气于至阴之中。"人参与黄芪相辅相成，乘升麻、柴胡之气，入中焦，健脾强胃。清·汪昂《本草备要·草部》曰甘草"味甘，生用气平，补脾胃不足而泻心火。炙用气温，补三焦元气而散表寒，入和剂则补益。"清·黄元御《长沙药解·卷一》中论述白术可"入足阳明胃、足太阴脾经，补中燥湿，止渴生津，最益脾精，大养胃气，降浊阴而进饮食，善止呕吐，升清阳而消水谷，能医泄利"。人参、白术、炙甘草三药，与黄芪相配，益气健脾之功尤甚。

**3. 培养营血、理气和中**

当归，味甘、辛，性温，归肝、心、脾经，《景岳全书·芳草部》曰："其味甘而重，故专能补血，其气轻而辛，故又能行血。补中有动，行中有补，诚血中之气药，亦血中之圣药也。"甘温和血，与人参、黄芪相伍，补气生血。《神农本草经·木》载陈皮："味辛温，主胸中瘕热逆气，利水谷。"叶天士《本草经解·果部》曰："同术补脾，同甘草补肺，同补气药补气，同破气药破气，同消痰药去痰，同消食药化食，各从其类以为用也。"当归补养脾胃之血，陈皮合白术补脾。

**4. 升举清阳、引药入脾**

清·张志聪《本草崇原·本经上品》曰："柴胡，气味苦平，无毒。主心腹肠胃中结气，饮食积聚，寒热邪气，推陈致新。"《本草备要·草部》曰："人第知柴胡能发表，而不知柴胡最能和里，故劳药、血药，往往用之（补中益气、逍遥散，皆用柴胡，取其和中，均非解表也）。"清·吴谦《医宗金鉴·删补名医方论》曰："补中之剂，得发表之品而中自安，益气之剂赖清气之品而气益倍。"此处之柴胡，升举清阳、益气和中。《本草求真·散剂》曰："升麻……引参、芪能入脾胃补脾，且同柴胡能引归、芪、白术甘温之药，以补卫气之散，而实其表。"升麻、柴胡，能助黄芪、人参、当归、白术入脾胃，发挥药效。汪昂《医方集解》："升麻以升阳明清气，柴胡以升少阳清气，阳升则万物生，清升则阴浊降。"柴胡、升麻，不仅可引药入经，亦可升清降浊，恢复气机升降。

李东垣释义为脾胃虚弱者，因饮食劳倦，心火亢甚，而乘其土位，其次肺气受邪。

该方中黄芪用量最多，以固表止汗，防元气大虚；人参、炙甘草次之，人参补气固元，炙甘草泻心火、补脾胃元气；白术除胃中热；升麻、柴胡引黄芪、甘草甘温之气味上升，而实其表，升麻引阳明清气上腾，柴胡引少阳清气上行，使下陷之清阳上升而复其位；佐以陈皮理胸中滞气，分清浊；当归身和血养血。补气健脾以治气虚之本，升阳举陷以升清降浊，使脾胃调和、生化有源，以治疗脾胃虚弱、中气不足、气虚下陷等证。

### （二）振颓汤脾胃思想探析

振颓汤出自张锡纯《医学衷中参西录·治肢体痿废方》，全方由黄芪、知母、人参、白术、当归、乳香、没药、威灵仙、干姜、牛膝组成。

**1. 补养中气、温养脾胃**

清·张山雷《本草正义》曰："黄芪，补益中土，温养脾胃，凡中气不振，脾土虚弱，清气下陷者最宜。"黄芪为补气圣药，能振奋脾胃之气。

**2. 宣通经络、和血益脾**

张锡纯谓："乳香、没药不但流通经络之气血，诸凡脏腑中，有气血凝滞，二药皆能流通之。"二者相兼而用，为宣通脏腑、流通经络之要药，"又善治风寒湿痹，周身麻木，四肢不遂及一切疮疡肿疼"。

《长沙药解》曰："干姜，味辛，性温。入足阳明胃、足太阴脾、足厥阴肝、手太阴肺经。燥湿温中，行郁降浊，补益火土，消纳饮食，暖脾胃而温手足，调阴阳而定呕吐。"干姜气味俱浓，兼具散守之性，行于经络脏腑之中，可和血通气、除湿温脾。

《本草新编》曰："威灵仙，味苦，气温……治风湿各病，皆宜用之，以其十二经络无处不到也。但其性走而不守，祛邪实速，补正实难。用之于补气补血之中，自得祛痛祛寒之效。"威灵仙与人参合用，既能通行十二经脉，又能补气益脾。

《长沙药解》记载白术："味甘、微苦，入足阳明胃、足太阴脾经。补中燥湿，止渴生津，最益脾精，大养胃气，降浊阴而进饮食，善止呕吐，升清阳而消水谷，能医泄利。"当归可补血活血，《证类本草》曰："气血昏乱者，服之即定。此盖服之能使气血各有所归。"当归与白术合用，能补脾益胃，使气血冲和。

**3. 平和药性、久服无弊**

《本草经解》论述知母："气寒，味苦，无毒。主消渴热中，除邪气，肢体浮肿，下水，补不足，益气。"此处知母解干姜、人参之热，则药性平和，可久服无弊。

**4. 活血通经、引药下行**

《本草新编》载牛膝："善走十二经络，宽筋骨，补中绝续，益阴壮阳，除腰膝酸疼，最能通尿管涩痛，引诸药下走。"

## 五、难点与对策

目前，重症肌无力的治疗仍以胆碱酯酶抑制剂、糖皮质激素、免疫抑制剂、静脉注射免疫球蛋白、血浆置换、胸腺切除为主，虽方法多样，但不能根治，药物依赖性很大，病情易反复。糖皮质激素为治疗 MG 的一线药物，可使 70%～80% 的患者症状得到明显改善。为避免口服大剂量激素，治疗初期与其他非激素类口服免疫抑制剂联用，可更快达到治疗目标。使用糖皮质激素期间必须严密观察病情变化，约 40%～50% 的患者在服药 2～3 周内症状一过性加重并有可能诱发肌无力危象，尤其是晚发型、病情严重或者球部症状明显的患者，使用糖皮质激素早期更容易出现症状加重。长期使用糖皮质激素可引起食量增加、体重增加、向心性肥胖、血压升高、血糖升高、白内障、青光眼、内分泌功能紊乱、精神障碍、骨质疏松、股骨头坏死、消化道症状等。

脾胃虚损是贯穿重症肌无力始终的基本病机，患者原本脾胃亏虚，服药后胃肠道症状更为明显，中西药联合治疗，优势互补，减轻不良反应，提高患者依从性，巩固波动期及稳定期的疗效，减少危象期的并发症，提高临床治愈率。常用黄芪、白术、太子参健脾益气；大腹皮、厚朴理气除胀；莲子肉、山药健脾止泻；藿香、佩兰芳香化湿；焦三仙、鸡内金、莱菔子、焦槟榔消食导滞；石斛、生地益胃生津。研究显示，中西药联合治疗重症肌无力，临床疗效优于单纯西药治疗，可以改善患者的中医症状积分。长期坚持中药治疗，可替代激素治疗，改善患者生存质量。

重症肌无力作为异质性疾病，在临床实践中，需要考虑患者发病年龄、疾病发展程度、血清学特点、是否合并胸腺瘤、治疗并发症等，需精准化治疗，与中医辨证论治和整体观念相一致，中医药治疗本病有显著优势，但是需长期服药，目前缺少疗效确切、便于保存携带的新剂型，且疗效需要大样本、多中心临床对照试验进一步验证，对于中医药治疗 MG 的作用机制还需更深入的研究。

## 六、本病从脾胃论治基础分析

### （一）重症肌无力发病与肠道菌群相关

肠道是人体神经细胞数量仅次于大脑的器官，肠道菌群与宿主共生，对人体的代谢和免疫稳态的发展起着至关重要的作用，肠道菌群结构改变，可能影响免疫系统的激活，驱动促炎、抗炎反应，从而促进或抵消免疫反应，导致免疫介导疾病的发生。研究为探讨肠道菌群结构紊乱与重症肌无力发病的关系，给无菌小鼠分别接种重症肌无力模型鼠菌群、健康小鼠菌群，与接种健康菌群小鼠相比，接种重症肌无力菌群小鼠表现出明显的运动能力受损。Moris 等人发现重症肌无力患者疣微菌科和双歧杆菌科的相对比值较低，拟杆菌门和脱硫弧菌属的相对比值较高。

CD4$^+$Fox p3$^+$Treg 细胞维持自身耐受性和免疫稳态，在预防重症肌无力的发生发展中起关键作用，CD4$^+$Fox p3$^+$Treg 细胞通过影响自身反应性 T 细胞的数量和抑制自身反应性 B 细胞的活性调节 ACh R 抗体的产生，从而降低疾病严重程度。肠道黏膜固有层 CD4$^+$Fox p3$^+$Treg 细胞的数量明显高于其他器官，占 CD4$^+$T 细胞的 20% ～ 30%，且肠道固有层的 CD4$^+$Fox p3$^+$Treg 细胞明显受到肠道微生物组成的影响。厚壁菌门和拟杆菌门是参与微生物群变化的主要菌门，厚壁菌门与拟杆菌门比值可以描述一种促炎环境，其中的炎症微生物群可能导致肠道上皮受损，进而触发免疫反应，导致自身免疫性疾病特有的免疫失衡。

益生菌对肠道菌群的调节及其与宿主免疫系统的相互作用已被认为是治疗自身免疫性疾病的一种新的治疗工具。在重症肌无力发病时，给 Lewis 大鼠服用益生菌，慢性期注射两种乳杆菌和两种双歧杆菌菌株，诱导免疫调节效应、改善实验性自身免疫性重症肌无力症状的同时，抗 AChR 抗体水平也降低。在可能没有副作用的前提下，重症肌无力的治疗仍然需要新的治疗方法，对抗改变的自身免疫攻击和对 AChR 的耐受性丧失，为了达到这一目的，筛选和确定具有免疫调节特性的益生菌菌株可能具有重要意义。

### （二）治痿独取阳明

《素问·痿论》曰："治痿独取阳明。"此处"独"作重视解，突出在痿证治疗过程中脾胃的重要地位，不论选方用药，还是针灸取穴，都应重视补益脾胃。《三因极一病证方论·五痿治法》曰："诸治痿法，当养阳明与冲脉。"清·唐容川《血证论·唾血》曰："盖五脏俱属阴经，而脾独名太阴，以其能统主五脏，而为阴之守也，其气上输心肺，下达肝肾，外灌溉四旁，充溢肌肉，所谓居中央，畅四方者如是。"脾胃乃后天之本，气血生化之源，五脏皆倚脾胃之能，上而心肺，下而肝肾，外而肌肉四旁，阳明盛，气血充实，诸筋得以濡养，则关节滑利，运动自如。

《灵枢·根结》曰："故痿疾者取之阳明，视有余不足。无所止息者，真气稽留，邪气居之也。"阳明主里为阖，受纳阳气以供养五脏，倘若阖的功能受损，阳气就会"无所止息"而引起四肢痿软无力，治疗当取足阳明胃经的腧穴，根据病情的虚实，泻其有余，补其不足。阴经阳经总会于宗筋，合于阳明，《素问·痿论》曰："阳明者，五脏六腑之海，主润宗筋，宗筋主束骨而利机关也。冲脉者，经脉之海也，主渗灌溪谷，与阳明合于宗筋……故阳明虚则宗筋纵，带脉不引，故足痿不用也。"阳明是五脏六腑营养之源，濡养宗筋，宗筋主管约束骨节，使之运动灵活。冲脉是十二经气血汇聚之处，输送气血渗透灌溉分肉肌腠，与阳明经会于宗筋，阳明经气血不足，宗筋失养，带脉不能收引诸脉，故两足痿弱，不能随用。

"阳明"不仅作足阳明胃解，亦脾、大肠、小肠，临证时要重视辨证施治，即"治痿不独取阳明"，《素问·脏气法时论》曰："脾病者，身重，善肌肉痿，足不收行……取其经，太阴阳明少阴血者。"《素问·痿论》曰："各补其荥而通其俞，调其虚实，和其逆顺，筋、脉、骨、肉各以其时受月，则病已矣。"调补各经荥穴，疏通各经的输穴，以调机体虚实，气血逆顺，根据具体病变，在其所合之脏当旺时进行治疗。

## 七、临床验案举隅

### （一）周仲瑛医案

傅某，女，22个月，1997年3月26日初诊。2个月前无明显原因出现左侧眼睑下垂，伴小便难以自控，纳谷不香，大便干结，形体瘦弱，面色欠华，舌苔薄白，指纹不显。辨证属脾虚胃弱，清阳失用，治以健脾益气升清，佐以补肾固涩，以补中益气汤加减。处方：生黄芪15g，党参10g，焦白术10g，炒薏苡仁10g，葛根10g，当归10g，炙甘草3g，煨益智仁10g，菟丝子10g，炒枳实10g，炙僵蚕10g。初投7剂，每日1剂，另与制马钱子0.1g，每日2次。1周后复诊，药后左侧眼肌下垂复常，开闭自如，但左目仍有向外斜视，纳谷增加，余无不适。药已取效，效不更法，原方中复加制白附子15g，炙全蝎3g。服20剂后来诊，两侧目裂对称，左眼肌下垂全部复常，小便能控，食纳平平，苔净，指纹不显，续初诊方加陈皮6g，服3个月后随访，未见发作。

按："稚阴稚阳"易虚易实之幼儿，由于素体脾胃虚弱，胃失受纳腐熟，脾失运化、输布水谷精微之职，筋脉肌肉失养，表现为纳谷不香，眼睑下垂，面色欠华，形体瘦弱等症，该患儿兼见小便难以自控，是肾气未充，失于摄纳之故。仿补中益气汤之意，以益气升清为主，佐以补肾固涩之品组方，药用生黄芪、党参、焦白术补气健脾，以助气血生化之源；薏苡仁、炙甘草以健脾和胃；当归补血养血；葛根升举清气；枳实行气，使补而不腻，防过于滋腻碍气；煨益智仁、菟丝子以补肾摄纳。诸药相合，共奏健脾益气升清、补肾固涩之功。

### （二）邓铁涛医案

陈某，女，38岁。8岁时出现眼睑下垂等症，诊断为重症肌无力，治疗1年后病情好转，之后一直未再服药。1999年发现高血压病，一直服用心痛定控制血压。2003年3月初出现全身乏力，四肢酸痛，右眼睑下垂等，经某西医院检查，新斯的明试验阳性，治疗1个月，病情逐渐加重，2002年1月8日转入广州中医药大学第一附属医院。入院时患者慢性病面容，精神倦乏，右眼睑下垂，眼球活动尚灵活，口腔有痰涎分泌物，颈软乏力，双肾区轻度叩击痛，四肢乏力，腿反射存在，舌质淡胖，苔薄黄，脉沉细。血压140/80mmHg。西医诊断：重症肌无力（迟发重症型）；高血压病。中医诊断：痿证，脾胃虚损，大气下陷。中医治以升阳举陷、益气健力，予补中益气汤加减。处方：黄芪30g，五爪龙30g，牛大力30g，千斤拔30g，党参20g，白术15g，当归10g，升麻12g，柴胡8g，法半夏12g，陈皮3g，甘草5g。给予强肌健力口服液每次1支，每日3次，溴吡斯的明每次60mg，每8小时1次，口服心痛定降压，予静滴黄芪注射液，川芎嗪注射液以益气活血。按此原则治疗1个月余，治疗期间患者泌尿系感染，中药以珍珠草30g易陈皮，同时配合针灸合谷、丰隆、足三里等穴位治疗。4月18日患者出现感冒。加用抗生素以预防感染，泼尼松由5mg逐渐加量至50mg，每日1次。5月4日患者症状好转，吞咽及呼吸较顺利，寐差多梦，舌质淡胖，苔浊，脉弦细。血压120/80mmHg，效不更方，加用紫河车温肾补精，首乌藤、素馨花疏肝养心安神。

5月28日患者恶寒半天，呈阵发性，手指、双肩臂和双下肢小腿处麻木感，双下肢乏力，大便质稀，日一行，舌淡红，寸脉浮，尺脉弱。邓铁涛会诊后，分析病情，认为MG为虚损病，患者用抗生素、激素等治疗后，脾胃之气更伤，易感受外邪，应先祛除外感。处方：黄芪150g，五爪龙50g，太子参30g，白术15g，云茯苓15g，升麻10g，柴胡10g，陈皮3g，豨莶草10g，菟丝子10g，甘草3g，薏苡仁15g，当归12g。

二诊：5月31日，外感愈后，应适当加强补肾。处方：黄芪150g，五爪龙50g，党参30g，白术15g，云茯苓15g，升麻10g，柴胡10g，巴戟天15g，菟丝子15g，当归头15g，陈皮5g，甘草3g。

三诊：6月14日，服药半月，患者能下地行走，月经来潮，量少，不淋漓不尽，色暗红，伴下腹胀满不适，寐可，大便质稀，日二行，舌红苔薄，脉细数。处方：黄芪90g，五爪龙50g，太子参30g，白术15g，云茯苓15g，熟地黄24g，何首乌15g，肉苁蓉15g，益母草30g，薏苡仁30g，陈皮5g，甘草3g。月经过后，去益母草，继续服药。

四诊：6月24日，患者病情好转，吞咽及呼吸困难明显减轻，但患者3日前洗澡时不慎摔倒，膝关节酸软乏力，坐立困难，寐差，纳可，二便调，舌暗红，苔薄黄，脉弦细。处方：上方加千斤拔30g，牛大力30g，首乌藤20g，熟酸枣仁15g。

五诊：7月16日，患者双膝乏力，头晕，寐差，月经约40日未来潮，观其鼻头明亮有光泽，提示病情好转，舌质红，苔薄黄略浊，寸口脉浮。处方：黄芪90g，五爪龙50g，太子参30g，云茯苓15g，白术15g，千斤拔30g，牛大力30g，浙贝母15g，薏苡仁30g，千层纸10g，甘草3g，陈皮3g。月经过时不行，全身不适，可加路路通20g，益母草20g。

7月18日，患者月经来潮，无明显不适，步行出院。

按：本例为迟发重症肌无力危象合并高血压危象，抢救要中西医结合，综合治疗。

危象较重时，呼吸困难、吞咽不下，要及时插管、吸氧、呼吸机辅助呼吸、抗感染治疗，使用激素、抗生素。重症肌无力危象，属中医学大气下陷范畴，患者本有脾胃亏虚，又经抗生素、激素治疗，脾胃虚甚，宜甘温益气、升阳举陷、顾护脾胃、调补肺肾。中西医综合治疗后，患者恢复快，且降低了复发率。

## 【参考文献】

［1］常婷.中国重症肌无力诊断和治疗指南（2020版）［J］.中国神经免疫学和神经病学杂志，2021，28（1）：1–12.

［2］黄子天，刘小斌.国医大师邓铁涛强肌健力饮治疗重症肌无力的临床应用及学术传承［J］.广州中医药大学学报，2018，35（1）：182–185.

［3］曾升海，田惠民.邓铁涛教授治疗重症肌无力的经验介绍［J］.陕西中医，2000（12）：559–560.

［4］阳涛，周欣欣，刘小斌.邓铁涛教授函诊治疗重症肌无力用药特点浅析［J］.新中医，2011，43（4）：134–135.

［5］王敬卿，顾勤.周仲瑛教授治疗痿证经验［J］.中国中医药信息杂志，2001，8（1）：77–78.

［6］周仲瑛，陈四清，周宁.健脾益肾、息风通络法治疗重症肌无力［J］.江苏中医药，2006（12）：40–41.

［7］钱同，蒋旭宏，裘昌林.裘昌林中医治疗重症肌无力经验［J］.浙江中西医结合杂志，2016，26（8）：687–690.

［8］裘昌林.中医药在重症肌无力防治中的运用心得［J］.中国中西医结合杂志，2018，38（10）：1159–1160.

［9］胡倩君，王继勇，余京华.中西医结合治疗重症肌无力30例随访观察［J］.中国中西医结合杂志，2019，39（9）：1056–1060.

［10］张会永，冷锦红，谢伟峰，等.张静生治疗重症肌无力临证经验与用药分析［J］.中华中医药学刊，2020，38（12）：27–30.

［11］王勤鹰，余敏，姜嘟嘟，等.重症肌无力中医证治与进展［J］.中国医药导刊，2017，19（12）：1328–1332.

［12］Peng Zheng，Yifan Li，Jing Wu，et al.Perturbed Microbial Ecology in Myasthenia Gravis：Evidence from the Gut Microbiome and Fecal Metabolome［J］.Advanced Science，2019，6（18）：1901441.

［13］Moris G，Arboleya S，Mancabelli L，et al.Fecal microbiota profile in a group of myasthenia gravis patients［J］.Sci Rep，2018，8（1）：14384.

［14］Shin DS，Jordan A，Basu S，et al.Regulatory T cells suppress CD4+T cells through

NFAT- dependent transcriptional mechanisms［J］.EMBO Rep，2014，15（9）：991-999.

［15］ Atarashi K，Tanoue T，Shima T，et al.Induction of colonic regulatory T cells by indigenous Clostridium species［J］.Science，2011，331（6015）：337-341.

［16］ Nagano Y，Itoh K，Honda K.The induction of Treg cells by gutindigenous Clostridium［J］.Curr Opin Immunol，2012，24（4）：392-397.

［17］ Rinaldi E，Consonni A，Cordiglieri C，et al.Therapeutic Effect of Bifidobacterium Administration on Experimental Autoimmune Myasthenia Gravis in Lewis Rats［J］. Front Immunol，2019，10：2949.

［18］陈四清.周仲瑛临证医案精选［M］.北京：人民军医出版社，2011.

［19］邱仕君.邓铁涛治重症肌无力危象医案评析［N］.中国中医药报，2007-02-05（006）.

（刘双芳，金　华）

# 第十八章 失 眠

失眠是最常见的睡眠障碍疾病，以入睡和（或）睡眠维持困难所致的睡眠质量或时间达不到正常生理需求，而影响白天社会功能为主要表现，严重者会导致躯体性疾病，影响内分泌及免疫系统功能。中国内地成年失眠症患者高达57%，远高于欧美等国家。现多认为失眠发生与昼夜节律障碍、精神心理因素、药物作用及神经疾病相关。

## 一、经典回顾

中医学根据本病临床特点，将其归属于"不寐"范畴。不寐之名首见于《难经·四十六难》云"老人卧而不寐，少壮寐而不寤"，并指出"老人血气衰，肌肉不滑，营卫之道涩，故昼日不能精，夜不得寐也"，认为气血衰弱是老年人失眠主要原因。《素问·逆调论》云"阳明者，胃脉也，胃者六腑之海，其气亦下行，阳明逆不得从其道，故不得卧也"，提出阳明经气上逆而致不寐，《素问·逆调论》曰"胃不和则卧不安，此之谓也"，为后世医家从脾胃论治不寐奠定了理论基础。《灵枢·大惑论》云"卫气不得入于阴，常留于阳。留于阳则阳气满，阳气满则阳跷盛，不得入于阴则阴气虚，故目不瞑矣"，认为不寐发生的根由乃卫气行于阳而不得入阴所致。《灵枢·营卫生会》："人受气于谷，谷入于胃，以传与肺，五脏六腑，皆以受气。其清者为营，浊者为卫，营在脉中，卫在脉外。"卫气循行失常与胃腑功能密切相关。汉·张仲景在《黄帝内经》理论基础上拓展了不寐的临床证候并明确相应治法，提出热郁胸膈、阴虚火旺、肝血不足均可致不寐。

李东垣《脾胃论·安养心神调治脾胃论》："心之神，真气之别名也，得血则生……若心生凝滞，七神离形……善治斯疾者，惟在调和脾胃，使心无凝滞，或生欢忻，或逢喜事……盖胃中元气得舒伸故也。"至明清时期，对不寐的病机认识及治疗得到极大地丰富发展。明·张景岳认为不寐病机分有邪之实、无邪之虚两类，其中虚者"由营气之不足耳"。明·秦景明于《症因脉治》中详细论述了心血虚及心气虚所致不寐，清·王清任提出瘀血可致不寐。清·唐容川在《血证论·卷六·卧寐证》中概括："不寐之证有二，一是心病，一是肝病。"清·沈金鳌在《杂病源流犀烛》卷六中提出"不寐，心血虚而有热病也。然主病之经，虽专属心，其实五脏皆兼及也"，认为不寐发生兼及脾胃。

可见中医对于不寐一病具有完善的理论认识及丰富的治疗方法，深入探索归纳中医药治疗失眠的理论方法对于缓解失眠造成的临床负担具有重要意义。

## 二、病因病机

本病主要由于饮食失节、情志失常、劳逸失调、病后体虚等因素导致脏腑阴阳失调，阳盛阴衰，阴阳失交而发。

### （一）病因

#### 1.饮食失节

《素问·痹论》曰："饮食自倍，肠胃乃伤。"暴饮暴食，宿食停滞，致脾胃受损，痰热内生，壅遏于中，上扰心神，而不安寐。

#### 2.情志失常

《素问·阴阳应象大论》曰："人有五脏化五气，以生喜怒悲忧恐。"情志失调，郁怒伤肝，气郁化火，上扰心神；过度忧思，伤及脾土，营血亏虚，不能奉养心神；暴受惊恐，心虚胆怯，神魂不安；五志过极或喜笑无度均可耗散心神致失眠。

#### 3.劳逸失调

《素问·宣明五气》曰："久视伤血，久卧伤气，久坐伤肉，久立伤骨，久行伤筋。"过劳过逸均会伤及气血形体，黄元御《四圣心源·气血原本》云"气原于胃，血本于脾"，脾胃受损，气血化生乏源，痰湿之邪内生均会导致失眠。

#### 4.病后体虚

久病气血亏虚，心失所养，心神不安；《灵枢·营卫生会》曰"老者之气血衰，其肌肉枯，气道涩，五脏之气相搏，其营气衰少而卫气内伐，故昼不精，夜不瞑"，年迈阴阳气血虚衰，濡养无力亦致失眠。

### （二）病机

病位主要在心，涉及肝、肾，与脾胃关系密切。失眠病性有虚实之分，病久多表现为虚实夹杂，或兼有瘀血。

心神失养或心神受扰是失眠发生的主要原因，其病变部位虽主要在心，涉及肝、肾，但脾胃作为后天之本与失眠发生密切相关。失眠虚证以气血不足，心脾两虚，或心胆气虚、心肾不交，心神失养为主；实证以肝郁化火、痰热内扰，心神不安为主。不论虚实，脾胃在发病过程中均发挥重要作用。《素问·玉机真脏论》曰"脾为孤脏，中央土以灌四傍"，可见心、肝、肺、肾四脏的生理功能均赖脾胃运化健常。张景岳《景岳全书》曰："胃司受纳，脾司运化，一纳一运，化生精气。"后天形神官窍得以充养全赖于脾胃水谷纳运协调。脾胃运化功能失常，精气血津液化生乏源，可直接致心神失养而失眠；"肝藏魂""肾藏精"，肝、肾后天充养乏源，亦可间接导致神魂不安而失眠。

《素问·六微旨大论》曰："出入废则神机化灭，升降息则气立孤危。故非出入，则无以生长壮老已；非升降，则无以生长化收藏。"《素问·太阴阳明论》曰："脾者土也，治中央，常以四时长四脏。"叶天士《临证指南医案·脾胃》曰："脾宜升则健，胃宜降则和。"脾胃斡旋中焦，脾气升，则肾气、肝气皆升，胃气降，则心气、肺气皆降。作为气机升降之枢纽，脾胃功能异常，气机升降失调，亦可导致失眠。明·薛铠《保婴撮要·不寐》曰："若胃气一逆，则气血不得其宜，脏腑不得其所，不寐之症，由此生焉。"认为胃气上逆是不寐的重要病机之一。

脾胃脏腑阴阳燥湿相济，叶天士《临证指南医案·脾胃》曰："太阴湿土，得阳始运，阳明阳土，得阴自安。"脾胃功能失调，易生燥湿之邪，燥易化火伤阴，湿易酿生痰浊、水饮。李中梓《医宗必读·不得卧》曰："不寐之故大约有五：一曰气虚，六君子汤加酸枣仁、黄芪。一曰阴虚，血少心烦，酸枣仁一两，生地黄五钱，米二合，煮粥食之。一曰痰滞，温胆汤加南星、酸枣仁、雄黄末。一曰水停，轻者六君子汤，加菖蒲、远志、苍术；重者控涎丹。一曰胃不和，橘红、甘草、石斛、茯苓、半夏、神曲、山楂之类。"气虚、阴虚、痰滞、水停、胃不和五者均与脾胃功能异常密切相关。

## 三、名医经验

### （一）路志正——五脏藏神，尤重脾胃

国医大师路志正认为五脏藏神，然五脏之中尤其重视脾胃对五神的影响，认为脾胃功能失常是失眠发生的病机关键。

路志正认为脾胃斡旋中焦，是机体阴阳、气血升降之枢纽。基于五行理论，脾胃与心、肝关系最为密切，脾胃功能异常，最易影响心、肝二脏。心主神明，肝藏血、藏魂、主疏泄，二者与精神活动密切相关，故脾胃病变，易影响心、肝二脏功能，导致失眠。其从脾胃出发，将失眠病机分为虚、实、虚实夹杂三类。虚者为脾胃虚弱，运化失职，精血化生无源，致心肝血虚而失眠；实者因湿（痰）阻，影响脾胃气机，或痰湿郁久化热，扰动心神而失眠；虚实夹杂多为脾胃虚弱、气血不足兼夹气滞、食滞、湿浊、痰热等实邪并存。临证治疗以健脾和胃、调理中州为法，安神养心。

### （二）周仲瑛——强调"虚""火"，重视脾胃

周仲瑛认为失眠总病机为阴阳失交，涉及心、肝、脾、肾、胃，并将涉病脏腑分为心－肝－肾与脾－胃两大系统，重视脾胃与心、肝、肾三脏之间的因果关联。有研

究通过数据挖掘归纳出其治疗失眠，涉及虚、火、热、郁、瘀、痰、湿、风、寒九大病理因素，其中尤其强调"虚"与"火"的治疗。"虚"以气虚、血虚、阴虚为主，脾胃功能虚衰是"虚"之关键所在。"火"又分实火、虚火，与心、肝两脏密切相关，脾胃上连心肺、旁临肝胆，主运化水谷、气机升降，脾胃功能失常易影响心、肝二脏，致"火"内生。临证治疗失眠，其常审症加减黄连、法半夏、竹茹以清畅中焦，善于运用党参－黄芪药对配伍以健运脾胃，调中安神。

### （三）邓铁涛——虚实两端，不离脾胃

邓铁涛认为失眠病位以心、肝、胆、脾、胃为主，病机可概括为虚、实两端，然不论虚实，均不离脾胃。其认为失眠虚者，以心脾血虚、心胆气虚、心肾不交为主，其中以心脾血虚最为常见，因失眠患者多从事脑力劳动，思虑过度损伤脾胃，脾胃虚弱，气机郁滞，气血不足致心神失养，心脾血虚而失眠。失眠实者，以痰热、内火、瘀血为多，其中则以痰阻多见，脾胃虚弱，运化失职，津液输布失常而致痰浊内生，扰动心神而失眠。临证治疗，心脾血虚之失眠其喜用归脾汤合甘麦大枣汤，补中缓急、养心安神；痰浊内阻之失眠，常用温胆汤合补气运脾之品以绝痰源。

## 四、常用方药脾胃思想探析

失眠一病临证病机不外虚、实及虚实夹杂三种情况，虚者以心脾两虚最为常见，临证多用归脾汤加减以健脾养心安神；实者多见痰浊中阻而致痰热扰神，多用温胆汤加减，另有气机上逆所致之失眠，多用半夏秫米汤加减；虚实夹杂则以心、脾、肝、肾等脏腑虚损为本，兼夹痰浊、瘀血等实邪。临证治疗过程中，上述常用方药均体现了重视脾胃的组方思想。

### （一）归脾汤脾胃思想探析

归脾汤始出自宋·严用和《济生方·健忘论治》曰"治思虑过度，劳伤心脾，健忘怔忡"，明·薛己《正体类要》中补入当归、远志二味，现临证所用归脾汤为后者。归脾汤是心脾同治的典型方剂，为治疗心脾两虚型失眠的首选方药，其组方用药紧扣脾胃。

#### 1. 健运脾土，化生营血，濡养心神

中土脾脏为后天气血生化之源，《素问·经脉别论》曰："脾气散精，上归于肺，通调水道，下输膀胱。水精四布，五经并行，合于四时五脏阴阳，揆度以为常也。"诸脏腑、形体、官窍均赖脾土运化精微得以维持正常生理功能。归脾汤以黄芪、龙眼肉各一两为君药，此二味均甘温入脾，黄芪重在健运，龙眼肉则力偏滋养，二者合用，补中有行，使脾土畅达，营血化生有源。黄芪、龙眼肉又分别归入肺、心经。肺主通调

水道，黄芪健运脾脏同时补益肺气，使津液输布条达。龙眼肉直入心经，滋补心血，使心神得养，神定则寐安。

**2. 肝脾同调，畅达气机，以脾为轴**

归脾汤中用酸枣仁、木香二味以养肝、畅肝。肝主疏泄，肝气调顺与脾气升清功能密切相关。《本草经解要》曰："木香气温，禀天春和之木气，入足厥阴肝经……气味俱升，阳也。"方中运用木香入肝经升发肝气，使肝木条达以助脾土健运。酸枣仁归心、肝二经，可益肝血而宁心神，《长沙药解》载其"宁心胆而除烦，敛神魂而就寐"。肝脏体阴而用阳，酸枣仁与木香合用滋养肝体，以助肝用。肝脏疏泄功能正常则脾脏中轴运转灵活，气机畅达，血运正常以使神志安定。

**3. 顾护胃气，脾胃合治，调养后天**

脾胃一脏一腑表里相关，脾气主升，胃气主降，二者居于中轴主一身气机运转，故脾与胃合为后天之本。方中白术、人参、茯神、远志、当归主入心、脾两脏，主方以健脾养心为大法，然健脾之中尤不忘护胃。生姜、大枣二味意在顾护胃气，胃气和则水谷纳运正常，营血化生有源，神形得以充养则不寐自安。

**（二）半夏秫米汤脾胃思想探析**

半夏秫米汤出自《灵枢·邪客》曰："……补其不足，泻其有余，调其虚实，以通其道，而去其邪，饮以半夏汤一剂，阴阳已通，其卧立至……其汤方：以流水千里以外者八升，扬之万遍，取其清五升煮之，炊以苇薪，火沸，置秫米一升，治半夏五合，徐炊，令竭为一升半……"半夏秫米汤作为《黄帝内经》十三方之一，以调和阴阳，决渎壅塞之功，被誉为"失眠第一方"。

**1. 通阳明，平气逆，和胃气，化浊邪**

《素问·逆调论》曰："人有逆气……不得卧而息有音者，是阳明之逆也。"

清·邹澍《本经疏证》载"半夏味辛气平，体滑性燥，故其为用，辛取其开结，平取其止逆，滑取其入阴，燥取其助阳"，半夏辛散之性可利窍而通阳、助阴阳调顺、平阳明气机逆乱。《素问·五脏别论》曰："胃者，水谷之海，六腑之大源也。"卫气源于水谷精微，胃失和降，水谷运化不利，卫气充养乏源，易致其卫外循行失常，同时酿生痰湿之邪，壅滞于中，加剧气机紊乱。痰湿胶着，易生热化火，湿浊、痰火壅塞，扰乱心神而致失眠。《雷公炮制药性解》载半夏"入肺、脾、胃三经……除湿化痰涎，大和脾胃"其燥湿和胃、化痰止呕之功用可化中焦浊邪，安和脾胃气机，与其辛散通阳之功用共奏通阳降逆、化浊祛邪之效。

**2. 补阴津，滋脾土，和阴阳，安神志**

半夏秫米汤中用秫米一味，乃与半夏阴阳相和之意。秫米甘寒，可泄阳补阴，与半夏通阳降逆相辅相成，以达阴阳调和。《中医大辞典》载"秫米，又名小米、糯秫、糯粟、黄米"，张锡纯则明确提出秫米应为高粱米，《本草纲目》载其"益阴气而利大肠"，张景岳认为其"性味甘黏微凉，能养营补阴"。失眠发生不论虚实，均终致神魂失养。脾为阴脏，秫米甘寒，可滋养脾土、调和胃气，使脾胃调和、神魂得养、神志乃安。

## 五、难点与对策

西医对于失眠治疗根据其病因主要以口服药物治疗为主，心理及认知行为治疗为辅。大多数催眠药物在短期内有明确安眠疗效，但尚无数据表明其长期效果。催眠药物在改善睡眠效率、连续性及持续时间的同时会降低睡眠质量，并可能产生眩晕、共济失调、低血压、肌无力等副作用，长期服用易形成药物依赖。中医药治疗失眠从整体观念出发，补虚泻实，调整脏腑阴阳，使机体恢复正常的生理睡眠节律。中医药不仅可以有效缓解睡眠障碍，同时还可改善口服西药带来的副作用，减轻患者痛苦。因此，如何进一步充分利用中医药优势，提高失眠临床治疗效果，降低西药副作用，应得到高度重视。

### （一）如何通过"脾胃理论"提高中医药安神疗效

中医药治疗失眠源于《黄帝内经》，后世医家在继承《黄帝内经》理论方法的基础上不断完善了对失眠病因病机的认识，同时丰富拓展了失眠的治疗方法。脾胃作为后天之本，在中医整体观念及辨证论治的理论体系中占据重要地位。如何通过"脾胃理论"，充分发挥中医药对于失眠的治疗优势，应得到重视。

众多医家于临证过程中已大力倡导从脾胃着手治疗失眠，对于归脾汤、温胆汤、半夏秫米汤等古方运用也各有心得。笔者认为，要达到充分发挥"脾胃理论"在失眠治疗过程中的作用，应重视脾胃与四脏五腑、脾胃与气机升降、脾胃与气血津液、脾胃与阴阳化生运行的关系。在深入运用中医理论"脾胃思想"指导治疗失眠的同时，发挥现代药理学研究的优势，结合药理实验，灵活配伍运用具有安神功效的中药。对于精神心理因素造成的失眠，在采用西药、心理及认知行为治疗的同时，应关注"脾胃"在精神心理疾病中的作用。五脏分藏神、魂、意、魄、志，而五神均赖脾胃化生精微得以充养，精神心理疾病发生与五神、情志密切相关，同样与脾胃密切相关。在治疗失眠过程中，应秉持重视脾胃，但不拘泥于脾胃的原则，将"脾胃思想"灵活运用于失眠的治疗。

### （二）如何应用"脾胃理论"发挥中医药在降低西药副反应方面的作用

失眠的临床治疗，以使患者获得正常睡眠为最终目标。目前西药口服治疗失眠在改善睡眠情况的同时会带来诸多不良反应，以苯二氮䓬类药物为代表的镇静催眠药易导致眩晕、共济失调、视物不清、肌无力、烦躁易怒，严重者甚至出现呼吸暂停等副反应。中医药不仅能够有效改善失眠症状，缩短其病程发展，同时在降低西药副反应方面具有显著优势。如何应用"脾胃思想"，充分发挥中医药降低西药副反应的疗效，应受到重视。

脾胃学说创始人李东垣提出"内伤脾胃，百病由生"的学术观点。从"脾胃思想"出发，脾胃虚损，不论虚实，均是各种疾病发生的内在根本。脾胃虚弱，后天气血生化乏源，清窍失养则致眩晕，运化失职，痰浊之邪蒙窍亦致眩晕；脾主四肢，脾胃受损，四肢肌肉失于濡养则易发生共济失调，失眠治疗过程中的诸多副反应均与脾胃功能异常密切相关。临证过程中，针对患者个体情况，紧紧把握"脾胃思想"，酌情加减运用健脾益气、和胃化痰、淡利渗湿、消食导滞之品，可有效缓解西药治疗失眠产生的副反应。

## 六、本病从脾胃论治基础分析

西医对于肠道菌群的研究为"脾胃思想"治疗失眠提供了新的科学依据，"菌－肠－脑轴"概念的提出揭示了脾胃与失眠在微观生理层面的联系，完善了"脾胃思想"治疗失眠的理论基础。

中医学认为饮食物的传导主要涉及胃的受纳腐熟、小肠的受盛化物及大肠的传化糟粕，胃与肠在消化过程中具有紧密的承接作用。西医学体系中胃肠同属于消化系统组成部分，定植于胃肠道中的微生物群可参与机体消化代谢，将饮食物转化为生命活动所需的营养物质，与后天脾胃运化水谷精微的功能相似。脑肠轴是具有双向传导作用的神经－内分泌通路，主要通过神经、内分泌、免疫及肠道菌群发挥脑与胃肠的连接作用。其中肠道菌群可直接或间接调节大脑认知，从而诱发多种疾病，是脑肠轴发挥作用的核心因素。失眠主要由于睡眠－觉醒机制功能紊乱而导致，发病过程涉及多种神经递质、激素作用，与神经内分泌功能障碍密切相关。研究发现，肠道菌群与失眠之间具有双向调节作用，失眠引起的昼夜节律紊乱会破坏肠道菌群稳态，改变其丰富度，失眠患者多伴随不同程度的胃肠功能症状。肠道菌群对于饮食物具有强大的分解转化能力，其代谢产物参与机体自主神经活动、糖脂代谢及炎症反应等多个环节，菌群自身可调控机体免疫，通过神经、内分泌、免疫、代谢等途径对失眠产生影响。菌群作用下机体会产生 5-羟色胺，作为睡眠调节过程中最重要的神经递质之一，5-羟色胺由菌－肠－脑轴通过迷走神经传入中枢神经，发挥抑制或兴奋作用影响睡眠结构。下丘脑－垂体－肾上腺（hypothalamus-pituytary-adrenal，HPA）轴是维持内环境稳态的重要生理学基础，参与调控应激反应，其释放的激素与精神疾病发生密切相关，并参与睡眠调节，HPA 轴过度活跃是失眠发生的重要机制之一。肠道菌群在内分泌细胞作用下可激活 HPA 轴，增加觉醒，减少慢波睡眠。

可见肠道菌群通过多种途径影响睡眠节律。脾胃与肠生理功能密切关联，大肠主津，小肠主液，《类经·藏象类·十二官》曰："小肠居胃之下，受盛胃中水谷而分清浊，水液由此而渗于前，糟粕由此而归于后，脾气化而上升，小肠化而下降，故曰化物出焉。"大肠、小肠进一步吸收食物残渣中的精微物质，与脾胃运化所得的水谷精微融合，经脾气升清作用输布全身，充养后天形体。西医学对于肠道菌群的研究从微观层面揭示了"脾胃思想"论治失眠的科学性，为"脾胃思想"的灵活运用奠定了理论基础。

## 七、临床验案举隅

### （一）路志正医案

巴某，女，55岁，斯里兰卡籍，1984年6月17日初诊。自述失眠已6年。来中国后，曾服西药，做气功，失眠稍得缓解。近日又加重，夜来入睡困难，寐后欠酣，稍闻声响则易惊醒而不能再睡，头晕心悸，脘痞腹胀，纳谷呆滞，呃逆嗳气，右胸膺及右胁时痛，善叹息，以长出气为快，自觉口、鼻、阴道干燥少津，二便尚调。望其形体消瘦，目眶发黑，两目乏神，肌肤干燥不泽，舌体瘦，质暗红，苔薄白，左侧微黄腻，脉左沉弦，右沉细小弦。证属肝胃不和，胆失宁谧所致之胃不和则卧不安之不寐。治宜健脾和胃以治本，温胆宁心以治标。方以温胆汤加减。处方：姜竹茹12g，法半夏9g，怀山药15g，云茯苓12g，炒白术6g，谷、麦芽各12g，广陈皮9g，炒酸枣仁12g，丹参12g，炒枳壳9g，炙甘草6g。每日1剂，水煎服。5剂。药后胃脘痞满减轻，睡眠好转，两目干涩亦见缓解。既见效机，守法继进。在肝胃得和、睡眠转佳之后，加入太子参、黄精、麦冬，以益气养血，连进16剂。至第四诊，夜寐得酣，胃纳见馨，肌肤渐丰，面转红润，口、鼻、阴道干燥及胁痛、嗳气等症均见减轻，而腰脊酸痛又作，转以益气养心、健脾补肾为治。药用：红人参3g（去芦），麦冬9g，五味子1.5g，莲肉12g，黄精10g，炒酸枣仁12g，茯苓12g，山药20g，谷、麦芽各15g，炒杜仲12g，枸杞子10g，醋香附9g。每日1剂，水煎服。6剂。药后见效显著，诸症基本消失，再以上方增损，调理半月而告痊愈。

按：不寐系多种原因导致心神不安而成，脾胃失调即是常见病因之一。路志正从脾胃入手，认为脾胃位居中州，为气机升降之枢纽。或饮食不节，损伤脾胃，则聚湿成饮，酿热生痰；或过饮暴食，过食厚味，宿食不化，壅滞于中，浊气不降，上扰胸膈，而心神不安致失眠。此即《素问·逆调论》所谓："阳明者胃脉也，胃者六腑之海，其气亦下行；阳明逆不得从其道，故不得卧也。"《张氏医通·不得卧》指出："脉滑数有力不眠者，中有宿滞痰火。此为'胃不和则卧不安也'。"

### （二）李振华医案

鲍某，女，46 岁，2006 年 11 月 21 日初诊。主诉：失眠 1 个月余。现病史：患者自诉 40 余天前做人工流产手术，术后打消炎针，身体一直不适，夜晚睡眠不好，服用安定及安神片等中西药物治疗效果不佳。现症见：失眠严重，常彻夜不寐。精神状态差，心烦急躁，记忆力减退，耳鸣，咽干，偶有胃部灼热隐痛，经常嗳气，气短，纳差，大便 2～3 天 1 次，小便调。舌质红，舌体稍胖大，舌苔白厚腻，脉弦稍滑。中医诊断：失眠（脾虚肝郁，痰湿阻滞，心肝火盛）。西医诊断：神经症。治法：健脾疏肝，宁神清心。方药（李老经验方）：清心豁痰汤加味。处方：白术 10g，茯苓 15g，橘红、半夏、香附、枳壳、西茴香、乌药、郁金、焦三仙各 10g，首乌藤 30g，节菖蒲、炒栀子各 15g，莲子心 5g，甘草 3g，琥珀 3g（分 2 次冲服），合欢皮 15g，龙齿 10g，白豆蔻 10g，川厚朴 10g，佛手 10g。14 服，水煎服。二诊：2006 年 11 月 28 日。服上药后，胃脘灼热感基本消失，嗳气、失眠减轻，食欲增强，但胃脘常有不适，耳鸣，咽部不舒，白带多，质稀，色白，二便调。舌质稍红，舌体稍胖大，舌苔稍白腻。上方加莱菔子 15g，焦三仙各 12g，14 服。水煎服。三诊：2006 年 12 月 12 日。服上药后，胃脘无灼热感，嗳气基本消失，失眠好转，二便尚可。舌质稍红，舌体正常，舌苔薄白。继服上方 14 剂，以资巩固。治疗效果：1 个月后随访，睡眠正常。

按：本例失眠患者，心烦急躁，彻夜难眠，胃脘不适，纳差，嗳气，舌质红，苔白厚腻，脉弦滑，系肝脾失调、心肝火盛、痰湿阻滞所致。李老用清心豁痰汤加减治之。方中白术、茯苓健脾祛湿，以绝生痰之源；橘红、半夏豁痰降逆；香附、郁金、西茴香、乌药、佛手疏肝理气，兼有温中；白豆蔻、川厚朴，理气化湿，理气和胃，使气行湿化，解郁热散；郁金配节菖蒲透窍和中；栀子、莲子心清心除烦；龙齿、琥珀安神宁志，镇惊平肝；甘草调和诸药。诸药合用，使肝气条达，脾运得健，痰火散除，心神安宁，则失眠得愈。本方集疏肝、化痰、开窍、清心、安神、镇惊于一体，考虑综合全面，故能收取良效。

### 【参考文献】

[1] 中国睡眠研究会.中国失眠症诊断和治疗指南 [J].中华医学杂志,2017,97（24）：1844-1856.

[2] 卢世秀,苏凤哲.路志正从脾胃论治失眠 [J].北京中医药,2011,30（1）：15-16.

[3] 陈婕,曹承燕,徐滢,等.从病理因素论周仲瑛教授辨析失眠思路 [J].辽宁中医药大学学报,2010,12（11）：67-68.

[4] 陈婕,曹承燕,徐滢,等.基于数据挖掘的周仲瑛治疗失眠症组方用药规律 [J].

河北中医，2010，32（6）：806-807.

［5］刘小斌，邓中光，邓中炎，等.中国百年百名中医临床家丛书—邓铁涛［M］.北京：中国中医药出版社，2001.

［6］张艳，刘西建.疗失眠第一方半夏秫米汤探析［J］.山东中医杂志，2017，36（11）：935-937.

［7］张婷婷，李侠，王岳青，等.从"胃不和卧不安"辨析半夏泻心汤治疗失眠［J］.世界中医药，2020，15（4）：623-626.

［8］朱中书，李春霖，孙钦然，等.《灵枢》半夏汤浅谈［J］.上海中医药杂志，2014，48（11）：72-73.

［9］贺粤，周亚滨，王贺，等.基于"气血水"理论探讨肠道菌群与缺血性心脏病的相关性［J］.湖南中医药大学学报，2021，41（5）：803-808.

［10］肖鹤松，刘玲.基于脑肠轴理论探讨和胃安神法治疗失眠的机制［J］.成都中医药大学学报，2021，44（2）：108-113.

［11］李雅方，梁瑞琼，邱鸿钟.中西医关于菌-肠-脑轴与失眠关联机制的探讨［J］.世界科学技术-中医药现代化，2020，22（07）：2494-2498.

［12］李怿霞，徐建，李欧，等.睡眠-觉醒机制的相关因素及中药对其调节的研究进展［J］.上海中医药杂志，2019，53（12）：89-92.

［13］彭维，申治富，王亚楠，等.肠道菌群对睡眠调节的研究进展［J］.重庆医学，2019，48（19）：3346-3350.

［14］石冀，高倩萍.肠道菌群与疾病关系的研究进展［J］.重庆医学，2019，48（22）：3888-3891.

［15］李沁芮，韩颖，杜军保，等.肠道菌群与神经精神系统疾病研究进展［J］.生理科学进展，2016，47（5）：365-368.

［16］赵俊云，杨晓敏，胡秀华，等.失眠动物模型 HPA 轴和表观遗传修饰的变化及交泰丸的干预作用［J］.中医药学报，2018，46（4）：19-21.

［17］李平，提桂香，高荣林.路志正教授调理脾胃法在内科临床运用经验［J］.北京中医药大学学报（中医临床版），2003（1）：23-28.

［18］郭淑云，李郑生，王海军，等.李振华学术思想与治验撷要［M］.北京：人民军医出版社，2012：134-135.

（凌必时，金 华）

# 第十九章　阻塞性睡眠呼吸暂停综合征

阻塞性睡眠呼吸暂停综合征（obstructive sleep apnea hypopnea syndrome，OSAHS）是指睡眠时上气道塌陷阻塞所引起的呼吸暂停和低通气，每晚 7 小时睡眠期间，呼吸暂停反复发作 30 次以上，或睡眠呼吸暂停低通气指数（apnea hypopnea index，AHI）≥ 5 次/小时，睡眠过程中呼吸暂停时口鼻无气流，但胸腹式呼吸运动依然存在。伴随症状有打鼾、睡眠结构紊乱、低氧血症、日间嗜睡等。

## 一、经典回顾

中医学目前尚无阻塞性睡眠呼吸暂停综合征的专属命名和统一的辨证分型标准，根据其临床证候及特点，可归属于"鼾眠""鼾症""鼾睡"等。《素问·逆调论》中描述了"鼾症"："不得卧而息有音者，是阳明之逆也，足三阳者下行，今逆而上行，故息有音也。"《灵枢·大惑论》记载"夫卫气者……留于阴也久，其气不精，则欲瞑，故多卧矣"；张仲景在《伤寒论·太阳病脉证并治上》论风温，提到有关于"鼻鼾"的描述"风温为病……多眠睡，鼻息必鼾，语言难出"。巢元方《诸病源候论·鼾眠候》首次提出"鼾眠"病名，指出"鼾眠者，眠里喉咽间有声也。人喉咙气上下也，气血若调，虽寤寐不妨宣畅，气有不和，则冲击喉咽而作声也。"亦有医家从心肺论者，明·龚廷贤《寿世保元·不寐》载："睡倒即大声打鼾睡，醒即不寐。余以羚羊角、乌犀角，各用水磨浓汁，入前所用养心汤……盖打鼾睡者，心肺之火也。"清·沈金鳌《杂病源流犀烛·不寐多寐源流》也提到"有方卧即大声鼾睡，少顷即醒，由于心肺有火者，宜加味养心汤"。清代陈修园所著《长沙方歌括》认为"鼾"的病机为中气不运，升降失常，不得自如，故致多眠鼻鼾。

## 二、病因病机

本病主要由于饮食不节、情志内伤、劳倦虚损等因素导致脏腑失调，痰湿（热、瘀）内阻而发。

## （一）病因

### 1. 饮食不节

过食肥甘，形体肥胖，嗜食烟酒，损伤脾胃，脾失健运，运化受制，停聚水湿，化生痰浊，壅滞于气道，气息出入不利而为病。如巢元方《诸病源候论·鼾眠候》所载"有肥人眠作声者，但肥人气血沉厚，迫隘喉间，涩而不利亦作声"，明确提出肥胖是该病的主要病因之一。

### 2. 情志内伤

情志失调，五志化火，灼津成痰，痰热内壅，闭阻气道；抑或气滞血瘀，痰瘀互结，搏结气道而发鼾。《杂病广要·嗜眠》曰："此皆积热不除，肝胆气实，故令多睡也。"

### 3. 劳倦虚损

久病体虚或劳倦过度，损伤脾胃，气血生化之源不足，肌肉失养，松弛无力，气道不利，影响气息出入而为病。如陈修园《长沙方歌括》曰："中气不运，升降不得自如，故多眠鼻鼾，语言难出，当用杏仁、甘草以调气。"

## （二）病机

### 1. 三焦气机不利

中医学认为，"痰湿"是阻塞性睡眠呼吸暂停综合征最常见的病理因素之一。三焦气化不利是形成痰湿的主要病理基础。《难经·六十六难》曰："三焦者，原气之别使也，主通行三气，经历于五脏六腑。"三焦主全身的气化，为内脏的外府，运行水谷津液的通道，主水液之输布、排泄，气化则水行。若三焦疏通水液功能失常，必致水饮停积为患。如《圣济总录·痰饮统论》曰："盖三焦者，水谷之道路。气之所终始也。三焦调适，气脉平匀，则能宣通水液，行入于经。化而为血，溉灌周身，三焦气涩，脉道闭塞。则水饮停滞，不得宣行，聚成痰饮，为病多端。"

### 2. 肺、脾、肾功能失调

《素问·经脉别论》曰："饮入于胃，游溢精气，上输于脾，脾气散精，上归于肺，通调水道，下输膀胱，水精四布，五经并行。"正常生理情况下，水液的输布排泄，主要依靠肺、脾、肾等脏腑的功能活动和三焦的气化作用。《温热经纬·仲景伏气温病》提出本病与肺肾相关"鼻鼾是肺肾相关，子母同病"。肺居上焦，主气、司治节。治节有权，则宣散津液，通调水道，下输膀胱。若因肺气亏虚，通调失司，津液失于布散，则聚为痰饮，痰气交阻于喉间而作鼾，多以睡眠时上焦不通，气机阻滞而致打鼾、呼吸暂停。脾居中州，与胃相连，脾为湿土、胃为燥土，脾主运化以升为顺，胃主受纳以降为和。燥润和化，升降有序，共同完成受纳、腐熟、运化、输布精微之功能。若因湿邪困脾，或脾虚不运，均可使水谷精微不归正化，聚为痰湿。"脾为生痰之源，肺为贮痰之器"，脾失健运，聚湿生痰，脾湿犯肺，则肺系壅滞，气道不畅，鼾声必作。肾为水脏，处下焦，主水液的气化。肾气充足，开阖有度，升腾津液以养五脏，降泄浊从膀胱排出则为小便。若肾气不足，水湿不得蒸化，或肾阳不足，水湿泛滥，均能导致痰湿。

**3. 关键在脾，易于形成痰热、痰瘀互结**

痰湿生成的重点在脾，《素问·至真要大论》曰："诸湿肿满，皆属于脾。"因痰湿属水谷津液不归正化而成，而水谷腐熟运化有赖于脾。若脾气健旺，水谷化为气血，痰湿无从生成，如脾运失健，则可成为痰湿产生的根源。故《景岳全书·杂证谟·痰饮》曰："使果脾强胃健如少壮者流，则随食随化，皆成血气，焉得留而为痰？"痰湿既可阻滞气机，影响脏腑气机升降，可郁而化热，形成痰热；又可流注经脉，形成痰瘀互结之证。痰湿、痰热、痰瘀互结，壅滞于气道，气息出入不利可发为本病；且咽喉位置居上，为肺胃之关，赖肺气的卫护宣化，脾气之升清而功能健旺。《素问·痿论》曰："脾主身之肌肉。"《素问·太阴阳明论》曰："脾病……筋骨肌肉皆无气以生，故不用焉。"肌肉受脾所生化之水谷精微充养。若劳伤过度，久病失养，致肺脾亏虚，清阳不升，气血津液难以上承，咽喉失养，气道松弛，亦可发为鼾眠。本病总属本虚标实，尤以脾虚痰阻，肺气不利最为关键。

# 三、名医经验

## （一）王琦——体病相关论

国医大师王琦认为，睡眠呼吸暂停综合征与痰湿体质关系最为密切，由于痰湿体质者脾胃运化水液及水谷精微功能减弱，不能正常输布，反致停积体内而生成水饮痰湿，脾为生痰之源，肺为贮痰之器，由于体内湿浊壅盛，上蕴于肺，痰气互结阻塞咽喉气道以致呼吸不畅；痰凝日久阻塞经脉，亦可致血行不畅而生瘀血，痰瘀互结更可加重气道阻塞，出现鼾声雷鸣、呼吸暂停而发为本病。治疗上则强调治病与调体相结合，病情急骤则以治病为主，针对所患疾病的主导病机与病理特点进行治疗；待病情控制后则以调体为主，针对患者自身的偏颇体质状态来进行调治以善后收功。

前期重在调病以治标，以化痰理气消鼾为主，自拟消鼾利气汤，由竹茹、陈皮、法半夏、浙贝母、川厚朴、川椒目、枳壳、桃仁、威灵仙、莱菔子、石菖蒲、射干组成，方中以竹茹为君，豁痰清热，兼可化痰安神以治痰浊扰神之卧寐不安。陈皮、法半夏燥湿化痰，恢复脾胃健运，以调痰湿之体；浙贝母化痰散结，以消喉间之痰浊结聚；厚朴下气除满、燥湿消痰，与半夏相伍取半夏厚朴汤方义，善治气郁痰凝阻滞喉间，化痰利气消鼾；椒目通过泄利肺中水饮以截喘；枳壳行痰消积、降逆利气，以上诸药共为臣药。佐以威灵仙消痰涎散癖积，活用于此可助痰瘀痹阻之消除；桃仁活血祛瘀化痰，石菖蒲化湿豁痰，射干清热化痰利咽，莱菔子降气化痰，佐助厚朴以通降腑气而肺气亦得肃降。后期从脾胃入手调理其偏颇体质以图治本，投以自拟益气健运汤。方中白术益气健脾，苍术燥湿化痰，砂仁化湿和胃，荷叶渗湿泄浊，海藻、昆布化痰软坚，肉桂温肾助阳，生山楂、生蒲黄活血祛瘀，诸药相合既分消湿浊，又杜绝生痰之源，标本兼顾，具有益气健脾、温肾助阳、化痰祛瘀之功，用于调理痰湿体质多有效验。

总之，王琦强调睡眠呼吸暂停综合征的诊疗以体质为根本，从脾胃入手调整偏颇的体质状态，改变疾病产生的基础，再结合辨病与辨证来综合分析治疗。

### （二）王松龄——泄浊化痰、活瘀通窍

第五批国家级名老中医，河南省中医院王松龄将阻塞性睡眠呼吸暂停综合征的病因病机归纳为脾肾亏虚和痰瘀互阻。认为"痰""瘀""虚"是睡眠呼吸暂停病的主要病理因素，在治疗中强调补脾运脾，提出"泄浊化痰、活瘀通窍"的治疗法则。

脾肾亏虚为本。脾胃乃仓廪之官，布散水谷精微以运周身，若其脾虚失健运，痰浊内生，清气不升浊气不降，阻于咽喉，气道不利夜间尤甚，则为打鼾。肾亏摄纳无权，呼吸失调，可致呼吸表浅甚至呼吸暂停，另一方面肾蒸化水液失常而致阴津内停，聚湿成痰，阻遏肺气，气道受阻发为鼾眠。

痰瘀互阻为标。王松龄认为现代人多久食膏粱厚味，致脾土不运，其停滞之水谷精微聚湿成痰，加之形体臃肿，气道狭窄变形，痰气交阻，肺气不利，发为鼾眠。初病气结在经，久则伤血入络，脾胃受损，痰浊渐生，痰瘀同病。

治疗上依据《素问·汤液醪醴论》"去菀陈莝……疏涤五脏"之旨，自拟"涤浊通窍方"，该方以泽泻汤、菖蒲郁金汤合通窍活血汤加减而成。泽泻汤出自张仲景《金匮要略》，原方主治冒眩之病，今取其健脾利水，燥湿和中之义，合泽兰利水活瘀，干荷叶降浊升清，四药合用使浊邪得去，清阳自展；痰瘀日久，气血不和，浊气不降反升夹痰瘀阻呼吸之窍，白芥子利气机消痰结，辅石菖蒲、郁金开窍行气化痰，桃仁、山甲活瘀而不伤正，用之鼾眠活瘀较为恰当。取巴戟天以温肾以化痰之源，诸药合用则痰消瘀去，气血调和，窍开则呼吸无阻。

同时，王松龄认为中风与鼾眠具有密切相关性，中风并鼾眠的病位在脑和气道，与肺脾关系密切，多属本虚标实。本虚为肺脾气虚，机窍失荣，标实为痰浊、瘀血阻滞经络，壅塞机窍。若脏腑虚损，肾精亏少，气机不畅，水津输布不利，聚生痰浊，阻滞经脉致血行不畅，使痰瘀互结，痰浊瘀血痹阻脑络机窍，使机窍不利，清浊升降失常，痰瘀蒙蔽清空，髓海失养，脑失所充，痰浊瘀久，阻塞脑脉，加之肾虚及肝，水不涵木，肝风内动，不仅引发中风，且可加重鼾眠病情。鼾眠严重，轻者气道不利，

重者呼吸难续，致使津聚痰壅，使脑脉瘀阻更甚，两病同见中风与鼾眠的发生常互为因果，鼾眠患者咽喉间痰气郁阻，气机运行不畅甚或气机逆乱，卫气不循常道而出于体表，常致易觉醒。夜间患者频繁憋醒，清浊之气交换失常，浊气积郁体内，变生痰、瘀、热、风、毒等邪，变动于体内导致气血逆乱而发为中风。而中风患者，不仅原有鼾眠症状会加重，而且会因气血逆乱、脏腑经络机窍壅塞而继发鼾眠，故提出了痰瘀互阻往往贯穿中风并鼾眠始终的观点，认为痰壅滞浊、瘀血闭塞机窍为主要病因病机，以痰瘀同治为基础立法，故常选用涤痰活血及补虚理气之品，以涤痰活血、扶助正气，如法半夏、陈皮、白术、川芎、白芥子、苍术、桃仁、天麻、茯苓等。

## 四、常用方药脾胃思想探析

目前中医学认为阻塞性睡眠呼吸暂停综合征发病是由于气道阻塞，气息出入受阻所致，若肺脾亏虚，清阳不升，治以补脾益肺、补中升阳，可用升陷汤等；若痰湿壅滞于气道，气息出入不利而为病，治以健脾化痰，宣畅气机，可用温胆汤等。

### （一）升陷汤脾胃思想探析

升陷汤系张锡纯专为"大气下陷"所设，由生黄芪六钱、知母三钱、柴胡一钱五分、桔梗一钱五分、升麻一钱组成。主治"胸中大气下陷，气短不足以息，或努力呼吸，有似乎喘；或气息将停，危在顷刻"。"大气"即胸中宗气，"宗气积于胸中，出于喉咙，以贯心脉而行呼吸焉"，宗气不足则息道闭塞不通，出现呼吸功能下降与暂停，宗气充则气血调畅，心神得养，脑力敏捷，精神振作，故宗气亏虚与本病患者白天乏力、嗜睡、记忆力减退的表现相类似。宗气的盛衰强弱与肺脾关系最为密切，故又从一个侧面印证了宗气之强弱也恰恰与肺脾之气密切相关。方中重用黄芪为君药，补大气，举下陷，又能通过补气令气旺血行、瘀去络通；柴胡、升麻升阳举陷，助黄芪升举大气下陷，共为臣药；佐以凉润之知母，以制黄芪之温燥；桔梗入胸中肺经，性善上行，既开宣肺气，又载药上行，直达病所，为使药，全方药少力专，共奏益气升陷之功。

#### 1. 重用黄芪，补肺脾之气，补中升阳

黄芪性微温，味甘，既善补气，又善升气，补中升阳之品首推黄芪。《本草正义》载："黄芪，补益中土，温养脾胃，凡中气不振，脾土虚弱，清气下陷者最宜。"叶天士在《本草经解》明确指出了黄芪的升浮之性，言其"禀天春升少阳之气""气味俱升，阳也"。张锡纯谓黄芪"补气之功最优""性温而上升""善治胸中大气下陷"，故凡遇"大气下陷"证，皆重用黄芪补气、升气，且黄芪多为生品，认为生用则补中有宣通之力。且黄芪性温而上升，肝属木而应春令，其气温而性喜条达，两者有同气相求之妙，

故凡遇肝气虚弱不能条达，用一切补肝之药皆不效者，张锡纯即重用黄芪为主药，同时少佐理气之品以治之，这与叶天士所认为的黄芪"禀天春升少阳之气"不尽相同。

**2. 柴胡、升麻肝脾同调，升发清阳**

柴胡味苦，性平。《神农本草经》载，柴胡可主"寒热邪气"，叶天士《本草经解》言柴胡"气味轻升"，能升达胆气，主寒热之邪气。李中梓《雷公炮制药性解》指出柴胡入肝胆经，具升阳之性，言柴胡能"提下元清气上行，以泻三焦火"。黄元御《长沙药解》认为柴胡可降胆胃之逆，升肝脾之陷。张锡纯认为柴胡为少阳之药，能引大气之陷者自左上升；升麻味甘苦，性微寒。李东垣擅以轻清升散的柴胡、升麻，协诸益气之品助清阳之上升，其于《内外伤辨惑论·饮食劳倦论》言："胃中清气在下，必加升麻、柴胡以引之，引黄芪、甘草甘温之气味上升……二味苦平，味之薄者，阴中之阳，引清气上升也。"李时珍《本草纲目》指出："升麻引阳明清气上行，柴胡引少阳清气上行，此乃禀赋素弱，元气虚馁，及劳役饥饱，生冷内伤，脾胃引经最要药也。"李中梓《雷公炮制药性解》认为升麻提气解肌，入大肠、脾、胃、肺四经，并举例强调了升麻入阳明的作用。《药品化义》言升麻"善提清气，少用佐参、芪升补中气"。叶天士《本草经解》认为升麻属阳药，气味轻清，能升阳气。张锡纯认为升麻为阳明之药，强调其有升提之力，能引大气之陷者自右上升。

**3. 知母、桔梗，升浮沉降，刚柔相济**

知母主沉降，苦甘寒润，可"泻无根之肾火，疗有汗之骨蒸，止虚劳之阳胜，滋化源之阴生"。李中梓在《雷公炮制药性解》指出，知母入肾，为"生水之剂"，可以"壮水之主，以制阳光"。叶天士《本草经解》明确指出了知母的沉降之性，言其"气味俱降，阴也"，并认为知母苦能清心火，寒能滋肾水，苦寒之味可以除燥火之邪气。黄芪性热，张锡纯常以知母佐黄芪，以凉润济之，认为知母能入胃清外感之热，入肺润肺金之燥，入肾壮水以制火；桔梗味辛，性微温。李中梓《雷公炮制药性解》认为桔梗"专疗肺疾"。叶天士《本草经解》认为桔梗属阳药，气味俱升，具升浮之性。张锡纯认为"桔梗为药中之舟楫，能载诸药之力上达胸中，故用之为向导也"，有"使药"之意。升陷汤强调"胸中大气"下陷，强调上焦阳气，故以升浮之桔梗载诸药上达胸中，以为向导。

重视脾胃，是张锡纯的学术特色之一。其著作《医学衷中参西录》首篇即引《易经》中的"至哉坤元，万物资生……人之脾胃属土，即一身之坤也，故亦能资生一身。脾胃健壮，多能消化食物，则全身自然健壮"，以阐明脾胃是一身之坤元。脾胃为气血化生之源，后天之本，气机升降之枢。脾胃虚弱，土不生金，母病及子。李东垣《内外伤辨惑论》指出："脾胃一虚，肺气先绝。"治以肺脾同补、补脾益肺、培土生金的同时，疏理肝肺升降。

### （二）温胆汤脾胃思想探析

温胆汤最早出于南北朝时期名医姚僧垣《集验方》中，其后《外台秘要》及《备急千金要方》均有引载，孙思邈谓之："温胆汤疗大病后虚烦不得眠。"后世以《三因极一病证方论》温胆汤最为出名，谓之治"心胆虚怯，触事易惊，或梦寐不祥，或异象惑，遂致心惊胆慑，气郁生涎，涎与气搏，变生诸证，或短气悸乏，或复自汗，四肢浮肿，饮食无味，心虚烦闷，坐卧不安"。清代名医汪昂在《医方集解》云："治胆虚痰热不眠，虚烦惊悸，口苦呕涎。"《医方考》称之："胆热呕痰，气逆吐苦，梦中惊悸者，此方主之。"《绛雪园古方选注》认为主治"热入足少阳之本，胆气横逆，移于胃而为呕，苦不眠"等。

**1.通过化痰利胆以助运全身气机**

胆腑对于全身气机的调节起着重要作用，其与肝一起主司全身气机。肝与胆相表里，属木，均有疏泄功能。胆主疏泄是指胆气生发、条达，具有运转枢机，通畅三焦，升降水火，特别是流通气血之功。李东垣《脾胃论·脾胃虚实传变论》载："胆者，少阳春生之气，春气升则万化安，故胆气春升，则余脏从之。"故胆可通达表里、阴阳、上下，使五脏六腑气机畅达，升降出入正常，生命活动才得以进行。若气机阻滞，木郁则土不达，脾胃运化失职而易生痰涎形成气滞痰阻之证。《灵枢·本输》曰"胆者中精之腑"，其以清净为顺，喜和而恶郁。纵观温胆汤方，半夏为化痰圣药，陈皮理气化痰，两药合用可燥湿化痰；茯苓健脾利湿、宁心安神，甘草健脾益气和中，二药共奏健脾利湿、益气和中之效；竹茹甘凉，清热化痰，为少阳腑热、痰热要药，枳实微寒，理气行痰、消积除痞，两药合用有清热化痰之功。全方寒温均衡，均以治痰见长。温胆汤如此化痰之力正可为胆腑"排除干扰"，使胆腑安和清净，从而发挥其正常生理功能。正如《医宗金鉴·删补名医方论》论温胆汤"方以二陈治一切痰饮，加竹茹以清热，加生姜以止呕，加枳实以破逆，相济相须，虽不治胆而胆自和，盖所谓胆之痰热去故也"。《血证论》对此亦有论述，曰："二陈汤为安胃祛痰之剂，竹茹以清膈上之火，加枳壳以利膈上之气，总求痰气顺利，而胆自宁。"

**2.通过调理脾胃气机以调畅全身气机**

阻塞性睡眠呼吸暂停综合征以痰湿，痰热、痰瘀为标，尤以痰湿阻滞较为常见。以肺、脾气虚为本。脾胃运化失常，则水湿内停，湿邪聚集，久则成痰，上犯于肺，肺主气司呼吸，肺失宣降，则肺气不利，痰气交阻，气道阻滞不畅，而发打鼾、呼吸暂停之症；痰湿上扰，致经络血瘀，清窍蒙蔽，血气上行不利，瘀痰阻于脑络，清窍失养，神机失用，而发嗜睡。"百病皆由痰作祟"，气滞易生痰涎，同样，痰涎作为有形实邪也易壅塞经络，加重气滞不通，从而变生多种症状。温胆汤化痰力强，可以祛除痰涎实邪、疏通经络，有利于气机升降出入恢复正常。痰湿阻滞、瘀痰互结于咽喉是导致本病发生的重要因素，治宜化痰祛湿、活血消瘀、行气通络。痰气互结证还有一个重要特点即气机上逆，因为病属于实证，气机当上逆和横逆。土得木则达，肝胆疏泄功能正常可以促进脾胃的升降和运化，同样，肝胆气滞也易困阻脾胃，使得脾气不升，胃气不降，《灵枢·四时气》谓"邪在胆，逆在胃"。另外，肝随脾升，胆随胃降，脾胃气机的正常升降也会有助于肝胆气机的升降，肝气会协同脾气的宣布而条达全身，胆汁亦会借胃气的通降之力下行以助消化。温胆汤中《本草汇言》谓半夏"辛温善散，辛能理气开郁，温能攻表和中，所以风、寒、暑、湿四气相搏，郁滞不清，非半夏不能和，七情、六郁、九气所为，结塞于中，非半夏不能散""竹茹下气止呃之药也"；陈皮辛苦，健脾理气和胃；茯苓淡渗；枳实苦降，下气消痞；再以健脾和胃的姜枣为辅，全方以化痰为主，以降气为纲。若肺气失宣，常合用炙麻黄辛温宣肺或桔梗、金银花清凉宣肺；若肺气不降，痰气上逆，则用杏仁、瓜蒌仁、苏子、莱菔子、白芥子以补肺、降逆、化痰；若肺虚喘咳，则常加炙紫菀、款冬花、炙枇杷叶、百合、前胡、赤芍、白芍等清肺、止咳、平喘；若痰饮停聚胸膈，则多加葶苈子以泻水逐饮。温胆汤可以通降胃气以利胆气，从而疏解肝胆之郁，达到调畅全身气机的作用。李东垣认为，"脾胃气机为全身气机升降之枢"，脾胃气机的正常升降对全身气机的通畅有着重要意义。正如吴达《医学求是》所载："诸脏腑之气机，五行之升降，升则赖脾气之左旋，降则赖胃土之右转也。故中气旺则脾升胃降，四象得以轮旋。中气败，则脾郁而胃逆，四象失其运行矣。"而温胆汤可以理气化痰、平逆胃气、补养脾气，促使脾胃中焦气机恢复正常，从而达到调畅全身气机的作用。

## 五、难点与对策

目前西医学缺乏对本病的有效治疗，首选的是持续正压通气治疗，但存在费用昂贵，患者耐受性、依从性差等诸多因素。中医学认为，本病的病因病机主要为痰湿壅盛，多和肺、脾、肾三脏功能失常有关。治疗上多从调补肺脾和理气化痰入手，久病者宜理气化痰消瘀。

### （一）发病原因和机制尚不明确

本病的发病原因和机制目前尚不完全清楚，但普遍认为阻塞性睡眠呼吸暂停综合征患者存在上呼吸道的狭窄，因此任何原因造成的上呼吸道阻塞或通气不畅均可造成阻塞性睡眠呼吸暂停综合征。目前认为主要有以下四个方面：①上气道解剖结构异常或病变：包括上下颌骨发育不良或畸形、口咽腔狭窄、鼻腔及鼻咽部狭窄、喉咽和喉腔狭窄。②上气道扩张肌的张力降低：主要表现为咽侧壁肌肉颏舌肌及软腭肌肉的张力异常，是阻塞性睡眠呼吸暂停综合征患者气道反复塌陷阻塞的重要原因。③呼吸中枢调节功能异常：主要表现为睡眠过程中呼吸驱动力降低及对高二氧化碳、高氢离子以及低氧反应阈值提高，此功能的异常可为原发，也可继发于长期睡眠呼吸暂停和（或）低通气而导致的睡眠低氧血症。④代谢紊乱：如肥胖、糖尿病、甲状腺功能低下等。以上因素导致患者睡眠过程中反复的发作呼吸暂停及低通气，引起长期间歇性缺氧、复氧的内环境损害，可造成患者反复发生夜间低氧和高碳酸血症，长期累积造成机体各种组织器官慢性缺氧、缺血。本病对肾脏功能、心脑血管系统、免疫系统、内分泌代谢、肝脏、脑功能等均可造成不同程度的损害，随着病情的发展，可逐渐出现冠心病、心律失常、高血压病、脑血管意外、肺动脉高压、肾功能损害、红细胞增多症、糖和脂类等的代谢紊乱等一系列并发症，尤以心脑血管系统受损最为明显。危害人体健康，影响生活质量。

### （二）明确本病的中医诊疗规范和标准

目前，中医学对本病的病因病机、辨证分型、治疗方法和方药上均有较多的研究，但是中医学对本病仍缺乏专门论述，对该病的病因、病机、演变规律及辨证分型尚未形成统一、成熟的标准，对该病的临床表现、辨证治疗缺乏共识；其次目前现有的中医证候研究样本量较小，说服力较弱，且辨证分型繁杂，缺乏在充分认识其发生发展规律的基础上加辨证施治；再次，目前临床疗效评价尚缺乏循证医学证据，未形成统一的辨证治疗体系。因此，如何进一步深入研究本病，总结其病因病机及演变规律，着重药物治疗，形成中医标准、诊疗规范是目前亟待解决问题之一。

### （三）如何通过"调理脾胃"提高中医药疗效

阻塞性睡眠呼吸暂停综合征的中医治疗方法较为丰富，除了经典的中药汤剂内服，还有针灸、艾灸、耳针、穴位贴敷、火罐等，治疗方法的丰富是中医的特色，而脾胃的调理在上述治疗方法中占有不可代替的地位，无论是实证还是虚证，中医的治疗都强调重视脾胃，虚证补脾益肺，补中升阳，实证治以健脾化痰、理气消鼾。脾胃是治疗阻塞性睡眠呼吸暂停综合征的根本，脾胃功能的强弱在很大程度上决定本病的预后，本病的中医治疗离不开调理脾胃为治则的思路，如何将调理脾胃更好地纳入本病患者的长期生活护理中，例如饮食结构的调整及如何在同时使用多种治疗方法的时候仍然能够顾护脾胃，通过"调理脾胃"提高中医药疗效，围绕"脾胃"理论，结合中医辨证论治，开展方剂、药物，以及针灸等其他治疗方法的研究，对筛选、发掘有效药物、治法等方面提供一定的依据，都是我们接下来需要不断探究、不断完善的方向。

## 六、本病从脾胃论治基础分析

### （一）阻塞性睡眠呼吸暂停综合征与消化系统联系的基础分析

有研究认为阻塞性睡眠呼吸暂停综合征是导致血脂异常的原因之一，尽管其具体机制有待进一步研究验证，但越来越多的证据表明本病所致的机体慢性间歇性低氧，使机体产生过多的硬脂酰辅酶 A 去饱和酶 –1（SCD–1）和活性氧化物，而 SCD–1 和活性氧化物会导致脂质过氧化和交感神经系统功能障碍，这一系列反应，引起血脂代谢紊乱，这可能是血脂异常的根本原因。此外，患者自身的肥胖，或由于睡眠不足，引起的一系列体内激素的改变，对于血脂代谢紊乱的发生也有一定的促进效果。有研究发现阻塞性睡眠呼吸暂停综合征患者血脂水平异常，表现为血 TG 及 LDL–C 水平增高，HDL–C 水平降低，而这些变化是本病患者发生心脑血管合并症的原因之一，积极治疗阻塞性睡眠呼吸暂停综合征，对于减少血脂异常的发生，减少其心脑血管并发症具有重要意义。

同时，目前对于消化系统与阻塞性睡眠呼吸暂停综合征之间，作用机制基础研究还相对匮乏，也是今后研究的方向之一。

### （二）阻塞性睡眠呼吸暂停综合征多种危险因素与"脾胃"相关

阻塞性睡眠呼吸暂停综合征的基础治疗包括行为干预治疗和控制危险因素，如包括饮食控制，加强锻炼，戒烟，戒酒，保持良好的睡眠习惯，适当进行有氧运动，指导其侧卧位、抬高床头睡眠，并积极治疗全身相关疾病等。此外还包括口腔矫治器治疗和手术治疗等。本病多种危险因素如肥胖、饮酒、吸烟等都与"脾胃"密切相关。危险因素带来的后果主要是直接或间接损伤脏腑。调理脾胃常用药物对肠道菌群有明显调节作用。研究表明，黄连可辅助降低血糖，助力机体祛逐体内瘀浊；补益类药物如茯苓、当归、白术，会使优势菌群如双歧杆菌的肠道黏附性增强，降低肠壁被破坏程度，党参、白芍、陈皮等，可增加肠道双歧杆菌及其他益生菌的数量，并抑制肠球菌的增殖。

## 七、临床验案举隅

### （一）王琦医案

患者，男，48 岁，2014 年 3 月 5 日初诊。主诉：寐差易醒，睡眠呼吸暂停。现病史：入睡难而易醒，夜寐 5 小时，曾于北京大学第三医院诊为睡眠呼吸暂停。易紧张焦虑，遇事则失眠更甚，烦躁易怒。纳可，二便调，口干偶苦，五心烦热，多汗而黏，额部油脂分泌较多，脱发。血脂高，血压可，体质量 109kg，身高 180cm。舌红苔白略腻，脉沉稍滑。诊断：睡眠呼吸暂停。体质：痰湿体质。治法：调体化痰，理气消鼾。处方：消鼾利气汤。竹茹 30g，陈皮 15g，象贝母 10g，法半夏 12g，厚朴 10g，威灵仙 12g，莱菔子 20g，椒目 10g，白薇 10g。14 剂，水煎服。2014 年 3 月 26 日二诊：睡眠改善，呼吸暂停自觉发作频次降低。处方：上方加夏枯草 20g，苏叶 15g，百合 20g，21 剂，水煎服。2014 年 4 月 23 日三诊：睡眠持续改善，睡眠时间可至 6～7 小时，打鼾减轻，睡眠呼吸暂停发作减少，体质量减 3kg。处方：制苍术 30g，白术 20g，生山楂 30g，生蒲黄（布包）10g，昆布 20g，海藻 20g，荷叶 30g，肉桂 6g，砂仁 3g（后下），夏枯草 20g，法半夏 12g，苏叶 15g，百合 20g。21 剂，水煎服。2014 年 5 月 21 日四诊：诸症持续改善，体质量现 105kg，减 4kg，汗出亦减。处方：制苍术 20g，炒白术 20g，生山楂 30g，荷叶 30g，生蒲黄 15g，姜黄 10g，茯苓 20g，泽泻 20g，昆布 20g，海藻 20g，肉桂 10g，茵陈 15g。30 剂，水煎服。其后亦宗此法加减调治数月，今电话回访知已痊愈。

按：本例患者形体肥胖，汗多而黏，额头油光，腹部肥满，痰湿壅盛，辨体属痰湿体质，痰浊阻滞喉间气机不利故发本病，对于其治疗亦以化痰、理气、利咽、消瘀四法为要。初诊方中治痰以竹茹涤痰清热，兼可化痰安神以治痰浊扰神之卧寐不安，如温胆汤即此用法。另外因患者心烦口干，为痰郁化热，故加白薇，王琦善以竹茹、白薇相伍而治痰热；象贝母化痰散结，以消喉间之痰浊结聚；陈皮、半夏燥湿化痰，且陈皮长于理气，半夏尤擅散结，与前药相合增益其功；椒目利水平喘，善治水饮上犯于肺而致喘促不利，此气道痰阻呼吸暂停与喘证有相类之处，取椒目以泄利肺中水饮而恢复气机通畅。理气则以陈皮调理中焦气机，以助恢复脾胃健运；厚朴下气除满、燥湿消痰，且与半夏相伍取半夏厚朴汤方义，善治气郁痰凝阻滞喉间之梅核气，于此方中则可化痰理气以利气消鼾；此外因肺与大肠相表里，莱菔子与厚朴相合，通降腑气而肺气亦得肃降，另外莱菔子与厚朴降气之余亦皆可化痰，两擅其功。威灵仙长于消痰涎散癖积，其消骨鲠咽喉乃在于舒筋解痉可使咽喉肌肉松弛，故而骨鲠可得咽下，活用于此则亦可助于痰瘀痹阻之消除，实匠心独运。二诊时方证相符遂已见效，然因寐差易醒，遂以半夏、苏叶、夏枯草、百合取自拟交合安枕汤方义，以调和营卫、燮理阴阳而改善睡眠。三诊时病证已得控制，故转而调理其偏颇体质以图治本，投以自拟益气健运汤。方中白术益气健脾，苍术燥湿化痰，砂仁化湿和胃，荷叶渗湿泄浊，海藻、昆布化痰软坚，肉桂温肾助阳，生山楂、生蒲黄活血祛瘀，诸药相合既分消湿浊，又杜绝生痰之源，标本兼顾，具有益气健脾、温肾助阳、化痰祛瘀之功，用于调理痰湿体质多有效验。四诊时亦宗前法以调体为要，治疗数月而得收功。纵观该案诊疗全程则可见治病与调体相结合，病情急骤则以治病为主，其目标指向为"病"，即针对所患疾病的主导病机与病理特点进行治疗；待病情控制后则以调体为主，其目标指向为"人"，即针对该患者自身的偏颇体质状态来进行调治以善后收功。

### （二）王松龄医案

张某，男，52岁，2014年10月12日初诊。阵发性头晕，夜眠打鼾憋气5年余。患者2010年被诊断为高血压，口服卡托普利、利血平，血压控制不佳，头晕反复发作。来本院就诊时症见：头昏，瞌睡，口唇发绀，心烦多梦，夜间入睡即有鼾声，呼吸短促甚至停止，夜间常常被憋醒。形体胖，体重指数（BMI）：30kg/m，平素多食肥甘厚味，嗜饮酒，舌质暗红苔黄厚腻，脉弦滑。实验室检测总胆固醇、低密度脂蛋白均高，多导睡眠呼吸监测显示：呼吸暂停低通气指数（AHI）80.1次/小时，其中以阻塞性睡眠呼吸暂停为主，达540次（最长69秒），低通气达6次（最长为34.5秒）最低和平均血氧饱和度分别为44%和85%，打鼾占睡眠的7.4%。西医诊断：重度阻塞性睡眠呼吸暂停。中医诊断：鼾证、眩晕。证属：痰瘀互阻、窍闭风动证。治法：祛痰泄浊，活瘀通窍。药用：法半夏12g，生白术30g，天麻12g，橘红12g，白芥子8g，川芎10g，穿山甲6g，泽兰30g，泽泻30g，干荷叶30g，石菖蒲15g，三七6g，茯苓30g，琥珀粉2g（冲服），桔梗12g，葛根30g。14剂，每日1剂，水煎分3次饭后服。患者夜间打鼾血氧饱和度较低，服中药同时配戴无创正压通气机治疗，并嘱控制体重，清淡饮食，限酒。二诊：患者头昏沉及口唇发绀减轻，睡眠打鼾声音减弱，仍有呼吸短促和憋醒，多梦，睡眠质量欠佳。上方去葛根、桔梗，加生龙齿30g，续进21剂。三诊：患者睡眠质量明显改善，自去其正压通气机，坚持服药，来诊时打鼾明显减轻，夜间憋醒次数减少，舌红苔白腻，大便稍溏，日行2次。易生白术为焦白术，加巴戟天10g，续进14剂。四诊：患者已无夜间憋醒症状，夜间仍有轻微打鼾吹气，复查体重指数（BMI）：26kg/m；多导睡眠呼吸监测显示：呼吸暂停低通气指数（AHI）19.5次/小时，其中以阻塞性睡眠呼吸暂停为主，达102次（最长23.5秒），最低和平均血氧饱和度分别为77%和91%，打鼾占睡眠的1.8%。渐停中药汤剂，将上方制为丸剂，每次6g，每日3次，与三餐时面汤送服。电话随访，患者夜间睡眠平稳，打鼾明显缓解，头脑清醒，嘱其丸药继服1年，以巩固疗效。

按：本例患者形体胖，嗜食酒热肥甘，症见头昏，瞌睡，口唇发绀，心烦多梦，夜间入睡即有鼾声，呼吸短促甚至停止，夜间常常被憋醒，舌质暗红苔黄厚腻，脉弦滑。乃属脾土不运，水湿内停，聚湿成痰，痰浊内生，清气不升而浊气不降，阻于咽喉，气道不利而打鼾；加之形体臃肿，气道狭窄变形，痰气交阻，肺气不利，久则伤血入络，痰瘀同病，发为鼾眠。痰、瘀、虚是主要病理因素，治以泄浊化痰、活瘀通窍，以涤浊通窍方加减治疗。其的自拟"涤浊通窍方"，由泽泻30g，生白术30g，泽兰30g，干荷叶30g，白芥子6g，桃仁10g，穿山甲6g，石菖蒲12g，郁金12g，巴戟天10g组成。该方取泽泻汤健脾利水、燥湿和中之功，合泽兰利水活瘀，干荷叶降浊升清，四药合用使浊邪得去，清阳自展；痰瘀日久，气血不和，浊气不降反升夹痰瘀阻呼吸之窍，白芥子利气机消痰结，辅石菖蒲、郁金开窍行气化痰，桃仁、山甲活瘀而不伤正，用之鼾眠活瘀较为恰当。本案以此加减。白术除湿益燥、和中益气，三诊易生白术为焦白术者，加强燥湿化痰之功也；巴戟天温肾以化痰之源，其认为若使气道通畅，津液流通，化痰的同时必须要理气，一者理其肺气，白芥子、紫苏子、陈皮、半夏可为之用，肺气宣降正常是治疗鼾眠的关键；二者疏其肝气，肝郁日久则气机失畅，痰闭阻呼吸之窍发为鼾眠，临床中可选柴胡、郁金诸药使疏肝解郁，使气机条达，气不上冲则打鼾亦可缓解。诸药合用则痰消瘀去，气血调和，窍开则呼吸无阻。

## 【参考文献】

[1] 陈贵海，张立强，高雪梅，等.成人阻塞性睡眠呼吸暂停多学科诊疗指南［J］.中华医学杂志，2018，98（24）：1902-1914.

[2] 靳锐锋，崔红生，陈秋仪.从体质角度探讨阻塞性睡眠呼吸暂停低通气综合征的病因病机及中医药治疗思路［J］.陕西中医，2019，40（10）：1440-1442.

[3] 陈妍杰，郑承铎.从脾论治痰湿内阻型阻塞性睡眠呼吸暂停低通气综合征临床探析［J］.海峡药学，2019，31（9）：125-127.

[4] 姚海强，崔红生，王琦.国医大师王琦教授论治睡眠呼吸暂停综合征经验［J］.中华中医药杂志，2015，30（10）：3545-3547.

[5] 靳锐锋，崔红生，郭丰婷，等.消鼾利气颗粒治疗阻塞性睡眠呼吸暂停低通气综合征的临床疗效评价［J］.中华中医药杂志，2019，34（1）：374-376.

[6] 赵彦青，宫剑鸣，李亚翔，等.王松龄治疗阻塞性睡眠呼吸暂停低通气综合征的思路和经验［J］.辽宁中医杂志，2016，43（9）：1835-1836.

[7] 粟俊，李磊，钟力平，等.升陷汤联合都可喜治疗阻塞性睡眠呼吸暂停低通气综合征38例临床观察［J］.中医杂志，2010，51（7）：600-602.

[8] 邝浩丹，骆仙芳.王会仍辨治慢性阻塞性肺疾病合并阻塞性睡眠呼吸暂停综合征经验探析［J］.浙江中医药大学学报，2013，37（12）：1397-1399.

[9] 张若蒙，包艳，樊力，等.补益脾肺之气治疗阻塞性睡眠呼吸暂停低通气综合征浅谈［J］.中医临床研究，2016，8（34）：147-148.

[10] 张旭辉，刘喜平，孙杰，等.升陷汤对肺纤维化大鼠肺组织 α-平滑肌肌动蛋白、肺表面活性蛋白 D 及 TGF-$\beta_1$/Smads 通路蛋白表达的影响［J］.中国中医药信息杂志，2021，（4）：63-68.

[11] 林小林，唐林，陈宝贵.从"升陷汤"浅析大气下陷［J］.江西中医药，2021，52（4）：13-16.

[12] 吴晓晓，丁辉，呼兴华，等.《医学衷中参西录》脾胃病方药特色探析［J］.山东

中医药大学学报，2020，44（6）：618-622.

[13] 张斯怡，孙晓霞.试系统论张锡纯脾胃观［J］.辽宁中医药大学学报，2018，20（1）：200-203.

[14] 羊德旺，何和章，梁莉萍.中西医结合治疗痰瘀互结型阻塞性睡眠呼吸暂停综合征 40 例临床研究［J］.江苏中医药，2019，51（8）：42-45.

[15] 曾祖清，李鸿鹏，张秋，等.连续正压通气治疗对阻塞性睡眠呼吸暂停低通气综合征患者炎症和氧化应激标记物的影响［J］.中国全科医学，2014，17（13）：1495-1498.

[16] 赵冲，刘中洋，徐峰，等.阻塞性睡眠呼吸暂停低通气综合征与血脂水平相关性的 meta 分析［J］.临床荟萃，2021，36（3）：197-202.

[17] 朱禹，岳仁宋，税嘉诚，等.从肠道菌群探讨"挽精逐浊 - 气化"改善胰岛素抵抗［J］.四川中医，2019，37（8）：18-20.

[18] 李夏.中西医结合治疗肠易激综合征的进展［A］.第三十届全国中西医结合消化系统疾病学术会议论文集［C］.郑州：中国中西医结合学会，2018：1.

（王　宇，金　华）

# 第二十章　高脂血症

高脂血症（hyperlipidemia，HLP）是由于人体脂质代谢紊乱，使血浆中脂质和脂蛋白水平异常，表现为血清胆固醇、甘油三酯或低密度脂蛋白的水平升高，或高密度脂蛋白水平降低。《血脂异常基层诊疗指南（2019 年）》为动脉粥样硬化性心血管疾病的一级预防的目标人群制定标准：血清总胆固醇（TC）≥ 6.2mmol/L，甘油三酯（TG）≥ 2.3mmol/L，高密度脂蛋白胆固醇（HDL–C）＜ 1.0mmol/L，低密度脂蛋白胆固醇（LDL–C）≥ 4.1mmol/L。TC、TG、HDL–C 其中一项符合上述标准者即诊断为高脂血症。同时将降低 LDL–C 水平作为防控动脉粥样硬化性心血管疾病（atherosclerotic cardiovascular disease，ASCVD）危险的首要干预靶点，非 HDL–C 可作为次要干预靶点。高脂血症更确切的名称应是血脂异常，因为不是所有的指标升高，其中存在高密度脂蛋白水平的降低。本病与心脑血管疾病关系紧密，大量的基础和临床研究证实高脂血症与动脉粥样硬化密切相关，有效控制血脂、预防高脂血症是预防动脉粥样硬化和减少心脑血管疾病发生的有效途径。该病常见于中老年人，但是随着现代人们生活条件的改善、吸烟饮酒人群的扩大，社会竞争压力的增大，高脂血症的发病率不断增高，患者的年龄也呈年轻化趋势。

## 一、经典回顾

《辞海》中指出："膏脂，泛指动植物所含的油脂、脂肪。"《辞源》中又指出："脂者，凝者曰脂，释者为膏。"在中国古代书籍中无"血脂"及"血脂异常"的概念，但中医古籍中对于"膏脂"的阐述与"血脂"的概念相类似。中医学认为膏脂来源于五谷精微，对人体有濡润、充养功能，膏脂的生成和运输依赖于诸脏腑功能的协调，尤以脾的运化功能最为重要。《黄帝内经》中对"膏脂"有较为详细的论述，《灵枢·卫气失常》曰"人有肥、有膏、有肉"，并指出各自的特点"膏者，多气而皮纵缓，故能纵腹垂腴。肉者，身体容人。脂者，其身收小。黄帝曰：二者之气血多少何如？伯高曰：膏者，多气，多气者，热，热者耐寒。肉者，多血则充形，充形则平。脂者，其血清，气滑少，故不能大。"《灵枢·五癃津液别》曰："五谷之津液和合而为膏者，内渗入于骨空，补益脑髓，而下流于阴股。"《素问·奇病论》又曰："此肥美之所发也，此人必数食甘美而多肥也……甘者令人中满。"《素问·通评虚实论》曰："凡治消瘅，仆击，偏枯，痿厥，气满发逆，肥贵人，则膏粱之疾也。"清·张志聪《黄帝内经灵枢集注·九针十二原第一》曰："中焦之气，蒸津液，化其精微……溢于外则皮肉膏肥，余于内则膏肓丰满。"由此可见，脂膏起源于摄入的饮食水谷，经过脾胃的运化腐熟转化为精微和津液，并随血脉流行敷布于全身，脂膏得以溢外、入内，濡养之功得以发挥，对脂膏的来源认识更为深刻。中医学虽未有过血脂异常的确切概念，但是对人体内膏脂的生成、转输及代谢过程很早就有了较为深刻认识。根据血脂异常发病人群所表现出的相关症状，将其归属于"血浊""痰浊""痰瘀"等相关病证。

## 二、病因病机

中医学认为，造成血脂水平发生异常的因素是饮食不节、情志内伤、劳逸失调、年老体弱等原因所致肝、脾、肾三脏功能的失常，以脾为关键。

### （一）病因

#### 1. 饮食不节

过食肥甘，嗜食烟酒，损伤脾胃，饮食水谷不得正常输布，而滞留于体内，聚湿痰生，阻塞血脉而发为血脂异常。《素问·痹论》中也指出："饮食自倍，肠胃乃伤。"李东垣《内外伤辨惑论·饮食劳倦论》中指出："饮食失节，寒温不适，则脾胃乃伤。"叶天士云："湿从内生者，必其人膏粱酒醴过度，或嗜饮茶汤太多，或食生冷瓜果及甜腻之物。"说明偏嗜肥膏厚味是引起血脂异常及其相关疾病发生的重要因素。

#### 2. 情志内伤

情志失调，肝郁气滞，则水停湿阻，津液的输布、代谢异常，营气及津液推动不利，湿浊内生，或者肝失疏泄，肝气横逆犯脾，脾失健运，导致膏脂代谢紊乱，变生脂浊，引起血脂异常；五志过极，皆可化火，火热灼炼津血而生痰瘀，导致脉内膏脂异常，甚至浸润脉道，停滞体内而致血脂异常。如《素问玄机原病式·六气为病·热类》曰："五志七情过度而卒病也。"《素问·阴阳应象大论》曰："暴怒伤阴，暴喜伤阳，厥气上行，满脉去形。"

#### 3. 劳逸失调

脾胃为气血生化之源，后天之本，过逸则脾滞，过劳则脾伤，劳逸失调，亦是导致血脂异常的重要因素。清·王孟英《温热经纬》曰："过逸则脾滞，脾气困滞而少健运，则饮停聚湿矣。"清·陆懋修《世补斋医书》曰："自逸病之不讲，而世但知有劳病，不知有逸病……安逸，所生病与劳相反。经云：劳者温之，逸者行之。行谓使气运行也……华元化曰：人体欲得劳动，但不当使极耳。动则谷气易消，血脉流利，病不能生……夫逸之病，脾病也。"劳逸失度，损伤脾胃，脾气虚损，清阳不升，脾胃对水谷精微的运化、布散减慢，津液输布受阻，清浊不分而发生血脂异常。

**4. 年老体弱**

年老体衰、久病体弱，肾气衰微，五脏虚损，致使肾失气化，不能温煦脾阳，脾胃运化失职，津液代谢及津液、精、血转化异常，水谷不能直转精微而化生脂浊，引发血脂异常。

### （二）病机

**1. 脾胃是血脂异常发生的关键**

《素问·经脉别论》曰："饮入于胃，游溢精气，上输于脾，脾气散精，上归于肺，通调水道，下输膀胱，水津四布，五经并行。"《类经·藏象类·十二官》曰："脾主运化，胃司受纳，通主水谷。"饮食中的水谷精微有赖于脾的运化、输布，才得以参与形成气血推动人体正常生理功能的发挥，进而维持人体正常的生命活动。脾胃为后天之本，主运化受纳，脾主四肢肌肉，"膏""脂"是由饮食水谷转化而来。脾失健运，津液输布发生障碍，聚而为痰湿阻遏脉道。

《素问·至真要大论》曰："诸湿肿满，皆属于脾。"明·王纶《明医杂著·风症》也指出："盖即津液之在周身者，津液生于脾胃，水谷所乘，浊则为痰，故痰生于脾土也。"《临证指南医案·湿》曰："有外不受湿，而但湿从内生者，必其人膏粱酒醴过度，或嗜饮茶汤太多，或食生冷瓜果及甜腻之物。"若偏嗜肥膏酒醴导致脾胃受损，或是由于脾气素虚、运化乏力，则不能将水谷精微运输到各个脏腑，这不仅对其他脏腑的正常运行造成影响，同时也使水谷、津液积聚在人的体内而产生痰饮水湿等病理产物。

丹波元简在《灵枢识·九针十二原》指出："膏即言其油，乃属于脾。凡化水化谷，皆是膏油发力以薰吸之，所谓脾主利水化食者如此。"水谷精微是膏脂形成的物质基础，而水谷精微的转运输布又与脾的健运功能紧密相关。脾无力运化水谷精微而化生痰浊蓄积体内，或脾虚水湿不化，水湿潴留，聚湿生痰而致高脂血症。明·李中梓《医宗必读》中记载："脾土虚湿，清者难升，浊者难降，留中滞膈，瘀而成痰。"故脾的运化失常，可导致膏脂的化生、转输发生障碍，滞留于血脉，最终造成血脂异常。张景岳《景岳全书·非风·论痰之本》中认为："凡非风之多痰者……在脾者以食饮不化，土不制水也。不观之强壮之人，任其多饮多食，则随食随化，未见其为痰也。惟是不能食者，反能生痰。此以脾虚不能化食，而食即为痰也。"上述由于脾胃功能失调，源自饮食的"痰"，其部分病理表现近似于现代所谓的高脂血症。

**2. 病变脏腑涉及肝、肾**

肝胆疏泄助脾升胃降，肝胆气弱，疏泄不利，三焦气化失司。《素问·阴阳应象大论》曰："年四十，而阴气自半也，起居衰矣。"随着年龄增长，肾气逐渐衰减，肾中精亏，五脏虚损，津液代谢及津液、精、血转化异常，痰浊、瘀血形成并蓄积体内，影响脂质代谢。宋《圣济总录·痰饮门·痰饮统论》曰："三焦气涩，脉道闭塞，则水饮停滞，不得宣行，聚成痰饮，为病多端。"水停气聚而致痰浊瘀血，胆液疏泄障碍影响脂质代谢，生痰生瘀致膏脂异常。肝、脾、肾三脏功能的失常与血脂异常发生密切相关，痰浊、血瘀等病理产物贯穿于血脂异常发病的始终。在临床辨证治疗血脂异常的过程中，健脾益气是治疗血脂异常的关键，脾失健运是导致痰湿内生，脉道阻塞，气血瘀滞，终致血脂异常的主要病机。肝主疏泄，可以促进脾胃的升降及健运功能。而脾的健运又有助于肝之条达。肝脾协调，饮食的消化、吸收正常，则痰浊无从化生。肾为封藏之本，水火之宅。脾的消化、吸收功能，有赖于肾中真阳的温运及肾中真阴的濡养；而肾中之精又得益于脾所运化的水谷精微才能不断充盛。肝肾同源，肝血为肾精所化生，肝阴需有肾之阴精方可气血充盈，气机畅达。正所谓母子相生，精血同源。

临床治疗血脂异常时，需要从整体出发，考虑各脏腑之间的相互关系。若出现两脏同病，如脾肾阳虚，肝脾不和等证，在治疗过程中应注重先、后天并补，疏肝不忘实脾及滋肾不忘养肝。同时应考虑祛痰、除瘀，以求治本兼治其标。正如《素问·至真要大论》曰："谨守病机，各司其属，有者求之，无者求之，盛者责之，虚者责之，必先五胜，疏其血气，令其调达，而致和平。"由此可见，在血脂异常的治疗中，应谨遵其病机辨证治疗，方可疗效显著。

**3. 痰浊、血瘀为主要病理因素**

痰浊、血瘀为本病常见的致病因素，由于过食肥腻之品，嗜食烟酒导致脾胃受损，膏脂转运不利，滞留于体内，则积而为痰，淤积于血脉。而痰浊之物聚积日久，与血液相互胶着，会使血液黏稠，运行不利，逐渐生成瘀血等病理产物，痰浊、瘀血在脉道相互搏结，影响体内正常的气血运行，即是叶天士所指的"久病入络"。气血津液是人体生命活动的物质基础，均为脾胃运化而成的水谷精微，常常互为影响。若气血津液代谢失常，则可影响气机运行，导致气机逆乱、血行不畅、痰瘀互生。《灵枢·血络论》曰："血气俱盛而阴气多者，其血滑，刺之则射，阳气蓄积，久留而不泻者，其血黑以浊，故不能射。"说明脾气虚弱，使气血津液不得正常转运，致使津液输布障碍，聚湿生痰，凝结于脉道，致使血行不利则为瘀血，痰浊、瘀血胶结于血脉，致使血脂发生异常。

故临床上饮食不节、情志失调、劳逸过度等因素常常相互作用，导致脾胃失调、血脂代谢异常，引起高脂血症。

## 三、名医经验

### （一）颜德馨——气血为纲，调补脾胃

颜德馨辨证以气血为纲，在其"衡"法气血理论中推崇脾胃学说。重视"脾胃健

运则水谷气盛，五脏充盈；反之则正气虚弱，五脏受病"的论点，承扬"脾统四脏"学说。其辨治高脂血症，以气血为纲，认为高脂血症是人体衰老的具体表现。究其病机，务须抓住"气血失调"四个字。其"气血失调"所涉及的主要脏腑在于脾胃、肝、肾。其治疗高脂血症，强调调理患者血气，令其条达，气血平和。同时重视调补脾胃，补脾重在"健"字，故无论汤剂降脂，还是膏滋药调脂，均抓住"衡"法与"健"字。

**1. 活血祛痰**

颜德馨认为，高脂血症的病机在于机体气血失调，其气血失调的标实病机落实到"痰瘀交阻"四字，故取活血药与祛痰药同用，痰瘀同治。此为颜氏"衡"的具体治法之一。在临证中，其常以水蛭、桃仁、蒲黄、姜黄、地龙等为基本活血化瘀药，配伍法半夏、海藻、苦杏仁、莱菔子、白芥子、胆南星、陈皮等为基本祛痰药。其中水蛭是其调脂的特色活血药。水蛭者，张锡纯谓之"破瘀血而不伤新血"，"专入血分，于气分丝毫无损"。其选用水蛭降脂，炙用，初用量宜小，待有动静，则逐渐增加；研末口服，每天 1 ～ 6g。

**2. 气血双治**

气血双治是颜德馨"衡"法的重要治法，分为理气活血法与益气活血法两种。其认为，高脂血症由于存在痰瘀交阻的气血失调"标实"证，必然存在气滞血瘀的病理机制，所以在活血化痰的基础上，还佐以理气活血法。其常用的基本理气活血药对主要有：降香配川芎（行瘀定痛）、丹参配水蛭（化瘀通络）、郁金配青皮（理气活血化痰）、蒲黄配炙水蛭（化瘀浊）等，其中颜德馨较推崇使用蒲黄降血脂，常配苍术、白术、姜黄、荷叶等。另外，高脂血症患者还存在气血失调"本虚"证的一面，"虚"则主要表现为气虚、阳虚、血虚、阴虚四个基本证候，但临证时此四者往往两者以上错杂一起，如气虚及阳、气血两虚、气阴两虚、阴阳两虚、阴血皆虚、阳虚血亏、气血阴阳亏虚等。故临证务须依据主要病机，有针对性地选药，如气虚者可以选用黄芪、党参、太子参、苍术、白术、茯苓等；阳虚者可以选用制附子、淫羊藿、仙茅、巴戟天、蛇床子、续断、杜仲、紫河车等；血虚者可以选用当归、鸡血藤、何首乌、丹参（小剂量）等；阴虚者选用旱莲草、女贞子、山茱萸、麦冬、黄精、炙鳖甲、枸杞子、石斛等。对于相兼虚证，其临证喜欢使用的药对有黄芪配鸡血藤，益气养血活血；制附子配当归，温阳养血；黄芪配黄精，益气养阴；续断配炙鳖甲，阴阳并补活血；党参配当归、丹参，益气养血活血；黄芪配太子参、紫河车、枸杞子、旱莲草、女贞子、何首乌、淫羊藿，补益气血阴阳等。对于虚实夹杂的气虚血瘀证，颜老喜用药对有黄芪配炙水蛭、蒲黄；党参配续断、地龙、太子参等。

**3. 调脾重"健"字**

颜德馨运用"衡"法治疗高脂血症的同时，重视从脾调治，灵活化裁。脾健贵在运，不在补。故使用活血化痰、气血双治的调脂汤剂时，务须灵活运用"健"字，

"健"字诀窍在于"运"。其调脾重"健"字，用药首推"二术"（苍术、白术）。颜德馨重视苍术的运用，始于颜氏一代医家颜亦鲁。苍术味辛、苦，性温，有燥湿健脾之功，然颜亦鲁认为，苍术还有良好的发汗、运脾、解郁的功效，运脾则首推苍术；苍术虽香燥，然合于黄芪、党参、熟地黄、阿胶等补益药中，能助脾运，畅达气机，消除补益药黏腻之性；另外，"走而不守……泻水开郁，则苍术独长"（《玉楸药解》），"又能总解诸郁"（《本经逢原》）。其在此基础上进一步发挥，认为苍术不仅入脾胃经，而且还归入肝经，既燥湿运脾，也能行气解郁，还可制约纠偏、化阴解凝、治肝取脾，有一药多效之真谛。白术性味甘、苦、温，归脾胃两经，有健脾益气、燥湿利尿、止汗安胎之功，为常用补气药。古人云："白术味重金浆，芳逾玉液，百邪外御，五脏内充。"其推崇白术的理论依据源于"脾统四脏"学说，认为白术还有止血、通大便、消肿、止泻、预防哮喘、止眩、保健的作用。由于高脂血症的病机在于气血失调，痰瘀交阻，其把苍术、白术作为降脂基本药，依据不同患者气血失调的具体情况组方，配伍解决主要矛盾的药物，如气虚血瘀甚者配黄芪、党参；痰浊者配橘皮、法半夏、茯苓、降香、白芥子、紫苏子、葶苈子、莱菔子、山楂、桃仁、红花、薏苡仁等；肝肾阴虚者配女贞子、旱莲草、何首乌、黄精、桑椹、合欢皮、丹参；脾虚湿盛者配党参、茯苓、炙甘草、法半夏、陈皮、木香、砂仁、山楂；肝郁化火者配醋柴胡、蒺藜、赤芍、白芍、牡丹皮、丹参、黑栀子、夏枯草、决明子、桑叶、黄连、生麦芽；气滞血瘀者配降香、桃仁、红花、炙水蛭、葛根；腑气不调者配熟大黄、决明子、桃仁、苦杏仁、瓜蒌仁、枳实等。若兼有脾虚证，则合用香砂六君子汤、四君子汤等；若有气陷现象，则合用补中益气汤；伴有中焦阳气不足或亏虚，则合用附子理中汤；兼有气血不足，合用归脾汤；伴有肢冷、腰酸、怕冷、夜尿次数较多，则合用四神丸；出现湿阻较重，则合用平胃散；痰浊显著者，合用二陈汤、四君子汤；伴肝郁化火者，则合用左金丸、丹栀逍遥散；有食滞之象，则合用保和丸。

### （二）路志正——病在血液，其源在脾

路志正认为高脂血症"病在血液，其源在脾"，脾失健运，湿、浊、痰、瘀相互搏结是高脂血症发生发展的主要病机。他认为，高脂血症多见于过食肥甘，形体肥胖，又缺乏运动的"吃动失衡"之人，这与中医的"脾失健运"有关。血脂犹如营血津液，为人体水谷所化生的精微物质，布输全身，贯注血脉，温煦肌肤，濡养脏腑百骸，水精四布，五经并行，湿浊、痰饮、瘀血无由生聚，血脂自不会升高。一旦脾失健运，脾不升清，胃不降浊，不能分清泌浊，水湿不归正化，则水津停而成湿，湿聚成浊，浊聚成痰，痰入血脉，痰瘀互结，沉积脉中，形成高脂血症。

另外，高脂血症以肥胖乏力，夜眠打鼾，头晕头重，脘痞腹胀，食后犯困，颜面油垢，唾吐痰涎，肢体麻木，大便黏腻不爽，舌暗苔腻为常见症状，这也正是脾气不

足，湿浊内蕴，痰瘀互结的表现。故路志正认为健脾祛湿、化痰降浊佐以活血乃治疗高脂血症的大法，由此拟定的"化浊祛湿通心方"（茯苓、藿香、厚朴、枳实、杏仁、郁金、茵陈等）是调理脾胃治疗高脂血症、冠心病的代表方，是其几十年临床经验的总结，具有健脾、祛湿化痰、降浊、活血之功。方中茯苓健脾祛湿、化痰利水，《世补斋医术》谓"茯苓一味，为治痰主药，痰之本，水也，茯苓可以行水。痰之动，湿也，茯苓又可行湿"，可谓一药多功，一味药而体现了全方的主旨大意。湿、浊、痰、瘀最易阻遏气机，影响气血流畅，因此，恢复全身气机的正常流动至关重要。方中用杏仁宣通上焦肺气，肺为水之上源，吴鞠通谓"盖肺主一身之气，气化则湿亦化也"；因气滞则湿聚浊停，气顺则湿去浊散，故用厚朴使湿随气下，降浊消积，《药性论》谓厚朴主疗"宿食不消，除痰饮，去结水……消化水谷"；枳实下气导滞、消积通便，对于高脂血症正气尚足之人，适当通便可使浊邪从大便而解，起到降脂轻身之功效。另外，湿、浊为患，治当芳化。方以藿香芳化湿浊、醒脾快胃、振动清阳，《本草正义》谓其："芳香而不嫌其猛烈，温煦而不偏于燥热，能祛除阴霾湿邪，而助脾胃正气，为湿困脾阳，怠倦无力，饮食不甘，舌苔浊垢者最捷之药"，与厚朴同用，芳化湿浊之力更增。高脂血症属慢性病，久病必瘀，故佐以郁金活血祛瘀、理气止痛。郁金不仅能活血行气解郁，且有疏肝利胆之力，肝胆疏泄正常，有利于脂类物质的代谢排除。又因现代人生活节奏加快，竞争激烈，膏粱厚味摄入过多，感受湿、浊、痰、瘀之邪，多从热化，故佐以茵陈以清热利湿，《本草正义》言其"味淡利水，乃治脾胃二家湿热之专药"，现代药理研究亦证实其有降脂之功。

路志正认为高脂血症的形成与饮食不节、情志失调、劳逸过度等致病因素导致脾胃受损密切相关，其中饮食不节是导致脾胃损伤和血脂异常的主要因素。血脂异常的病机关键为脾胃损伤、湿浊痹阻，病理因素为湿浊、痰瘀，病性虚实夹杂，虚则脾气虚，涉及肝肾，实则邪气实，湿浊、痰饮、瘀血为患，治疗着眼于"痰浊""血瘀"的初始病变"脾胃失调、湿浊内生"，从调理脾胃、祛湿化浊论治高脂血症，取得较好疗效。

### （三）黄丽娟——脾虚为本，痰瘀为标

黄丽娟认为，脾居中焦属土，为后天之本、气血生化之源泉，主运化水谷和津液。脾胃功能正常，纳入的饮食水液可化生为精、气、血、津液，包括"膏""脂"，进而输布全身，从而内养五脏血脉，外充四肢肌肤。如果饮食不加控制、情志失调、过食油腻辛辣之味，均可损伤脾胃的受纳、运化功能，致水谷不能化生精微，水液停滞而成痰浊，凝聚而为饮，痰饮阻滞经筋脉络，致使气血运行失畅，血脉瘀滞不通，津液停滞而变化为"血浊"。因此，高脂血症的病理机制及病理因素为脾虚、痰浊、血瘀，病性为本虚标实，本虚为脾虚，标实为痰浊、血瘀。饮食、生活不节，酿生痰浊血瘀；

肝气郁结，气滞血瘀，痰瘀内盛；肾虚开阖不利，水湿内停，痰湿内生，精化为浊脂，亦是高脂血症的重要因素。

在治疗上，黄丽娟以健脾利湿化浊、活血化瘀为主要原则，以虎杖、蒲黄、姜黄、茯苓、白术、生薏苡仁、石菖蒲、泽泻、萆薢、大黄、马齿苋等组成，研制三黄消脂片成为北京中医医院院内制剂，临床证实其具有调节血脂、改善临床症状、使用安全等特点。同时注重随证加减，若脾虚湿盛证明显，症见头重体倦，腹胀纳呆，乏力懒言，不思饮食，泛恶欲呕，口淡不渴，大便溏薄，面色无华，或下肢肿，舌体淡胖，边有齿痕，苔白浊腻，脉沉无力，则加强健脾益气化湿之力，酌加党参、黄芪、怀山药、薏苡仁、白扁豆、荷叶等；若痰浊内蕴证明显，症见头重头沉，胸闷恶心，纳呆，形体肥胖，舌苔浊腻厚，脉滑，当以祛湿化痰为治，酌加陈皮、半夏、苍术、石菖蒲、胡黄连等燥湿化痰；若湿热证明显，症见口干烦渴，尿黄便秘，头晕头胀，舌红苔黄腻，脉滑数，酌加栀子、黄芩、决明子、菊花、虎杖、马齿苋等以清热利湿；若兼有肝阳上亢证，症见头晕头痛，烦躁易怒，失眠多梦，腰膝酸软，耳鸣，舌红少苔，脉弦细，酌加天麻、钩藤、杜仲、牛膝、白芍、桑寄生、白蒺藜等以平肝潜阳；若兼有肝肾阴虚证，症见头痛头晕，失眠健忘，耳鸣耳聋，口干，手足心热，舌红少苔，脉细数，酌加生地黄、山茱萸、白芍、沙参、女贞子、荷叶、何首乌、桑寄生等以补益肝肾；若瘀血阻络证明显，症见胸闷、胸痛、心悸，面色或唇色紫暗，舌有紫斑或瘀点，脉弦涩或细涩，酌加桃仁、赤芍、枳壳、延胡索、郁金、丹参、红景天、三七粉、地龙等活血通脉。

## 四、常用方药脾胃思想探析

中医学认为本病属于本虚标实之证，脾虚、血瘀、痰浊互兼，以"脾虚痰浊"最为常见。饮食失调、七情所伤，导致脾胃损伤、脾虚而水谷精微无以运化，酿湿生痰，因此治疗以健脾化浊消脂为主，可用参苓白术散等。

### （一）参苓白术散脾胃思想探析

#### 1. 健脾益气，除湿化痰，燮理升降

《太平惠民和剂局方》参苓白术散，以四君子汤为基础加山药、薏苡仁、莲子、桔梗、扁豆等组成，主治脾胃虚弱，不思饮食，倦怠乏力，心慌气喘，伤寒咳逆及呕吐泄泻等。明·吴崑所著《医方考》卷四中记载："脾胃虚弱，不思饮食者，此方主之。脾胃者，土也。土为万物之母，诸脏腑百骸受气于脾胃而后能强。若脾胃一亏，则众体皆无以受气，日渐羸弱矣。故治杂证者，宜以脾胃为主。"后世将本方称为肺脾双补之剂，用于治疗肺脾气虚之咳证。方中人参甘、微苦，平，归脾、肺、心经，大补元气、复脉固脱、补脾益肺、生津安神，《医学启源》谓之"治脾肺阳气不足及肺气喘

促，短气、少气，补中缓中，泻肺脾胃中火邪"。茯苓甘淡，平，入心、脾、肺经，渗湿利水、益脾和胃，《名医别录》谓之"止消渴，好唾，大腹，淋沥，膈中痰水，水肿淋结。开胸腑，调脏气，伐肾邪，长阴，益气力，保神守中"。《本草求真》曰"茯苓入四君，则佐参术以渗脾家之湿"；白术苦、甘、温，归脾、胃经。补脾益胃、燥湿和中，《日华子本草》曰："补腰膝，消痰，治水气，利小便，止反胃呕逆……痃癖气块，妇人冷癥瘕。"李东垣称其"去诸经中湿而理脾胃"；三药合用为君，意在健脾益气，兼以渗湿消痰积；山药、莲子肉、白扁豆、薏苡仁四药相合为臣。其中山药甘、平，归脾、肺、肾经，补脾养胃、生津益肺、补肾涩精，《本草纲目》谓其"益肾气，健脾胃，止泄痢，化痰涎，润皮毛"。莲子肉甘、涩、平，归脾、肾、心经，补脾止泻、益肾涩精、养心安神，《随息居饮食谱》曰"镇逆止呕，固下焦……愈二便不禁"。两药相合，助君药增强补脾益气之功，兼以厚肠止泻；白扁豆入脾、胃经，健脾、化湿、消暑，《名医别录》称其"和中下气"可升清降浊，有调肝和胃的功效；薏苡仁入脾、胃、肺经，健脾补肺、清热利湿，《药性论》谓之"主肺痿肺气，吐脓血，咳嗽涕唾上气"，两药相合助茯苓、白术健脾渗湿，以防痰湿；砂仁化湿开胃、温脾止泻，《本草纲目》载其"补肺醒脾，养胃益肾，理元气，通滞气"，醒脾且兼以化湿；桔梗归肺经，宣肺利咽、祛痰排脓、载药上行，是为培土生金之意。《古今医鉴》参苓白术散，较《太平惠民和剂局方》者多陈皮一味，适用于脾胃气虚兼有湿阻气滞者。《本草经解》载"陈皮辛能散，苦能泄，可以破瘕清热也，苦辛降气，又主逆气"，入于肺、脾经，理气健脾、燥湿化痰。

**2. 理气化痰以治标，健脾化浊以治本**

脾主运化，除能将水谷精微吸收输布至全身外，同时也有运化水湿的功能。脾失健运则运化无权，致使水聚痰生。若脾运化失健，摄入的水谷传输布散失司，积聚于内，形成痰浊，痰浊内蕴，阻滞气机的升降出入，气机不畅，血行瘀滞不通，遂成瘀，痰瘀互结，日久化为脂膏。由此可见，脾失健运在高脂血症的形成过程中发挥着关键的作用。在高脂血症治疗上应牢牢把握健脾助运的原则，恢复脾胃的运化功能，则痰饮得消，水湿得化，血浊无以生成。参苓白术散诸药合用，健脾益气以培土生金，扶肺脾之气，兼以理气化痰，以达益气消痰化湿之功。丹波元简《杂病广要·痰涎》曰："人之一身，无非血气周流，痰亦随之。夫痰者，津液之异名，流行于上者，为痰饮；散周于下者，为精液，其所以使之流行于上下者，亦气使之然耳。大抵气滞则痰滞，气行则痰行。"参苓白术散温而不燥，补而不腻，既可健脾益气，又有除湿化痰止咳之功，可祛已有之痰，又能杜绝生痰之源，标本同治，故能显效。

**3. 现代药理研究**

现代药理研究表明，党参总皂苷具有清除氧自由基，保护血管内皮细胞，稳定血管内环境，降低高脂血症大鼠血清 TC、TG、LDL-C 含量、提高 NO 和 HDL-C 含量的作用。茯苓醇提物亦可降低高血脂模型小鼠血清 TC、TG、LDL-C 水平，并显著提高血清中 SOD 的活性。薏苡仁水提物通过改善肝细胞形态降低血脂。泽泻提取物能显著对抗饮食中胆固醇含量升高，其可能是通过抑制胆固醇在肠道的吸收而发挥作用，并能明显抑制 TG 的升高，可参考使用。

### （二）保和丸脾胃思想探析

#### 1. 消食化滞，理气和胃，标本兼顾

保和丸出自《丹溪心法》"保和丸，治一切食积"。其原方组成：山楂六两，神曲二两，半夏、茯苓各三两，陈皮、连翘、莱菔子各一两。具有健脾导滞、消食和胃的作用。山楂性微温味酸、甘，有收敛止痢、活血化瘀、化滞消积及开胃消食的功效，善消肉食油腻之积，《本草纲目》言山楂可"化饮食，消肉积、癥瘕、痰饮、痞满吞酸，滞血痛胀"；神曲性温味辛、甘，有健脾和胃、消食调中，能去酒食陈腐之滞；莱菔子性平味辛、甘，有降气化痰、消食除胀之功，可化谷面之积，三味药物同用可除各种食积。半夏性温味辛，消痞散结、降逆止呕、燥湿化痰；陈皮性温味辛、苦，燥湿化痰、理气和中；茯苓性平味甘、淡，健脾安神、利水渗湿，《世补斋医书》言茯苓为治痰主药，益气健脾渗湿，使"湿无所聚，痰无所生"。食积最易致气滞、痰生，故用半夏、陈皮、茯苓，以燥湿化痰、理气和胃。《医方集解》曰"积久必郁为热"，方中妙用微苦性凉之连翘，可使郁热清、滞结散。诸药合用，则食积化、湿热去、胃气和而诸症自平。临床运用中，对于脾胃气虚甚者加入益气健脾之黄芪、人参、白术以助脾运，酒毒内蕴者加入善消酒湿之葛花、枳椇子以解酒毒，脘腹胀满者加枳壳、厚朴行气消痞，痰热上扰者配竹茹、胆南星以清热化痰。本方能够调理脾胃功能，益气健脾以利痰湿、理气化痰以散瘀滞，进而改善痰瘀互结的病理状态，使中焦运化正常，精微物质布散有序。

#### 2. 后天为本，寓补于消

脾胃为后天之本，气血生化之源。胃腑以通为用，传化物而不藏，具有受纳和传输水谷的功能，《素问·经脉别论》曰"饮入于胃，游溢精气"，水谷精微物质来源，赖于胃的受纳消化，五脏六腑所需营养物质皆源于胃，故《素问·五脏别论》曰："胃者，水谷之海。"《灵枢·五味》曰："胃者，五脏六腑之海也。"故脾胃作为后天之本，若生理功能失衡，就会导致百病由生。保和丸有助后天运化之力，开生化之源，则水谷精微源源不断进入机体，使脏腑得以滋养。因此，以保和丸从中焦脾胃入手，以开后天生化之源，不补气而气渐生，不补血而血渐长，不补肝而肝得养，不补心而心得奉，不补肺而肺得培，不补肾而肾得助。随着现代社会发展，经济生活水平不断提高，社会压力也日益增强，人们多食酒热肥甘，又多加之劳心思虑，郁怒忧伤。因此，多见虚中夹实，不宜纯补，宜用寓补于消之法，以消代补，补消兼施。

**3. 现代药理研究**

现代研究发现，保和丸通过促进消化液分泌，增加胃酸浓度和增强胃肠动力，明显增加胃蛋白酶的活性，缩短胃排空和小肠蠕动时间，保护胃肠黏膜，抗溃疡，抑制细菌生长而发挥其降血脂的作用。药理研究表明，保和丸主要有助消化、调节肠胃功能、抗溃疡和抑菌的作用，能促进双歧杆菌目菌群数量，还可促进梭菌目、脱硫弧菌目、产氢细菌目菌群数量，同时减少红蝽菌目、拟杆菌目、芽孢杆菌目、乳杆菌目、丹毒丝菌目、伯克氏菌目、气单胞菌目、疣微菌目菌群数量，说明保和丸有一定选择性抑菌作用。但是目前关于保和丸的应用主要集中在临床，实验研究相对偏少。对保和丸的疗效机制不明，这也在一定程度上限制了保和丸应用。肠道菌群是存在于机体肠道的重要组成部分，参与饮食物的消化吸收，口服中药通过肠道菌群的作用发挥其疗效。借助现代生物技术，分析保和丸对宿主肠道菌群的作用，有望从微生态的角度阐明保和丸的疗效机制。

## 五、难点与对策

### （一）中医学对高脂血症规范化的疾病名称、辨证分型及诊断标准尚未完全建立

2002 年《中药新药临床研究指导原则》提出中医高脂血症诊断分型标准，将血脂异常分为肝肾阴虚证、痰浊阻遏证、阴虚阳亢证、气滞血瘀证。2008 年中华中医药学会心病分会根据临床研究进展，更新了临床分型，分为痰浊阻遏证、气滞血瘀证、肝肾阴虚证、脾肾阳虚证。2017 版《血脂异常中西医结合诊疗专家共识》提出新的建议，对血脂异常患者可根据证候特点，首先采用复合证型（痰浊内阻证、脾虚湿盛证、气滞血瘀证、肝肾阴虚证）进行辨证，若复合证型未能概括患者证候特点，则可采用单证型（单证型首先分为实证和虚证，实证包括血瘀证、痰浊证、气滞证和寒凝证，虚证包括气虚证、阴虚证和阳虚证）进行辨证。初步形成了中医对高脂血症辨证分型标准，体现了中医的辨证分型和用药更具有个体化和针对性，为每个患者进行量身定制调脂方案，但是这种分型分类方法由于具有很大的随机性和随意性，变量太多，使得临床研究难度加大。对该病的病因、病机、演变规律及辨证分型尚未形成统一、成熟的标准，因此总结其病因病机及其演变规律，着重药物治疗，完全建立中医学对高脂血症规范化的疾病名称、辨证分型及诊断标准，完善中医理法方药体系，形成中医标准、诊疗规范是目前亟待解决问题之一。

### （二）缺乏调脂中药治疗高脂血症临床终点事件疗效观察方面的研究

中医药辨治高脂血症安全有效，有多靶点、多途径、标本兼治、不良反应少的治疗特色。但需注意的是，中医学缺乏调脂中药治疗高脂血症临床终点事件疗效观察方

面的研究，且目前现有的中医证候研究样本量较小，说服力较弱，辨证分型繁杂，缺乏在充分认识其发生发展规律的基础上的辨证施治；同时，目前临床疗效评价尚缺乏循证医学证据，未形成完全统一的辨证治疗体系。所以中药调脂药物的分型要求要客观化、实用化和标准化，以利于临床和科学研究。对于治疗高脂血症除了上述研究方向外，还应注重客观化临床疗效评价体系的统一。加强血脂客观指标与中医辨证分型的相关性、高脂血症患者服药后的远期疗效及合并症改善情况等方面的研究。

### （三）从"脾胃"加强中药调脂的内在机制研究，提高中医药临床疗效和应用

目前高脂血症的治疗包括生活方式干预治疗和降脂药物治疗。生活方式干预治疗是针对已明确的可改变的危险因素，采取积极的措施干预，是高脂血症的基础治疗。降脂药物治疗是血脂异常的主要治疗方法，其中他汀类药物降胆固醇疗效确切，是临床上应用最广泛的药物，但需警惕其对肝脏、肌肉及神经系统的损害作用及横纹肌溶解症等严重不良反应的发生。通过临床观察及试验研究，可以看出中医药的优越性明显高于化学药品，存在多靶点的调节作用。中药临床治疗除了对于实验室指标改善、临床症状治愈之外，尚具有明确的治疗未病的作用。虽然中药调脂具有理想的疗效，不良反应发生率也较少，但在临床上运用不够广泛，没有得到充分的认可和推广。为提高中医药临床疗效和应用，需要加快中药调脂的内在机制研究，明确靶标，为中医药治疗高脂血症提供临床依据，推动中药复方调脂机制研究进展。鉴于上述高脂血症病因病机及辨证分型的认识，高脂血症的治法主要为健脾、疏肝、益肾，调整脏腑功能，兼顾祛湿化痰、理气活血等。本病的中医治疗离不开调理脾胃为治则的思路，如何通过"调理脾胃"提高中医药疗效，围绕"脾胃"理论，结合中医辨证论治，开展方剂、药物的实验研究，对筛选、发掘有效药物等方面提供一定的依据。同时，中药不但对于血脂调节、血管内皮保护有明显作用，也对于肠道微生态环境的改善有着一定的影响意义。因此，如何从"脾胃"加强中药调脂的内在机制研究，提高中医药临床疗效和应用，这也是今后需要进一步研究的方向。

## 六、本病从脾胃论治基础分析

现代研究发现，中医的脾与消化吸收、血液生成、自主神经失调和机体免疫等密切相关，是体内代谢的中心环节，无论外源性脂质，还是内源性脂质均涉及脾胃的纳运功能。脾胃功能失常的原因与肠道菌群的失衡有关，当代人饮食习惯的改变及广谱抗生素的长期使用，会造成肠道功能紊乱，敏感菌遭到抑制，未受抑制的细菌乘机大量繁殖，进而导致菌群失衡。在人体的胃肠道内存在大量的非致病菌，这些肠道菌群在人类消化和吸收方面起了很大的作用。有研究提出，肠道内的微生物可以帮助我们提高营养物质的获取效率，从而从有限的食物中得到更多的能量，而这一过程也造成

了大量的血脂产生。研究者发现，在改变肠道菌群的状态使其接近正常人后，血脂出现了明显的降低。而且，卵磷脂代谢物（胆碱、氧化三甲胺等）是在肠道菌群的作用下才起到促动脉粥样硬化的作用，同时富含卵磷脂、胆碱、氧化三甲胺的膳食与动脉粥样硬化之间的关系也取决于个体中肠道菌群，更加复杂。另外，有研究发现应用高脂饲料喂养大鼠五周后，模型组大鼠血清 TG、TC、LDL–C 含量升高、胃黏膜 AQP3 表达增强（$P < 0.01$），HDL–C 含量降低（$P < 0.01$ 或 $P < 0.05$），泽泻汤加味方各用药组大鼠则 TG、TC、LDL–C 含量降低、胃黏膜 AQP3 的表达减弱，HDL–C 含量升高（$P < 0.01$ 或 $P < 0.05$）。认为通过下调胃黏膜 AQP3 的表达，调节水液代谢，祛除痰浊病理因素，可能是其防治高脂血症的作用机制之一。

此外，还有研究发现高脂饮食使大鼠肠道菌群比例失衡，菌群多样性、丰度下降，血脂代谢失调，回肠黏膜生物屏障受损、炎症浸润，细菌移位产生的内毒素和脂多糖等经肝门静脉进入肝脏，激活肝脏库普弗细胞等释放炎症因子，造成器官的损伤，肝脏脂肪样变和炎症细胞的浸润，造成肝脏的损害。脂多糖与致病菌同时又可以加重肠道的炎症，形成恶性循环。因此，通过药物上调产生短链脂肪酸类和减轻炎症反应的菌种含量，下调增加炎症反应的菌种含量，短链脂肪酸来修复肠道黏膜、一些菌种来改善肝肠的炎症反应，从而促进肠黏膜屏障修复、维持肠上皮完整性、减轻肝脏细胞和回肠黏膜细胞的炎症状态来恢复高脂饮食大鼠的肠 – 肝轴平衡。脾与人体多种受体和酶有密切关系，多种脂蛋白受体和多种水解酶异常是血脂异常的基本病理改变，因此，通过改善各种受体和酶的功能可达到调整血脂的目的。

## 七、临床验案举隅

### （一）颜德馨医案

叶某，男，43 岁，2003 年 11 月 13 日初诊。病史：患高脂血症近十年，高血压病两年余，以西药代文、络活喜等控制血压。近 3 年来，经常头晕，疲劳乏力，口干、口渴、多饮，纳谷一般，夜寐尚安，近两天咳嗽，痰多色白，舌苔黄腻，脉弦数。实验室检查：甘油三酯 3.11mmol/L，胆固醇 6.40mmol/L。血压 140/90mmHg。患者素体禀赋不足，后天烦忧多劳，五脏失养，致气虚血瘀阳亢。证属久病体虚，痰浊血瘀兼有虚体感冒。治当调其血气，令其条达，以柔肝活血通络立法。处方：黄芪、益母草、山楂、决明子各 30g，蒲黄 18g（包煎），苍术、白术、虎杖各 15g，苦杏仁、桃仁、葶苈子（包煎）、泽兰、地龙、泽泻各 9g，水蛭粉 1g（冲服），降香 3g。14 剂，每天 1 剂，加水 2000mL，浸泡两小时，先大火煎煮至沸，然后小火煎煮 45 ～ 60 分钟。倒出药汁后，加水复煎 20 分钟。将煎煮好的两次药汁混匀、共煎至沸，倒入保温瓶保温，分早、中、晚 3 次饭后服。仍服西药代文、络活喜控制血压。

11月27日二诊：药后尚安，复查血象无明显变化，舌苔黄腻，脉弦数。仍当柔肝活血通络。处方：黄芪、益母草、山楂、决明子各30g，黄连3g，蒲黄（包煎）18g，虎杖、丹参各15g，海藻、苦杏仁、桃仁、葶苈子（包煎）、泽兰、地龙、川牛膝、苍术、白术各9g，降香3g。30剂，煎服法同前诊。

12月27日三诊：服药后疲劳乏力明显好转，头晕、口干、咳嗽、痰多等消失，血压平稳，控制在140/90mmHg。面色仍欠华，舌苔薄黄，脉弦细。治当调其血气、健脾化浊。处方：黄芪、生麦芽、益母草各30g，苍术、白术、虎杖、丹参各15g，山楂、神曲、赤芍、桃仁、红花、川牛膝、怀牛膝、泽兰、泽泻、蒲黄（包煎）各9g，檀香1.5g，当归6g，水蛭粉2g（冲服）。14剂，煎服法同前诊。

2004年1月10日四诊：服药后寐酣、纳佳，诸症消失，精神振作，血压135/85mmHg。复查血脂：甘油三酯1.61mmol/L，胆固醇5.89mmol/L。疗效稳定，冬日拟订膏方调治。处方：黄芪、生麦芽、益母草各300g，苍术、白术、虎杖、丹参、怀牛膝、丹参、决明子、白芍各150g，山楂、神曲、赤芍、桃仁、川牛膝、泽兰、泽泻、蒲黄（包煎）、灵芝、沙苑子、蒺藜各90g，红参、藏红花各45g（均另煎汁，收膏时兑入），檀香15g，当归60g，炙水蛭粉20g（收膏时兑入），女贞子、旱莲草各100g，降香30g，炒薏苡仁300g，炙甘草50g。上药煎取浓汁，文火熬浓汁，加入龟甲胶、鹿角胶各90g，冰糖500g，烊化收膏。每晨含服一匙。

按：人类生命始终、持续处于这种运动之中，升与降、藏与散也持续不断地进行着。其消耗的气血补充来源于外界食物所转化的水谷精微。《素问·经脉别论》曰："饮入于胃，游溢精气，上输于脾。脾气散精，上归于肺，通调水道，下输膀胱。水精四布，五经并行，合于四时五脏阴阳，揆度以为常也。"脾胃为后天之本，水谷精微的正常运行布散依靠五脏六腑之升、散、降、藏的平衡。五脏的任何一个环节异常，均会影响其阴阳气血运行改变，使三焦运行失畅，出现气滞、血瘀、水停、痰饮、痰浊、热毒、寒凝、阳亢、内风、湿阻、燥结、癌毒等病理因素，这些病理因素又影响脏腑气血运行与对水谷精微的吸收，终致阴阳失衡，诸病丛生。其对本病的辨治，无论久病及肾，或久病及脾，或肝病及脾，或先天禀赋不足等，还是痰瘀相关，或气滞血瘀，或气虚血瘀，或痰浊瘀血阻滞等，最终落脚于"阴阳气血失调"六字，依据"脾统四脏"的理论，细审机体升降之理，法以燮理升降、平衡阴阳，本例患者治疗过程中始终以黄芪、苍术、白术为基本药，综合运用斡旋脏腑、疏其郁塞、消导、燮理阴阳等治法，以期阴阳平衡。此外，《脾胃论·脾胃胜衰论》曰："其治肝、心、肺、肾，有余不足，或补或泻，惟益脾胃之药为切。"故采用运脾健脾之法以达柔肝滋肾之旨，亦为颜德馨善用健脾运脾的一个亮点。从用药配伍技巧来看，本例注重：寒温并用，如苍术、白术配虎杖，丹参、降香配水蛭；侧重辛甘化阳，如蒲黄配苍术、蒲黄配降香；稍佐酸甘化阴，如檀香配山楂，阳生则痰浊渐消；辛开苦降通气郁，如降香配黄连、苍术配黄连，苦降则达燥湿化浊与平衡阴阳；甘苦合化利小便，如蒲黄配葶苈子，痰浊随湿去而消。然气血以"通"为运，五脏以"通"为用，六腑以"通"为顺，经络以"通"为畅，故其结合具体时令、当地冬季喜进补习俗及患者个体化病机等情况，着眼于"通"，制订冬日膏方，采用膏滋药善后，综合调理机体燮理气血阴阳，以达"五脏元真通畅"。

### （二）路志正医案

患者，男，50岁，厨师，2011年7月25日初诊。素有高脂血症病史5年，以甘油三酯升高为主，最高达17mmol/L（正常值0.56～1.7mmol/L），长期服用非诺贝特，效不理想，甘油三酯最低到8mmol/L，曾先后4次因高脂血症并发急性胰腺炎住院，给予禁食、消炎、补液等治疗后好转出院；1年前开始出现血糖升高，空腹最高到9.6mmol/L，餐后最高到11.8mmol/L，未用降糖药。为避免胰腺炎的再次发作，转诊于中医。就诊时症见：偶有腹胀口苦，身重乏力，大便黏腻不爽。舌红苔薄黄略腻，脉濡滑。生化示：血糖9.6mmol/L、总胆固醇6.18mmol/L、甘油三酯9.89mmol/L、低密度脂蛋白胆固醇3.31mmol/L、高密度脂蛋白胆固醇1.08mmol/L、极低密度脂蛋白胆固醇4.50mmol/L。西医诊断：高脂血症，2型糖尿病；中医诊断：湿阻。辨证为脾虚，湿、浊、痰、热内蕴。患者身为厨师，喜食膏粱厚味及冷饮，《素问·痹论》云"饮食自倍，肠胃乃伤"，脾胃受伤，运化失职，清浊不分，血中浊气壅遏，加之厨房烟火熏烤，浊与热结，湿热内蕴，血脂自然升高。治疗当以健脾祛湿、清热化痰泄浊为法，方以路老经验方"化浊祛湿通心方"加味化裁。处方：茯苓15g，藿香12g，厚朴12g，郁金10g，枳实12g，杏仁9g，茵陈15g，泽泻15g，焦山楂15g。水煎服，14剂，并嘱患者节饮食，增加运动，控制体质量。

二诊：2011年8月9日。患者腹胀未作，偶有口苦，身重乏力均减轻，大便得畅，舌红苔薄腻，脉濡。效不更方，上方加黄芩15g，荷叶10g，继进7剂。

三诊：2011年8月27日。仍以上方为主加减调治，服药2个月时患者已无明显症状，复查生化示：血糖7.9mmol/L、总胆固醇5.4mmol/L、甘油三酯5.27mmol/L、低密度脂蛋白胆固醇2.9mmol/L、高密度脂蛋白胆固醇1.36mmol/L、极低密度脂蛋白胆固醇1.05mmol/L。此后患者间断服用中药汤剂以调整血脂、预防胰腺炎，至今已间断服药5年余，空腹血糖多在5.6～7mmol/L，餐后2小时血糖多在7～8.6mmol/L，甘油三酯在2～3mmol/L之间波动，从开始加用中药后，患者胰腺炎再也未发作。

按：《素问·至真要大论》云："湿淫所胜，平以苦热，佐以酸辛，以苦燥之，以淡泄之。"小便是人体排泄过量水液的主要途径，湿邪重浊趋下，因此，利小便是祛除湿浊之邪最便捷有效的途径。本案在"化浊祛湿通心方"基础上加泽泻渗泻水湿，《本草正义》言其"能滑痰化饮"，用之可泄出浊阴留痰。另外，路志正主张，高脂血症的治疗，无论有无症状，均可在辨证论治的基础上适当选加现代药理研究证实的具有降脂作用的中药，如泽泻、决明子、荷叶、何首乌、山楂、茵陈、虎杖、郁金、丹参、三七等，以增加降脂效果；本案加用焦山楂、荷叶，即是这种学术思想的体现。还有高脂血症的治疗，不能单纯依靠药物治疗，生活方式的改善也至关重要，如低脂饮食、控制饮食量、少喝含糖饮料、坚持运动、控制体质量等。可适量饮茶，也能起到一定降脂减肥效果。

### （三）黄丽娟医案

张某，男，46岁，2015年3月15日初诊。患者有高血压病史3年，高脂血症病史8年。平素嗜食肥甘厚味，体重98kg，身高176cm，一直未规律药物治疗。近1个月来头晕头沉，乏力明显，来求治中医药。刻下症见：头晕、乏力、气短、急躁易怒，睡眠欠安，胁胀腹满，口黏，大便略干，面色潮红，形体肥胖，舌质暗红，苔黄微腻，脉弦滑。血压160/104mmHg，心电图大致正常。B超示：重度脂肪肝。血生化：TC 8.1mmol/L，TG 3.8mmol/L，HDL-C 0.8mmol/L，LDL-C 5.2mmol/L，空腹血糖6.2mmol/L，尿酸344μmol/L。诊断：高血压，高脂血症，重度脂肪肝。中医辨证：脾虚失运，肝郁化火，浊瘀互结。治则：健脾逐湿泄浊，疏肝泻火化瘀。处方：生黄芪30g，茯苓30g，泽泻15g，郁金12g，川楝子10g，夏枯草20g，白蒺藜30g，牡丹皮10g，枳壳10g，酒大黄10g，姜黄20g，马齿苋30g，川草薢15g，黄连6g，虎杖20g。14剂，水煎服，日一剂，两煎各200mL，早晚餐后或空腹服下。

二诊：2015年4月12日。前方共服4周，28剂，药后腹胀、头晕、急躁、明显改善，大便仍欠畅。血压140～150/90～96mmHg，TC 6.8mmol/L，TG 2.1mmol/L，HDL-C 0.89mmol/L，LDL-C 4.1mmol/L。舌暗红，苔薄白腻，脉弦滑。前方改酒大黄为大黄10g，继续服用20剂。

三诊：2015年5月18日。患者服用前方20剂，自感头晕头胀消失，腹胀精神均改善，急躁易怒能自控，腹胀胁痛已消失，血压140/90mmHg，B超脂肪肝明显减轻。TC 6.3mmol/L，TG 1.82mmol/L，HDL-C 0.97mmol/L，LDL-C 3.72mmol/L。舌暗红，苔薄白，脉弦滑。效不更方，前方继服。

按：脾虚肝郁导致高脂血症者，多系肥胖、少运动，又饮食不节、烟酒过度者。患者肝功有损害者，多为过食肥甘油腻，损及脾胃，脾失健运，此乃可为"见肝之病，知肝传脾，当先实脾"。治疗当从治脾。脾土恶湿，脾虚则水留湿存，同时土塞侮木，肝木为水土所淹，脾虚故加重肝失疏泄，生机匮乏造成土壅木萎；脾气亏虚，水湿不行，湿停血凝，蕴裹而不散，湿浊壅滞成瘀。肝气不达，气血失畅，凝滞成瘀，瘀血内阻，病势由气分延久及血，血凝成瘀。形成本虚标实、气虚血瘀之血浊证，治疗重在健脾利湿扶正，兼以行气护肝、活血除瘀、清热解毒以化浊。现代药理研究发现，姜黄、生蒲黄、马齿苋、决明子、泽泻均有抑制外源性甘油三酯、胆固醇吸收的作用，可影响内源性胆固醇代谢及抑制甘油三酯在肝内结合，从而改善肝脏的脂肪代谢。常用方药：生黄芪、茯苓、泽泻健脾益气逐湿利水；郁金、川楝子疏肝行气止痛；姜黄、生蒲黄、川萆薢、茵陈、马齿苋、黄连、决明子行气活血、清热泄浊降脂。再随症加减，临床疗效显著。

## 【参考文献】

[1] 中华医学会，中华医学会杂志社，中华医学会全科医学分会，等．血脂异常基层诊疗指南（2019年）[J]．中华全科医师杂志，2019（5）：406-416．

[2] 何桂莲．从脾论治高脂血症经验 [J]．饮食科学，2018（8）：77．

[3] 逢冰，刘文科，郑玉娇，等．基于中医脾瘅理论探讨代谢综合征血脂异常 [J]．北京中医药，2016，35（6）：573-576．

[4] 刘涵容．从脾论治高脂血症研究进展 [J]．云南中医中药杂志，2014，35（3）：64-66．

[5] 张晨，赵冰．试论高脂血症与脾虚的关系 [J]．湖北中医学院学报，2003（1）：9-11．

[6] 田苗，陈智慧，张哲，等．基于心脾相关理论指导临床"从脾论治"心系疾病的现状 [J]．中国中医急症，2017，26（7）：1191-1193．

[7] 张万方，连至诚．从脾胃角度浅谈血脂代谢异常 [J]．中医药学刊，2003（12）：2113-2114．

[8] 杨园园，吴圣贤，赵颖，等．从湿浊论治原发性高脂血症 [J]．中华中医药杂志，2019，34（12）：5602-5604．

[9] 李维娜，冯玲，隋歌川．从痰浊论治高脂血症研究进展 [J]．山东中医杂志，2017，36（5）：430-433．

[10] 杨莹骊，王亚红，王斌．郭维琴教授从脾胃论治高脂血症临床经验 [J]．现代中医临床，2016，23（5）：1-4．

[11] 刘敏雯，严夏．颜德馨教授治疗高脂血症经验简介 [J]．新中医，2010，42（12）：138-140．

[12] 刘宗莲，杨凤珍，王秋风．国医大师路志正调理脾胃治疗高脂血症经验 [J]．中华中医药杂志，2017，32（9）：4012-4014．

[13] 尚菊菊，宁夏，刘红旭，等．黄丽娟治疗高脂血症临床经验 [J]．北京中医药，2015，34（3）：185-186．

[14] 王守富，李五江，卢吉锋，等．参苓白术散治疗心血管疾病体会 [J]．新中医，2014，46（9）：216-217．

[15] 李冀，连建伟．方剂学 [M]．4版．北京：中国中医药出版社，2016：124．

［16］倪青.脾胃肾虚生痰湿祛痰利湿重健脾——治疗糖尿病高脂血症的经验［J］.辽宁中医杂志，2001（4）：195-196.

［17］杨玉彬，陈妮师纯，李万瑶，等.参苓白术散新用［J］.新中医，2009，41（3）：99-100.

［18］聂松柳，徐先祥，夏伦祝.党参总皂苷对实验性高脂血症大鼠血脂和NO含量的影响［J］.安徽中医学院学报，2002（4）：40-42.

［19］施溯筠，朴惠顺.茯苓醇提取物对高脂血症小鼠的血脂和NO水平的影响［J］.华西药学杂志，2009，24（6）：631-632.

［20］易辉，林含露，柯洪.薏苡仁水提物对高血脂模型大鼠的保护作用研究［J］.中国药房，2013，24（31）：2899-2901.

［21］程志红，吴闻哲，于垂亮，等.泽泻提取物对两种高脂血症大鼠模型的降脂作用的比较［J］.现代中药研究与实践，2010，24（1）：40-42.

［22］邱进寿，吴雅云，刘琛.加减保和丸干预乳腺癌内分泌治疗相关性血脂异常临床研究［J］.中西医结合研究，2020，12（5）：303-307.

［23］崔君俊，高积慧.保和丸加减联合阿托伐他汀钙片治疗高脂血症疗效观察［J］.实用中医药杂志，2018，34（2）：223-224.

［24］李前进，李鲤.李鲤教授运用保和丸治疗疑难病症举隅［J］.河南中医，2011，31（1）：22-23.

［25］张轶伦，段大航，刘红，等.中药保和丸对大白鼠胃液酸度影响的初步研究［J］.社区医学杂志，2006，4（11）：32.

［26］孔晓伟，李清.保和丸对小鼠胃排空和小肠推进的影响［J］.河北医科大学学报，2006，26（6）：700-701.

［27］金翠英，周建平，王焕秀.加味保和丸主要药理作用研究［J］.中国实验方剂学杂志，2006，12（7）：53-57.

［28］何云山，谭周进，惠华英.保和丸研究进展［J］.现代中药研究与实践，2020，34（1）：77-81.

［29］何云山，谭周进，李丹丹，等.保和丸对食积小鼠的肠道微生物及酶活性的影响［J］.中国微生态学杂志，2019，31（7）：763-767.

［30］李玉波，马雪玲，李志更，等.基于肠道菌群探讨保和丸对高脂饮食SD大鼠血脂的作用［J］.世界中医药，2018，13（9）：2107-2116.

［31］陈昕，薛金贵.中药调脂抗动脉粥样硬化研究现状与对策［J］.中西医结合心脑血管病杂志，2021，19（2）：279-282.

［32］钟周，周鸿图，胡志希.基于降脂中药药性统计分析探讨高脂血症中医证素特点［J］.辽宁中医杂志，2015，42（5）：913-915.

［33］宋昱，周京敏．肠道菌群及其代谢产物与心力衰竭［J］.上海医药,2019,40（15）：11-15，44.

［34］Backhed F，Ley RE，Sonnenburg JL，et al.Host-bacterial mutualism in the human intestine［J］.Science，2005，307（5717）：1915-1920.

［35］Turn baugh PJ，Ley RE，Mahowald MA，et al.An obesity-associated gut microbiome with increased capacity for energy harvest［J］.Nature,2006,444（7122）：1027-1031.

［36］Wang Z，Klipfell E，Bennett BJ，et al.Gut flora metabolism of phosphatidylcholine promotes cardiovascular disease［J］.Nature，2011，472（7341）：57-63.

［37］Karabina SA,Gora S,Atout R,et al.Extracellular phospholipases in atherosclerosis［J］.Biochimie，2010，92（6）：594-600.

［38］段思明，张兴芳，张一昕，等．泽泻汤加味方对高脂血症大鼠胃黏膜AQP3蛋白表达的影响［J］.河北中医药学报，2018，33（1）：1-4.

［39］李娜，吴阳阳，段锦龙，等．基于16S rDNA测序的肠道菌群探讨解郁祛痰化浊方对高脂饮食大鼠肠-肝轴的影响［J］.中国实验方剂学杂志，2021，27（9）：77-85.

［40］杨泽民，陈滢宇，袁前发，等．脾虚证患者血清微RNA表达谱的筛选与生物信息学分析［J］.第二军医大学学报，2020，41（1）：99-105.

（王　宇，金　华）

# 第二十一章　抑郁症

抑郁症（depression）是一种以情绪低落、悲观自负、精神难以集中、意志活动减退和躯体症状等为主要临床特征的复杂、异质性精神疾病。现阶段研究认为其发病机制与遗传学因素、神经内分泌、生物学因素、免疫学因素及社会环境等关系较为密切。

## 一、经典回顾

中医学无"抑郁症"之病名，根据其临床证候及发病特点，多将其归属于"郁证""脏躁"等情志病范畴。关于对"郁"字的解释，最早见于《说文解字》。

中医学对"郁"的概念、病因、证机及病位的认识最早见于《黄帝内经》。《素问·阴阳应象大论》曰："人有五脏化五气……脾在志为思……肾在志为恐。"《素问·六元正纪大论》曰："木郁达之，火郁发之，土郁夺之，金郁泄之，水郁折之。"对郁证的认识为七情过极，损伤脏腑、形体、精神。

《金匮要略·百合狐惑阴阳毒病脉证并治》曰："百合病者，百脉一宗……常默默，欲卧不能卧，欲行不能行……"描述了患者的焦躁状态。北宋《太平惠民和剂局方》中记载应用芳香行气之品"解郁"。金元时期的朱丹溪提出"六郁"，强调气血失调则生郁，《丹溪心法·六郁》曰："气血冲和，万病不生；一有怫郁，诸病生焉。故人身诸病，多生于郁。"百病生于气，气郁可致诸郁，六郁之间互相影响，此论述对郁证认识有很大影响。明代虞抟在《医学正传》首次提出了"郁证"病名。张景岳强调郁证有广义和狭义之分，在《景岳全书·郁证》中提出："凡五气之郁，则诸病皆有，此因病而郁也；至若情志之郁，则总由乎心，此因郁而病也。"其中张景岳将与肝相关的怒郁、与脾相关的思郁、与肺相关的忧郁重点论述。清代叶天士在《临证指南医案》指出："郁则气滞，其滞或在形躯，或在脏腑……医家不察，误认有形之滞，放胆用破气攻削，迨至愈治愈剧，转方又属呆补，此不死于病，而死于药矣。""盖郁症全在病者能移情易性，医者构思灵巧，不重在攻补，而在乎用苦泄热而不损胃，用辛理气而不破气，用滑润濡燥涩，而不滋腻气机，用宣通而不揠苗助长。"其提出了郁病的治疗大法与治疗宜忌。

## 二、病因病机

抑郁症的病因有情志所伤和体质因素两个方面，由于情志刺激导致肝失疏泄、脾失健运、心失所养，进而导致脏腑阴阳失衡，气血失调而成郁证。

### （一）病因

1. 情志内伤：忿恨恼怒，郁而不畅，肝失条达，气机不畅而成气郁。气滞则血行不畅，日久可成血郁；气郁化火为火郁；气郁津行不畅，聚而成痰，而为痰郁。忧愁思虑伤脾，脾气郁结；或肝气郁结，横逆乘土，脾运失健，则食积不消而成食郁；水湿内停而成湿郁，聚而为痰成痰郁。脾伤日久，则气血生化乏源，而形成心脾两虚、气血双亏之证。情志过极伤心，或心火亢盛，或致心阴亏虚，日久损伤心神，心神失养。郁火伤阴，肾阴亏耗，心失所养，则出现心肾阴虚之证。

2. 脏气易郁：郁证的发生，除了与情志内伤有关，亦与机体自身的状况有着极为密切的关系。《杂病源流犀烛·诸郁源流》曰："诸郁，脏气病也。其源本于思虑过深，更兼脏气弱，故六郁之病生矣。六郁者，气、血、湿、热、食、痰也。"即明确提出了"脏气弱"为郁证的内因。

### （二）病机

郁证病位主要在肝，可涉及心、脾、肾等脏，郁证起初以六郁邪实为主，日久转虚或虚实夹杂。

气机郁滞、脏腑功能失调是郁证的基本病机。《素问·举痛论》曰："百病生于气也，怒则气上，喜则气缓，悲则气消，恐则气下，寒则气收，炅则气泄，惊则气乱，劳则气耗，思则气结。"《灵枢·本神》曰："愁忧者，气闭塞而不行。"隋·巢元方《诸病源候论·结气候》指出："结气病者，忧思所生也……故结于内。"《景岳全书·郁证》曰："凡五气之郁则诸病皆有，此因病而郁也。"都揭示了情志异常的发病机制都在于气机失调。"人有五脏化五气，以生喜怒悲忧恐"，指出人的情志活动分属于五脏，五脏平和则情志调节有度，五脏不安则情志失常。

脾为"后天之本""气机升降之枢纽"，且"脾脏意主思"，影响周身气机。脾在五脏发挥正常生理功能的过程中发挥至关重要的作用，是情志活动调控有序的生理基础。明代戴思恭《推求师意·郁病》提出"郁病多在中焦"，而脾位居中焦，脾胃升降失常、运化失司，气血生化乏源，累及各脏腑形体官窍功能，而情志失于疏导调节，则郁而为病。综上，郁证总以脏腑阴阳气血失调为病机之基础，以气机升降失常为病机之关键。

## 三、名医经验

### （一）赵炳恒——疏肝理脾，调燮升降

赵炳恒根据中医学脏腑病变相传的规律和治疗原则，如"见肝之病，知肝传脾，当先实脾，四季脾旺不受邪，即勿补之；中工不晓相传，见肝之病，不解实脾，惟治肝也"，"治郁之法，多以调中为要"等理论，结合自己丰富的临床经验，提出疏肝理脾是治疗郁证的大法。

《医碥·郁》提出郁证的病机主要是情志所伤，肝失疏泄，逐渐引起五脏气机失调所致，如肝脏本身病变，则为肝郁、气郁，化火则为热郁，犯胃则引起食郁，乘脾则生湿郁、痰郁诸证。赵炳恒认为肝的疏泄功能固然直接影响气机的调畅，但脾胃的升降与肝气的疏泄亦有着密切的关系，若情志内伤、饮食失节、劳倦过度或久病迁延，均可使脾胃虚衰，脾胃虚衰则往往导致脏腑之气机升降失常，清气当升不升，浊气当降不降，清浊相干，气血逆乱，而变生诸证。而气之于血，升降相伴，脾胃虚弱引起气血生化乏源，五脏六腑皆失其滋养，故而也可病及于肝。正如《素问·五运行大论》曰："气有余，则制己所胜而侮所不胜；其不及，则己所不胜侮而乘之，己所胜轻而侮之。"这种肝脾之间发生的乘侮异常，称之为肝脾失调。

### （二）李辅仁——气血调和，邪不化郁

李辅仁依据中医基础理论及长期临床实践经验，认为老年抑郁症是脏腑功能失常、气血失调造成的情志异常表现，其中以心、肝、脾受累为主，主要病机为气血运行紊乱。

肝主疏泄，情志不遂，肝气郁结，气机壅塞，而暴怒之后，肝气横逆，则气血逆乱。脾胃居于中焦，主受纳运化，升清降浊，抑郁不舒，则气机升降出入紊乱，运化失调，而久思多虑，劳伤心脾，气血生化乏源，运化无力。

### （三）卫向龙——从脾论治，心为所辅

卫向龙认为，情志因素是抑郁症发病的主要诱因，而抑郁症发病与七情中"思"关系最为密切，五志中脾主思，思虑过度则伤脾，脾伤则运化失健、气血亏虚、精神失养，易导致一系列精神情志类疾病，一般抑郁症最为常见，此外，脾虚日久，水液不运，可导致如痰湿、气结等，久郁化火，因果互用，病情会日益加重。

心者，君主之官，藏神养血，化源于脾，抑郁症亦有心神之变，治法当健脾养心。然而心虽为主血之官，却非生血之府，故忧思过度，耗伤心血，不补后天之本则无以得复，使母不充而子不养，即心脾两虚。反之，若脾胃健运，则气血充沛，即使偶伤

心阴，也能随时滋复，从而心神安定，自无抑郁之理。所以对抑郁症的治疗应健脾为主，当不忘养心。湿盛要健脾渗湿，脾虚要补脾，气结要斡旋气机，以冀脾健湿除，气机调畅，气血充盛，心神得养，四肢得用，脾所藏之"意"得以正常发挥，脾在志之"思"亦不致为患。

## 四、常用方药脾胃思想探析

半夏厚朴汤脾胃思想探析：半夏厚朴汤出自《金匮要略》。《金匮要略·妇人杂病脉证并治》曰："妇人咽中如有炙脔，半夏厚朴汤主之。"《备急千金要方》中指出"治妇人胸满，心下坚，咽中帖帖，如有炙肉脔，吐之不出，咽之不下"。"炙"为会意字，《说文解字》中注解："炙，炮肉也。从肉，在火上。""脔"，《辞海》中注释为"切成块的肉"。咽中如有炙脔，谓咽中有痰涎，如同炙肉，咯之不出，咽之不下者，即今之梅核气病也。半夏厚朴汤具有行气降逆、宣通郁结、化痰祛饮之功，主治病证与痰饮密切相关。而痰饮致病广泛，痰饮阻滞，凝聚咽喉，上逆为咳，中滞为呕，饮无出路，停留肠间、胸胁多表现为胸闷、胃脘不适等，痰蒙清窍则头晕、神智异常。郁证其病因病机十分复杂，初期多为肝气郁结，随着病情发展可累及多脏，可夹杂多种病机，调气养神是治病的关键。

### 1. 味苦善降，辛开化郁——半夏、厚朴

方中半夏辛温入肺胃经，化痰散结、降逆和胃。厚朴苦辛性温，行气开郁、下气除满，助半夏散结降逆。《神农本草经》记载半夏主"伤寒寒热，心下坚，下气，喉咽肿痛，头眩，胸胀，咳逆，肠鸣，止汗"。《医学衷中参西录》曰：厚朴"治胃气上逆，恶心呕哕，胃气郁结胀满疼痛，为温中下气之要药"，厚朴苦降，使上逆之气下行，配以半夏，使降逆之功益著，同时，厚朴味辛，能散能行，使痰不滞气，湿不化郁，既已成痰、湿之郁，二药配伍，亦可使湿化而痰消，行气以助开郁。

### 2. 痰气并治，气以先行——茯苓、苏叶

《神农本草经》言茯苓："主胸胁逆气，忧恚惊邪恐悸，心下结痛，寒热烦满，咳逆。"茯苓，甘淡渗湿健脾，以助半夏化痰；《本草纲目》载苏叶能"行气宽中，消痰利肺，和血，温中"。苏叶芳香行气、理肺疏肝，使痰从肺治，气从肝疏，助茯苓甘淡健脾以祛湿，助厚朴行气开郁以散结，诸药配伍共奏行气散结、降逆化痰之功。

方中4味药物皆能降气，其所治疗的部位主要为中上两焦，涉及咽喉、心胸、胃脘。《医方集解》曰："此手、足太阴药也。气郁则痰聚，故散郁必以行气化痰为先。半夏辛温，除痰开郁；厚朴苦温，降气散满；紫苏辛温，宽中畅肺，定喘消痰，茯苓甘淡，渗湿益脾，通心交肾。痰去气行，则结散郁解，而诸证平矣。"此见解被后世医家广泛认可。

半夏厚朴汤主要功效以降气为主，降中寓升，中上两焦气机升降有常则病自消。

脾胃同属中焦，交通斡旋，升降枢纽。脾主升清，化生气血，维持着五脏六腑营养供给。唐容川在《血证论·唾血》中指出脾："其气上输心肺，下达肝肾，外灌溉四旁，充溢肌肉，所谓居中央畅四方者如是。"《临证指南医案》曰："脾宜升则健，胃宜降则和。"脾胃为人体气机之枢纽，且脾为生痰之源，若脾胃升降失常，脾运不及，胃失和降，可出现湿、痰、饮等病理产物，湿、痰、饮又可阻碍气机通畅，导致脏腑功能失调，形成诸多疾患。半夏厚朴汤行气散结、降逆化痰之功效与脾胃病病因病机不谋而合，为治疗脾胃病常用方剂之一。

## 五、难点与对策

### （一）问题与不足

抑郁症发病机制和治疗方法一直是医学研究的难点和热点，其发病机制复杂，现在公认的抑郁症相关机制假说有单胺类递质及其受体假说、HPA 轴假说、神经炎症及神经营养因子假说等，并且针对其具体的机制靶点研发出了相应的抗抑郁药物。然而由于抑郁症的机制复杂，难以定论，故单一药物单一靶点抗抑郁在临床上作用并不显著，或药物时效性短。虽然服用药物可以在一定程度上有效缓解患者的抑郁症状，但服药后患者会出现疲乏、困倦、恶心、口干、头晕、心悸等一些药物不良反应，在初期服药的 12 周时尤为明显，长期服药有的患者还会出现体重增加、便秘、排尿困难等症状，这些不良反应影响到患者的生活、学习和工作，并且抑郁症患者容易对抗抑郁药物产生较强的依赖性，因此，服药需要长期坚持且要谨慎，同时需要在专科医生的指导下进行，否则会导致病情的反复或者难以使药效达到最大化。相反，目前临床上相当多的患者不能坚持服药，能坚持服药的抑郁症患者不到 1/3。近年来，越来越多的研究表明，新型抗郁西药及中医抗郁的汤剂、疏肝解郁胶囊等副作用相对小，但是药物对患者心理、社会功能的恢复相当有限，抑郁症状相对缓解后，患者的自卑感、自罪感、无望感，生活能力、学习能力、社交功能低下等现象仍然无法得到解决。随着对抑郁症的深入研究，发现肠道菌群失调、线粒体能量代谢障碍与抑郁症发生、发展密切相关，但还没有具体的针对性药物，同时，联合用药的基础研究，比如药效评价、作用机制阐释等，仍较薄弱，并未跟上其临床应用的热度与广泛度。因此，更加全面地认识此病的病因与发病机制，制定更加有效的临床防治策略成为目前医学界研究的重点。

### （二）从脾胃论治本病的优势

脾藏意，在志为思，"思"属人体认知心理活动范畴，与情志关系密切，故郁病的发病与七情中的"思"关系最密切。脾主运化水谷，为后天之本，气血生化之源，脾之功能健全则水谷得化，气血始生，机体之精微物质才能充足，上行至清窍以濡养髓海，人的记忆思维、意志心理、情绪行为等情感及认知过程得以正常维持。思虑过度则伤脾，脾之气机郁结，运化失职，发为郁病，临床常见以郁闷寡欢、无愉快感、心境低落、兴趣低、精力不足、懒散倦怠等一派神气不足的表现。如程杏轩《医述》中提出："思则气结，结于心而伤于脾也。"《类经·情志九气》曰："有曰脾忧愁而不解则伤意者，脾主中气，中气受抑则生意不伸，故郁而为忧。"

因脾在情志活动中具有独特作用，故在传统从肝论治抑郁症的基础上充分发挥"脾胃"优势是优化临床治疗措施的重要切入点，且目前健脾疏郁类方药已经在治疗抑郁症方面取得良好疗效，值得进一步探索和验证。《丹溪心法·卷三·六郁五十二》载："越鞠丸，解诸郁。又名芎术丸。苍术，香附，抚芎，神曲，栀子。各等分。上为末，水丸如绿豆大。"其功用为行气解郁，是朱丹溪治疗气血火痰湿食郁之代表方。《本草崇原》认为"凡欲运脾，则用苍术"，《珍珠囊》称其"诸肿湿肿非此不能除，足阳明、太阴，能健胃安脾"；《冯氏锦囊秘录》述川芎"主开郁宽胸，直达三焦，为通阴阳气血之使，气升而郁自散矣，故越鞠丸用之"。苍术、川芎二药相伍达肝运脾，起到"开提其气以升之"的作用，故可"总解诸郁"。戴思恭在《推求师意》指出："苍术，阳明药也，气味雄壮辛烈，强胃健脾，开发水谷气，其功最大；香附子，阴血中快气药也，下气最速，一升一降以散其郁；抚芎，手足厥阴药也，直达三焦，俾生发之气，上至目头，下抵血海，疏通阴阳气血之使也。"苍术、川芎升提而香附下气，三药配伍同调肝脾，升降气机以散郁，组成了越鞠丸治疗其主证的核心药组。栀子味苦性寒，以消火郁，《神农本草经百种录》曰："胃家之蕴热，惟此为能除之。"《药性论》言神曲"化水谷宿食，癥结积滞，健脾暖胃"，叶天士认为神曲可升散肝气以健脾土，二药同用可辅佐核心药组以升降中焦，以全肝脾同调之功。诸药配伍则气行血畅、湿去热清、食消脾健，气血湿火食五郁自解，至于痰郁，乃气滞湿聚而成，若气行湿化，则痰郁随之而解。研究显示，越鞠丸能够有效提高抑郁患者血清脑源性神经营养因子（brain-derived neurotrophic factors，BDNF）水平及抑郁症小鼠相关脑区海马腺苷酸环化酶激活肽的表达，同时激活 PACAP 下游 PKA-CREB 信号通路，起到抗抑郁作用。

## 六、本病从脾胃论治基础分析

### （一）脾与肠道菌群

相较于西医学对五脏及其各自功能的明确划分，中医学的脾是多系统、多器官、多功能单位的集中概括，囊括了消化、水盐代谢、能量转换、血液、神经、内分泌、免疫调节及运动等多系统功能；而肠道菌群亦有其相似功能。正如《素问·六节藏象论》云："脾胃大肠小肠三焦膀胱者，仓廪之本，营之居也，名曰器，能化糟粕，转味而入出者也……通于土气。"这表明中医的脾与肠道菌群的作用在很大程度上是相吻合的。有研究发现，脾虚患者肠道中双歧杆菌、乳杆菌、拟杆菌、消化球菌等厌氧菌含量较非脾虚证患者高，而肠杆菌及梭菌含量则偏低，可见，菌、脾虽有中西之分，但有关联之性。

### （二）肠道菌群与抑郁症

抑郁症是现代社会最常见的心理疾病，不仅严重危害人体的健康和生命，还给家庭和社会带来沉重的经济负担。研究发现，脑-肠轴通过中枢神经、自主神经及肠神经的通路对大脑和肠道产生双向作用，从而对情绪行为进行调整，故脑肠轴功能失常可能是抑郁症的主要病理机制。脑-肠轴是由中枢神经系统、肠神经系统、神经内分泌通路及胃肠道之间形成的双向通路，大脑可以影响胃肠道的运动、感觉和分泌，同时肠道也影响大脑功能，尤其是大脑中参与应激反应的区域。多项证据表明肠道菌群与抑郁症密切相关，异常的微生物群和肠道菌群可能会导致精神障碍的发生发展，保持或恢复正常的肠道菌群状况可以有助于预防或者治疗抑郁症。肠道微生物群可以影响色氨酸代谢和5-羟色胺能系统。5-羟色胺的分泌可影响免疫系统，通过调节肠道内环境，起到间接调节肠道微生态的作用，从而缓解抑郁、焦虑等症状，故5-羟色胺功能低下是抑郁症的神经生物学标志，其中5-羟色胺的释放量直接影响神经元和突触可塑性的改变——抑郁症的生物学基础。下丘脑-垂体-肾上腺（hypothalamic pituitaryadrenal，HPA）轴调节肠蠕动，控制上皮细胞功能，从而影响肠道微生物群的环境，包括通过改变肠道通透性，改变肠道微生物群的组成。抑郁症通过改变迷走神经反应、激活免疫系统、促进细胞因子的产生，导致免疫介导的炎症性疾病，从而导致炎症性肠病（inflammatory bowel disease，IBD）的发病。而肠道微生物可通过多种机制影响抑郁症样行为，包括调节免疫反应、代谢产物和血清中生物活性物质的水平。肠道微生物群产生多种神经递质、细胞因子和代谢物，如5-羟色胺、多巴胺、γ-氨基丁酸、短链脂肪酸、褪黑素等，不仅直接作用于神经系统和迷走神经，而且通过自分泌或旁分泌方式调节肠内分泌细胞，从而影响中枢神经系统的活性。肠道微生物群失调时，引起炎症反应、免疫反应，进一步影响中枢神经系统，导致或加重抑郁等精神障碍。

肠道菌群作为人类的"第二大脑"，通过影响神经内分泌、应激通路及细胞因子等多种因素与中枢及周围神经系统进行着双向的调节，从而影响了抑郁状态及相关行为的发生、发展。迄今为止的各项研究不仅仅致力于探索脑-肠轴的相互作用机制，更向我们揭示了一个治疗抑郁症的新方向。

## 七、临床验案举隅

### （一）李辅仁医案

孙某，男，87岁，干部，1995年5月17日初诊。患者多年来身居要职，工作异常繁忙，随着年事渐高，体质下降逐渐脱离了工作岗位，后又因骨折，卧床数月，心情变得日益郁闷，烦躁不安，无故发脾气，眠差寡言，纳少消瘦，乏力腹胀，大便干结不爽，舌质淡红、苔黄腻，脉沉细滑。既往患有冠心病、老年性心脏瓣膜退行性变、一度房室传导阻滞、房性期前收缩、室性期前收缩、老年慢性支气管炎、支气管扩张、慢性胆囊炎等。某医院诊断为老年抑郁症，曾服用百忧解、氟乙安定、郁乐复等药物，症状有所缓解，但毒副作用很大，甚至发生肢体颤抖、不能行走等症状。辨证属于肝郁脾虚、气滞血瘀之证。处方：炒苍术、白术各15g，炒薏苡仁10g，丹参20g，山药10g，生黄芪15g，天麻15g，木香5g，香附5g，鸡内金10g，砂仁5g，藿香5g，焦山楂10g，甘草3g。服用10余剂后，纳食增加，大便通畅，精神好转，继续加减服用约1年，已少发脾气，情绪稳定，饮食及二便均好，抗抑郁药也已减量服用。

按：老年抑郁症是老年人常见的精神障碍，属中医学"郁证"范畴。李辅仁认为本病病变脏腑涉及心、肝、脾、胃，其基本病理变化为气机不调、血行不畅，临床从肝脾论治老年抑郁症常获得满意疗效。结合本案患者年龄、体质、病史，证属肝郁脾虚、气滞血瘀。方中苍术、白术、薏苡仁、山药、黄芪、木香、丹参仿归脾汤之意，以益气活血、健脾养心，砂仁、藿香燥湿健脾、理气助运，香附以疏肝解郁、行气活血，焦山楂、鸡内金消食导滞、助脾运化，另选用天麻一味，以柔肝祛风，改善脑功能。诸药合用则脾胃健运、肝气条达、气血冲和，故诸症好转。

### （二）张学文医案

患者，女，42岁，中学教师，2017年4月16日初诊。患者两年前因工作压力大并反复思虑后出现情绪不宁、抑郁寡欢，整日心中闷闷不乐，善叹息，转移注意力及心情舒畅时症状减轻，食纳差，失眠多梦。近3个月上症加重，主诉心情抑郁、不愿多言、喜静独思、不欲见人，曾自杀但未遂，伴记忆力严重下降、胸闷憋气、头脑不清晰、注意力不集中，影响正常生活。纳食极差，甚2～3天粒米未进，脘闷胁胀，夜寐差，甚时彻夜不眠，大便质黏。舌暗淡，苔白腻，边有齿痕，脉左沉弦，右沉滑。于当地医院诊断为焦虑症中度、抑郁症中度。中医诊断：郁证。辨证属痰气互结，以理气疏肝、健脾化痰为治则，方予柴胡疏肝散合参苓白术散化裁。处方：制远志12g，砂仁8g，炒白术12g，莲子心15g，茯神15g，茯苓15g，胆南星10g，石菖蒲12g，首乌藤30g，柴胡12g，薄荷8g，木香12g，郁金12g，陈皮12g，枳壳10g，合欢花

15g, 川芎 12g, 醋川楝子 12g, 生龙骨 30g, 甘草 6g。14 剂, 水煎分服, 早晚两次温服。二诊: 2017 年 4 月 30 日。症状较初诊时明显减轻, 诉精神状态趋于正常, 言语增多, 未再出现轻生念头。仍脘部作胀, 不欲饮食, 夜寐尚可, 二便调。舌暗淡, 苔白厚, 边有齿痕, 脉沉弦。上方去醋川楝子、胆南星、石菖蒲、首乌藤、生龙骨, 加清半夏 12g, 香附 12g, 佩兰 15g, 葛根 20g, 焦山楂 12g, 炒神曲 12g, 炒薏苡仁 15g, 续服 7 剂。三诊: 2017 年 6 月 3 日。复诊时患者时面露笑容, 诉精神抑郁症状明显好转, 食欲转佳, 胃部憋胀感消失, 夜寐尚可, 但仍时有全身困乏、气短等症状, 舌暗, 苔薄白, 脉沉滑。调整方药为: 党参 15g, 黄芪 30g, 炒山药 25g, 砂仁 8g, 莲子心 15g, 炒薏苡仁 15 g, 茯苓 15g, 川芎 10g, 当归 20g, 柴胡 12g, 郁金 12g, 陈皮 12g, 枳壳 10g, 合欢花 15g, 焦山楂 12g, 炒神曲 12g, 炒鸡内金 10g。

按: 中医理论中有肝脾相关之说, 肝藏血, 性喜条达而主疏泄, 脾统血, 性主升而主运化, 二者在生理上主要是疏泄与运化、生血与藏血的关系。此患者因过思伤脾, 脾胃运化不及, 痰湿内生, 故出现脘闷胁胀, 不欲饮食, 大便质黏, 舌苔白腻, 边有齿痕等症状。另外肝的疏泄有赖于脾的健运, 若脾失健运, 就会影响肝的气机疏泄功能, 从而引起肝气郁结, 导致抑郁寡欢、叹气少言、胸胁憋气等表现。故治以健运脾胃为要, 佐以疏肝解郁。纵观上方, 以砂仁、炒白术、山楂、神曲等健脾开胃, 以木香、枳壳、胆南星、石菖蒲行气化湿, 郁金、合欢花、柴胡以解郁除烦, 木香、川芎、香附、佩兰以行气疏肝。诸药并用则脾胃得健, 肝气得畅, 诸症渐愈。

## 【参考文献】

[1] 程宇鹏, 姚宁, 刘霞, 等. 肠道菌群和 NLRP3 炎症小体参与抑郁症发病机制研究进展 [J]. 精神医学杂志, 2021, 34 (3): 276-278.

[2] 俞承烈, 赵炳恒从郁论治内伤杂病的学术经验 [J]. 浙江中医杂志, 2009, 44 (12): 868-870.

[3] 张剑. 李辅仁治疗老年抑郁症经验 [J]. 中医杂志, 2000, 41 (4): 208-209.

[4] 卫向龙. 抑郁症从脾胃论治 [J]. 河北中医, 2004, 26 (11): 832-833.

[5] 高贵元, 黄捷, 刘丹, 等. 抑郁症的发病机制及抗抑郁药物的研究进展 [J]. 中国医药导报, 2021, 18 (1): 52-55.

[6] 张克艺. 加味桂枝加龙骨牡蛎汤治疗抑郁症心阳虚证临床疗效观察 [D]. 晋中. 山西中医药大学, 2021.

[7] 田景平, 温泽淮, 郭新峰, 等. 归脾汤治疗抑郁症疗效与安全性的系统评价 [J]. 中国中医药信息杂志, 2016, 23 (4): 36-40.

[8] 李跃, 黄燕. 黄燕从脾胃论治郁病的经验 [J]. 江苏中医药, 2013, 45 (2): 17-18.

[9] 朱丹溪. 丹溪医集 [M]. 北京: 人民卫生出版社, 2014.

［10］张一鸣，杨勇，常文杰，等.探析越鞠丸之肝脾同调［J］.中国中医基础医学杂志，2020，26（3）：378-380.

［11］朱文婷，赵瑞珍，程翰林，等.基于网络药理学分析越鞠丸治疗抑郁症的分子机制［J］.实用药物与临床，2020，23（6）：530-535.

［12］卢雯雯，余国友.中医"脾气虚证"与肠道微生态［J］.国际中医中药杂志，2007，29（6）：340-342.

［13］段力，冯毅翀，乔森.中医痰病理论防治阿尔兹海默病的探讨［J］.贵州中医药大学学报，2020，42（1）：6-9.

［14］Curtis K，Stewart CJ，Robinson M，et al.Insular resting state functional connectivity is associated with gut microbiota diversity［J］.European Journal of Neuroscience，2019，50（3）：2446-2452.

［15］Sanada K，Nakajima S，Kurokawa，S，et al.Gut microbiota and major depressive disorder：A systematic review and meta-analysis［J］.Journal Affect Disord，2020，266：1-13.

［16］李长政，精神障碍与消化系统疾病的关系［J］.中国西医学杂志，2021，31（14）：1-5.

［17］张潇尹，张学文.国医大师张学文从肝脾论治郁证经验探析［J］.山东中医杂志，2019，38（6）：569-572.

（苏莉莉，金　华）